形成外科治療手技全書 III

創傷外科

監修 波利井清紀
　　 野﨑幹弘
総編集 平林慎一
　　　 川上重彦
編集 楠本健司
　　 館　正弘

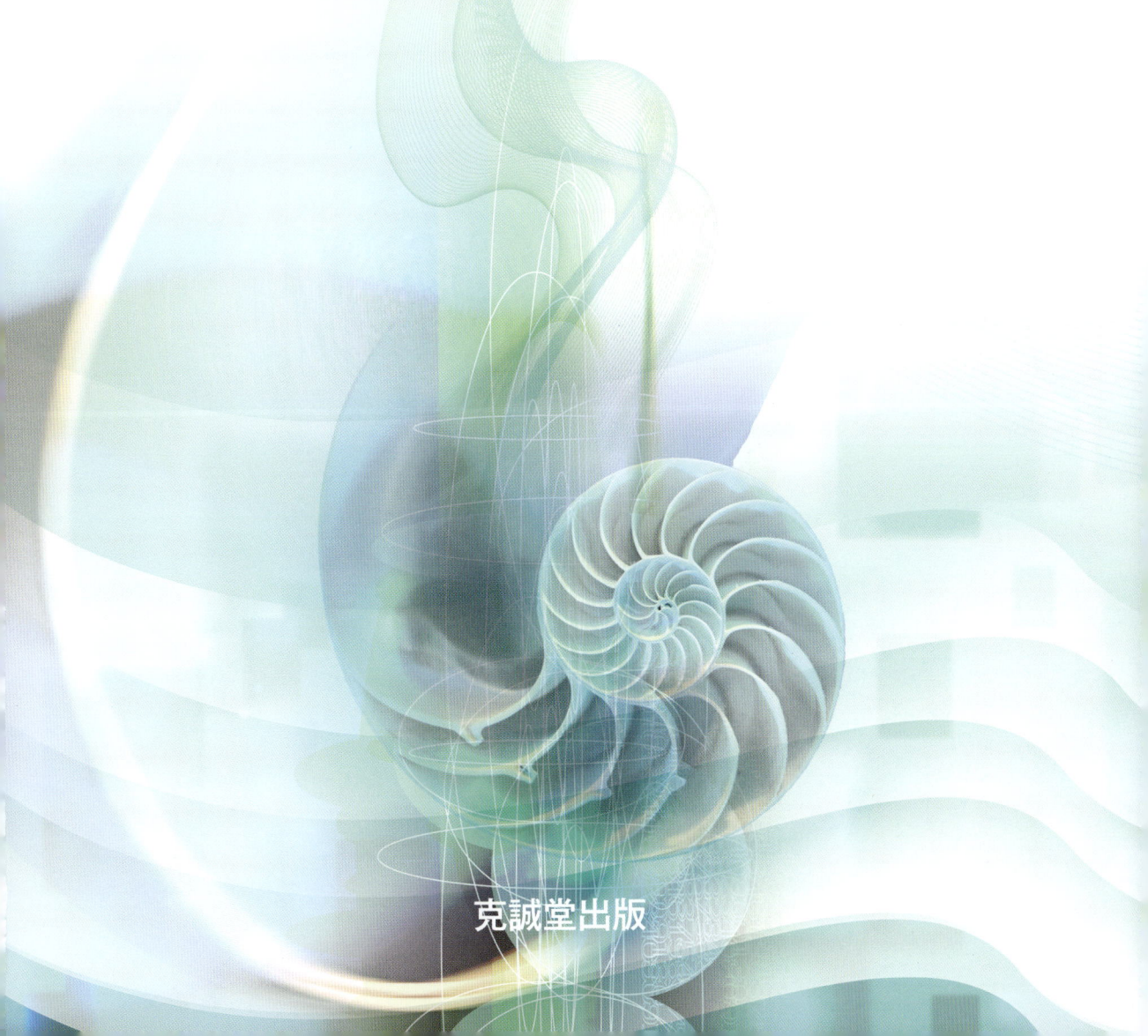

克誠堂出版

形成外科治療手技全書

監　修

波利井 清紀
杏林大学医学部形成外科学教室教授
東京大学名誉教授

野﨑 幹弘
東京女子医科大学名誉教授

総編集

平林 慎一
帝京大学医学部形成・口腔顎顔面外科学教室教授

川上 重彦
金沢医科大学形成外科学教室教授

形成外科治療手技全書 Ⅲ 創傷外科

【編　著】　楠本　健司　　関西医科大学形成外科学教室教授
　　　　　　館　　正弘　　東北大学大学院医学系研究科外科病態学講座形成外科学分野教授

【執筆者】　浅井　真太郎　独立行政法人地域医療機能推進機構中京病院形成外科
　　　　　　石田　有宏　　沖縄県立中部病院形成外科
　　　　　　磯貝　典孝　　近畿大学医学部形成外科
　　　　　　今井　啓道　　東北大学医学部形成外科
　　　　　　上田　和毅　　福島県立医科大学医学部形成外科
　　　　　　大浦　紀彦　　杏林大学保健学部／医学部（兼担）
　　　　　　緒方　寿夫　　南平台緒方クリニック
　　　　　　小川　　令　　日本医科大学形成外科
　　　　　　梶川　明義　　聖マリアンナ医科大学形成外科
　　　　　　岸邊　美幸　　金沢医科大学形成外科学教室
　　　　　　清川　兼輔　　久留米医科大学形成外科
　　　　　　小坂　正明　　国際医療福祉大学病院形成外科
　　　　　　島田　賢一　　金沢医科大学形成外科学教室
　　　　　　菅又　　章　　東京医科大学八王子医療センター形成外科
　　　　　　竹内　正樹　　東京女子医科大学八千代医療センター形成外科
　　　　　　田中　嘉雄　　香川大学医学部形成外科・美容外科
　　　　　　寺師　浩人　　神戸大学医学部形成外科
　　　　　　仲沢　弘明　　日本大学医学部形成外科学系形成外科学分野
　　　　　　春成　伸之　　横浜市立大学附属市民総合医療センター
　　　　　　平瀬　雄一　　四谷メディカルキューブ 手の外科・マイクロサージャリー
　　　　　　平野　明喜　　長崎大学医学部形成外科
　　　　　　福本　恵三　　埼玉手外科研究所
　　　　　　村上　正洋　　日本医科大学武蔵小杉病院形成外科
　　　　　　守永　圭吾　　済生会福岡総合病院形成外科
　　　　　　矢野　浩規　　長崎大学医学部形成外科
　　　　　　山内　　誠　　札幌医科大学形成外科
　　　　　　八巻　　隆　　東京女子医科大学形成外科学教室
　　　　　　山下　　建　　札幌医科大学形成外科
　　　　　　横尾　和久　　愛知医科大学形成外科
　　　　　　横田　和典　　広島大学病院形成外科
　　　　　　四ツ柳　高敏　札幌医科大学形成外科

（敬称略，五十音順）

形成外科治療手技全書
監修にあたって

　形成外科は過去半世紀以上にわたり非常な発展を遂げ，現在，ほとんどの大学で講座、診療科が設置されており，一般社団法人日本形成外科学会の認定する専門医は2,400名を超えております。また，2017年度から日本専門医機構が認定する基本領域19診療科の一つとして，新しい専門医研修プログラムによる研修もスタートされます。

　一方，形成外科が診療する疾患の範囲は非常に幅広く，他科の診療分野とのオーバーラップ，疾患名と治療手技が一致しないことなどがあり，形成外科の治療手技を体系的に記述した日本の教科書はありませんでした。

　今回，本全書を刊行する目的の一つに，臨床外科の一分野として発展してきた形成外科を，将来に向けて広く独立した学問としてとらえた教科書を作りたい，ということがあります。すなわち，「形成外科学」を一つの体系としてとらえ，共通の概念に基づく診断から治療法の選択，そして治療の実際に関する標準的かつ最新の知識を網羅した，大系的な教科書作りを目指しております。

　「形成外科学」の，より一層の発展に寄与できれば幸いです。

　　　　　　　　　　　　　　　　　　　監修　波利井 清紀
　　　　　　　　　　　　　　　　　　　　　　野﨑 幹弘

形成外科治療手技全書 Ⅲ 創傷外科

序

　創傷外科が目指すのは，キズを早く綺麗に治すことです。それは形成外科の基盤であり，ある意味、形成外科そのものでもあります。そのような観点から，形成外科治療手技全書全7巻を『Ⅲ　創傷外科』から刊行させていただきました。

　本書は，従来の全書と若干趣を変えています。すなわち、書斎ではなくむしろ臨床の現場で，必要な時に，いつでも手に取って読まれるものにしたいとの編集方針で臨みました。そのため，まず総論として標準的な診断と治療をなるべく網羅し，次に各論として、その治療に最適と思われる代表的手技をいくつか示すという形式を採りました。また，解り易さを優先し，実際の流れを写真により step by step で解説していただくことを原則としました。しかし，救急の場で一刻を争うことの多い創傷外科分野においては，手技の各過程でいちいち手を止めて写真を撮ることは少ないと思います。そのため，写真が不足している場合にはイラストを加えてもらったり，時には症例の差し替えをしてもらったりもしました。

　このようにして，執筆者の大変な負担のもとに生まれた本書です。企画に当たっての目論見通り，創傷外科分野の標準的な治療法を示した教科書として，先生方の日常診療のお役に立つことを心より祈っております。

2015年3月1日

　　　　　　　　　　　　総編集　平林 慎一
　　　　　　　　　　　　　　　　川上 重彦
　　　　　　　　　　　　編　集　楠本 健司
　　　　　　　　　　　　　　　　館　正弘

形成外科治療手技全書 Ⅲ 創傷外科

もくじ

監修にあたって …i
序 … iii

第1章　顔面外傷　1

初期治療の要点 …………………………………………………………… 楠本 健司　2
外傷の全身的多発性／治療の緊急性／顔面外傷の初期治療の要点／
目指すべき顔面外傷の治療のために

1. 軟部組織損傷

1）眼瞼 ………………………………………………………… 梶川 明義・館 正弘　4
　　診断のポイント／治療法の選択
　　Ⅰ 眼瞼裂創：創傷処理…7
　　Ⅱ 涙小管損傷：涙道再建…8

2）外鼻 ………………………………………………………… 梶川 明義・岸邊 美幸　10
　　診断のポイント／治療法の選択
　　Ⅰ 鼻尖，鼻翼欠損：頭皮前額皮弁による再建…11
　　Ⅱ 鼻翼欠損：鼻唇溝皮弁による再建…12

3）口唇・口腔 ………………………………………………… 四ツ柳 高敏・山下 建　14
　　診断のポイントと治療法の選択
　　Ⅰ 口唇の裂挫創：創傷処理…15
　　Ⅱ 口腔の裂挫創：創傷処理…16

4）耳介 ………………………………………………………… 四ツ柳 高敏・山内 誠　17
　　診断のポイントと治療法の選択
　　■ 耳介血腫：線維性組織の完全切除と圧迫固定…19

2. 顔面神経損傷・耳下腺管損傷 …………………………………… 上田 和毅　21
　　診断のポイント／治療法の選択
　　Ⅰ 顔面神経・耳下腺管へのアプローチ…22
　　Ⅱ 顔面神経損傷：神経縫合…23
　　Ⅲ 顔面神経損傷：神経移植…24
　　Ⅳ 耳下腺管損傷：耳下腺管吻合…25

3. 顔面骨骨折

1）頬骨骨折・眼窩骨折 ……………………………………………… 緒方 寿夫　27
　　診断のポイント／治療法の選択
　　Ⅰ Gilliesのアプローチ…30
　　Ⅱ 上口腔前庭切開からのアプローチ…31
　　Ⅲ 眼窩下縁へのアプローチ…32
　　Ⅳ 前頭頬骨縫合・蝶形頬骨縫合部へのアプローチ…34
　　Ⅴ 頬骨体部骨折：鉤・スクリューによる整復…35

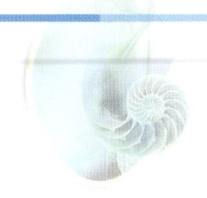

Ⅵ 頬骨体部骨折：固定法の選択と内固定…37
　　　Ⅶ 眼窩下壁骨折：打ち抜き型骨折の整復・眼窩床再建…38
　　　Ⅷ 眼窩下壁骨折：線状型骨折の整復…40
　　　Ⅸ 眼窩内側壁骨折：経結膜アプローチによる再建…41
　2）上顎骨骨折・下顎骨骨折 ―――――――――――――――――――――――― 矢野浩規・平野 明喜　43
　　　　　診断のポイント／治療法の選択／小児の上・下顎骨骨折の留意点／
　　　　　無歯顎の上・下顎骨骨折の留意点
　　　Ⅰ 顎間固定…48
　　　Ⅱ 上顎へのアプローチ…49
　　　Ⅲ 上顎骨骨折：整復と固定…51
　　　Ⅳ 下顎骨骨折：下顎口腔前庭切開からの整復と固定…54
　　　Ⅴ 下顎骨骨折：下顎枝前縁からの整復と固定…55
　　　Ⅵ 下顎骨骨折・関節突起骨折：下顎下縁切開からの整復と固定…56
　　　Ⅶ 関節突起骨折：耳前切開と経耳下腺アプローチ…57
　3）鼻骨骨折・鼻骨篩骨合併骨折・前頭洞骨折 ――――――――――――――――――― 今井 啓道　59
　　　　　診断のポイント／治療法の選択
　　　Ⅰ 鼻骨骨折：整復と固定…65
　　　Ⅱ 鼻骨・篩骨合併骨折：整復と固定…66
　　　Ⅲ 前頭洞前壁骨折：整復と固定…69
　4）顔面多発骨折 ――――――――――――――――――――――――――――――― 石田 有宏　72
　　　　　診断のポイント／治療法の選択
　　　Ⅰ 顔面多発骨折整復の手順…73
　　　Ⅱ 眼窩外側壁での蝶形頬骨縫合部の整復の確認と固定…75
　　　Ⅲ 冠状切開…77

第2章　手足の外傷・変形　81

初期治療の要点 ――――――――――――――――――――――――――――――― 福本 恵三　82
　　　診断のポイント／救急室で行う処置／手術室で行う処置／
　　　インフォームド・コンセントの要点

1. 上肢・手指の損傷

　1）軟部組織損傷 ――――――――――――――――――――――――――――――― 島田 賢一　87
　　　　　診断のポイント／治療法の選択
　　　Ⅰ 手背皮膚欠損：有茎腹部皮弁による再建…89
　　　Ⅱ 手挫滅損傷：遊離前外側大腿皮弁による再建…91
　2）神経損傷 ―――――――――――――――――――――――――――――――― 島田 賢一　93
　　　　　診断のポイント／治療法の選択
　　　Ⅰ 神経縫合…95
　　　Ⅱ 自家神経移植…97

- 3）腱損傷 ―――――――――――――――――――――――――――― 島田 賢一　99
  - 診断のポイント／治療法の選択
  - Ⅰ 屈筋腱損傷：腱縫合…102
  - Ⅱ 屈筋腱損傷：二期的再建（腱移植）…104
  - Ⅲ 屈筋腱損傷：リハビリテーション…105
  - Ⅳ 伸筋腱損傷：腱縫合…106
  - Ⅴ 伸筋腱損傷：二期的再建…106
- 4）手・指の，骨・関節損傷 ――――――――――――――――――― 島田 賢一　108
  - 診断のポイント／治療法の選択
  - Ⅰ DIP関節内骨折：整復と固定（石黒法）…111
  - Ⅱ 末節骨骨幹部骨折：整復と固定…113
  - Ⅲ 基節骨骨幹部骨折：整復と固定…114
  - Ⅳ 中手骨頸部骨折：整復と固定（Foucher法）…116

2. 切断指再接着

- 1）指尖部切断 ―――――――――――――――――――――――― 磯貝 典孝　119
  - 診断のポイント／治療法の選択
  - Ⅰ 指交叉皮弁による再建…121
  - Ⅱ 母指球皮弁による再建…123
  - Ⅲ Oblique triangular flapによる再建…124
  - Ⅳ 逆行性指動脈島状皮弁による再建…126
  - Ⅴ 母指掌側前進皮弁による再建…127
  - Ⅵ 母指の逆行性指動脈島状皮弁による再建…128
  - Ⅶ 再接着…129
  - Ⅷ 動脈のみを吻合した再接着…131
- 2）指切断 ――――――――――――――――――――――――― 磯貝 典孝　133
  - 診断のポイント／治療法の選択／チーム医療の体制づくり／リハビリテーションについて／不成功時の対応
  - Ⅰ 再接着…137
  - Ⅱ 多重切断の再建…139
  - Ⅲ 多指切断の再建…141
  - Ⅳ 引き抜き損傷，デグロービング損傷の再建…142
- 3）手部での切断 ――――――――――――――――――――――― 磯貝 典孝　144
  - 診断のポイント／治療法の選択
  - Ⅰ 再接着…145
  - Ⅱ 術後神経麻痺に対する再建…147

3. 下肢・足趾の損傷 ――――――――――――――――――――― 平瀬 雄一　150

- 診断のポイント／治療法の選択
- Ⅰ 下腿損傷：中央・前面・膝部の筋弁による再建…152
- Ⅱ 下腿損傷：末梢2/3およびアキレス腱周囲への筋膜弁による被覆…154
- Ⅲ 下腿損傷：広範囲皮膚欠損の遊離皮弁による被覆…155
- Ⅳ 足部損傷：足背部の短趾伸筋弁による被覆…158

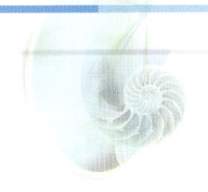

Ⅴ 足部損傷：踵部の内側足底皮弁による再建…159
　　　Ⅵ 足部損傷：足部切断端の内側足底皮弁による被覆…160

4. 爪の損傷 ─────────────────────────── 福本 恵三　163
　　　　診断のポイント／治療法の選択
　　　Ⅰ かぎ爪：掌側前進皮弁による再建…164
　　　Ⅱ 陥入爪：児島Ⅰ法による再建…165
　　　Ⅲ 巻き爪：児島法による再建…167

5. 手・足の変形 ──────────────────────── 福本 恵三　170
　　　　診断のポイント／治療法の選択
　　　Ⅰ Dupuytren拘縮：ほぼ完全な腱膜切除術とZ形成術による解除…171
　　　Ⅱ ヘバーデン結節：DIP関節固定術（Lister法）…173
　　　Ⅲ ばね指：腱鞘切開術…175
　　　Ⅳ 外反母趾：第1中足骨近位骨切り術（Mann法）…176

第3章　熱傷　179

1. 熱傷
　1）全身管理 ─────────────────────────── 菅又 章　180
　　　　治療のポイントと手術適応／全身管理の実際
　　　Ⅰ 減張切開…187
　　　Ⅱ デブリードマン（連続切除，筋膜上切除）…188
　2）局所管理と手術 ──────────────────────── 仲沢 弘明　190
　　　　治療法の選択／広範囲熱傷に対する早期手術
　　　Ⅰ 自家植皮：網状植皮…193
　　　Ⅱ 自家植皮：パッチ植皮…195
　　　Ⅲ 混合植皮…196
　3）顔面・頸部 ───────────────────────── 竹内 正樹　198
　　　　診断のポイント／治療法の選択／熱傷手術におけるエステティック・ユニット／
　　　　各部位ごとの治療／術後管理
　　　Ⅰ 顔面広範囲熱傷：焼痂切除と植皮…204
　　　Ⅱ 頸部熱傷：減張切開とデブリードマン・植皮…207
　4）四肢・手（低温熱傷を含む） ──────────────────── 横尾 和久　209
　　　　診断のポイント／治療法の選択／低温熱傷に対する治療法の選択
　　　Ⅰ 減張切開…211
　　　Ⅱ 四肢広範囲熱傷：デブリードマン・植皮…212
　　　Ⅲ 手背熱傷：Tangential excision・植皮…214
　　　Ⅳ 手背熱傷：遊離大網弁による再建…215
　　　Ⅴ 低温熱傷：デブリードマン・植皮…217

- 5）体幹・外陰部 ──────────────────── 浅井 真太郎　219
    - 診断のポイントと治療法の選択
    - ■ 外陰部熱傷：デブリードマン・植皮…221
- 6）培養表皮，人工真皮ほか ──────────────── 春成 伸之　223
    - 治療法の選択
    - Ⅰ 同種皮膚移植：自家分層植皮術と併用する方法…225
    - Ⅱ 同種皮膚移植：同種皮膚のみを移植する方法…227
    - Ⅲ 人工真皮移植：整容的効果を期待する場合…227
    - Ⅳ 人工真皮移植：分層植皮術で被覆できない創面へ貼付する場合…229
    - Ⅴ 培養表皮移植…230

2. 化学損傷 ──────────────────────── 仲沢 弘明　234
  診断のポイント／治療法の選択

3. 電撃傷・凍傷 ────────────────────── 村上 正洋　237
  診断のポイント／治療法の選択

第4章　感染創　243

1. 皮膚・軟部組織感染症
- 1）皮膚感染症 ───────────────────── 大浦 紀彦　244
    - ◎概説　　診断のポイント／治療法の選択
    - ■ 殿部慢性膿皮症：植皮による再建…247
- 2）蜂窩織炎，壊死性軟部組織感染症 ──────────── 大浦 紀彦　249
    - ◎概説　　診断のポイント／治療法の選択
    - ■ 下腿ガス壊疽：デブリードマン・植皮…251

2. 骨髄炎・骨壊死 ───────────────────── 横田 和典　253
  ◎概説　　診断のポイント／治療法の選択／保存的治療：抗菌薬の使い方／手術療法
  - Ⅰ 病巣掻爬，腐骨処理…256
  - Ⅱ 抗菌薬含有セメントビーズ充填…258
  - Ⅲ 脛骨骨髄炎：筋皮弁，筋弁による死腔の充填…259
  - Ⅳ 脛骨骨髄炎・骨欠損：血管柄付き骨移植術による再建…261

3. 胸骨骨髄炎・縦隔炎 ─────────────── 守永 圭吾・清川 兼輔　263
  ◎概説　　診断のポイント／治療法の選択
  - Ⅰ 創内持続陰圧洗浄…266
  - Ⅱ 筋弁による再建…267
  - Ⅲ 大網弁による再建…269

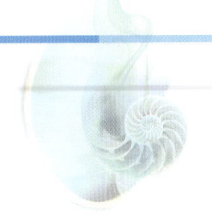

第5章　慢性創傷　271

1. 褥瘡

◎概説 ··· 小坂 正明　272
　　褥瘡の分類法／褥瘡の評価／手術適応・術式の選択／再建術前の外科的処置／手術時期

1) 仙骨部褥瘡 ·· 小坂 正明　275
　　診断のポイント／治療法の選択
　　Ⅰ 大殿筋筋膜皮弁（有茎皮弁）による再建…276
　　Ⅱ 大殿筋穿通動脈皮弁（島状転位皮弁）による再建…277
　　Ⅲ Buried chip skin graft：BCSGによる再建…279

2) 大転子部褥瘡 ··· 小坂 正明　281
　　診断のポイント／治療法の選択
　　■ 大腿筋膜張筋皮弁による再建…282

3) 坐骨部褥瘡 ·· 小坂 正明　284
　　診断のポイント／治療法の選択
　　Ⅰ 後大腿皮弁による再建…286
　　Ⅱ ハムストリング筋皮弁による再建…287

4) その他の部位の褥瘡 ·· 小坂 正明　289
　　診断のポイント／治療法の選択
　　Ⅰ 踵部褥瘡：外用剤塗布…290
　　Ⅱ 背部褥瘡：広背筋皮弁による再建…291

2. 糖尿病性足潰瘍と末梢動脈性疾患

1) 糖尿病性足潰瘍 ··· 寺師 浩人　293
　　◎概説　　診断のポイント／治療法の選択
　　Ⅰ 足趾切断…297
　　Ⅱ Modified TMA（transmetatarsal amputation）…298
　　Ⅲ 潰瘍発生予防のための手術（prophylactic surgery）…299
　　Ⅳ 第Ⅰ趾MTP関節露出潰瘍：内側足底動脈穿通枝皮弁による再建…301

2) 末梢動脈性疾患（PAD） ·· 田中 嘉雄　303
　　◎概説　　血行再建の目的／血行再建の適応／診断のポイント／
　　治療法の選択（治療のアルゴリズム）／術後管理
　　Ⅰ 血行再建：①流出動脈と流入動脈の位置決め…308
　　Ⅱ 血行再建：②バイパス移植血管の採取と作成…309
　　Ⅲ 血行再建：③バイパス移植血管の皮下誘導と配置…311
　　Ⅳ 血行再建：④血管吻合…312

3. 静脈瘤・静脈うっ滞性皮膚潰瘍 ·· 八巻 隆　315
　　◎概説　　診断のポイント／治療法の選択
　　■ ストリッピング手術…318

第6章 瘢痕拘縮・肥厚性瘢痕・ケロイド 321

1. 瘢痕拘縮 .... 岸邊 美幸　322

　　　　　　診断のポイント／治療法の選択／部位別の概要
　　　　　Ⅰ 眼瞼：Lateral orbital flap による下眼瞼外反の再建…324
　　　　　Ⅱ 眼瞼：含皮下血管網全層植皮による下眼瞼外反の再建…326
　　　　　Ⅲ 口唇：全層植皮による下口唇瘢痕拘縮の治療…328
　　　　　Ⅳ 頸部：全層植皮による瘢痕拘縮の治療…330
　　　　　Ⅴ 腋窩：局所皮弁による線状瘢痕拘縮の解除…331
　　　　　Ⅵ 手指：全層植皮による面状瘢痕拘縮の解除…332
　　　　　Ⅶ 四肢：植皮による足背瘢痕拘縮の解除…334

2. 肥厚性瘢痕・ケロイド .... 小川 令　336

　　　　　　診断のポイント／治療法の選択
　　　　　Ⅰ 胸腹部術後瘢痕・ケロイド：全切除…342
　　　　　Ⅱ 耳垂ケロイド：楔状切除…344
　　　　　Ⅲ 前胸部ケロイド：Z 形成術…345

第7章 知っておきたい知識 347

1. 創傷治療の歴史 .... 楠本 健司　348

　　　　　　はじめに／創傷の各種段階における治療の歴史／おわりに

2. 創傷の定義・分類 .... 館 正弘　351

　　　　　　創傷の定義／急性創傷と慢性創傷／急性創傷の分類／慢性創傷

3. 急性創傷と慢性創傷の違い .... 館 正弘　353

　　　　　　急性創傷と創傷治癒機転／慢性創傷と創傷治癒機転の異常／細菌の影響／
　　　　　　創傷治癒のバイオマーカー

索引 … 357

形成外科治療手技全書 III
創傷外科

第1章 顔面外傷

第1章 顔面外傷

初期治療の要点

楠本健司

外傷の全身的多発性

　顔面外傷は，交通外傷，労働災害，スポーツ外傷，喧嘩，暴行，自己転倒など種々の事故で生じるが，初療時には多発外傷を念頭に全身徴候の聴取や精査を行い，外傷の存在と様態を診断把握する必要がある．多発の区分は，頭部外傷，頸椎損傷，胸部・腹部損傷，四肢外傷として診断，考慮すると見落としなく進めることができる．全身外傷を伴う例では，緊急性，重要性，治療順を判断するが，多科による連携と専門的な診断を得て，協調して治療を進める必要がある．

治療の緊急性

　外傷で緊急を要するのは，頭部外傷，頸椎を含む脊椎損傷，内臓や中・大血管の損傷などである．意識消失や混濁状態も Glasgow Coma Scale（GCS）（表1）や Japan Coma Scale（JCS）（表2）で正しく判断する．硬膜外血腫，硬膜下出血に続発する脳ヘルニアや脳圧亢進を疑う場合は，眼底所見や高血圧と徐脈を呈するクッシング現象の把握に注意して診断し，頭部CT検査で原因を精査する．脊椎損傷では，知覚診査や運動，反射のチェックで臨床診断し，疑わしい時には頸椎を保護しつつ可能なX線，CT撮影で精査を進める．頸椎損傷を有する場合は手術が適応となっても気管内あるいは経鼻挿管のための頭部後屈位を取らせない，頸部カラーの装用，ステロイド投与など頸椎安静保護の配慮が必要となる．頸椎損傷の神経原性ショックの場合は，大量輸液と昇圧剤で対処する．ショックを伴う胸腹部損傷では，超音波検査，心電図，単純X線検査，CT撮影，血液ガス，血液酵素検査で出血や臓器損傷部位の特定とその損傷程度を診断し，問題となる出血が診断されるとTAE（経カテーテル動脈塞栓術）あるいは緊急開胸術や開腹術による止血や臓器修復を行う．

　一方，顔面での緊急を要する病態は，眼球破裂を含む眼球外傷，球後出血，視束管骨折，気道閉塞を生じるような口腔内異物，出血や舌根沈下を来たす下顎骨骨折などが挙げられる．眼部打撲例では初療時の診査で種々の注意が必要となり，眼球視診や視力検査，眼底所見が必須である．眼球破裂を含む種々の眼球損傷を認めた場合は，直ちに眼科対診依頼をする．球後出血は，ステロイド投与を行い，外眼角靭帯切離などの減圧や隔膜切開による眼窩開放など適時対応を要する．視束管骨折ではステロイド投与や視束管開放術を要する．また，眼部圧迫や眼球損傷により，眼心反射が生じうることも認識しておく必要がある．

　気道閉塞を疑う場合は，口腔内を精査し大量出血，凝血塊，異物を吸引除去する．舌根沈下では舌を前方牽引する．気道確保を要する場合は緊急気管内挿管を行う．困難な場合は，ファイバー下挿管，緊急気管切開，輪状甲状靭帯切開，輪状甲状膜穿刺を適用する．

　画像診断を含めてしばしば診断が難しい頭蓋底骨折を伴う顔面外傷では，アライグマの目（眼周囲の皮下溢血斑），バトル徴候（耳後部の皮下溢血斑），髄液鼻漏，髄液耳漏を呈することを参考に，さらなる精査や治療を進める必要がある．

顔面外傷の初期治療の要点

　初療時には前述の緊急性に配慮しつつ，詳細な問診や視診・触診・特殊な診察を進め，より正確な臨床所見を得て，画像で確認する．疑わしい場合はさらなる精査を行う．

　問診では，受傷の経緯を詳細に聴取する．患者が認知している視力，視覚，嗅覚，聴覚，咬合，顎運動，知覚，出血・腫脹・疼痛などの機能不全や徴候を聴取する．

　視診では，外面から観察できる腫脹，変形，皮膚溢血斑などの部位や状態を把握する．また，眼

表1 Glasgow Coma Scale（GCS）

評価項目	分類	スコア
E：開眼	自発的に	4
	言葉により	3
	痛み刺激により	2
	開眼しない	1
V：言語音声反応	見当識あり	5
	混乱した会話	4
	不適当な単語	3
	無意味な発声	2
	発声がみられない	1
M：最良運動反応	指示に従う	6
	痛み刺激部位に手足をもってくる	5
	痛みに手足を引っ込める（逃避屈曲）	4
	上肢を異常屈曲させる（除皮質肢位）	3
	四肢を異常伸展させる（除脳肢位）	2
	まったく動かさない	1

E＊点，V＊点，M＊点で表記

表2 Japan Coma Scale（JCS）：3-3-9度方式による分類

Ⅰ. 刺激しなくても覚醒している （1桁で表現）
1　大体意識清明だが，今ひとつはっきりしない
2　時，場所または時間がわからない
3　名前または生年月日がわからない
Ⅱ. 刺激すると覚醒する─刺激を止めると眠り込む （2桁で表現）
10　普通の呼びかけで容易に開眼する（合目的な運動［たとえば，右手を握れ，離せ］をするし言葉も出るが，間違いが多い）
20　大きな声または身体を揺ぶることにより開眼する（簡単な命令に応じる，たとえば離握手）
30　痛み刺激を加えつつ呼びかけを繰り返すと，辛うじて開眼する
Ⅲ. 刺激しても覚醒しない （3桁で表現）
100　痛み刺激に対し，はらいのけるような動作をする
200　痛み刺激に対し，手足を動かしたり顔をしかめる
300　痛み刺激に反応しない

（　）内は，開眼不能時の反応を示す
（日本外傷学会・日本救急医学会：外傷初期診療ガイドラインJATEC，日本外傷初期診療ガイドライン改訂第4版編集委員会，へるす出版，東京，2012より一部引用改変）

球運動，下顎開閉口運動を観察する。内腔の検査として鼻腔内フィーバー検査や歯牙，咬合を含む口腔内診査も重要である。

　触診では，骨縁の連続性からbuttressの骨折段差，間隔や浮動性の診断で，適切な画像診断の選択や精査部位を挙げることができる。また，皮膚知覚や粘膜知覚，歯牙知覚，圧痛，腫脹の診察で，無知覚や異常知覚領域により神経損傷や骨折の部位診断を行う。

目指すべき顔面外傷の治療のために

　限られた部位の顔面外傷では医師一人で対応できることもあるが，緊急性が高く重篤な症例ほど複数臨床科の診断や治療を要する。手術室や病棟スタッフも含め，治療をスムーズに進めることができる連携体制づくりが重要である。

　一方で，優先すべき処置や治療を中心とした治療に留まらず，変形治癒骨折や組織欠損，瘢痕拘縮に至らないように，時機を得た整復固定術，軟部組織の修復，移植術など顔面外傷治療の最終結果のレベルを上げる処置や治療を常に考慮し，導いていく必要がある。

第1章 顔面外傷

1. 軟部組織損傷

1）眼瞼

梶川明義, 館 正弘

Knack & Pitfalls
◎眼瞼の皮膚縫合では，原則的に真皮縫合を行わない
◎眼瞼皮膚のデブリードマンは最小限に留める
◎皮膚欠損が大きな場合は無理に縫縮しない
◎眼瞼下垂がある場合は，眼瞼挙筋の断裂を疑う
◎流涙のある場合は，涙小管の断裂を疑う
◎視力，眼球運動も必ずチェックする

診断のポイント

眼瞼は眼窩骨膜から続く眼窩隔膜，瞼板を境に，前葉と後葉に分けられる。前葉は皮膚，睫毛，眼輪筋などで構成され，主に閉瞼によって眼球を保護する役割がある。一方，後葉は眼瞼結膜，瞼板，眼瞼挙筋，ミュラー筋などで構成され，主に開瞼によって視機能を確保する役割をもつ（図1）。眼輪筋は顔面神経の，眼瞼挙筋は動眼神経の支配を受ける。このほか，内眼角靱帯，涙小管なども重要である。眼瞼損傷の治療にあたっては，これらの解剖をよく理解して，修復を行う必要がある。

■臨床所見

まず患者から受傷機転をよく聞く。小さな裂創であっても深い損傷があったり，異物が入っていることもあるので，受傷の状況を把握することは重要である。

視力をチェックし，視力障害が疑われる場合は眼科的精査を要する。

眼球運動を確認し，異常がある場合は blow out fracture などの骨折の可能性を念頭に置く必要がある。骨折の疑いがあれば，X 線検査，CT 検査を行う。

次に眼瞼皮膚の挫滅・欠損の大きさをしっかり評価する必要がある。眼瞼の剥離創の皮膚は色調が変化することが多いが，単なる内出血であることも多いため，安易に皮膚壊死と判断してデブリードマンを行ってはならない。大きな皮膚欠損がある場合，無理に縫縮すると閉瞼障害を起こすことがあるので，縫縮が可能であるかをよく確認する。

眉毛部を斜めに走る創がずれたまま縫合を受けると，治癒後に眉毛に段差を生じる。二次的修整が必要にならないように，初期治療時に元の眉毛の位置をよく確認し，縫合にあたる必要がある。

重瞼線の乱れは，患者が醜形を訴える大きな要因となるため，創と重瞼線の位置関係をよく確かめる必要がある。眼瞼は腫脹しやすいが，慎重に見れば重瞼線の位置の確認は可能である。

瞼板が断裂すると，眼瞼縁に段差が生じたり，目立つ変形になったりするので，創傷処理時に瞼板の連続性を確認する必要がある。また，眼瞼縁の挫創で睫毛の連続性が途絶えると変形がたいへん目立つため，睫毛の連続性にも注意する必要がある。

眼瞼の切創や裂創でも，創が斜めに眼窩縁に達し，眼窩上神経や眼窩下神経を損傷することがある。このため，神経損傷がないことを確認するために前額部や頬部の知覚をチェックする必要がある。前額部の知覚鈍麻がある場合は，眼窩上神経（三叉神経第1枝）の損傷を疑う。頬部，外鼻部，口唇部の知覚鈍麻がある場合は，眼窩下神経（三叉神経第2枝）の損傷を疑う。

次に，開瞼・閉瞼状態を観察する。閉瞼障害を認めた場合は，広範囲の眼輪筋損傷または顔面神経頬骨枝の損傷を疑う。特に眼瞼外側に深い裂創がある場合は，顔面神経頬骨枝の損傷が強く疑われる。麻酔下に，顕微鏡またはルーペを用いて損

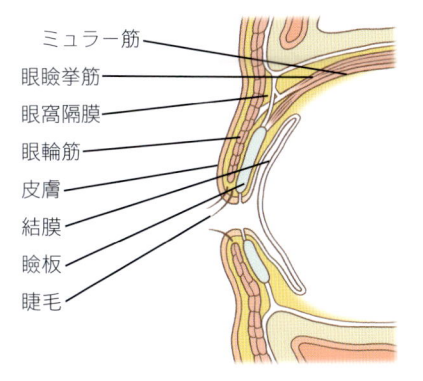

図1　眼瞼の解剖
瞼板-眼窩隔膜を境に，前葉は皮膚，睫毛，眼輪筋などで構成され，後葉は眼瞼結膜，眼瞼挙筋，ミュラー筋などで構成される。

図3　涙道の解剖
涙道は上下の涙点に始まり，涙小管垂直部，涙小管水平部を通り，総涙小管で合流して涙嚢に至り，鼻涙管を経て下鼻道に開口する。

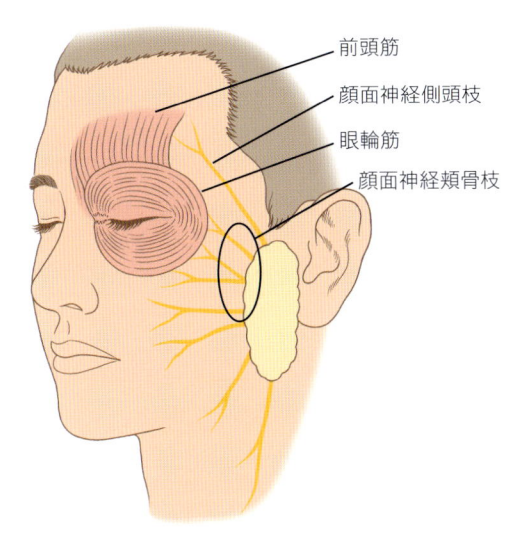

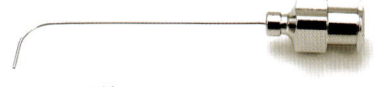

図2　眼輪筋，前頭筋と顔面神経
眼輪筋は顔面神経の頬骨枝の支配を受け，前頭筋は側頭枝の支配を受ける。眼輪筋外側の創で頬骨枝が損傷されると閉瞼障害が起こり，眉毛外側の創で側頭枝が損傷されると眉毛下垂が起こる。

図4　涙洗針
涙小管の解剖をよく頭に入れて挿入する。

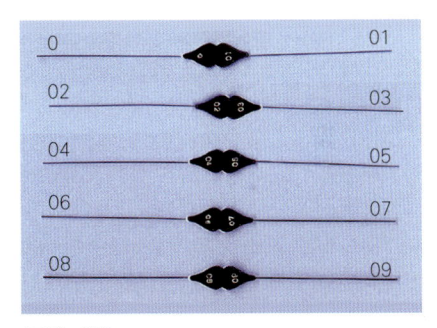

図5　涙道ブジー
種々の太さがあり，無理のない太さから涙管に挿入する。

傷部を確認する必要がある（図2）。
　上眼瞼の深い横断創で開瞼障害を認めた場合は，眼瞼挙筋や挙筋腱膜の断裂が疑われる。開瞼を観察する際には，前頭筋の力で開瞼しないように，眉毛部を手で抑えながら開瞼させて，左右を比較する。また上眼瞼縁を下方に牽引した時の抵抗の減弱で確認される。最後に，局所麻酔下に創内で眼瞼挙筋・挙筋腱膜の離断部位を確認する。一方，顔面神経側頭枝が断裂すると，眉毛下垂が生じて開瞼がしづらくなるので，これも合わせて

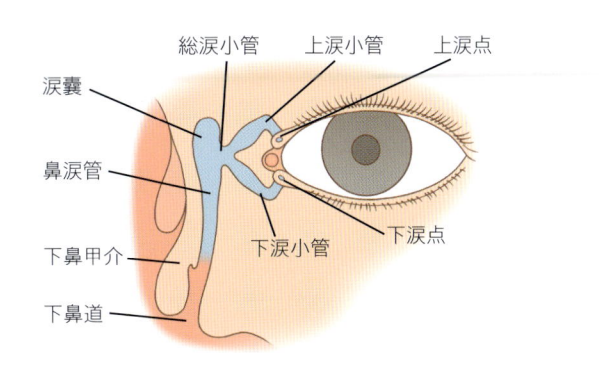

観察する必要がある（図2）。
　対側に比べ内眼角が外側に偏位して丸くなっている場合は，内眼角靭帯の断裂を疑う。外傷時は腫脹で内眼角の状態がわかりにくいこともあるので，注意深く診察し，麻酔下に創内で靭帯を確認する。
　内眼角部の創傷が涙点より内側にある場合は，涙小管損傷を疑う。内眼角間離開があり，内眼角靭帯の断裂や鼻篩骨骨折が疑われる場合は，特に注意を要する。涙小管は上が涙の30％，下が

70%の排出路になっており，特に下涙小管の開存は重要とされる（図3）．涙小管断裂があれば，眼瞼の縫合に先んじて再建術を行う．涙道損傷は通水試験で確認する．涙点から涙洗針（図4）を涙小管に挿入し，2～3mm進めたところで針先を内眼角方向に向け，生理食塩水を注入する．生理食塩水が鼻腔内に流れなければ，涙道損傷が確認される．涙小管損傷部位は，局所麻酔下に涙管ブジー（図5）または涙洗針を涙小管に挿入して確認する．涙小管が開存していれば，嚢内側の骨に到達し，コツコツとした硬い触感を触れるが，涙小管の断裂があると，涙嚢内に到達せず，涙管ブジー先端が皮下に逃れる．乱暴に行うと，逆に涙小管や涙嚢を傷つけてしまうので，検査は丁寧に行わなくてはならない．

治療法の選択

■手術時期
外傷の修復は可能な限りすぐに行う．遅くても48時間以内に創傷処理を行う．神経損傷や涙小管損傷がある場合は，日数が経つと損傷部位がわかりにくくなるので，特に，受傷時に修復することが大切である．筋・腱膜・靭帯の修復も1週間を過ぎると偏位を戻しにくくなるので，可及的速やかな手術が必要である．皮膚欠損が大きく皮弁形成術や植皮術が必要な場合は，角膜の乾燥に注意しながら待機手術を行ってもよいが，拘縮が進行しないように，1週間以内の手術が勧められる．

■インフォームド・コンセントの要点
一般の形成外科的インフォームド・コンセントに加え涙小管損傷は吻合しても十分に流涙が改善しないことがある点を説明する．

■麻酔
眼瞼の創傷処理は，多くの場合，10万倍エピネフリン添加リドカイン0.5～1.0％などによる局所麻酔で行うことができる．最初に三叉神経ブロックを行っておくと，局所注射を減らすことができる．結膜側に創傷が及ぶ場合は，オキシブプロカイン塩酸塩液0.4％などの点眼麻酔薬を併用する．

なお，顔面神経や三叉神経の損傷が疑われる場合は，局所麻酔の前に十分に診断を行っておく必要がある．

■洗浄・異物除去
麻酔が効いたら，創内を十分に洗浄し，損傷部位を詳しく確認する．土や砂は外傷性刺青にならないように，生食ガーゼやブラシで十分に除去する．

小さな創から異物が入っている場合もあるので，異物が疑われる場合は単純X線，CT検査で確認し，除去する．

■神経・筋肉・靭帯損傷の処理方法
創傷の大きさにかかわらず，筋肉，腱膜，靭帯，神経，涙小管などの損傷が疑われた場合は，それらの修復を優先して行う．開瞼障害が確認された場合は，眼瞼挙筋や挙筋腱膜の断裂部を見つけて，できる限り縫合，修復する．修復に必要な場合は，創を切開して広げ，5-0程度の吸収糸またはナイロン糸を用いて丁寧に縫合する．三叉神経や顔面神経損傷がある場合も，創を十分に広げ，顕微鏡下に損傷部位を確認し，10-0ナイロン糸を用いて縫合，修復する．

深部組織の処理が終了したら，眼窩隔膜を眼窩脂肪が脱出しない程度に縫合後，眼輪筋，皮下組織，皮膚を別々に縫合修復する．眼輪筋と皮膚は一緒に縫合しないように注意する．眼輪筋は5-0ないし6-0吸収糸を用いて可及的に修復する．内眼角靭帯の断裂があれば，4-0ないし5-0吸収糸で縫合する．骨側に縫合できる靭帯が残されていない場合は，鼻・篩骨に孔を開けて，しっかり縫着する必要がある．

深部構造の損傷は，可能な限り一次修復を目指すべきである．

■涙小管損傷
涙小管断裂は，できる限り受傷時に修復する．吻合手術はルーペまたは顕微鏡下に行う．断端を確実に見つけるには，十分に視野を確保することが重要である．術野を展開し，涙点から涙管ブジーまたは涙洗針を涙小管に丁寧に挿入し，断端を確認する．上，下，一方の涙小管が断裂している場合は，開存している方の涙小管から，涙洗針を用いてピオクタニンなどの色素を薄めた生理食塩水を涙嚢内に注入することで，断裂している涙小管の涙嚢側断端を見つけることができる．うまく断端が見つからない場合は，涙嚢を切開し，逆行性にブジーを通し，断裂部を確認する方法がある．

断端が確認されたらシリコンステントを挿入し，留置する（図6）．近年はヌンチャク型シリコンチューブ（N-Sチューブ）が用いられることが多い．N-Sチューブは上下の涙点から入れ，涙小管の断裂部を通し，涙嚢から鼻涙管を経由して

1. 軟部組織損傷―1）眼瞼

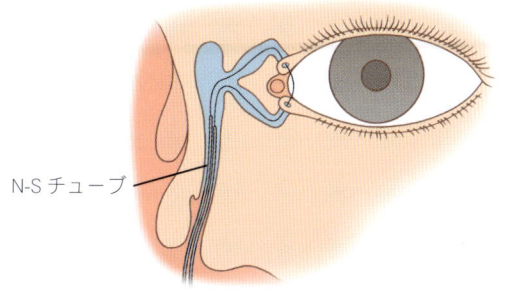

N-Sチューブ

N-Sチューブは先端が盲端になった2本の太いシリコンチューブ（内径0.5mm，外径1.0mm）が細いシリコンロッド（直径0.5mm）でつながっており，側孔からスタイレットが挿入されている。

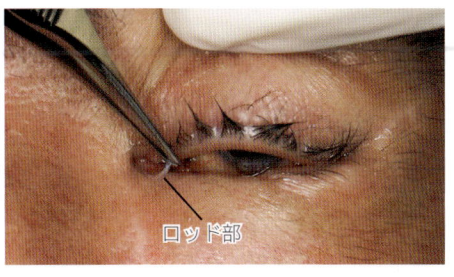

ロッド部

抜去は通常，涙点にまたがってループを作る細いロッド部分を引いて行う。抜去困難な場合はループ部を切断し，鼻腔側から行うこともある。

図6 N-Sチューブの留置と抜去

下鼻道まで挿入し，鼻腔内に留置する（図6）。その後，可能であれば涙小管断裂部を9-0ないし10-0ナイロン糸にて4針程度縫合し吻合する。眼輪筋が健常でないと涙小管のポンプ作用が働かなくなるため，涙小管修復後，眼輪筋など周囲組織もできるだけ縫合，修復する必要がある。

シリコンチューブは3カ月間以上，長めに留置した方がよい。

涙小管の断裂部が直接吻合できない場合は，残存涙小管を利用した涙道再建が行われるが，その結果は一次修復の結果に及ばないので，できる限り涙小管の一次修復を目指すべきである。

■後療法

創処理後は，術後出血や浮腫を防止するため，生理食塩水を浸して絞ったガーゼによる湿布が有効である。湿布は一晩だけでよい。抜糸は真皮縫合を行っていなくても，縫合後，約1週間で行う。抜糸後，眼瞼にはテーピングは不要だが，瘢痕の色素沈着を予防するため，6カ月間は遮光することを勧める。

眼瞼の挫滅が重度の場合，あるいは皮膚欠損があった場合は，術後の瘢痕拘縮などにより閉瞼障害を来たしやすい。このような場合は，眼瞼皮膚をできるだけ伸展させて固定する後療法が必要である。通常の瘢痕に用いる紙テープによる固定でもよいが，厚みのあるシリコンシートで圧迫固定できれば，より効果的である。

I 眼瞼裂創：創傷処理

KEY POINTS
- 真皮縫合は行わず，縫合糸痕が残らないように注意しながら一層縫合する
- 表皮の内反や段差が生じないように注意する

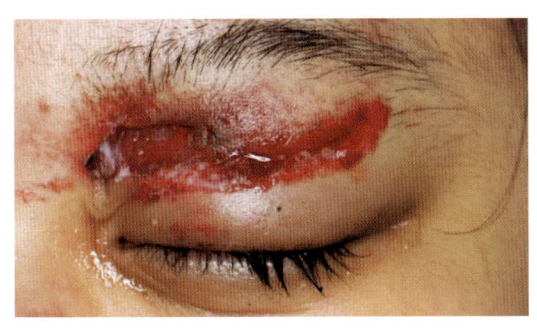

20歳，女性，転倒による裂創

〈評価と治療方針〉

皮膚のダメージを確認した。

明らかな壊死が確実な場合を除き，デブリードマンは原則，行わない。

創縁はstay sutureを置きながら，ジグソーパズルを解くように正しい位置に合わせてゆく。

7

● 創閉鎖

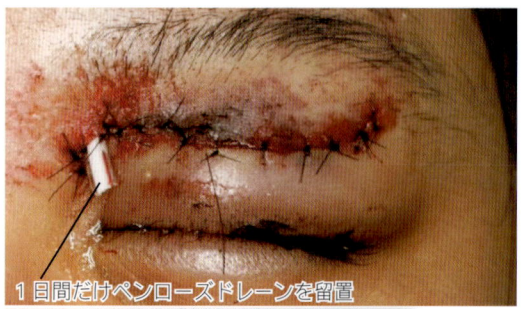

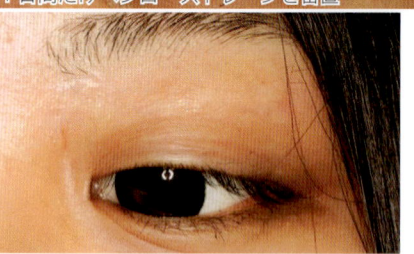

眼瞼の皮膚は極めて薄いため，縫合処理に真皮縫合は不要で，基本的に6-0ないし7-0の黒ナイロン糸を用いて一層縫合で行う。無理に真皮縫合を行うと，皮膚の歪みが長期間持続するので，行わない方がよい。眼瞼皮膚の縫合は，バイトを小さめにし，縫合糸痕を残さないように丁寧に行う。ペンローズドレーンを留置する場合は，できるだけ細いテープ状にし，早期に抜去する。

創縁にダメージがあった場合でも，眼瞼の皮膚は比較的良好に治癒する。

Advice
・眼瞼は，縫合後，腫脹することが多いので，糸の締め方には余裕をもたせる。

1日間だけペンローズドレーンを留置

そのまま創閉鎖を行った。
この程度に治る。

II 涙小管損傷：涙道再建

KEY POINTS
- 内側（涙嚢側）の涙小管を見つけるのが重要であり，健常な涙小管から液体や空気を送ることで可能となることが多い
- 涙小管内にステントチューブを留置し，顕微鏡下で吻合を行う

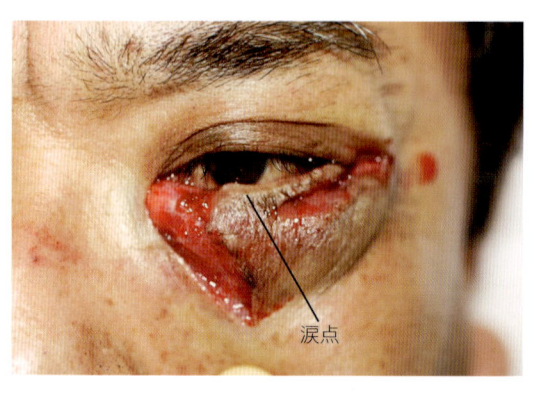

〈評価と治療方針〉
　涙点より内側の全層の裂創であり，内眼角靱帯，下涙小管の断裂と診断した。緊急で全身麻酔下に，涙道の再建を計画した。

涙点

49歳，男性，自動車の荷台の突起物による右下眼瞼弁状の裂創

❶ 外側（涙点側）の涙小管断端の同定

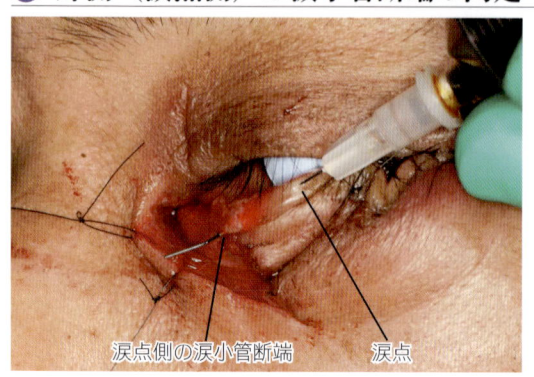

　十分な生理食塩水の洗浄により，異物除去を施行した。眼球保護のためのプラグを挿入している。創部辺縁に牽引糸を数カ所かけ，術野を展開した。涙点から下涙小管を涙管ブジーで拡張し，眼科鈍針を通し，外側（涙点側）の涙小管断端を同定した。

涙点側の涙小管断端　　涙点

❷ 内側（涙嚢側）涙小管断端の同定

　内側涙小管断端の同定は肉眼では不可能であったので，上涙小管にシリコンチューブを入れ，薄めたピオクタニン加生理食塩水を注入し，漏出した眼窩内側壁部分から内側断端を同定した。総涙小管との合流部で切断されており，縫い代はほとんどない状態であった。下涙小管断端はヌンチャク型の涙管シリコンチューブを涙点から挿入した。

　9-0ナイロンで涙小管の吻合を試みたが，涙小管の壁がぜい弱であり，縫合は不可能であった。Horner筋を6-0ラピッドバイクリルで縫合，内眼角靱帯を5-0ナイロンで縫合し，眼輪筋，皮下組織を縫合した。シリコンステントは上下の涙小管の間をループとして鼻腔内に3カ月留置した。

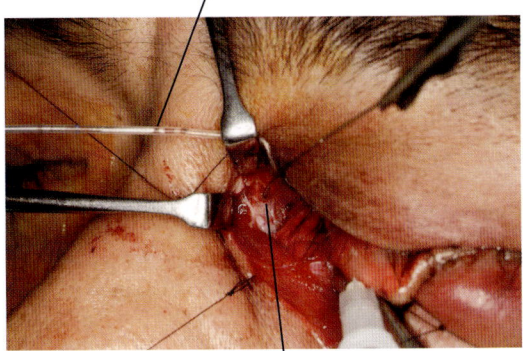

頭側の涙点から挿入されたステント

涙嚢側の涙小管断端

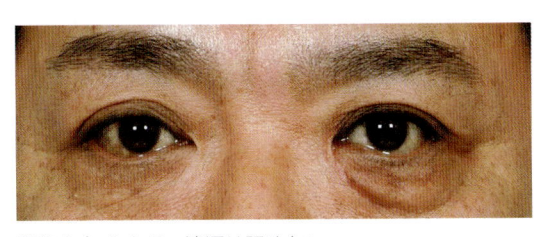

術後1年6カ月。流涙は認めない。

Advice
- 裂創の状態により断端の同定は困難な時がある。鈍的に損傷されている場合は眼窩の奥に引き込まれる形になることが多い。ピオクタニン等の色素はごく薄くして，組織が染まりすぎないようにする。なお，ピッグテイルプローブによる涙小管断端の同定は慣れが必要であり，一般的に推奨されていない。
- 涙小管周囲の損傷が著しい場合には，涙小管のみの吻合は緊張が強くて不可能である。Horner筋を含めて涙小管の深部組織を引き寄せるように縫合する。
- シリコンステントの留置期間は2週間でよいとする説と3～6カ月近く置くという説がある。涙点に固定できるシリコンチューブを使用すれば断裂した涙小管のみにステントが留置可能である。

著者からのひとこと　涙小管損傷後3日以内に修復しても結果は変わらないという報告も多いので，顕微鏡やシリコンチューブの用意がない場合には緊急に手術する必要はなく，よく洗浄後に軽く縫合しておき，後日涙小管吻合を行ってもよい。

History & Review

- 眼瞼の損傷について詳記されている。
  Reid VM: Facial trauma. Soft tissue injuries. edited by Mathes SJ, Vol. 3, pp23-26, Saunders, 2006
- 眼瞼の詳しい解剖を記載している。
  田邉吉彦：眼窩・眼瞼の解剖．眼の形成外科，添田周吾編，pp1-13, 克誠堂出版，東京，1993
- 涙道再建について詳しく記載されている。
  西條正城，村澤章子：涙道再建術．形成外科 40：S71-S81, 1997
- 涙道再建について詳しく記載されている。
  栗橋克昭：新しい涙道再建法について．眼科 37：55-71, 1994

第1章 顔面外傷
1. 軟部組織損傷
2) 外鼻

梶川明義, 岸邊美幸

Knack & Pitfalls
- ◎鼻骨骨折の有無をチェックし，あれば先に整復する
- ◎鼻軟骨の変形はできるだけ一次修復する
- ◎鼻柱，鼻孔縁の陥凹変形や鼻孔の縮小に注意する
- ◎創の縫合により鼻翼が引き上げられないように注意する

診断のポイント

■臨床所見

　まず患者から受傷機転をよく聞く。どの方向からどのような力を受けたのかにより，骨・軟骨の損傷の程度が予測されるので，重要である。
　外鼻形態の変形の有無を確認する。鼻骨骨折が疑われる場合は単純X線検査，CT検査を行う。鼻骨骨折があれば，整復術が必要となる。
　鼻中隔軟骨の損傷の有無を確認する。断裂し，ずれている場合は，可及的に整復しておく必要がある。これを怠ると鼻閉の原因となることがある。
　鼻翼軟骨の損傷の有無を確認する。軟骨が断裂している場合は吸収糸を用いて縫合し，できるだけ元通りに修復しておく必要がある。軟骨の変形を放置し，皮膚だけの縫合に留めると思わぬ突出や陥凹変形が残り，二次再建に苦労することも多い。
　外鼻の皮膚損傷では，損傷の部位を確認する。鼻背部と鼻尖・鼻翼部では修復の方針が大きく異なるので，どの位置にどの程度の損傷があるのかを正確に評価する必要がある。また外鼻損傷の修復では，特に左右の対称性が重要なので，この点に注意して診断する。

治療法の選択

■手術時期

　外傷の修復は可能な限り，受傷後すぐに行う。遅くても48時間以内に創傷処理を行う。皮膚欠損があり一次縫合できない場合は，抗生剤軟膏などを用いて wet dressing を行い，再建手術を計画する。欠損が大きい場合は，この間，人工真皮を貼付する方法も有用である。人工真皮を用いる場合は感染兆候に十分注意する。
　骨，軟骨の変形を見逃して一次修復を怠ると，二次再建に苦慮することがあるので，可能な限り一次的に修復するように心がける。

■インフォームド・コンセントの要点

　一般の形成外科的インフォームド・コンセントに加え，鼻翼の全層欠損の再建では術後に鼻孔の狭窄を来たす可能性があるため，後療法が重要であることを説明する。

■麻酔

　創傷の処理は，多くの場合10万倍エピネフリン添加リドカイン0.5～1.0％などによる局所麻酔で行うことができる。最初に滑車下神経，前篩骨神経，眼窩下神経をブロックしておくと，局所注射を減らすことができる。鼻腔粘膜側に創傷が及ぶ場合は，リドカインスプレー，ジェルなどの粘膜麻酔薬を併用する。

■洗浄・異物除去

　麻酔後，創内を十分に洗浄し，損傷部位を詳しく観察する。創内の土や砂は外傷性刺青にならないように，生食ガーゼやブラシで十分に除去する。小さな創から異物が入っている場合もあるので，異物が疑われる場合は単純X線検査，CT検査を行う。また，X線，CTに写らない異物もあるので，直視下によく確認し，除去する。

1. 軟部組織損傷—2) 外鼻

■後療法

　抜糸後，1～3カ月間のテーピングを行う。その後も瘢痕の色素沈着を予防するため，6カ月間は遮光することを勧める。

　外鼻の外傷では，特に鼻翼損傷後の瘢痕拘縮による変形が問題となることが多い。鼻柱，鼻翼に大きな損傷があった場合は，後に瘢痕拘縮によって鼻孔が小さくならないように，nasal retainerの使用が望ましい。最低1カ月間は終日，その後6カ月間は夜間のみ nasal retainer を使用することで，瘢痕拘縮を防止する。

I 鼻尖，鼻翼欠損：頭皮前額皮弁による再建

KEY POINTS
- 鼻尖・鼻翼部の再建材料には，カラーマッチ・テクスチャーマッチの良い前額部の皮膚が適する
- 比較的小さな欠損の再建には内側前額皮弁（median forehead flap）が，比較的大きな欠損の再建には頭皮前額皮弁（scalping forehead flap）が有用である

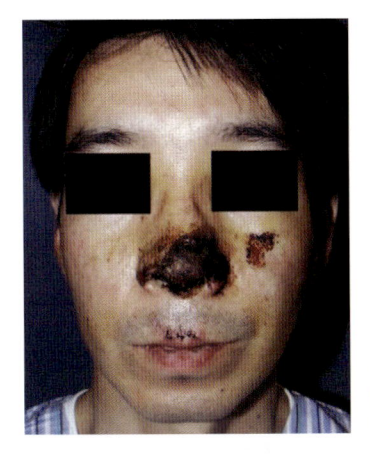

〈評価と治療方針〉

　他医で縫合を受けたが全壊死した。壊死した鼻尖から左鼻翼部皮膚をデブリードマンし，抗生剤軟膏ガーゼによる wet dressing を行い，手術に備えた。

　鼻尖・鼻柱から左鼻翼の皮膚欠損があり，鼻腔粘膜・皮膚と鼻翼軟骨は温存されていた。比較的大きな皮膚欠損であったため，頭皮前額皮弁（scalping forehead flap）による再建を計画した。

40歳，男性，サッシの角に鼻を強打し，鼻尖から左鼻翼部が剥離創となった。

❶ 頭皮前額皮弁のデザインと挙上

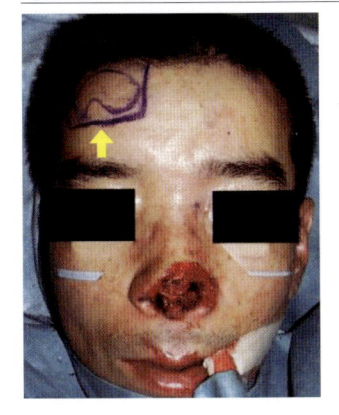

　鼻尖・鼻柱から左鼻翼にかけての皮膚欠損の形を右前額部に作図し，同部から前頭部に頭皮前額皮弁をデザインする。

Advice
・皮弁は欠損より大きめに作図する。

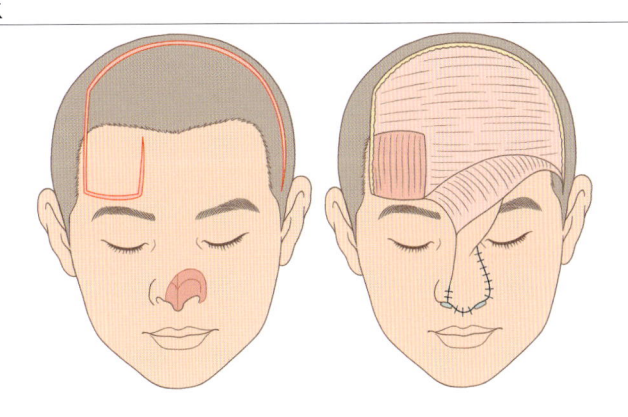

　右前額部から頭皮には冠状切開を行い，前頭部皮膚に連続させて前額部皮膚を挙上する。皮弁前額部には前頭筋を含めない。

　壊死した鼻尖から左鼻翼部皮膚をデブリードマン後，皮弁辺縁を鼻孔断端に合わせて折り畳んで縫合する。

Advice
・ドナー部と皮弁裏側は，抗生剤軟膏ガーゼで被覆して乾燥を防止する。鼻孔にはレティナを留置する。

❷ 皮弁の切離

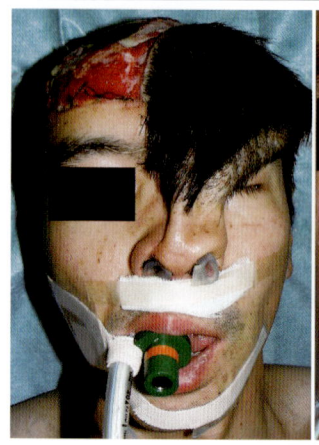

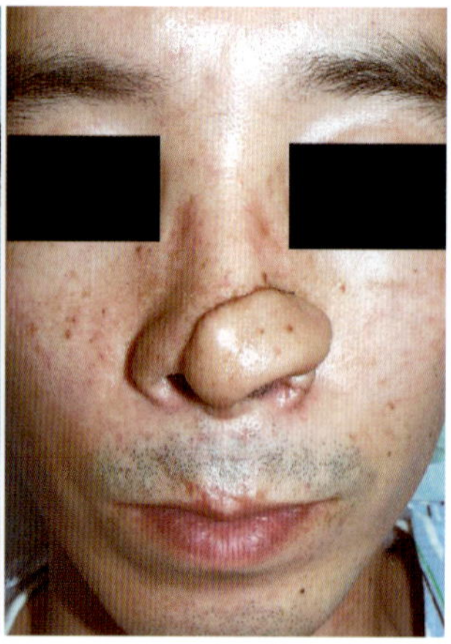

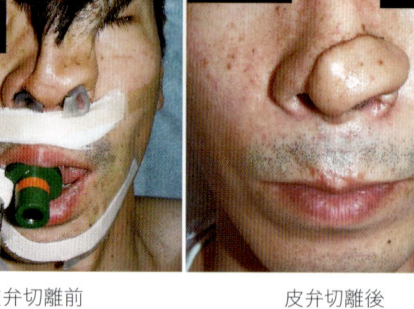

2週間後，腸鉗子で皮弁切離予定線を圧迫し，皮弁先端の血行が保たれることを確認したうえで皮弁を切離する．頭皮は元の位置に戻し，前額部に生じた皮膚欠損部には全層植皮を行う．なお，腸鉗子で圧迫すると血行が不良になるような場合は，数日かけて圧迫時間を少しずつ長くしていくdelayを行ってから切離する．

Advice
・皮弁は後の修正術を考慮し，やや大きめに残しておく．

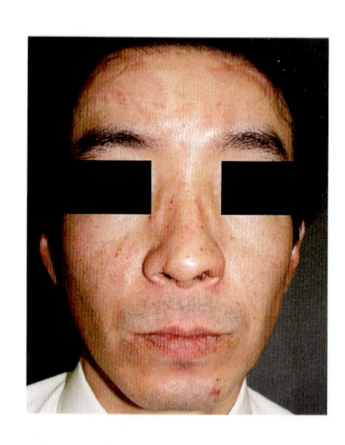

皮弁切離前　　　皮弁切離後

❸ 皮弁辺縁の修正

切離後，外来手術で局所麻酔下に皮弁辺縁に修正術を追加し，段差を目立たなくする．

術後1年
鼻尖・鼻翼部の形態は良好に再建されている．

II 鼻翼欠損：鼻唇溝皮弁による再建

KEY POINTS
- 鼻翼の再建には，鼻唇溝皮弁（nasolabial flap）が有用である
- 鼻翼軟骨の再建材料には耳介軟骨が適している

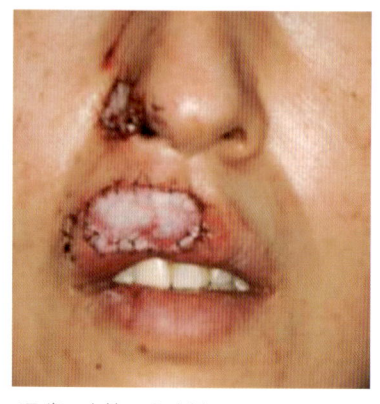

〈評価と治療方針〉

鼻翼と上口唇の一部に欠損が生じていた．

初療医によって人工真皮が貼付されており，いったん植皮による創閉鎖を行いレティナで鼻孔縁の収縮を予防しながら瘢痕の成熟を待っていた．当初の欠損は鼻孔縁に及んでいたが形状は比較的良好であった．ただし瘢痕は鼻腔内にも及んでおり拘縮による鼻孔縁の後退を認めた．鼻孔縁はそのまま利用することとし，頭側に切開を加え健側鼻孔縁の高さまで引き下げ，生じる全層欠損創は耳介軟骨および耳介後面皮膚からなる複合組織とnasolabial flapで再建する計画を立てた．

47歳，女性，犬咬創

❶ 皮弁のデザイン

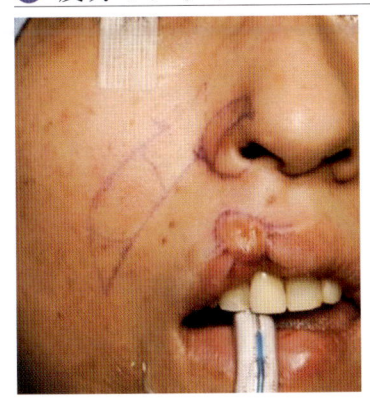

鼻孔縁と平行に5mm頭側で拘縮を解除し，さらに鼻翼溝までの瘢痕は欠損部をsubunitに合わせるため切除するデザインとする。組織欠損量より若干大きめに，鼻唇溝外側にnasolabial flapをデザインする。

Advice
・外鼻は部位によって皮膚の厚みが異なる。特に鼻尖・鼻翼部の皮膚は厚いので，厚みのある皮弁で再建する必要がある。

❷ 拘縮の解除と複合組織の採取

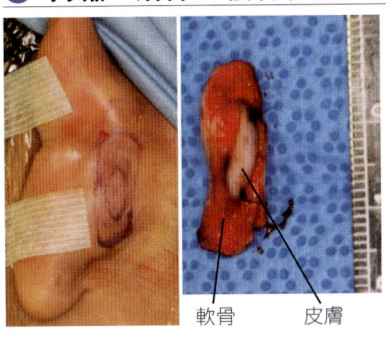

鼻孔縁頭側を全層で切開し，鼻孔縁を健側の位置まで引き下げる。鼻腔内のライニングと支持組織とを兼ね，耳介後面から複合組織を採取する。皮膚は鼻腔内の欠損部の大きさに合わせ，耳介軟骨はより大きく採取する。

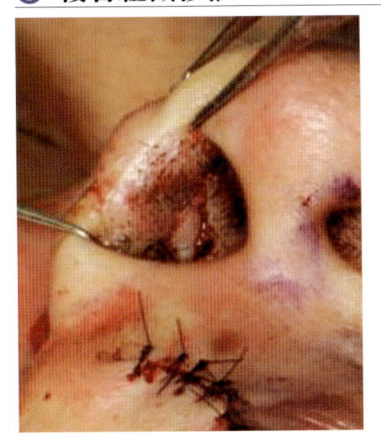

軟骨　皮膚

❸ 複合組織移植

複合組織片の皮膚は鼻腔内皮膚に縫合し，軟骨は鼻翼皮下に作成したポケットに挿入する。鼻孔縁を十分引き下げた位置で，軟骨下端を鼻孔縁と縫合固定する。

❹ Nasolabial flap による皮膚側の再建

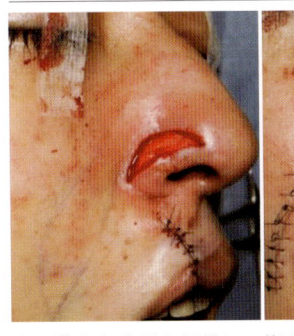

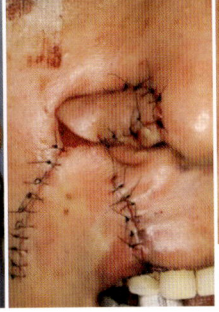

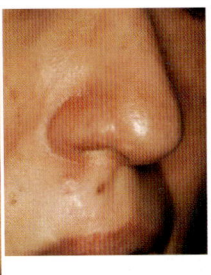

鼻唇溝皮弁基部を切離し，修正後1年。鼻翼形態は改善し，上口唇の瘢痕も目立たない。

Nasolabial flapを挙上し，鼻翼の皮膚欠損部に縫合する。術後2週に皮弁茎を切離する。

History & Review

● 外鼻の再建法について広く詳記されている。
　Burget GC: Aesthetic Reconstruction of the nose. edited by Mathes SJ, Vol. 2. p573-648, Saunders, 2006
● 外鼻の修復，再建法をほぼ網羅している。
　荻野洋一編著：鼻の修復と再建．克誠堂出版，東京，1996
● 鼻柱の手術法を分類。
　Paletta FX, Norman RT: Total reconstruction of the columella. Plast Reconstr Surg 30: 322-328, 1962
● 前額皮弁と鼻唇溝皮弁による外鼻再建法について詳記。
　Millard DR Jr: Reconstructive rhinoplasty for the lower half of a nose. Plast Reconstr Surg 53: 133-139, 1974

第1章 顔面外傷

1. 軟部組織損傷

3) 口唇・口腔

四ッ柳高敏，山下 建

Knack & Pitfalls

口唇の裂挫創
◎赤唇縁は局所麻酔前に境界部をマーキングする．デブリードマンは最小限とし，縫合は粘膜-筋層-皮膚の三層縫合を心がけ，組織のズレがないようにする

口腔の裂挫創
◎顔面神経，耳下腺管，主要血管の損傷の有無を確認し，出血対策・気道確保を最優先する
◎粘膜縫合では皮膚に比し疎に，大きめに糸をかけてゆるく縫合する

診断のポイントと治療法の選択

■臨床所見

問診：口唇・口腔領域の外傷は機械的損傷が多く，加えられた外力の大きさや方向，原因器物などから，損傷の状態を推測することが重要となる．それぞれの受傷機転が損傷の範囲や程度を判断するのに重要となるため，患者本人や目撃者などから十分状況を聞く．

視診，触診：口唇部で知覚異常や，表情の異常を確認する．また耳下腺管損傷の確認も行う．創の深さ，異物の有無の確認も重要である．

■画像診断

骨折や異物埋入の可能性がある場合は，単純X線やCT撮影などの検査を行う．軟X線撮影も細かな石や金属片などの創内異物の発見に有用なことがある．耳下腺管損傷の確認には，造影剤を導管開口部より逆行性に注入する造影X線，造影CTを撮影する．

■手術適応

口唇の浅いびらんや口腔内の小さな粘膜損傷では保存的治療でよいが，より深い損傷では，外科的治療を考慮する．受傷後早期で挫滅が少なければ，十分な洗浄を行ったのち，一次縫合が可能な場合もある．受傷後の経過時間が長い場合，犬咬傷や高度の汚染創など感染の可能性が高い場合，欠損や挫滅が高度で一次縫合が不可能な場合は，洗浄・デブリードマンのみ，もしくは大まかな縫合に留める．または，うがいや洗浄，ステロイド外用薬の塗布などの保存的治療による瘢痕治癒ののち変形に対して二次的に治療を行う．

■インフォームド・コンセントの要点

・毎食時のうがいや口腔内洗浄を徹底させる．受傷機転によっては感染が生じやすく，治癒に難渋する場合がある．
・治癒後に，肥厚性瘢痕やトラップドア変形などが生じやすく，後療法の必要性や後日の二次修正の可能性がある．

■手術方法

小範囲であれば局所麻酔にて治療を行う．粘膜面は表面麻酔も有効である．上口唇には眼窩神経ブロックを，下口唇にはおとがい神経ブロックの併用も考慮する．神経，耳下腺管などの重要な組織の損傷を伴っている場合，損傷範囲が大きい，または深い場合，小児の場合などでは全身麻酔で行う．

麻酔後，創部の洗浄を十分に行い，出血，異物の有無を含め創部の状態をよく確認する．生食ガーゼや歯ブラシ，鋭匙などを用い，十分な水量で泥や砂などの異物を最大限除去する．異物は頬脂肪組織内などの発見しにくい組織内に埋入していることもあるため深部に至るまで十分確認する．また，赤唇縁の高さで口輪筋と口腔粘膜の間を走行している上唇動脈や下唇動脈を含め，確実な止血も重要である．

■後療法

口唇周囲は摂食や発語にて常に動きのある部位であり，瘢痕の炎症が遷延しやすく，肥厚性瘢痕やケロイドを起こしやすい．術直後からトラニラ

スト内服療法，ステロイド軟膏塗布，ステロイド含有テープ貼付，ステロイド局注，シリコンゲルシートなどを用いて肥厚性瘢痕・ケロイド発生予防を積極的に行う．

特に若年者の口唇周囲瘢痕では，適切な後療法が行われないと瘢痕が肥厚したりトラップドア変形が起こる確率が高い．被覆剤や軟膏などで保存的に上皮化した創に発生しやすいことから，後療法の必要性を十分伝えておく必要がある．

I 口唇の裂挫創：創傷処理

KEY POINTS
- 赤唇縁は段差が生じないように局所麻酔前に境界部をマーキングする
- 各組織・位置のズレがないように注意深く縫合する

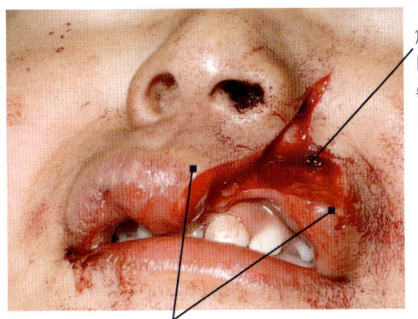

創は口唇全層に及び，一部鼻腔底にも達していた

口唇縫合時のマーキング位置

1歳6カ月，男児，割れた鏡による上口唇裂挫創

〈評価と治療方針〉
　創部は上口唇全層から一部鼻腔底に達していた．鋭利な器物による切創が主体であり，十分な洗浄を心がけ，組織のズレや凹凸のないように縫合を行う．

❶ マーキング

　麻酔時，血管収縮剤を使用すると，赤唇白唇境界部が不明瞭となるため，局所麻酔前に27G針にて境界部にピオクタニンなどでtattooを行う．
　デブリードマンは挫滅の強い部位のみ最小限行う．口唇は血流がよく，極めて細い茎でも組織が生着する可能性が高いため，安易に捨てずに血流の有無をよく確認する．

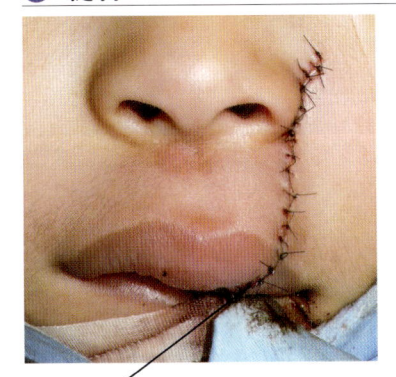

❷ 縫合

組織のズレや凹凸なく縫合を行った

　組織の位置，ズレがないようにマーキングを行い，粘膜-筋層-皮膚の三層縫合を心がける．縫合する順番は，まず筋層を合わせ，次いで粘膜を，最後に皮膚を合わせるとよい．粘膜や筋層は4-0，5-0吸収糸などで縫合する．筋層は，皮膚と口輪筋の間を若干剥離し口輪筋を引きだしてから縫合すると口輪筋の連続性を再建でき，口唇陥凹変形の予防も可能である．わずかのdog earでも目立つ瘢痕を呈するため注意が必要である．常に対称性が得られることを意識しながら丁寧な縫合を行うよう心がける．
　赤唇は6-0ナイロン糸などでゆるめに縫合する．赤唇の皮膚粘膜移行部（皮膚粘膜境界線：red line）のズレにも注意が必要である．粘膜が露出すると整容的に問題となるだけでなく，乾燥による痂疲形成などの症状を呈することがある．
　上口唇の25％まで，下口唇の30％までの欠損では単純縫合にて閉鎖可能とされる．それ以上の欠損では周囲組織を利用した局所皮弁を考慮する．

Advice
・縫合の際には，初めにtattooした赤唇縁にキースーチャーを行っておくと位置関係が把握しやすい．

第1章 顔面外傷

II 口腔の裂挫創：創傷処理

KEY POINTS
- 粘膜の縫合：皮膚縫合に比較し疎かつ大きめに糸をかけて，ゆるめに縫合する
- 口腔内は大量出血や腫脹を来たしやすい．出血対策・気道確保をまず最優先する
- 食物が残留する可能性のある2cm以上の場合は縫合により早期の癒合を得る
- 口腔内創が2cm以下の場合は止血が得られていれば自然治癒が期待できる

舌損傷

浅い創でも出血が持続することがあり，粘膜と筋層を大きめに4-0や5-0吸収糸で縫合する．縫合糸を締め込むと舌浮腫により断裂や壊死を来たすため，縫合はゆるく行う．

頬粘膜損傷

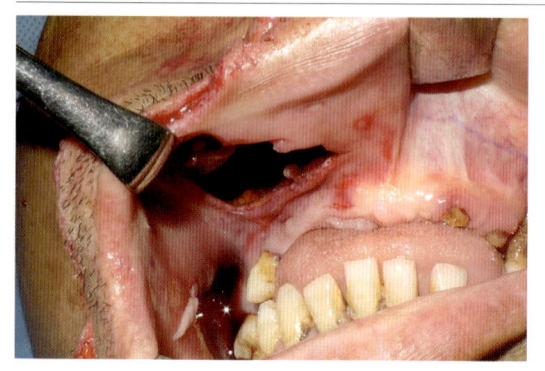

60歳，男性，大木が倒壊し，顔面強打による頬粘膜損傷

頬粘膜は単純閉鎖可能な場合が多いが，必ず耳下腺管や顔面神経損傷の有無を確認しておく．頬部中央に穿通性外傷を認める場合は特に注意深く確認する．粘膜のみの場合，4-0や5-0ブレイド吸収糸を大きめにかけて最低限の縫合を行う．歯槽・歯肉にかかる創では縫合糸を歯牙も含めるように固定すると良好な粘膜の癒合が得られやすい．穿通性外傷では筋層を含む皮下組織と皮膚を縫合し，口腔内は疎に縫合する．

Advice
- 異物が頬脂肪組織内に埋入すると発見が困難で，かつ後日の摘出の際も難渋する．縫合前に異物の十分な精査が重要である．

著者からのひとこと
- 硬口蓋，軟口蓋損傷は，縫合の有無にかかわらず上皮化良好な場合が多い．
- 口蓋刺創の場合，外見上の傷はわずかでも頭蓋内などに達している可能性を常に念頭に置く必要がある．

History & Review

●口唇と口腔内損傷についての教科書．
　Mueller RV: Facial trauma; soft tissue injuries. Plastic Surgery (3rd ed), edited by Neligan PC, vol. 3, pp45-48, Elsevier Saunders Co, London, 2013
●口唇，頬部欠損創に対する各種再建方法を紹介している．
　Neligan PC: Cheek and lip reconstruction. Plastic Surgery (3rd ed), edited by Neligan PC, vol. 3, pp254-277, Elsevier Saunders Co, London, 2013
●上下口唇，赤唇の再建に関し，従来法と最新の知見が記されている．
　四ッ柳高敏編：口唇部周囲の組織欠損　PEPARS 49, 全日本病院出版会，東京，2011
●口唇・口腔新鮮外傷につき日本語で詳細に解説されている．
　宮脇剛司：口腔・頚部損傷．PEPARS 61：90-97, 2012

第1章 顔面外傷

1. 軟部組織損傷

4) 耳介

四ッ柳高敏，山内　誠

Knack & Pitfalls

耳介血腫
◎血腫の穿刺吸引だけでは再発することが多く，圧迫固定が必要である
耳介全層損傷
◎皮膚や軟骨のデブリードマンは最小限に留める
◎耳介軟骨が露出しないよう留意する．必要があれば，血流のよい皮弁や筋膜で被覆する

診断のポイントと治療法の選択

■臨床所見

皮膚自体に損傷を受けない耳介血腫と耳介皮膚損傷がある．受傷原因，受傷後の経過時間などの問診と視診により診断は容易である．耳介血腫は，耳介に鈍的な外力が反復して加わることにより，軟骨から軟骨膜が剥離され，軟骨膜下に血腫を生じた状態である．耳介に慢性的に外力が加わるスポーツ競技者によくみられる．部位的には耳介前面の上半部（舟状窩）に発生しやすい．耳介に暗赤色もしくは赤みを伴わない柔らかい波動のある腫脹を認める．自覚症状はほとんどないが，疼痛や熱感を伴うことがある．耳介血腫を繰り返すとカリフラワー耳のような耳介変形を来たす．耳介全層損傷では，必要に応じて，外耳道，鼓膜損傷の有無を確認し，CT撮影を行い頭蓋内出血，顔面骨骨折の有無を見逃さないように努める．

■手術適応

● 耳介血腫

新鮮例・軽症例では，冷却・圧迫を行い，安静が保てれば自然治癒することがある．多くの場合，穿刺吸引または切開除去した後の圧迫が必要である．

● 耳介全層損傷

多くの場合，手術（縫合）が必要である．耳介軟骨が露出していない耳輪辺縁のみの軽傷例では保存的治療でも治癒する．

■手術時期

いずれも可能な限り早期に適切な治療を行うのが好ましい．耳介は血行の良好な部位なので受傷後24時間以内であれば一次縫合可能であるとされている．しかし，耳介から完全に切断されている組織片を血管吻合により再接着して縫合する場合には受傷後数時間以内に行わないと生着率は低下する．

■インフォームド・コンセントの要点

・耳介変形を来たす可能性がある．
・軟骨膜炎を合併する可能性がある．
・治療後の創部安静の重要性．

■手術方法

一般的に局所麻酔下で治療が可能であるが，広範囲の創，小児症例などでは全身麻酔を考慮する．

麻酔後，創部の洗浄を十分に行い，出血，異物の有無を含め創部の状態をよく確認する．耳介は豊富な血流を有しているため，皮膚および軟骨のデブリードマンは，汚染や挫滅の強い部分に限局して最小限に行うべきである．確実な異物除去やデブリードマンを行ったのち，皮膚および軟骨を正しい位置に層ごとに縫合する．耳介軟骨を縫合する際には耳介変形を来たさないよう形態を意識し，かつ軟骨膜炎の危険性を少なくするため，最小限の縫合固定を行う．皮膚は，連続性が細い茎だけでも保たれていれば，元の位置に戻して縫合することで生着することが多い．また，耳介全体の不全切断のような場合でも，適切かつ愛護的な縫合固定により完全に生着することもある（図1）．

第1章 顔面外傷

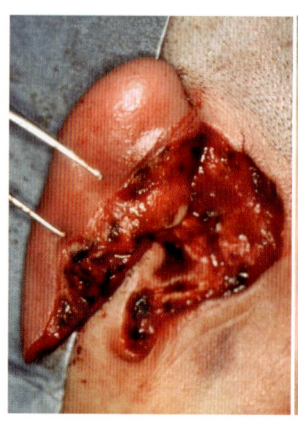

耳輪に頭側の幅1cmのみで側頭部に付着していた。

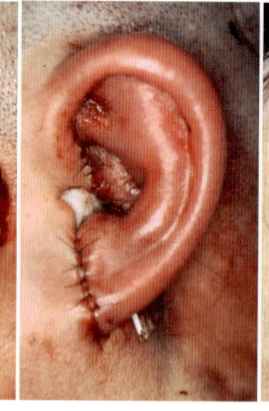

耳介を元の位置に戻して縫合した。

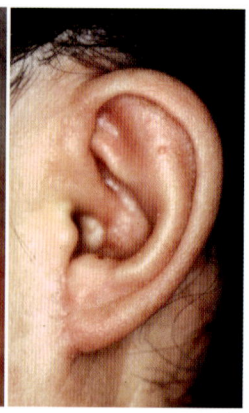

耳介は完全に生着した。

図1 耳介不全切断

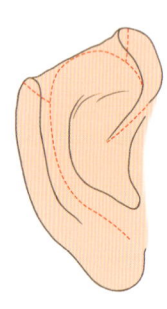

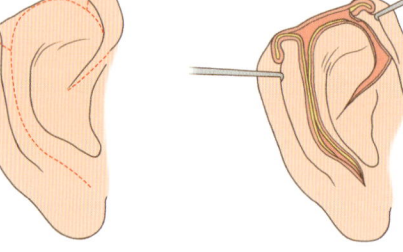

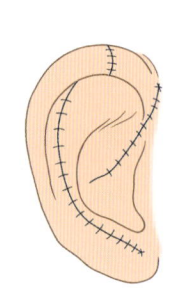

図2 Antia法

耳介上方の欠損に対し，欠損部の両端の耳輪および耳介後面全体を皮膚軟骨弁として用い，回転移動することで，欠損部を閉鎖する。

● 切断耳介の治療

　耳介軟骨を可能な限り最大限温存する。皮膚の損傷が強い場合には血流のよい皮弁や筋膜で被覆する方法も考慮する。

　切断された範囲が小さい場合は，創辺縁を楔状に切除して縫縮するか，切断された組織片を複合組織移植として欠損部に縫合する。切断耳介が大きい場合は，複合組織移植と同様に固定してもよいが，耳介軟骨の薄くかつ複雑な形態を再建するのは難しいため，軟骨を温存するため最大限努力すべきである。切断耳介に損傷がある場合，周囲組織と移植片との接触面積を増加させ血行再開の可能性を高める工夫が行われており，Mladickらの皮下ポケット法やBaudetらの方法が代表的である。他にも損傷が著しい場合には，耳介軟骨を側頭頭頂筋膜で被覆し，筋膜上に植皮を併用することもある。耳介全体の切断の場合には，血管吻合による再接着を試みるべきであるが，静脈吻合が困難なことから成功率は必ずしも高いものではない。

● 耳介組織欠損の治療

　軟骨に欠損がなく軟骨膜が温存されている皮膚のみの欠損の場合は，植皮でも可能である。しかし，縫合後に皮膚が壊死した場合には，小範囲の欠損でも直接縫合が難しいことも多く，皮弁による被覆を考慮する必要がある。軟骨を含んだ全層欠損の場合，前述のごとく切断された組織片により複合組織移植としたり，一期的に局所皮膚（軟骨）弁で再建する。皮膚や軟骨の損傷が強い場合や複合組織移植がうまく生着しなかった場合は，断端辺縁をいったん縫合し，創部が安定してから二期的に再建してもよい。新鮮耳介欠損に対し一期的に利用可能な代表的な方法にAntiaらの方法（図2）や耳甲介からの軟骨皮膚弁がある。

耳介血腫：繊維性組織の完全切除と圧迫固定

KEY POINTS
- 耳介皮膚側に付着する軟骨膜および線維様組織を確実に切除する
- 耳介前後面を挟み込むように枕縫合やタイオーバーによる圧迫固定をする

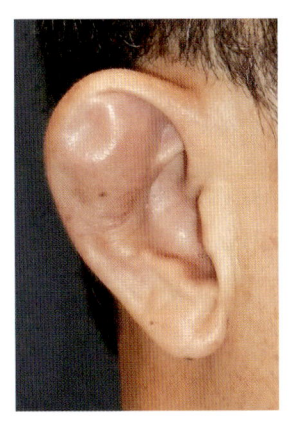

本症例のような再発例，穿刺吸引で十分な血腫除去ができなかった症例，血腫形成してから日数が経過した症例では，皮膚を切開し，血腫や線維性組織の完全な除去を行い，同様の枕縫合による圧迫固定を行う。

〈評価と治療方針〉

穿刺吸引のみでは再発を繰り返す陳旧性の耳介血腫である。3週間前に右耳介上半部に腫脹が出現した。バイクのヘルメットの脱着の繰り返しが原因と思われた。他病院にて計4回穿刺吸引のみ行われたが，再発した。

49歳，男性，右耳介血腫

❶ 皮膚切開線のデザイン

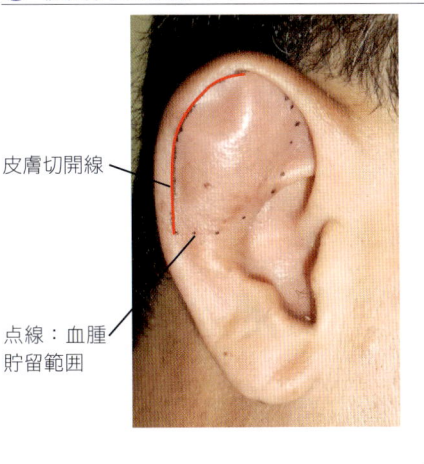

切開後の瘢痕が目立たないように耳輪や対耳輪に沿って切開する。

Advice
・新鮮例では1cm程度の小切開でもよいが，再発例や陳旧例では血腫が貯留している範囲の全長を切開した方が確実である。

皮膚切開線
点線：血腫貯留範囲

❷ 耳介前面の皮膚側に存在する軟骨膜および線維性組織を完全に切除する

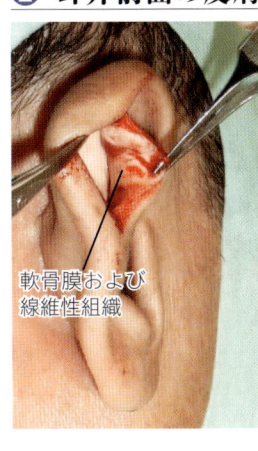

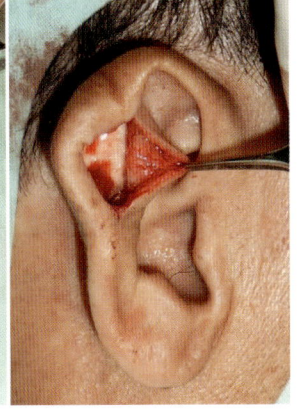

耳介血腫は軟骨膜と耳介軟骨の間に生じるため，左図のように皮膚側に軟骨膜や線維性組織を認める場合には，皮膚切開を延長したり，剪刀を用いて血腫貯留範囲に存在するそれらの組織を右図のように完全に切除する。止血をしっかり行い，生理食塩水で内腔を洗浄してから創閉鎖を行う。

Advice
・貯留した血腫の除去および血腫貯留範囲全体の掻破を確実に行うことが重要である。

軟骨膜および線維性組織

第1章 顔面外傷

❸ 枕縫合による圧迫固定

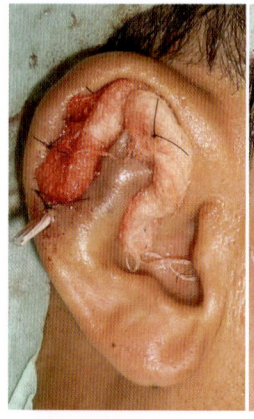

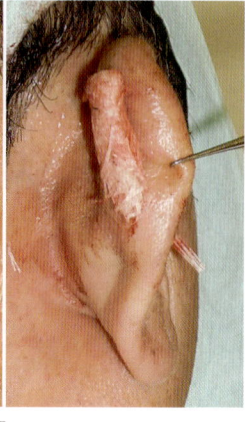

皮膚縫合や術後のドレッシングにも血腫の再貯留予防の対策が必要である。

皮膚縫合は最低限の皮下縫合を行い（行わなくてもよい），皮膚表層の縫合はドレナージがきくように間隔をあけてナイロン糸で縫合する。また，ペンローズドレーンを留置してもよい。耳介形態に合わせた耳介前後面を挟み込むような枕縫合による圧迫固定を1週間程度行う。

Advice
・この圧迫固定は，血腫貯留範囲の死腔を潰すために必要であるが，過度の圧迫は耳介皮膚の褥瘡や壊死を生じさせることがあるため，固定中の診察を含め注意が必要である。

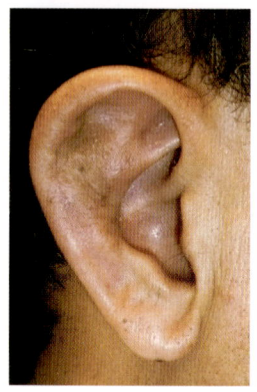

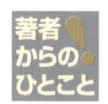

術後1カ月

著者からのひとこと
新鮮例でも，皮膚を切開して貯留範囲の内腔の十分な掻破とドレナージ孔を確保した方が確実である。

History & Review

● 耳介の外傷，組織欠損に関する教科書である。
Mueller RV: Facial trauma: Soft tissue injuries, Ears. Plastic Surgery (3rd ed), edited by Neligan PC, vol 3, pp39–42, Elsevier, London, 2013
Burke RM, Morin RJ, Wolfe SA: Reconstruction of the ear, Acquired deformities. Plastic Surgery (3rd ed), edited by Neligan PC, vol 3, pp207–221, Elsevier, London, 2013

● 耳介の外傷に対する代表的な対処法をまとめた著書である。
Punjabi AP, Haug RH, Jordan RB: Management of injuries to the auricle. J Oral Maxillofac Surg 55: 732–739, 1997

● 耳介血腫からカリフラワー耳変形を起こす機序の基礎的研究。
Ohlsén L, Skoog T, Sohn SA: The pathogenesis of cauliflower ear. An experimental study in rabbits. Scand J Plast Reconstr Surg 9: 34–39, 1975

● 耳介頭側の部分欠損に対する代表的な軟骨皮膚弁の原著である。
Antia NH, Buch VI: Chondrocutaneous advancement flap for the marginal defect of the ear. Plast Reconstr Surg 39: 72–477, 1967

● 耳介頭側部分欠損に対する耳甲介軟骨皮膚弁の方法について述べた。
Yotsuyanagi T, Nihei Y, Sawada Y: Reconstruction of defects involving the upper one-third of the auricle. Plast Reconstr Surg 102: 988–992, 1998

● 耳介前面の広範な皮膚剥脱創に対し，側頭頭頂筋を用いて耳介軟骨を被覆した報告である。
吉川摩由，四ッ柳高敏，池田佳奈枝ほか：耳介皮膚剥脱創に対して側頭頭頂筋膜弁を用いて再建した1例．形成外科 52：1467–1471, 2009

第1章 顔面外傷

2. 顔面神経損傷・耳下腺管損傷

上田和毅

Knack & Pitfalls
- ◎顔面神経，耳下腺管ともにその修復にあたっては手術用顕微鏡を用いた拡大視野下で操作を行う。緊急性はないので，局所麻酔下で安易に行うべきではない
- ◎顔面神経は頬骨弓の上では浅く，SMAS中を走行する
- ◎損傷部からのアプローチは神経断端や耳下腺管断端を確認しにくい。まずは損傷を受けていない部分でそれらを探し，そこから損傷部へとその剝離を進めていく
- ◎神経移植は，術後の病的共同運動が最小限になるように行う

診断のポイント

顔面神経損傷

顔面外傷で損傷される顔面神経の多くは側頭骨外の分枝である。側頭骨外の顔面神経分枝の走行にはさまざまな変異があり，5群（側頭枝，頬骨枝，頬枝，下顎縁枝，頸枝）に分かれる。顔面神経の場合，画像診断はあまり参考にならないので，損傷の有無は，眉毛を上げる（側頭枝），目を閉じる（頬骨枝），口角を上げる（頬骨枝，頬枝），口笛を吹く（頬枝），下口唇を下げる（下顎縁枝），という5つの動作の状態を観察することによって，だいたいの損傷の状態を把握することができる。ただし，頸枝のみの損傷は目立った症状を来たさないことが多い。局所麻酔を施す前に検査を行う。運動障害が認められない場合は顔面神経の断裂はないものと判断されるが，運動障害が認められた場合でも断裂があるとは限らない。切断にまで至らなくとも圧迫や打撲で運動障害の生じることがしばしばあるからである。正確にはやはり創内を検索して直視下に確認する必要がある。

各分枝の中で側頭枝は最も細く，また切断されると他の枝との交通枝がないことから自然回復が望めない。そのため，特にその走行位置には注意を要する（図）。多くの部分では SMAS (superficial musculoaponeurotic system) の下に位置するが，頬骨弓と交差する部分では浅くなってその中を走る。

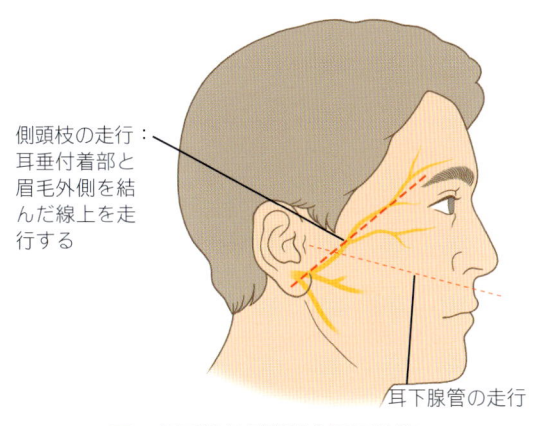

図 顔面神経側頭枝と耳下腺管
側頭枝の走行：耳垂付着部と眉毛外側を結んだ線上を走行する
耳下腺管の走行

耳下腺管損傷

耳下腺管は，耳珠と上口唇中央を結んだ線上を走行する（図）。耳下腺を出て，咬筋表層を前方に走行し，咬筋前縁で内方に向きを変え，上顎第2大臼歯部近傍の頬粘膜に開口する。ほぼ平行して顔面神経頬枝や顔面横動脈が走行するので，耳下腺管が損傷された場合は同時にそれらも損傷されることが多い。Van Sickels は，耳下腺管損傷を，耳下腺内（A），咬筋上（B），咬筋より前方（C）の3型に分類した。耳下腺が完全切断されても自覚症状には乏しいが，他覚的には創部から唾液と思しき浸出液を持続的に見る。疑わしい場合は浸出液のアミラーゼ値を調べて高値（＞10,000U/L）であれば唾液瘻と判定する。

第1章 顔面外傷

耳下腺造影を行えば断裂の有無，位置を正確に知ることができる．耳下腺開口部は小さく，通常そのままではカテーテルを挿入することは困難であるが，涙管ブジーを用いて徐々に開大させてから行うことで対処可能である．20～22Gのカテーテルが入るまで拡大する．

治療法の選択

顔面神経損傷

■ 手術適応

顔面神経は切断されると，末梢部にWallerian変性と呼ばれる不可逆性の変化が生じ，ただちに縫合したとしても，切断部から始まった軸索再生が末端の筋肉に到達するまで機能回復が得られない．軸索再生の速さは1mm/日といわれるので，中枢で切断されるほど回復に時間がかかり，その間に表情筋の脱神経性萎縮が進行する．この脱神経性萎縮の程度は，神経切断後6カ月以上を経ると顕著になる．数日を争うような緊急性はないが，可能な限り早急に神経の再建術を行うのが望ましい．

顔面神経の再建術には，神経縫合術，神経移植術，交叉神経移植術，神経吻合術がある．前2者が第1選択であり，後2者は前2者が適用できない場合（引き抜き型神経損傷や側頭骨骨折による神経損傷などの場合）に用いられる．神経移植術で，利用できる神経としては腓腹神経，頸神経叢（大耳介神経など），外側大腿皮神経などがあるが，①採取による手術療痕が目立たない，②神経採取による知覚脱失の影響が小さい，③最長30cm以上径の採取が可能である，などの点から腓腹神経が最も用いやすい．

■ インフォームド・コンセントの要点
・受傷前とまったく同じ程度にまで回復させることは難しい．
・病的共同運動が生じることがある．
・機能回復までに長い期間がかかる．
・術後のリハビリテーションが大切である．

耳下腺損傷

■ 手術適応

耳下腺管も可及的に早く再建することが必要である．手術時期が遅れると，瘢痕のため耳下腺管の剥離が困難となり，また伸展性が減少するなどして再建が困難になる．耳下腺断裂を放置すると唾液嚢腫や唾液瘻を生じる．

■ インフォームド・コンセントの要点
・術後に耳下腺管内にチューブを2週間程度留置する．

■ 手術方法

顕微鏡下の長時間にわたる繊細な操作を必要とするので，全身麻酔が望ましい．

I 顔面神経・耳下腺管へのアプローチ

KEY POINTS
・損傷部からのアプローチでは神経断端や耳下腺管断端を確認しにくいが，まずは損傷を受けていない部分でそれらを探す．そこから損傷部へ剥離を進めていく

❶ 損傷部の周辺の健常な部分において顔面神経・耳下腺管を露出する

解剖学的な走行位置を頭に入れて，瘢痕のない部分の皮下にてモスキートペアンと小筋鉤とで剥離を進める．発見したら全周を愛護的に剥離し，血管テープをかける．血管テープの両端は糸あるいはクリップでとめておく．それらを目安に損傷部に向けて剥離を進める．

❷ 神経，耳下腺管の断端を剥離し，挫滅部を切除する

切断端が確認されたら，手術用顕微鏡を用いた拡大視野下に断端の状態を観察し，神経は健常な神経束が確認されるまで，耳下腺管は健常な管腔が認められるまで断端の新鮮化（断端の切除）を行う．挫滅部を完全に除去することが重要である．

Advice

- 耳下腺の中を走る顔面神経を剥離する時は，耳下腺を頻繁に結紮して進めないと，術中の出血で神経が見えなくなるし，術後の唾液瘻も生じやすい。
- 中枢側の顔面神経断端は見つけにくい場合でも，茎乳突孔付近まで剥離を進めれば必ず見つかるはずである。

著者からのひとこと

- 顔面神経の同定にあたって知覚神経との混同を避ける
  太いレベルでは両者を間違うことは少ないが，末梢部，特に前額部ではまぎらわしいことがある。頬骨側頭神経が顔面神経と交叉するからである。一般に顔面神経は末梢に至っても表情筋の表層を走行することはない。表情筋の表層に位置するものは知覚神経であると思ってよい。
- 術中に耳下腺管の損傷部位が明確でない場合には，損傷の有無や状態を調べる
  口腔内の耳下腺開口部からゾンデを挿入したり，生理的食塩水などを注入して調べる。生食水よりもメチレンブルーや牛乳を用いて，漏出部の視認性を高める工夫も報告されている。なお，メチレンブルーを用いて耳下腺管損傷部を発見する方法をとる時は，少量の注入にとどめる。逸脱した色素で組織の判別が難しくなることがある。
- 中枢部の耳下腺管断端の発見が難しい時は，耳下腺実質をマッサージする
  このことにより唾液の漏出を確認し，断端が見つかることもある。

II 顔面神経損傷：神経縫合

KEY POINTS
- 縫合部に緊張がかかることは極力避ける

● 神経を縫合する

糸により神経断端同士を接合させるが，理想的には置くだけで断端同士が接着した状態にして糸をかけるのがよい。縫合糸（10-0 ナイロン）は自体が異物であるので神経周膜への侵襲を避けるため，神経上膜縫合を行う。

血管吻合と同様にまず両端に糸をかけ，前壁を縫合し，反転して後壁を縫合する。神経束が外へはみださないようにすればよく，血管のように密に縫合糸をかける必要はない。

Advice

- 通常は 10-0 ナイロンを用いるが，緊張の強い時にはそれより太い糸を用いる。どの程度までの緊張であれば直接縫合が許されるかは一概には言えないが，著者は 8-0 ナイロンを用いても神経上膜を寄せきれない場合は，次に述べる神経移植を行う方がよいと考えている：

  断端同士をピンセットでつまんで合わせ，ガーゼなどで水分を吸着すると自然に接着する。もし，フィブリン糊製剤があれば，この状態で接合部にフィブリン糊の一滴をたらす。フィブリン糊がゼリー状になったらハサミで余分の糊を切除する。この状態にしてから糸をかけ始めると，糸の摩擦で接着部がはがれることが少ない。

- 糸の数は多すぎてはいけない。縫合数は神経束が神経上膜に完全に包まれるのに要する最小の数で行う。

III 顔面神経損傷：神経移植

KEY POINTS
- ヘッドランプやライト付き筋鉤などの照明装置を用意して手術に臨む。神経への愛護操作を確実とする
- 神経が不要の分枝を有する場合，reversed graft とする
- 機能回復後の病的共同運動が回避されるよう，できるだけ分枝ごとに個別に移植を行う

❶ 神経（腓腹神経）の採取：腓腹神経に沿って下腿に非連続的な皮膚切開を加える

　腓腹神経は，下腿後面のほぼ中央を走行し，小伏在静脈とともに外果後方の皮下を通って足背外側に分布する知覚神経である。脛骨神経から分かれる内側腓腹神経と，総腓骨神経から分かれる外側腓腹神経とが下腿のほぼ中央部で合して腓腹神経となる（この呼称が多少まぎらわしい）。仰臥位で，採取側と同じ側の腰の下に枕を入れた体位で採取する。外果後縁に小切開を加え，小伏在静脈を指標にそれと随伴して走る腓腹神経を見つける。神経を軽く引いて，下腿におけるその走行位置を確認し，それに沿って3〜4カ所の皮膚切開を加える。

Advice
・皮膚切開の長さは，後の用手的剥離が可能になるように示指が入る程度，皮膚切開の間隔は8〜10cm程度としている。

❷ 腓腹神経を周囲組織から剥離し，切除する

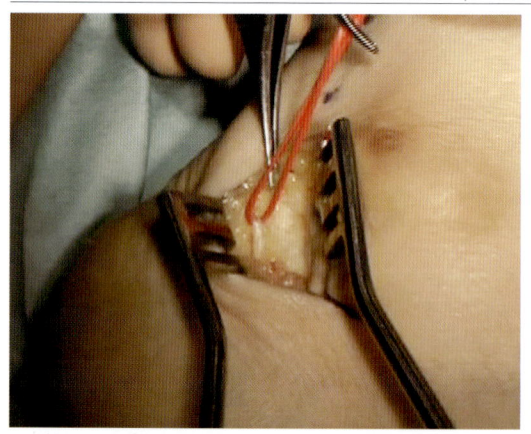

外果部での腓腹神経の剥離：ここから剥離を始める。

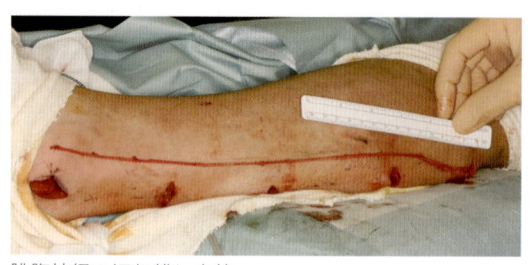

腓腹神経の切り離し直前

　各切開部より腓腹神経に達し，これに血管テープをかける。ヘッドランプなどで視野を確保しながら，可能な限り直視下に腓腹神経の剥離を行う。採取範囲全長にわたって神経を剥離・露出し，必要な長さの神経を切除する。採取直後は足外側に広く知覚鈍麻を訴えるが，次第に改善し最終的には外果部近傍の小範囲の麻痺にとどまり，日常生活上支障を来たすことはない。

Advice
・内側腓腹神経と外側腓腹神経の合流部周辺で鈍的剥離が困難となるので，できればこの部分には皮膚切開を加え直視下に操作を行う。
・神経の切離は採取予定範囲の剥離をすべて終了した後に行う。いったん神経を切離してしまうと，神経の位置が判別しにくくなる。

❸ 神経の移植：神経欠損部に移植神経を配置する

　神経の欠損部に緊張なく移植神経を置き，前項で述べた手技で神経縫合を行う。病的共同運動を回避するためには，顔面神経の各分枝を別々に再建することが望ましい。

　神経を移植する場合，中枢と末梢との関係を逆にして移植し，不要な分枝に再生軸索が迷い込まないようにすることが重要であるとされる（reversed graft）。しかし，分枝のない短い神経を移植する場合はその必要はない。

Advice
・茎乳突孔より中枢側で顔面神経が切断された時には，通常の神経移植ができない。茎乳突孔のごく近くで切断された時は断念することなく，乳様突起を削開して中枢側断端を求める。5mm 程度であれば安全に骨を削開できるが，慣れるまでは耳鼻科医の協力を得た方がよい。
・5 本すべての分枝が欠損した場合，神経移植を5本行おうとしても，腓腹神経 3 本ですでにその断面積は中枢側断端とほぼ同じとなってしまう。そこで全枝の切断例で 3 本の神経移植により再建を行う場合には，①頸枝は下顎縁枝の機能で代償できるのでその再建は行わない，②笑いの表情においては口角挙上運動と下口唇の外下方運動とが同時に生じても不自然ではないので，頬枝と下顎縁枝とを同一の移植神経と縫合することにしている。
・末梢側断端が多数に分かれて端々縫合では末梢側神経断端に余りが生じる時には，移植神経の側面に端側型に神経縫合するのもよい。この端側神経縫合は，神経上膜のみを切除し，露出した軸索に別の神経断端を縫い付ける方法であり，最近多用される傾向にある。端々縫合ほどの軸索再生能力はないようであるが，しばしば有用である。

IV　耳下腺管損傷：耳下腺管吻合

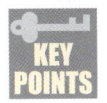

KEY POINTS
・術後 2 週間程度，耳下腺管内にシリコンチューブを留置する

● 耳下腺管を吻合する

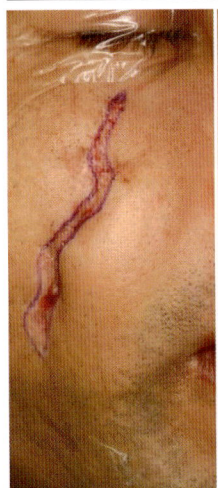

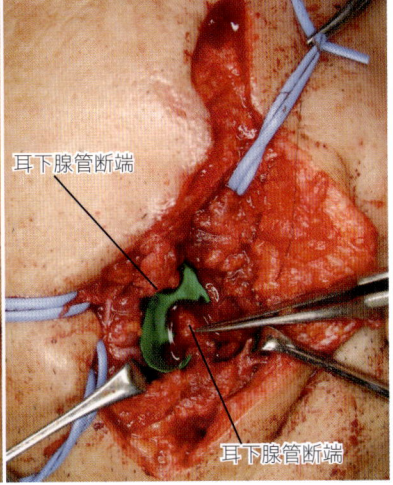

　耳下腺が切断されている場合は可能な限り直接縫合を試みる。8-0 あるいはそれより細いナイロン糸で端々縫合を行い，縫合後は縫合部を通過するようにチューブを耳下腺管内に 2 週間程度留置しておく。挫滅だけで切断されていない場合でも，その後の瘢痕性狭窄を防止するために留置しておくことが勧められる。留置するチューブの口腔側は頬粘膜に糸で固定する。

Advice
・チューブに静脈留置針の外筒を用いるのは直線的で硬すぎて適当でない。もっと軟らかいチューブ（硬膜外チューブなど）が有用である。

41 歳，男性，外傷による右耳下腺管損傷

第1章 顔面外傷

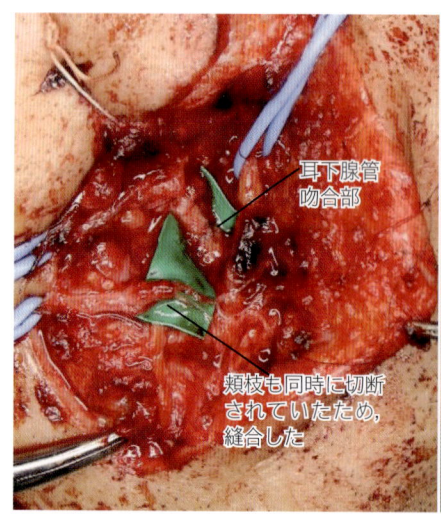

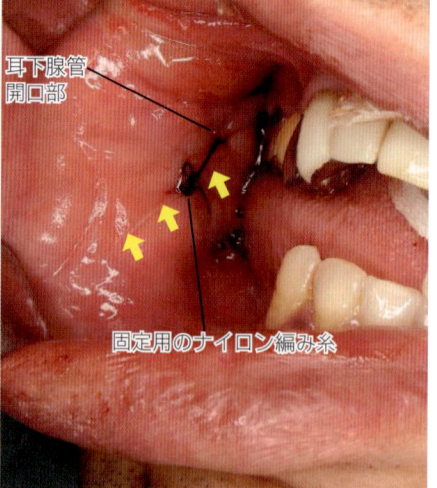

耳下腺管吻合後　　　　　　　　　　術直後の口腔内

著者からのひとこと

- 直接の縫合が不可能な場合は，顎下腺管移植，粘膜移植，静脈移植などが行われてきた。顎下腺管の利用は顎下腺の犠牲を伴い，静脈移植は閉塞の可能性を無視できない。粘膜移植が最も実用的であろうと思う。咬筋より内側での切断（type C）では中枢側断端を直接口腔内に引き出したり，口腔粘膜弁を用いて内瘻を形成する方法（Raveenthiran V: J Trauma 65: 732-735, 2008）が有効である。
- 耳下腺管の修復がどうしても不可能な時は，耳下腺中枢側の断端の結紮を行う。これにより当初は耳下腺部が腫脹し疼痛を訴えるが，次第に耳下腺組織の萎縮を来たし，症状が軽減することが多い。その際 Leriche 手術（唾液分泌神経である耳介側頭神経を顔面神経との吻合部において耳下腺より抜き取る）で耳下腺の分泌機能を減弱させておくことを勧めるものもある。
- 耳下腺管の唾液の漏れが慢性化して，唾液瘻や唾液嚢腫を生じた場合には，圧迫療法（唾液腺分泌抑制剤，非経口栄養も併用）のほか，耳下腺への放射線照射，副交感神経切断（鼓索神経切断），耳下腺切除などのより侵襲的な方法も報告されている。最近では，ボツリヌス毒素の局所注入により唾液分泌を抑える方法が注目されている。

History & Review

- 側頭骨外の顔面神経走行の変異に関する古典的文献。350 例という検討対象の多さが注目に値する。
  Davis RA, Anson BJ, Budinger JM, et al: Surgical anatomy of the facial nerve and parotid gland based upon a study of 350 cervicofacial halves. Surg Gynecol Obstet 102: 385-412, 1956
- 顔面神経外科の泰斗である May の編集した教科書。貴重な図が豊富に収められているので，一度眼を通すことをお勧めする。
  May M: The facial nerve. 2nd ed. Thieme Medical Publsihers, New York, 2000
- 耳下腺管だけでなく，耳下腺損傷全体に関する概説。引用文献も豊富で，コンパクトによくまとめられている。
  Gordin EA, Daniero JJ, Krein H, et al: Parotid gland trauma. Facial Plast Surg 26: 504-510, 2010

第1章 顔面外傷

3. 顔面骨骨折

1）頬骨骨折・眼窩骨折

緒方寿夫

Knack & Pitfalls

頬骨骨折
- ◎ CT画像から，前頭頬骨縫合部を含め5カ所の接合部における骨折状態を把握する
- ◎ 骨折の整復に際しては，挙上および回転の方向を考慮に入れる．単純挙上のみの症例は少ない
- ◎ プレート固定は通常3点で行うが，骨片の変位や転位の状態によっては1～2点固定でも十分である．固定は必要最小限にとどめるほうが良い
- ◎ 頬骨弓部の整復では，外側への過矯正に留意する．この部の突出が目立つようになる

眼窩骨折
- ◎ 絞扼型線状骨折の存在を認識する．緊急手術の適応である

診断のポイント

■臨床所見

受傷機転の聴取，視診，触診などから骨折を疑う．いわゆる打撲所見（腫脹，眼瞼頬部の皮下出血斑，結膜下出血斑など）に加え，頬・上口唇のしびれ（眼窩下神経障害），開口障害（骨片による側頭筋への圧迫），複視・眼球運動障害，頬部平坦化，などの有無をチェックし，これらの所見があれば頬骨骨折を疑い画像検査を行う．眼窩部の触診にて眼窩下縁の段差や圧痛，口腔内触診にて上顎洞外側の不整を探ることも骨折診断に有用である．

眼窩骨折では，複視，眼球運動障害，眼球陥凹などの有無から診断する．通常，皮下・結膜下出血斑などを伴う．しかし，眼窩底の絞扼型線状骨折では，これらの所見がなく顕著な眼球運動制限を示すことがある（white-eyed blowout fracture）（図1）．

■画像診断

●単純X線像（Waters法，逆Waters法，頬骨軸位像）

頬骨体の左右対称性に加え，眼窩外側縁，眼窩下縁，上顎洞側壁（頬骨上顎梁），頬骨弓，の連続性を読影する．X線像で骨折診断は可能だが，骨折様態の把握と治療方針の決定にはCT像が不可欠である．

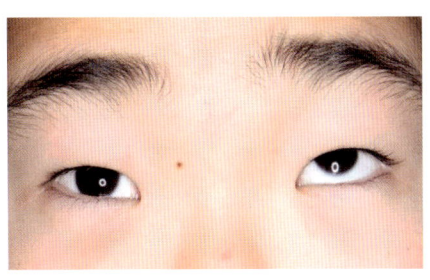

図1 White-eyed blowout fractureにおける右眼球運動障害（上方視での所見）

絞扼型眼窩骨折では皮下・結膜下出血斑乏しく顕著な眼球運動障害を示すことがある．一方，通常の頬骨骨折では明らかな眼球運動障害を認めることは稀である．

●CT像（横断・矢状断・冠状断層像，3次元骨表面表示像）

3次元像にて頬骨体の変位方向と程度を把握する（図2）．次に5カ所の骨接合部の骨折形態を各断層像と3次元像にて把握する（図3）．

とくに，前頭頬骨縫合部の離開および頬骨体の回転・転位の有無については十分な観察が必要である．これらは整復操作や整復後の固定点の決定を決める際の重要な判断材料となる．

冠状断像と矢状断像は眼窩底の状態を観察するうえで有用である．眼窩底の骨欠損や上顎洞内への眼窩内容の脱出の有無やその程度を把握することができる．また，下直筋像が眼窩内から消失するmissing rectus signは眼窩底の線状骨折および下直筋の絞扼を示唆している（図2）．

27

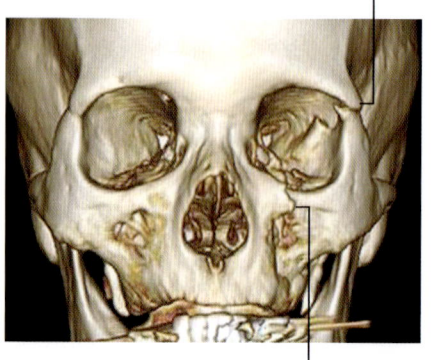

第1章 顔面外傷

前頭頬骨縫合の離開を認める

頬骨体は内下方へ回転・転位している

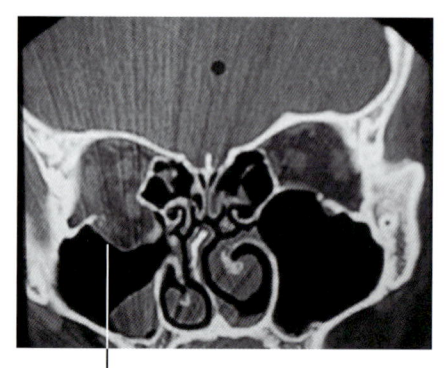

球後部での眼窩底欠損と上顎洞内への眼窩内容の脱出を認める。下直筋は確認できる

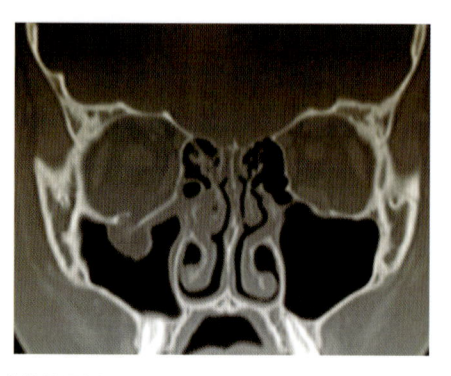

眼窩底線状骨折のCT画像を示す。下直筋の描出が不鮮明である（missing rectus sign）。

図2　CTによる頬骨骨折，眼窩骨折の診断

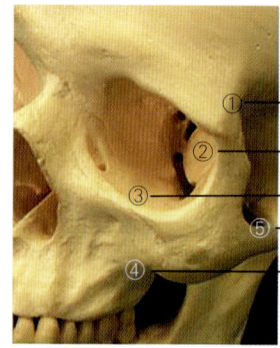

① 前頭頬骨縫合部
② 蝶形頬骨縫合部
③ 眼窩下縁
⑤ 頬骨弓
④ 頬骨上顎梁

図3　頬骨骨折における主要な骨接合部
上記の5カ所の骨連続性を修復することが，整復固定手術の要となる。

腫脹によって，外観上の変形は診断できないが，画像所見で頬骨体に明らかな転位・変位所見を認めれば手術適応となる。開口障害，眼球運動障害，などの機能的障害が継続するものは当然適応となる。受傷早期に見られる眼窩下神経領域の知覚鈍麻については，経過とともに改善するものもあり手術の絶対的適応とはならない。

なお，機能的な異常を認めない場合は，基礎疾患や年齢などの社会的背景を考慮し保存的治療を検討することもある。

■手術時期

通常，受傷後2〜3週以内に行う。この時期を逸すると整復が困難になる。

■インフォームド・コンセントの要点

・整容面もしくは機能的障害の改善を目的とする手術である。
・眼球運動障害，開口障害，眼窩下神経障害などの諸症状は術後一過性に悪化する可能性もある。
・眼窩下神経障害については完治しない可能性もある。
・プレートの感染や露出が生じることもある（術後数カ月して生じることもある）。

■手術方法

一般に全身麻酔下で，整復・内固定が行われる。

●整復

鉤（U字鉤などの整復起子）を用いる整復が一般的である（図4）。施設によっては，骨螺子様の整復用スクリュー（Byrd screw®，T-bar screw®など）も用いられている。整復起子は，側頭有髪部（Gilliesのアプローチ），口腔アプローチより挿入し，骨片を整復する。

●固定

チタンプレートや吸収性プレートによる内固定

治療法の選択

頬骨骨折

■手術適応

頬骨体の変位や転位があれば，顔面の変形（頬部の平坦化）は必発する。受傷早期は軟部組織の

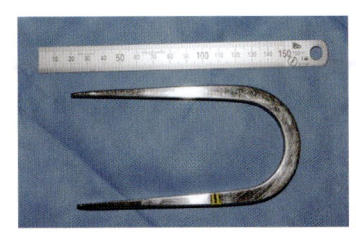

図4　U字鉤

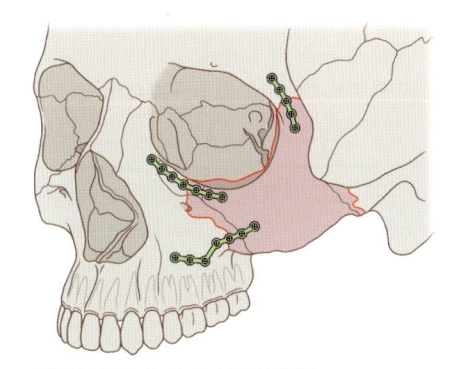

図5　頬骨骨折における内固定部位
前頭頬骨縫合部，眼窩下縁，頬骨上顎梁など顔面骨梁（buttress）の中から選択する。

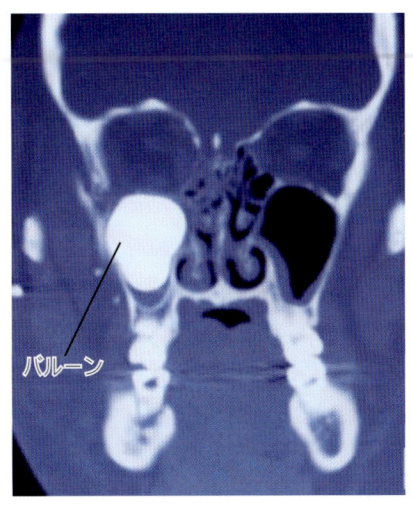

図6　上顎洞アプローチ（上顎洞バルーン法）による眼窩下壁骨折の治療

が一般的である．サージカルワイヤーによる骨接合，キルシュナー鋼線による頬骨体固定などを行うこともある．

　プレート固定は，前頭頬骨縫合部，眼窩下縁，頬骨上顎梁（上顎洞側壁）の顔面骨梁（buttress）とされる骨の厚い部で行う（図5）．一般的には，上記3点での固定が通常行われるが，前頭頬骨縫合部の離開がない場合は眼窩下縁，頬骨上顎梁での1〜2点固定で骨片の安定性が得られる．また，整復後の頬骨体が無固定でも安定している場合は，内固定を行わない，キルシュナー鋼線を用いた固定，なども検討してよい．手術侵襲という観点からは，固定は必要最小限にとどめるほうがよい．

眼窩骨折

■手術適応
　持続する複視・眼球運動障害が手術の絶対適応となる．眼球陥没も整容的な手術適応である．

■手術時期
　通常は受傷後1〜2週間待機し改善が見られない場合に手術を行う．受傷後3週以内での手術施行が望ましい．なお，小児・若年者に生じる線状骨折で下直筋の絞扼画像所見（missing rectus signなど）がある場合は緊急手術の適応である．

■インフォームド・コンセントの要点
・機能的障害もしくは整容面での改善を目的とする手術である．
・眼球運動障害の改善には時間を要する場合もある．
・症状（眼球運動障害，眼球陥没）が完治しない場合もある．

■手術方法
　眼窩壁単独骨折，いわゆる吹き抜け骨折（blowout fracture）の骨折形態は打ち抜き型（punched-out type）と線状骨折（linear type fracture）に分けられる．前者は，punched-out type, open-door typeなど骨折部の開放とともに眼窩組織が上顎洞内に脱出している．まずは眼窩組織を眼窩内に戻す．骨折片は元の位置に戻すことを試みるが再利用できないことも多い．

●整復
　経皮的アプローチ（睫毛下切開，眼窩下縁切開），経結膜アプローチからの整復が通常行われる．眼窩内壁の整復においては，内視鏡的手技に精通していれば経鼻的アプローチも可能である．また，下壁の再建では経上顎洞アプローチも行われる．上顎洞アプローチでは，整復後の下壁を下方から支えて治癒をはかる上顎洞バルーン法がよく用いられる（図6）．

●再建
　眼窩壁の再建材料には自家骨（頭蓋骨外板，腸骨），人工物（チタンメッシュプレート，吸収性プレート，ハイドロキシアパタイト）などが用いられている．

第1章 顔面外傷

I Gillies のアプローチ

KEY POINTS
- 側頭筋膜を確実に切開し，側頭筋膜下に鉤を挿入する。皮切直後に見える側頭頭頂筋膜は側頭筋ではない
- 頬骨弓の整復は過矯正とならないように注意する。頬骨弓は弓状ではなくほぼ直線状である

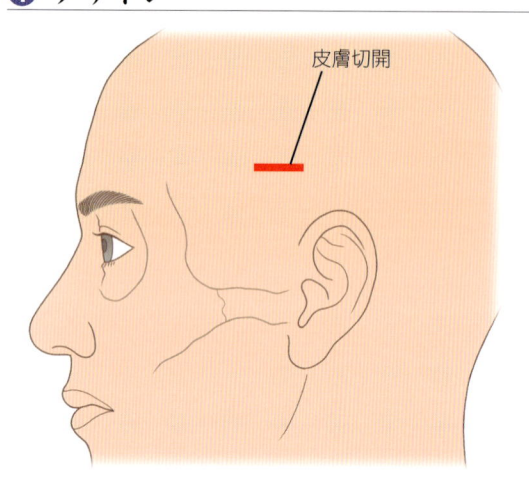

❶ デザイン

皮膚切開は側頭有髪部にデザインする。
皮切部周囲1cm程を剃毛し，皮切部と頬骨弓骨折部周囲に浸潤麻酔（1％キシロカインE）を行う。

Advice
・頬骨に無理なく整復起子が到達する有髪部に皮切線をデザインする。

❷ 側頭筋の露出

皮切後，皮下に見える側頭頭頂筋膜を切開する。次に見える側頭筋膜を1.5cmほど切開し側頭筋を露出する。

Advice
・皮切後最初に見える筋層は側頭頭頂筋膜（temporoparietal fascia）であり，側頭筋ではない。

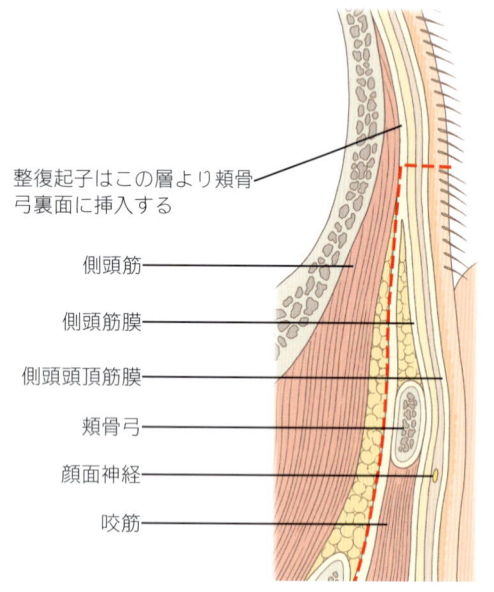

整復起子はこの層より頬骨弓裏面に挿入する
側頭筋
側頭筋膜
側頭頭頂筋膜
頬骨弓
顔面神経
咬筋

側頭部断面のシェーマ
側頭頭頂筋膜（temporoparietal fascia），側頭筋膜（temporal fascia），側頭筋，頬骨弓を示す。

3. 顔面骨骨折—1) 頬骨骨折・眼窩骨折

❸ 側頭筋膜下に鉤を挿入して整復する

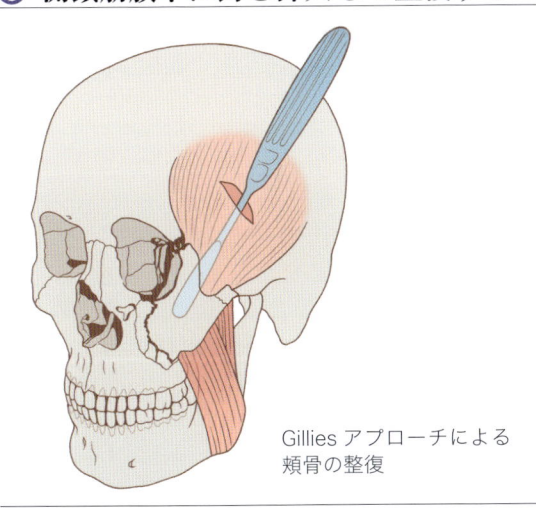

側頭筋を露出したら，側頭筋膜下・側頭筋表面に沿って鉤を進め，頬骨弓裏面に到達する。頬骨弓骨折陥凹部に鉤をあて同部を挙上する。鉤は全体を挙上することで骨折陥凹部を挙上する。てことしては用いない。

Advice
・頬骨弓単独骨折においては，頬骨弓の陥凹が改善するまで整復挙上する。外側に凸となるまで過度に挙上整復しないよう留意する。頬骨弓は直線状であり弓状凸ではない。

Gillies アプローチによる頬骨の整復

著者からのひとこと
・鉤挿入による側頭筋損傷を極力避ける
術後，咬合時の側頭筋痛を訴えるので，側頭筋内に鉤を刺入しないよう側頭筋膜裏面に沿って挿入する。
・成書によって筋膜を示す用語が異なることがあるので注意する
側頭頭頂筋，側頭頭頂筋膜，浅側頭筋膜，深側頭筋膜など。

II 上口腔前庭切開からのアプローチ

KEY POINTS
・粘膜切開は創閉鎖を考慮し歯槽粘膜側にも縫い代を残す
・耳下腺開口部を損傷しないように注意する
・骨膜の剥離範囲は整復と内固定に必要な範囲に留める

❶ 上口腔前庭粘膜の切開

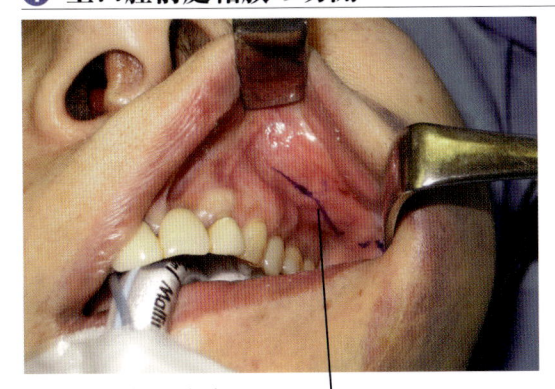

創閉鎖時の縫い代を考え，歯槽粘膜と口唇粘膜の移行部より1cm程度口唇粘膜側に切開線をデザインする。鉤を用いて整復するだけで内固定を行わない場合，切開は2〜4cm程度でもよい。創痕が問題となる部位ではないので十分な長さを取ったほうがよい。必要に応じて対側へ切開を延長してもよい。なお，耳下腺開口部を損傷しないよう注意する。

切開に先立ち10〜20万倍希釈エピネフリンを局所注射する。切開は粘膜から電気メスで行うものもあるが，皮膚切開同様，通常のメスでまず粘膜を切開し，続いて電気メスで皮下組織を切開するとよい。

切開を短く留める場合

粘膜切開は犬歯（梨状孔縁に相当）より後方にデザインする

Advice
・粘膜切開後，歯槽側に粘膜弁を挙上し歯槽骨部より骨を露出する。これにより出血も筋損傷も少なく上顎骨にアプローチできる。

31

第1章 顔面外傷

❷ 上顎骨を露出し，眼窩下神経孔を確認する

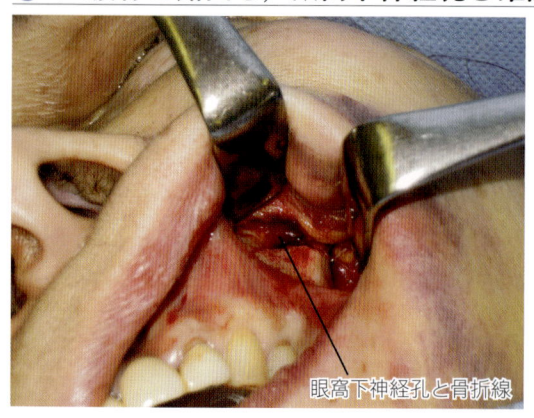

上顎骨前面と眼窩下神経孔を露出する。神経孔を直視下におくこと。その後の操作による神経損傷を防ぎ，併せて上顎前面の骨折線を確認する。頬骨上顎梁へのプレート固定を行う場合はプレート装着部の骨も露出する。

Advice
・骨膜下の剥離範囲は目的に応じて決定し，整復挙上のみで内固定を行わない場合（closed reduction とする場合）は鉤の挿入部のみの剥離に留める。不要な骨膜剥離は第3骨片を失うことに繋がる。

眼窩下神経孔と骨折線

上顎骨の露出

著者からのひとこと
- 整復のための鉤挿入は側頭アプローチ（Gillies のアプローチなど），口腔アプローチから選択できる。前頭頬骨縫合部の内固定を行わない場合（若木骨折の場合など），口腔アプローチから整復すれば頬骨上顎梁の内固定も併せてできるので著者は口腔アプローチを頻用している。
- 頬骨体が外側偏位している症例や上顎側壁が粉砕している症例では，鉤が上顎洞内に誤挿入される危惧がある。整復操作の前に鉤が頬骨裏面に確実に挿入されていることを確認する。
- 若年者に多いが，頬骨体を挙上すると"カチッ"と音がして整復されることがある。このような症例は通常，プレート固定を要しない。術前，CT により，ある程度予測が可能である。
- 高齢者の場合，上顎洞壁が細片化していることが多い。これらを全て剥離，固定することは不可能である。無理すると，かえって第3骨片を失うことになる。プレート固定する骨片と固定部位を決め，それに必要な剥離を行う。

III 眼窩下縁へのアプローチ

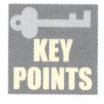

KEY POINTS
- 症例に応じてアプローチ法（経結膜・経皮各種）を選択する
- 小切開から無理な操作をするより十分な長さの切開を加える
- 皮膚切開，筋層切開は位置をずらして階段状に行う
- 骨膜切開は眼窩下縁より2〜3mm尾側で行う

❶ デザイン

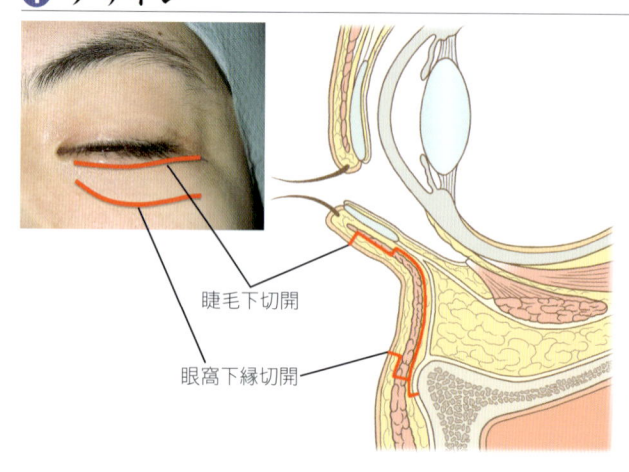

眼窩下縁へのアプローチは，睫毛下切開，眼窩下縁切開などを症例に応じて選択する。いずれのアプローチも皮下剥離を尾側に進め，皮膚切開と眼輪筋切開は一致させずに階段状にアプローチを進める。眼輪筋下・隔膜前剥離を眼窩下縁まで行う。

Advice
・睫毛下切開は鋏刀を用いるかメス刃（11番）を皮下に挿入して表に向かって切るとよい。

睫毛下切開
眼窩下縁切開

睫毛下切開と眼窩下縁切開によるアプローチ
いずれも皮膚切開と眼輪筋切開は階段状にずらす。骨膜切開は眼窩下縁より尾側2〜3mmのところで行う。

❷ 骨膜を切開し眼窩下縁を露出する

閉創時の骨膜縫い代を考慮し，眼窩下縁より2〜3mm下方で骨膜を切開し眼窩下縁を露出する。眼窩下壁の再建を要する場合は眼窩深部に向かって骨膜剥離を進め，下壁を露出する。

Advice
- 眼窩単独骨折では眼窩下縁尾側で骨膜切開することで閉創時に骨縁を骨膜で被覆することができる。頬骨骨折では眼窩下縁骨膜は破綻しており，骨膜弁の挙上は困難である。

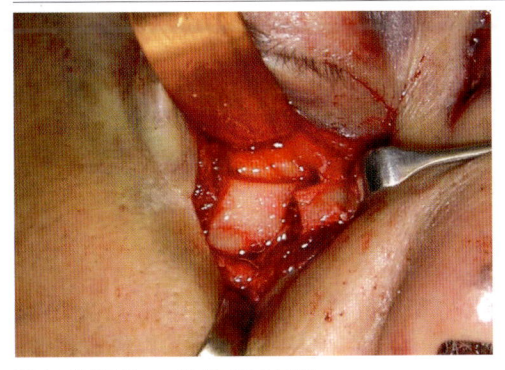

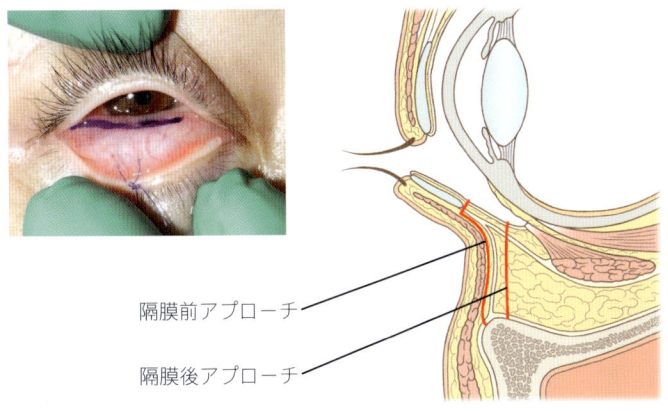

眼窩下縁切開での眼窩下縁の露出

経結膜アプローチ
結膜切開は，瞼板下縁より数mm下で行う。隔膜前アプローチでは眼窩下縁を経皮アプローチに近い術野で露出することができる。結膜切開は眼瞼外側の皮切を連続させることもできる。

若年者で皮膚瘢痕を残したくない時などに有用である。眼窩へのアプローチは隔膜前アプローチと隔膜後アプローチがあり，隔膜前アプローチは隔膜を破らず経皮アプローチに近い術野が得られる。いずれも眼瞼外側に皮膚切開を連続することで広い術野を得ることができる。この場合，まずメスで眼瞼外側切開を置き，次いで鋏を用いて結膜の折り返しまで全層で切開する。その後，下眼瞼瞼板を外眼角靭帯付着部近くで切断し下眼瞼部を十分可動化させる。そのうえで，切断面から鋏を入れて結膜を切開する（隔膜前アプローチの場合は眼輪筋下を内眼角近くまで剥離し，瞼板直下を鋏で切断する）とよい。こうすると結膜は鋭利に切断され，閉創しやすい。

Advice
- 経結膜アプローチでは手術侵襲の程度により術後結膜浮腫が遷延し結膜が外反することがある。術後外反予防にtarsorraphyやボスルター固定を行うなどの処置も有効である。

著者からのひとこと
- 眼瞼アプローチ術後の眼瞼部瘢痕拘縮は，頬骨骨折や眼窩骨折の術後合併症の1つである。
- 眼窩床再建を要する症例以外は眼窩下縁の露出・固定操作を必須と考えず，適応を十分検討する。頬骨体の整復により眼窩下縁の骨折変位はclosed reductionされ，観血的整復および内固定は必ずしも必要ではない。

第1章 顔面外傷

IV 前頭頬骨縫合・蝶形頬骨縫合部へのアプローチ

KEY POINTS
- 眉毛下切開，眼瞼外側切開のうち，骨折部に近い方を選択する。前頭頬骨縫合部より高位の骨折では眉毛下切開が良い適応である
- 筋層切開は筋線維に沿って行い，皮切の方向とは必ずしも一致させない。眼瞼外側切開では皮下剥離を十分行い，open window 法とするとよい

❶ デザイン

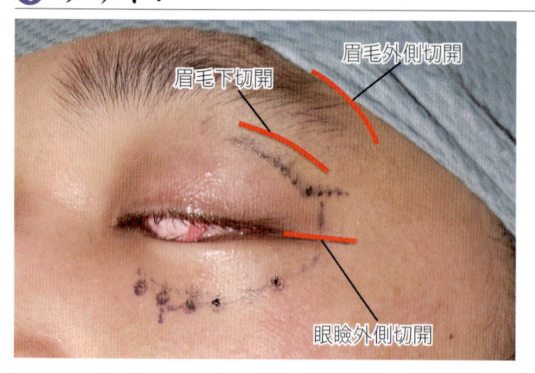

眉毛下切開
眉毛外側切開
眼瞼外側切開

画像にて骨折部を確認し，眉毛下と眼瞼外側のうち，骨折部により近い方を選択する。アプローチの主目的は前頭頬骨縫合骨折部の整復と内固定だが，症例によって，頬骨体整復のための鉤の挿入，蝶形頬骨縫合部の連続性確認なども行うため，目的に応じて皮切線の長さを決定する。

Advice
・頬骨骨折の多くの症例は前頭頬骨縫合近傍で骨折しており眼瞼外側切開もしくは，眉毛下切開によるアプローチがよい。眉毛外側上縁切開は，整復のための鉤の挿入に有用である。

❷ 皮膚と筋層の切開

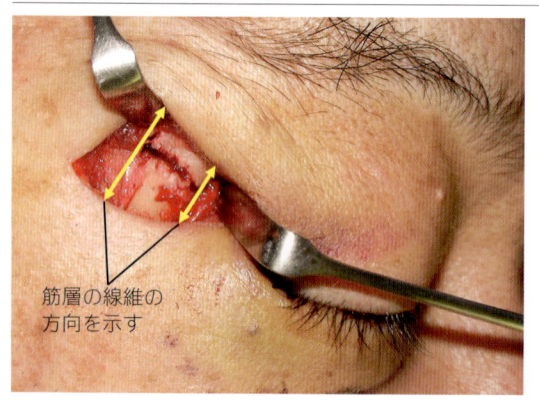

筋層の線維の方向を示す

皺線に沿って皮膚を横切開し，骨露出予定範囲（多くは径2cmほど）の皮下剥離を行う。骨折部直上の眼輪筋をその線維の走行に沿って縦切開することで筋損傷が少なく骨折部を露出することができる。この部は眼輪筋の走行と眼窩外側縁がほぼ平行なので，筋層切開により眼窩外側縁に沿って骨を縦に露出することができる。

Advice
・皮下剥離を行い，open window 法とすることで，小さな皮切で広範囲の骨の露出観察ができる。また，筋線維に沿った筋層切開は，皮切の方向と異なるため術後瘢痕拘縮も少ない。

線維の走行に切開することで，眼窩外側縁に沿って骨を露出することができる。

❸ 骨折部の露出

眼窩縁に沿って骨膜を切開し，骨折部を露出する。頬骨体の偏位が著しいと断端の露出が困難なので術前の画像読影が肝要である。

Advice
・前頭頬骨縫合部が若木骨折の場合，骨膜上からは骨折部が明らかでないことが多い。いずれの場合も術前に画像を十分確認して骨折部位を把握しておく。

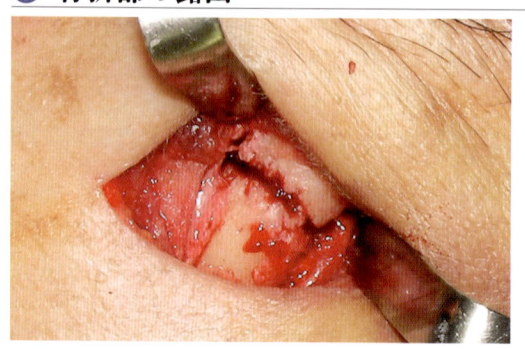

前頭頬骨縫合部の骨折を眼瞼外側切開からのアプローチで露出する。

3. 顔面骨骨折—1) 頬骨骨折・眼窩骨折

> **著者からのひとこと**
> 眼窩外側部は顔面骨の構造力学上の要である．骨折部断端が離開している場合，内固定は必須と考える．若木骨折の場合は，同部の安定性に応じて内固定の適応を検討する．CTでの骨折部描出が精細となっている昨今では，術前の画像診断でアプローチの適応を決定するとよい．

V 頬骨体部骨折：鈎・スクリューによる整復

KEY POINTS
- 画像で頬骨体の偏位・回転を十分に把握してから整復に臨む
- 頬骨体の整復位置をチェックする．各骨接合部の連続性のみならず骨輪郭の左右対称性を確認する

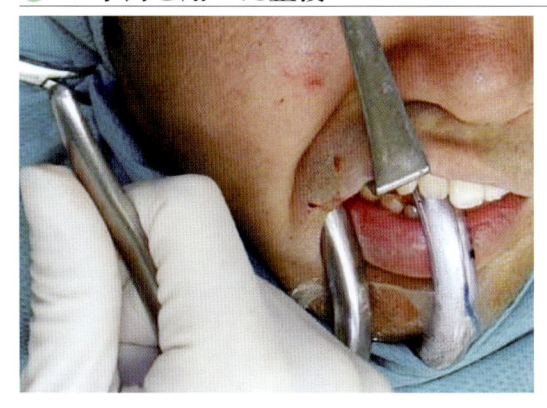

● U字鈎を用いた整復

頬骨体を挙上しているところ：U字鈎全体を挙上することで整復し，"てこ"としては用いない．U字鈎を口腔前庭切開より挿入する場合，整復時に歯牙を損傷しないよう留意する．

口腔前庭切開より上顎洞外側に沿って頬骨体裏面に鈎を挿入する．頬骨体の偏位の支点を把握し，挙上の方向を確認する．前頭頬骨縫合部を支点として頬骨体が偏位している症例が多いが，症例に応じて支点となる部，挙上すべき方向を助手とともに確認し，助手が患者の頭部を固定し，術者が鈎を挙上し整復する．

Advice
- Knight & Northの骨折型分類は治療方針を直接示唆するものではないが，陥没型（Group Ⅲ）か回転型（Group Ⅳ，Ⅴ）かの区別は整復時の鈎の挙上方向を意識させるのに有効である．特に，前頭頬骨縫合部を支点とした（同部が若木骨折）回転骨折型か，同部も含め頬骨全体が陥没した陥没骨折型（Group Ⅲ）かの区別は，整復と内固定を考慮する際の一助となる．
- 頬骨体が外側偏位している症例や上顎側壁が粉砕している症例では，鈎が上顎洞内に誤挿入される危惧がある．整復操作の前に鈎が頬骨裏面に確実に挿入されていることを確認する．

● 骨螺子を用いた整復

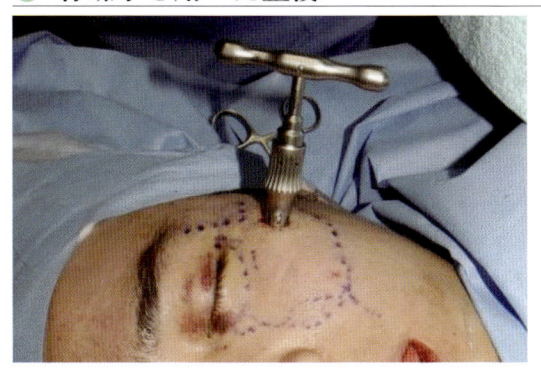

骨螺子の固定位置は，皮質骨が厚い部をCTで確認して選択する．図は，Synthes社のT-bar screw®を示す．ほかに，Lorenz社のCarol Girard Screw®などもある．

Closed reductionのみで内固定を行わない症例，頬骨体が複雑な回転変位を伴い，鈎による挙上のみでは適切な整復が困難な症例では骨螺子による整復は良い適応である．

頬骨最突出部の皮質骨が厚い部を画像上で確認し，直上皮膚に数mmの切開を加え，ドリル穿孔，ねじ切りを行う．整復用螺子を刺入したのちに挙上・回転整復を行う．

Advice
- 本法は，①鈎挿入に伴う筋体損傷や骨膜剥離などの組織損傷がない，②任意の回転・挙上が可能，③整復位を保持しながらのプレート固定が容易（鈎が邪魔にならない），といった利点がある．

第1章 顔面外傷

● サージカルワイヤーを用いた整復

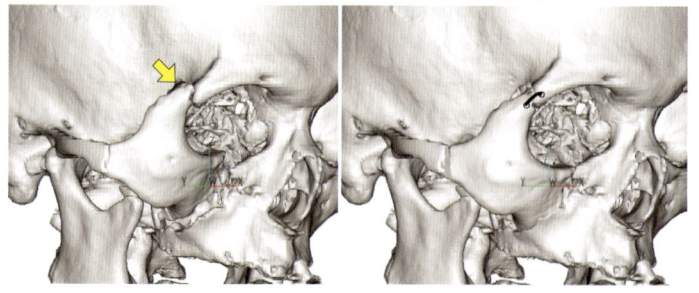

骨折断端が離れている場合，骨断端にサージカルワイヤーを通して引き寄せるとよい。

Advice
・前頭頬骨縫合部が骨折によって完全に離断・偏位している症例では骨断端にそれぞれ骨孔を穿ち，サージカルワイヤーを通して引き寄せる。サージカルワイヤーの太さは26番程度がよい。ここで使用するサージカルワイヤーはそのまま内固定に用いることもできる。

● 接合の確認

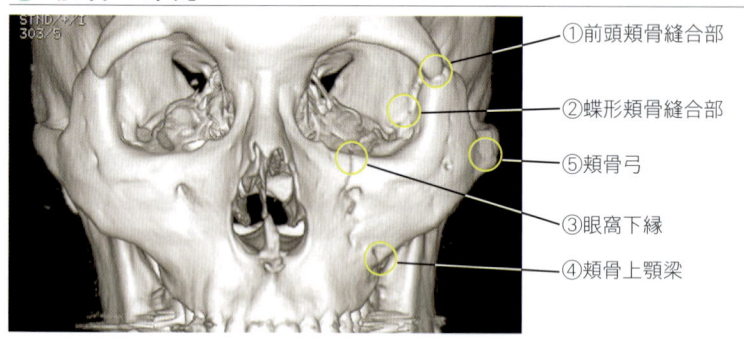

①前頭頬骨縫合部
②蝶形頬骨縫合部
⑤頬骨弓
③眼窩下縁
④頬骨上顎梁

骨の連続性を確認すべき5つの骨接合部

　前頭頬骨縫合部，蝶形頬骨縫合部，眼窩下縁，頬骨上顎梁，頬骨弓，それぞれの骨接合部の連続性が修復されたことを，視診，触診で確認する。

Advice
・前頭頬骨縫合部の整復位の確認には，眼窩外側縁の連続性のみではなく，眼窩外側壁・蝶形頬骨縫合部でのずれや段差の有無を触診もしくは視認にて確認するとよい。触診の方法としては，眼窩外壁を骨膜下に剥離し，同部をラスパトリウムなどで触診し段差が解消されたことを確認する。

著者からのひとこと　各骨折部の連続性が再現されても頬骨体が良好な整復位にあるとは限らない。骨接合部のアライメント確認に加え，骨輪郭の左右対称性を確認することが肝要である。頬骨部の隆起と顔面横径（頬骨弓部）の非対称がないか，肉眼と触診にて確認する。

VI 頬骨体部骨折：固定法の選択と内固定

KEY POINTS
- 前頭頬骨縫合部，眼窩下縁，頬骨上顎梁の3点が重要である
- 頬骨の安定性が得られれば，2カ所もしくは1カ所，症例によっては内固定を行わない場合もある
- プレート固定は骨梁（バットレス）の方向を意識して行う

● 頬骨上顎梁の固定

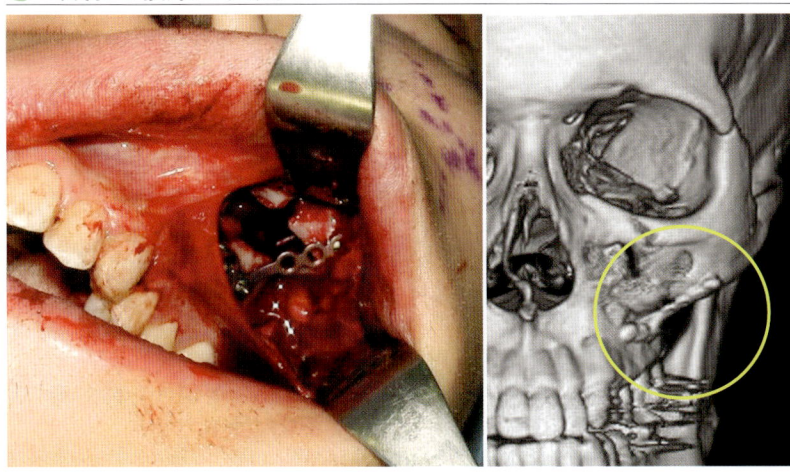

頬骨上顎梁部1点固定の症例
金属製L型プレートを用いた。垂直バットレスの方向を意識して固定位置を決める。

通常，上顎骨外側（頬骨上顎梁）に沿ってプレート固定を行う。I型プレートでは下端上顎側2穴のスクリュー刺入が困難なことからL型プレートを用いることが多い。第3骨片や骨欠損がある場合には骨片固定の耐荷重性から金属プレートを選択するが，プレートに耐荷重が求められない場合（骨の連続性が保たれ，プレートを副木として用いる場合など）は吸収性プレートでよい。

Advice
・上顎骨外側は垂直バットレス（lateral vertical buttress）の下部を構成し，プレート固定を行う頻度が最も高い。

● 前頭頬骨縫合部の固定

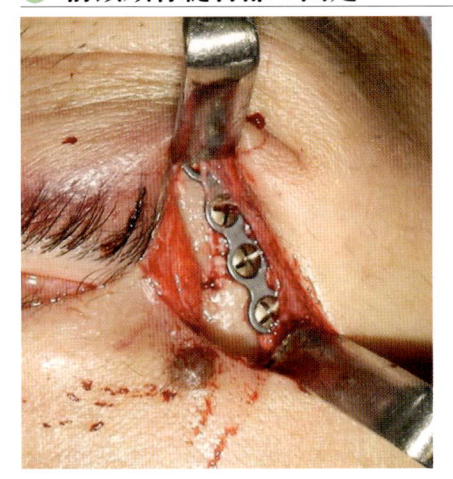

前頭頬骨縫合部のプレート固定
プレートは薄いものを選択し，術後，皮下に触知されにくくする。

眼窩外側縁に沿ってプレート固定もしくはワイヤー固定を行う。皮下に骨を触れるため，プレートは薄いもの（low profile）を選択し，皮下に触知されにくくする工夫も必要である。ワイヤー締結の場合は皮下に触れないよう側面で結紮する。

Advice
・眼窩外側縁は垂直バットレスの上部を構成し，骨折部断端が離開している症例は内固定が必要である。一方，若木骨折型の場合，内固定の適応は整復後の安定性に応じて検討する。

第1章 顔面外傷

● 眼窩下縁の固定

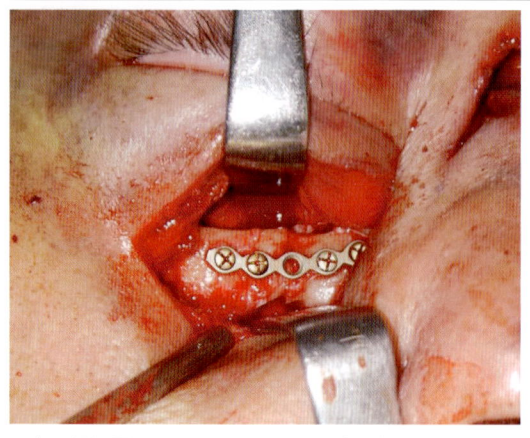

眼窩下縁に沿ってプレート固定することで眼窩下縁の連続性を再建する。この部も皮膚が薄いため，比較的薄い（low profile）プレートを選択する。

Advice
・眼窩下縁は水平バットレス（horizontal buttress）の1つで，垂直バットレスに比し構造力学的重要性は小さい。強固な固定よりむしろ骨片の連続性再建が重視される。

眼窩下縁切開からのアプローチで眼窩下縁をプレート固定した症例

著者からのひとこと
内固定の優先順位に共通の見解は得られていないが，Ellisらのアルゴリズムはよく知られている。頬骨上顎梁の固定後も頬骨体が不安定なら前頭頬骨縫合部を固定し，両者固定後（垂直バットレスの再建後）なお不安定なら眼窩下縁（水平バットレス）を固定するアルゴリズムである。著者も垂直バットレスの再建を重視した内固定アルゴリズムを採用している。画像診断にて，前頭頬骨縫合部の骨折部断端が離開していれば同部と頬骨上顎梁の2点固定，前頭頬骨縫合が若木骨折であれば頬骨上顎梁の1点固定として垂直バットレスを再建する。眼窩下縁の固定は，手術侵襲とのバランスで決定している。

VII 眼窩下壁骨折：打ち抜き型骨折の整復・眼窩床再建

KEY POINTS
- 上顎洞に脱出した眼窩組織を愛護的に眼窩内に戻す。血腫，肉芽，粘膜などとの癒着剥離，眼窩下神経の温存が重要
- 眼窩組織の再脱出（嵌頓）がないよう骨欠損部を再建する。再建材料で眼窩組織を挟み込まないように

❶ 上顎洞の眼窩組織の還納

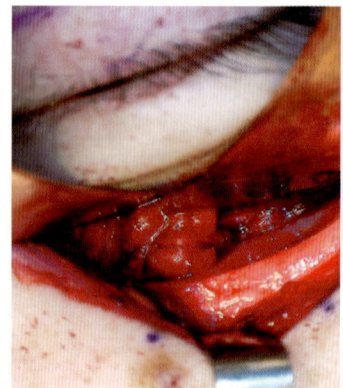

眼窩下縁より骨折部に骨膜剥離を進め，骨折縁を明らかにする。脱出した眼窩組織は血腫・肉芽・骨折片・上顎洞粘膜が付着しているので丁寧に剥離し，眼窩組織のみを挙上，還納する。この時，骨膜を眼窩組織の方に残し，骨膜から骨折片を剥がしてゆくようにすることがコツである。なお，眼窩下神経を巻き込んでいる場合は，眼窩下神経を周囲組織より剥離，これを上顎洞側に落とすようにする。上顎洞内での肉芽・粘膜等の剥離には，先端の弯曲した耳鼻科用粘膜鉗子が有用である。

眼窩組織の還納前　　還納し，骨欠損部を明らかにした状態

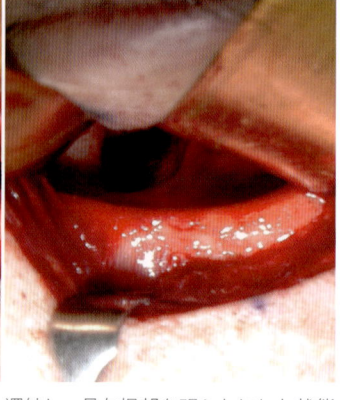

Advice

- 操作が眼窩深部に至る前に上顎洞後壁を触れ，その深さを確認しておくとよい。上顎洞後壁を越えて骨折することは少なく，これより前方の操作が主となる。
- 眼窩内からの嵌頓組織の整復が困難な場合は，無理に行わない。上顎洞から嵌頓組織を整復した方が容易な場合が多い。

❷ 再建材料の加工

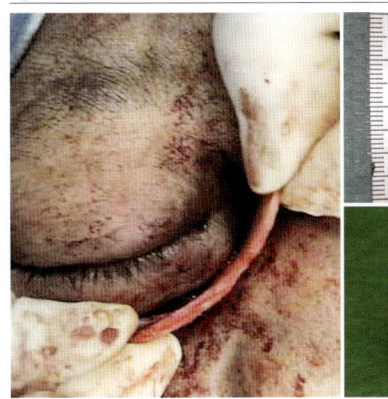

再建材料は，一定の強度をもち眼窩下壁の彎曲を再現できるものが望ましい。自家骨では，腸骨，頭蓋骨外板など，人工物では，人工骨（ハイドロキシアパタイト），チタンメッシュプレート，吸収性プレート，シリコンプレートなどが用いられる。骨欠損部を覆う形状を作成し，眼窩下神経を通過させる切れ目を加工して用いる。

自家骨（腸骨皮質骨）
弯曲加工して用いる。

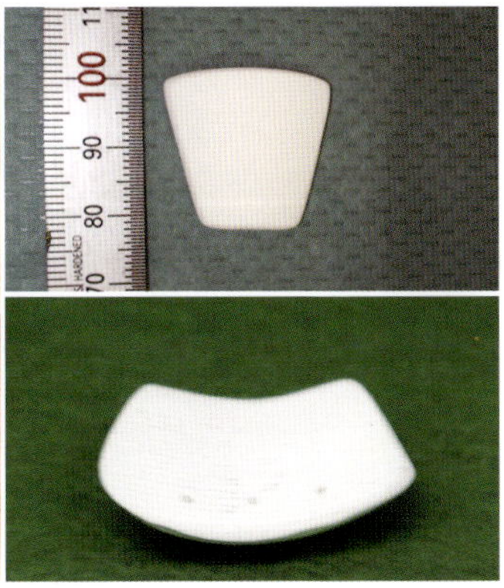

人工骨
眼窩下壁再建用人工骨（セラタイト®）

❸ 再建材料を留置して閉創する

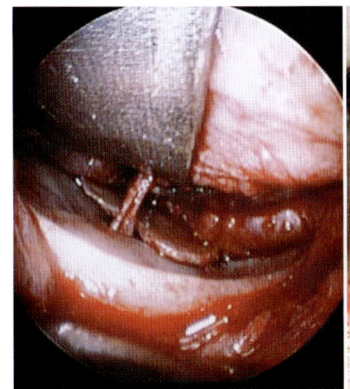

再建材料は，眼窩組織を脳ベラなどで挙上圧排したうえで挿入し，留置後 forced duction test を行い，眼球運動制限がないことを確認する。再建材料の移動が危惧される症例では，縫合糸で固定，螺子固定，骨折縁を挟み込む，などの方法で固定する。最後に，眼窩下縁部で切開した骨膜を可及的に縫合閉鎖し，再建材料と眼窩骨を被覆する。

自家骨（腸骨皮質骨）による骨欠損部の再建

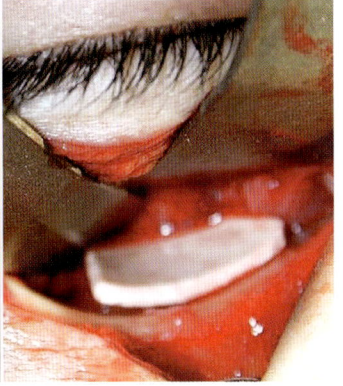

眼窩下壁再建用人工骨（セラタイト®）による再建

Advice

- 下壁の広範な骨欠損例では再建下壁の形態によって眼位異常を生じる原因となる。下壁は，眼窩前方では下に凸，後方では上に凸であり，平面ではないことを意識する。

著者からのひとこと

眼窩骨折は，単独骨折（打ち抜き型骨折と線状骨折）と頬骨骨折合併例，新鮮例・陳旧例などがあり，手術目的も手術手技も一様でない。経眼窩法のほか，経上顎洞法もあり，骨折片を上顎洞バルーンで整復位に保持する方法も用いられる。また，眼球陥凹改善のための眼窩再建では，上述の眼窩形状への配慮に加え，眼球を1mm突出させるのに必要な眼窩容積がおよそ1mlであることを知っておくとよい。

第1章 顔面外傷

VIII 眼窩下壁骨折：線状型骨折の整復

KEY POINTS
- 線状骨折部に絞扼された眼窩組織の解除を目的とする。ドア状の骨折片を上顎洞側に圧排して絞扼を解除する
- 骨欠損が小さければ下壁の再建は不要である

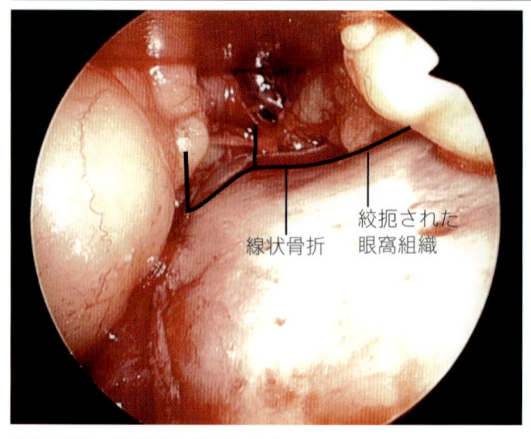

❶ 骨折部の露出

線状骨折の絞扼部を露出したところ
線状骨折部で絞扼された眼窩組織。線状骨折部にわずかな段差を認める。

全身麻酔下に forced duction test を行い，絞扼の程度を把握する。強く引きすぎると挟まった筋・神経・血管を損傷する可能性があるので気をつける。眼窩下壁の骨膜を剥離していくと骨折部で剥離が進まなくなる。この部で眼窩組織が嵌頓・絞扼していることを確認する。ここから延びる骨折線を観察すると写真に示すように，骨折線は眼窩内側に延長し，非定型のドア状となっていることが多い。

Advice
- 本骨折は臨床診断・画像診断が肝要であり，強い眼球運動制限に加え，画像上，外眼筋の絞扼所見，missing rectus sign などより本骨折型を診断する。
- 線状骨折は眼窩下神経溝（孔）を通り，この部で眼窩組織が嵌頓していることが多い。

❷ 絞扼組織の解除

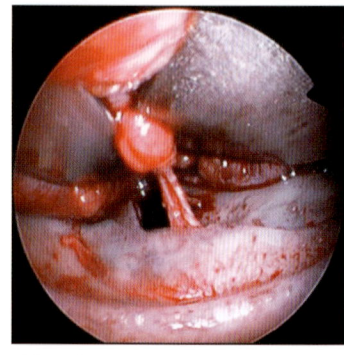

絞扼を解除し，眼窩組織を還納した状態。温存された眼窩下神経も確認される。

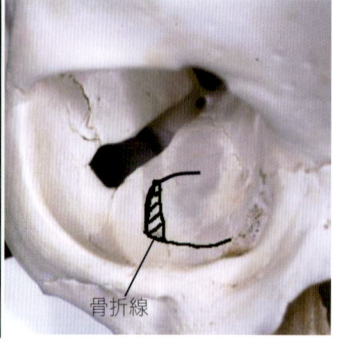

左の症例の骨折線。骨欠損（斜線部）は小さく，下壁の再建は行わなかった。

骨折線

嵌頓組織を引っ張るとドアが閉まりさらに絞扼されるので，ドア部を上顎洞側に押し開き，絞扼が緩んだところで眼窩に戻すとよい。絞扼を解除したら再び forced duction test を行い，眼球の上転授動を確認する。生じた骨欠損部に，眼窩組織の再脱出が危惧されれば下壁の再建を行う。

Advice
- ドア状骨折を再び開く操作を無理に行うと新たな骨折を生じる可能性もある。絞扼された眼窩組織に嵌まり込んだ骨を摘出することで嵌頓組織を解除する方がよい場合もある。

著者からのひとこと
前項と本項では，眼窩下壁骨折を"打ち抜き型骨折"と"線状型骨折"に大別して手術法を記載した。両者の違いは手術手技に加え，wait & see policy を適応できるかがポイントである。線状型骨折は画像診断名で，その骨折形態は trapdoor type fracture である。骨の柔らかい小児・若年者に特有の骨折型で，一度開いた trapdoor（ヒンジで開閉する扉）が閉じた状態となった骨折型である。線状骨折部に眼窩組織が絞扼されたもの（絞扼型線状骨折）は，強い眼球運動制限を呈することがあり，緊急手術の適応となる。強い臨床症状を示す線状型骨折に wait & see policy は禁忌である。

3. 顔面骨骨折—1）頬骨骨折・眼窩骨折

IX 眼窩内側壁骨折：経結膜アプローチによる再建

KEY POINTS
- 骨膜下操作を基本とし，軟部組織（鼻涙管・内眼角靭帯）損傷を防ぐ。涙丘後方より最短距離で眼窩内側壁骨膜下に入る
- 術野の照明を確保する。内視鏡光源やヘッドライドなどを用いる

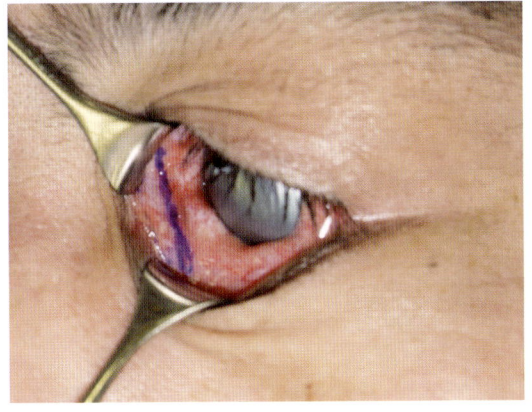

❶ デザイン

後涙丘部の粘膜切開デザイン
鉤を眼窩内側壁に押しつけ，粘膜下に骨を触れる部に切開線をデザインする。涙丘後部に縦15～20mm程度の粘膜切開となる。写真は眼球保護コンタクトを装着している。

手術は全身麻酔下に行う。最初にforced duction testを行い，眼外筋絞扼の有無を確認する。眼球保護コンタクトを装着し，上下眼瞼をデマル鉤にて開大し，涙丘後部に縦に15～20mm程度の粘膜切開をデザインする。粘膜切開部に少量の10～20万倍希釈エピネフリンを局注することで粘膜切開時の出血を抑え，良好な術野が得られる。

Advice
- 本アプローチは，涙道内眼角靭帯より後方での操作となり，粘膜切開後最短距離で内壁骨に到達できる。涙道・内眼角靭帯の位置を認識する目的で，涙道にブジーやシリコンチューブを留置してもよい。

❷ 内側壁骨折部の露出

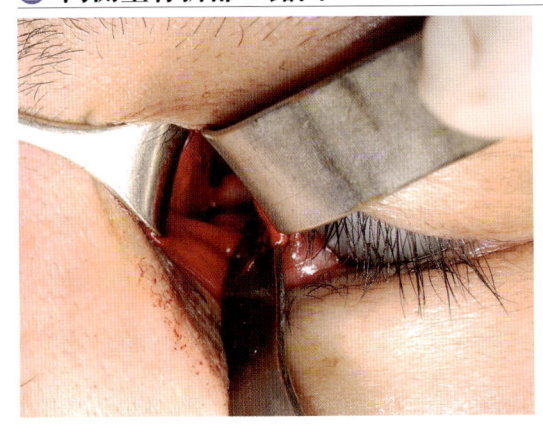

内側壁骨欠損部
粘膜切開部より眼窩内側壁に向かって鈍的に剥離を進め，内側壁に触れたら骨膜切開を加える。骨膜下剥離を後方に進めることで骨折部に到達する。

骨膜切開の後，眼窩後方に骨膜下剥離を進め，骨折部を確認する。脱出した眼窩内容は脳ベラなどで外側に圧排しながら骨折部全体を露出する。術前の画像診断で骨折の範囲を確認しておき，不必要な後方剥離，上方剥離，特に上斜筋滑車の損傷は避ける。また前篩骨動脈は焼灼止血のうえ骨膜剥離を進める。

Advice
- 本アプローチでは，狭い間口より深部の操作を行うため照明が大切である。携帯型ヘッドライトや内視鏡の光源が有効である。内視鏡を併用することで眼窩後方の術野をより詳細に把握できる。

41

❸ 内側壁の再建

　骨欠損部の大きさを測定し再建材料を加工する。症例に応じて自家骨・人工材料から適切なものを選択する。骨折による内側壁欠損部に再建材料を留置した後，forced duction test を行い眼窩組織の絞扼がないことを確認する。閉創は，骨膜の縫合閉鎖は不要であり，粘膜を疎に縫合するのみでよい。

Advice

・眼窩内側壁は前後方向にほぼ直線上で，再建材料に複雑な弯曲加工は要しない。上下方向に適宜弯曲を再現する。

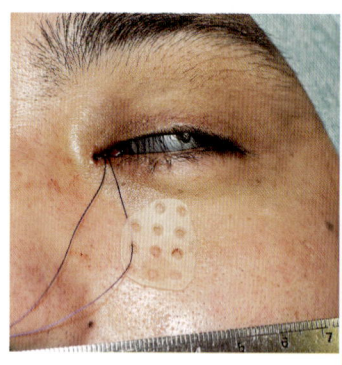

再建に用いた吸収性プレート
（ラクトソープ®）
再建材料は平面でよい。

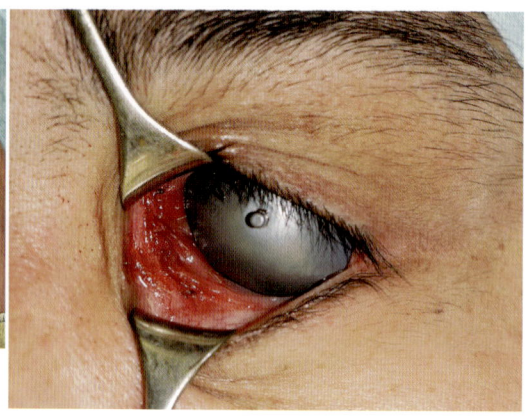

閉創は結膜を疎に縫合する。

著者からのひとこと

・内側壁骨折の手術適応について
　高解像度CTの普及により内側壁骨折の診断が容易になったが，手術適応の決定はいまだに容易でない。下壁と同様に著明な眼球運動制限を伴う絞扼型骨折は緊急手術の適応であるが，それ以外の多くは眼球陥凹に対する整容目的の手術となる。整容目的の手術に皮膚瘢痕を残す経皮アプローチの適応は乏しく，経結膜アプローチはよい適応である。

History & Review

● KN 分類の原著。術後後戻りの機序などにも言及されている。
　Knight JS, North JF: The classification of malar feactures; an analysis of displacement as a guide to treatment. Br J Plast Surg 13: 325–339, 1961
● Yanagisawa 分類の原著。頬骨体の複数回転軸を加味した分類である。
　Yanagisawa E: Symposium on maxillo-facial trauma. 3. Pitfalls in the management of zygomatic fractures. Laryngoscope 83: 527–546, 1973
● 術中判断による頬骨骨折治療のアルゴリズムが示される。
　Ellis E, Kittidumkerng W: Analysis of treatment for isolated zygomaticomaxillary complex fractures. J Oral Maxillofac Surg 54: 386–400, 1996
● 術前画像診断を基にした頬骨骨折治療のアルゴリズムを示した。
　緒方寿夫，鳥海正博，彦坂信ほか：頬骨骨折の低浸襲手術法（1）．形成外科 55：379–388, 2012
● 前頭頬骨縫合部の整復固定法として有用な手法である。
　黒川正人，服部亮，金城紅子ほか：前頭頬骨縫合部のワイヤー固定を補助とした頬骨骨折の整復術．日頭顎顔会誌 22：1–6, 2006
● T-barScrew を用いた整復法の利点を明らかにしている。
　Kreutziger KL, Kreutziger KL: Zygomatic fractures; reduction with the T-bar screw. South Med J 85: 1193–1202, 1992

第1章 顔面外傷

3. 顔面骨骨折

2) 上顎骨骨折・下顎骨骨折

矢野浩規, 平野明喜

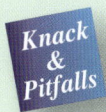

Knack & Pitfalls

上・下顎骨骨折共通
◎整復は5つの温存(梁構造, 歯槽弓, 受傷前咬合, 対称性, 顔面高)に重点を置く
◎軟部組織の損傷はできるだけ一次治癒を目指す

上顎骨骨折
◎術前の写真や上口唇と切歯の関係で前顔面高を決定する
◎咬合を基準とする場合は下顎頭が顎関節内の正常位置にあることを確認する

下顎骨骨折
◎術後の顎間固定はできるだけ短く簡単にして早期の顎機能回復を図る
◎顎間固定の早期解除のためには正確な整復で強固に骨固定する

診断のポイント

上顎骨骨折

■臨床所見

　問診で受傷機転の把握の後, 視診で該当部位の腫脹や変形, 皮下出血斑がないか観察する。また, 外力による皮膚の挫創や擦過創の存在も骨折部位の推定に役立つ。触診で眼窩縁や鼻根部, 歯槽, 下顎下縁の圧痛を確かめ, 強ければ骨折を疑って診察を進める。上顎のLe Fort型骨折(図1, 表1)で高度の腫脹がある場合, 骨折の変位がわかりづらいこともあり注意が必要である。咬合や歯槽弓の異常, 閉口・開口の具合およびその時の変位の診察とともに歯牙の欠損や動揺も確認

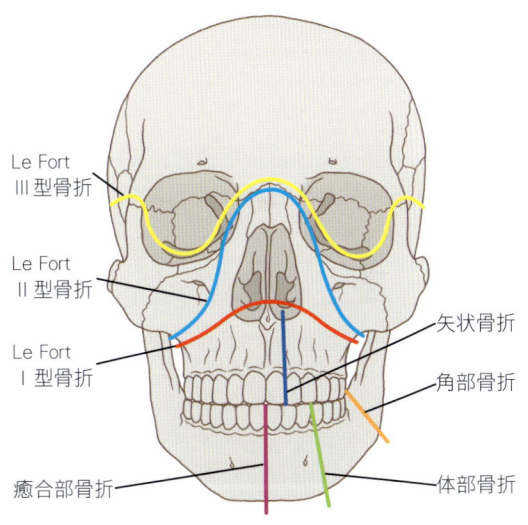

図1 上顎および下顎の骨折分類

表1 上顎骨骨折の特徴的臨床症状

	Le Fort I型骨折	Le Fort II型骨折	Le Fort III型骨折
外観	仮性下顎前突	dish face deformity	donkey face
眼	眼症状なし	時に複視や眼球変位	眼球変位 時に複視
鼻	鼻出血	鼻出血 時に嗅覚失 時に髄液漏	鼻出血 時に嗅覚失 時に髄液漏
咬合	咬合異常	咬合異常	咬合異常
知覚	歯肉・口蓋の知覚鈍麻	歯肉・口蓋の知覚鈍麻 上口唇・鼻翼の知覚鈍麻	歯肉・口蓋の知覚鈍麻 上口唇・鼻翼の知覚鈍麻 頬部の知覚鈍麻

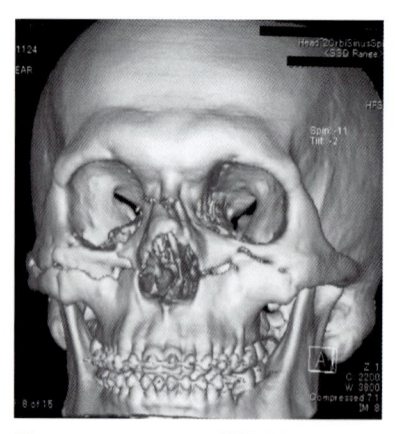

図2　Le Fort Ⅰ＋Ⅱ型骨折の3D-CT像

表2　下顎骨骨折の特徴的臨床症状

	癒合部・体部骨折	角部骨折	関節突起型骨折	筋突起骨折
咬合	咬合異常	咬合異常	咬合異常	異常なし
下顎アーチ	崩壊	温存	温存	温存
知覚	歯肉・口唇の知覚鈍麻	歯肉・口唇の知覚鈍麻（おとがいの知覚鈍麻）	知覚正常	知覚正常

しておく。上顎骨折が高位で眼窩に及べば複視や眼球の位置異常を伴う頻度も高くなるが，単独の眼窩底骨折や頬骨骨折と違って顔面は高度に腫脹して眼症状の所見は確認しづらくなる。なかには処置に急を要する眼球損傷や視束管損傷を合併することもあり，意識のない患者や幼少で所見の取りにくい場合は注意しなければならない。さらに，高位の骨折では嗅覚脱失や鼻腔と頭蓋内が交通し，硬膜損傷を伴えば髄液鼻漏を生じる。三叉神経の第2枝の通り道となる上顎骨はその骨折線の存在部位に特徴的な知覚障害を示し，その程度は手術適応を決定するうえでも重要である。

■画像診断

CTが有用である。特に，上顎洞や篩骨蜂巣の出血像を認めれば骨折を疑う。スライスと同一面に骨折線が存在する骨折の場合，一方向（一般的なaxial）のみでは見逃されやすいが，データの再構築により前額断（coronal）や矢状断（sagittal）や三次元への描出（3D-CT）により，より正確に骨折線を把握できる（図2）。ただしCTは小さな立方体の集合を画像として扱うため，転位の少ない線状骨折や若木骨折では見逃される危険性もある。

下顎骨骨折

■臨床所見

歯槽部の転位を伴う開放性骨折の場合は，口腔内の裂創と皮膚面の挫創との交通の有無を確認する。骨片の動揺や歯槽突起の段差があれば診断しやすいが，下顎関節突起骨折の場合は前方開咬を呈することが多い。咬合不正は骨折の重要な所見である。しかし受傷前より咬合状態の悪い症例も少なくなく，歯牙欠損を伴う場合など咬合の把握には苦労することもある。その他，骨折部の圧痛，顎運動制限と運動時の疼痛，そして，これに伴う閉口制限や流涎も骨折を疑わせる所見である。また，角部や体部の骨折では，下歯槽神経の損傷により同側の口唇の知覚麻痺が起こる（表2）。

■画像診断

単純な骨折であれば単純X線像（左右下顎2方向やウォータース法など）やパノラマ像で診断確定できる。しかし，第3骨片の存在や下歯槽神経の位置など，手術に際しての情報量はやはりCTが優れている。CTで骨折形態の正確な把握に努め，整復術が必要な場合，その到達法や固定部位や材料，術後の顎間固定期間の検討を行う。

治療法の選択

上顎骨骨折

■手術適応

　上顎骨骨折の治療は機能面と整容面の受傷前への復元が目的となる。ただ，下顎に比べると整容面への配慮が重要となるが，機能と整容はそれぞれ独立したものではなく機能的再建が結果的に整容的にも効果を発揮する。機能面からは骨片転位に起因する複視・開口障害・流涙・咬合異常があれば手術の絶対的適応であり，鞍鼻（短鼻），眼位の異常，顔面横径拡大や伸長があれば手術により整復されるべきである。

■手術時期

　頸部や頭蓋内などの他の重症合併症との兼ね合いで治療の計画を立てることが重要である。外眼筋や三叉神経枝の嵌頓所見がなければ緊急性はないが，一般には遅くとも成人で3～4週間，小児で2週間以内に手術を行う。

■インフォームド・コンセントの要点

・術前の診察で知覚麻痺（部位や程度）や眼球運動・顔面神経の障害，嗅覚障害，流涙，開口制限などをカルテに記載しておき，術後の合併症としてそれらが起こり得ることを説明する。
・咬合を含め機能の再建が結果的に整容的な再建でもある。
・重症例では数回の手術が必要であり，その場合でも早期の観血的整復固定術は有利である。

■手術方法

●整復

　眼窩周囲，頬骨，上顎骨へ到達する各種アプローチから骨折部を剥離する。転位骨片に応じた上顎骨専用の各種鈎や起子，鉗子を用いて十分な授動を図る（図3）。内側翼突筋に引かれ上顎後退の強い症例では，翼状突起と上顎の離断が必要な場合もある。次いで鼻根部，眼窩縁など上方の骨折線と咬合状態を確認しながら整復を行う。途中，ある程度整復が進んだところでワイヤーによる顎間固定を行い咬合の再建を行うとともに，前頭頬骨縫合，蝶形頬骨縫合，可能であれば頬骨

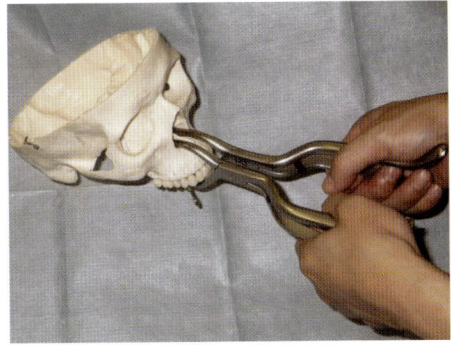

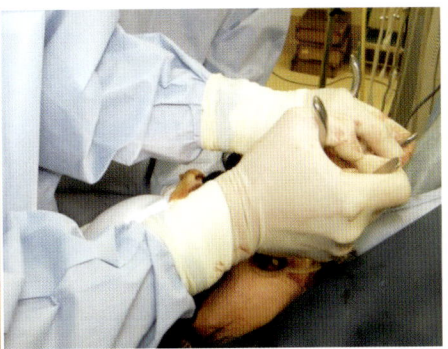

上顎の授動に用いる Rowe 鉗子
授動時，助手の頭部固定（束ガーゼで前額全体を押さえ固定）は重要である（頭蓋底骨折に注意）。

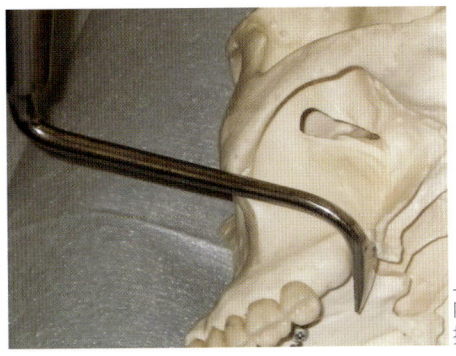

上顎起子
内側翼突筋の作用で後退した上顎の上顎結節に掛けて前方移動に用いる。

図3　上顎骨の授動に用いられる Rowe 鉗子と上顎起子
その他頬骨整復用のＵ字起子や単鈍鈎などを適宜使用する。

弓，頬骨の整復を確認する．粉砕が強い場合，術後の変形として頬骨部では後退よりも外方への突出が目立ちやすいため頬骨体の回旋には特に注意が必要である．上顎の位置は，頬骨稜や梨状孔縁・上顎洞前壁の整復位で決定されるが，粉砕や骨欠損がある場合は術前の写真や上口唇と切歯との関係，術前の X 線所見を総合して決定することとなる．またこの際，下顎骨頭が関節内にきちんと収まっていることも大切である．また，鼻骨の粉砕骨折では十分な整復固定ができないため短鼻変形を生じる．この場合，鼻腔粘膜の拘縮も生じてくるためその後の修正は難しい．初回の手術時に鼻背部への cantilever 式骨移植も考慮する．

● 固定

上・下顎骨は咀嚼荷重に耐え得るための特異な梁構造をもっている．この梁に沿ってプレート固定を行えば強固な固定ができる．粉砕が強い場合や欠損している場合は骨移植を併用して梁構造の再建に努める．一般にチタン製のミニプレートが多用されるが，必要な強度に応じて吸収プレート，ワイヤーや鋼線固定など，機能的構造および軟部組織とのバランスを考慮しつつ各骨片を固定する．顎間固定を解除して下顎を大きく運動させ咬合の再現性を確かめ，咬合が合わなければ授動整復からやり直す．Le Fort Ⅲ型など高位の骨折では骨片も1つとは限らず，実際には周囲の正常な土台から各骨片の整復と固定を繰り返して上顎全体を組み上げる形とならざるを得ない．骨折線の整復と固定を重ねる内固定では，骨片が多いと土台となる前頭骨から最も遠い上顎アーチ整復の信頼性は低下する．特に歯牙欠損例では問題となる．そのような場合は術後も調整可能なハロー型骨延長器を用いた牽引術も有用である．

下顎骨骨折

■手術適応

下顎骨骨折の治療は咬合の再建である．したがって確実な咬合の再現法である顎間固定のみで治療が可能か否かで手術適応が決まる．骨折による咀嚼嚥下時の疼痛は骨固定術で解決できるため，手術適応の指標の1つとなる．関節突起骨折については手術適応や手術法（図4）についていまだ議論の多いところである．

■手術時期

緊急性はないが手術時期は早い方がよい．骨折部への肉芽組織迷入や骨折部の癒着が少なく行いやすい．整復のためゴムによる顎間牽引が必要な場合はその後，手術を行う．矯正位のゴム牽引では通常2，3日で復位するが，保存療法に固執せず数日経っても咬合が合わなければ観血的な整復に切り替える．

■インフォームド・コンセントの要点

・術前の診察で知覚麻痺（部位や程度）や歯牙欠損，開口制限などをカルテに記載しておき，術後の合併症としてそれらが起こり得ることを説明する．
・顎間固定中は口腔内衛生に努めてもらう．
・必要に応じ，矯正や補綴など歯科の治療も平行して行われることも説明する．

■手術方法

可能であれば大きな転位は徒手的に整復し，顎間固定で矯正位にゴム牽引するのが理想である．顎間固定のみなら局所麻酔でも行えるが，手術は経鼻挿管での全身麻酔が基本となる．挫創があればそれを併用することも可能である．一般に癒合部，体部，角部の骨折では口腔内からのアプロー

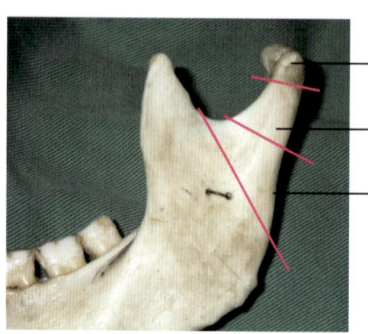

図4　下顎関節突起骨折の分類と一般的な固定法
下顎頭　Condylar head　プレートもしくはスクリュー固定
関節突起頸部　Condylar neck　主にプレート固定
関節突起下部　Subcondylar　プレート固定

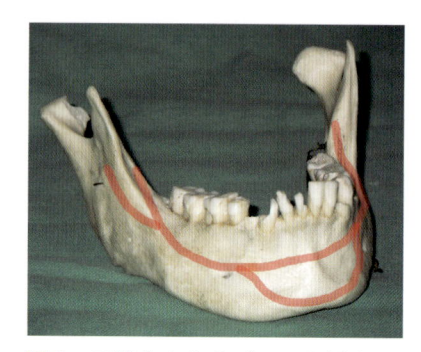

図5　口腔内からのプレート固定で目安となる Champy's line

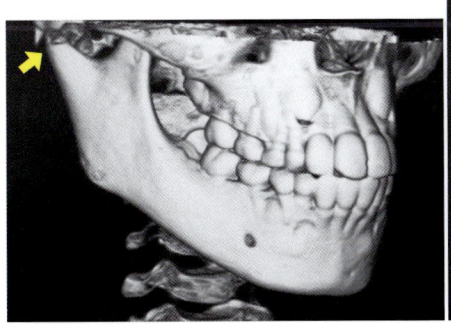

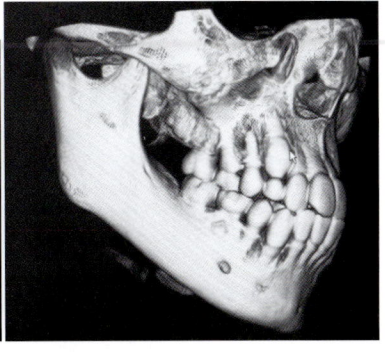

図6 小児顎関節突起関節内脱臼骨折症例の下顎骨頭リモデリング

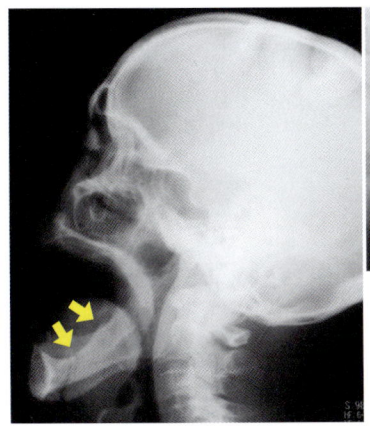

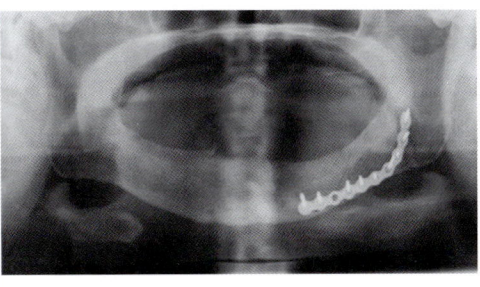

図7 無歯顎の下顎骨骨折（2カ所）
義歯装着を考慮して下顎下縁から厚さ2mmのプレート1本で固定した。術後下顎縁枝の麻痺もなく，問題なく義歯を装着して食事をしている。

チで骨折部に到達する。また，関節突起の骨折では経耳下腺的にアプローチするか，耳前切開と口腔内もしくは下顎下縁切開と内視鏡を併用する必要がある。

● 整復

術前の顎間牽引で咬合が再現されて骨折部にずれがなければそのまま固定する。骨折線の整復と咬合の回復の両方を満足できるように骨片整復を試みるが，第3骨片の存在などで両者を満足できない場合は咬合を優先する。しかし，両者を満足できない主な理由は，手術待機中に発生した癒着や骨片間への肉芽迷入であり，丁寧な第3骨片の整復と介在肉芽の除去に努め，正確な整復ができれば咬合も再建できるはずである。

● 固定

単純な骨折であれば口腔内から下歯槽神経管（図5）や歯根，埋入歯に注意しつつミニプレートで固定する。角部は骨折部にかかる応力がプレート平面と重なる。一般のミニプレートでは固定力が弱くなることにも注意が必要である。下顎は運動する骨であり，機能面からみると早期の顎間固定解除のメリットは大きい。そのためには強固な固定が必要であり，厚め（2mm）のプレートやロッキングプレートの使用が推奨される。しかし不十分な咬合回復（整復）のまま強固に固定されると，術後の顎間牽引での咬合改善は得られにくくなる。

小児の上・下顎骨骨折の留意点

■ 小児の顔面骨骨折の特徴

幼小児では副鼻腔が未発達であり顔面骨骨折自体がまれで，特に上顎骨骨折が存在する場合は高エネルギー外傷によることが多い。よって頭蓋内や他の合併損傷への注意も必要である。骨自体も柔らかいうえに成人のようなしっかりとした板状の骨は少なく，転位の少ない若木骨折の形態をとり，多くは保存的に加療できる。しかし転位がある場合は顎間固定を用いにくい年齢であり，徒手整復で安定している場合と後述する下顎関節突起骨折を除いて，観血的に整復しなければ変形の改善は期待できない。内固定を行う時は術前X線で未萌出の歯芽の位置を確認しておき，ドリリングやスクリューでそれらを傷つけないように注意

第1章 顔面外傷

する．骨代謝は高く癒合能は優れてはいるが，逆に変形したまま癒合しやすく，手術が必要な場合は成人に比べ受傷後早期に行わなければならない．固定材料も小児は骨癒合がよいので，固定力は弱いが吸収性のものが安全である．

■小児の顎関節突起骨折

手術法や固定材料の進歩により，小児においても観血的骨整復固定術も支持されるようになっているが，顎関節突起骨折は保存的治療が主流である．その理由は，まず骨頭が下顎成長の中心的役割を担っていることと，高い骨代謝と関節運動適応能力（Wolffの法則）で再生のごとく機能的・解剖学的なリモデリング（図6）が起こり良好な顎関節機能回復が望めることに起因するものと思われる．

無歯顎の上・下顎骨骨折の留意点

高齢者では骨はもろくなっているうえ転倒の頻度も高く，軽微な外力で骨折を来しやすい．無歯顎では歯牙による顎間固定ができないうえに骨粗鬆症による骨の萎縮も進んでいるが，咬合自体は義歯で再建されるため，積極的に強固な固定を行い除痛を図り早期口腔機能の回復に努める．また，アプローチやプレート固定部位も義歯装着を考慮しなければならず，顎堤に瘢痕を残さない口腔外からのアプローチも選択肢となる．整復固定の際は骨密度の低下も念頭に入れて，無理な整復操作やスクリュー挿入であらたな骨傷を起こさないように注意する．厚めのプレートでやや長めに固定した方が早期リハビリテーションを考えれば安全である（図7）．口腔内からのアプローチでは顎堤（歯槽骨）の萎縮が強く，上顎では鼻孔縁を，下顎ではおとがい神経の位置に注意する．

I 顎間固定

KEY POINTS
- 歯槽部の段差があれば整復してアーチバーをかける
- 切歯は歯根が1つしかないため強い牽引力がかかると挺出しやすい
- 歯牙へのマルチブラケットによる顎間固定も有用である

● アーチバーによる顎間固定

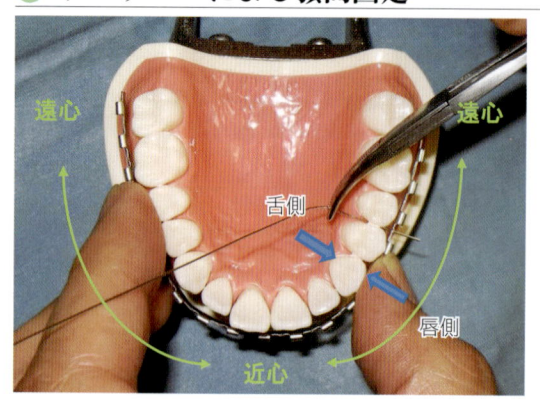

第2小臼歯とアーチバーの固定

上顎および下顎歯列アーチの歯頸部にそれぞれアーチバーがくるように長さと曲がりを調整して，歯茎にワイヤーを廻して歯とアーチバーを固定する．歯の舌側近心より26Gのワイヤーの一端を挿入し，もう一端を舌側遠心より挿入して唇側に出す．左右の第2小臼歯から始めるとアーチバーの安定と左右のバランスが取りやすい．煩雑ではあるが，動揺のない歯にはできるだけワイヤーをかけたほうが顎間固定のゴム牽引を行っても安定する．最も遠心の臼歯は頬側（唇側）遠心よりワイヤーを廻してそのまま歯間を通して唇側近心に出せばアーチバーを固定しやすい．

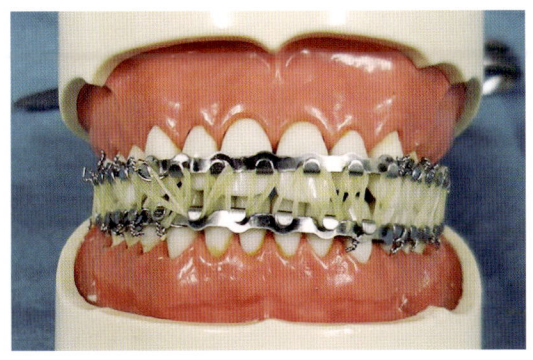

3. 顔面骨骨折—2）上顎骨骨折・下顎骨骨折

切歯もワイヤー固定した場合は，切歯部でのゴム牽引は歯根露出に注意する。

Advice
- 成人では歯列アーチの大きさはほぼ同じであるため，あらかじめ一定の長さに切り出し滅菌しておくと便利である。この長さは，成人の上顎で20フック，下顎は1フック少ない程度である。数日経過するとアーチバーを固定したワイヤーが緩んでくるので日々の診察時に緩んだワイヤーを締める。ゴムの牽引力が強過ぎると第3骨片を有する骨折では骨片や歯の舌側変位が起こるので注意する。

● IMFスクリューによる顎間固定

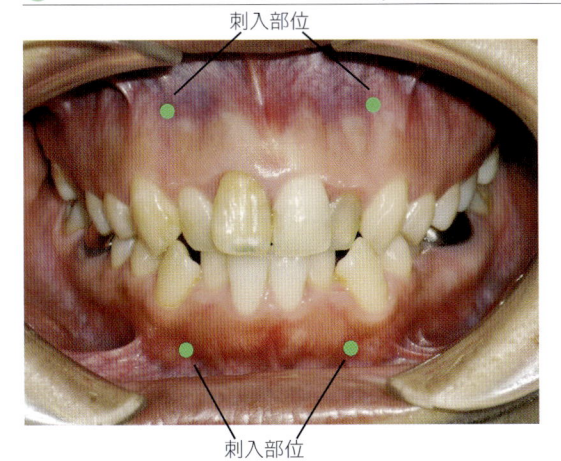

刺入部位
刺入部位

歯根損傷に注意して上顎では犬歯歯根隆起の内上方，下顎では内下方に上下左右4カ所刺入する。他の歯間でも使用可能であるが，施行前にパノラマX線画像で歯根間間隙を確認してスクリュー刺入位置を決定する。

Advice
- 歯根損傷を気にするあまり刺入部が高くなると後に粘膜内にスクリューヘッドが埋入してしまう。歯根損傷が気になる場合，上顎ではミニプレートを頬骨体もしくは梨状孔縁を力源として，一端を口腔前庭に出して使用することも可能である。

著者からのひとこと
- 上・下顎骨折（特に下顎）ではもともと咬合状態の悪い症例が多い。術前に咬合模型を作成し術中顎間固定用のバイトプレートを作成しておくことも有用である。
- 挫創の処置に併せてアーチバー装着を行い，矯正位へのゴム牽引を行えば骨片が整復され後の手術が行いやすい。
- 整復のために，骨片ごとにアーチバーを装着することは可能であるが，最終的には上下の歯槽はそれぞれ1本のアーチバーで顎間固定を行う方が安定する。

II 上顎へのアプローチ

KEY POINTS
- 骨片の整復の方法や固定部位にあったアプローチを選択する
- 受傷時の裂・挫創があればその利用も考慮する
- 表情筋付着部位の骨膜下剥離は丁寧に行う

第1章 顔面外傷

上口腔前庭切開

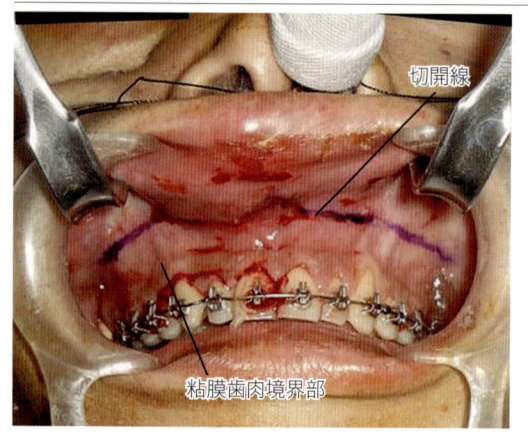

口腔前庭切開（経鼻挿管）

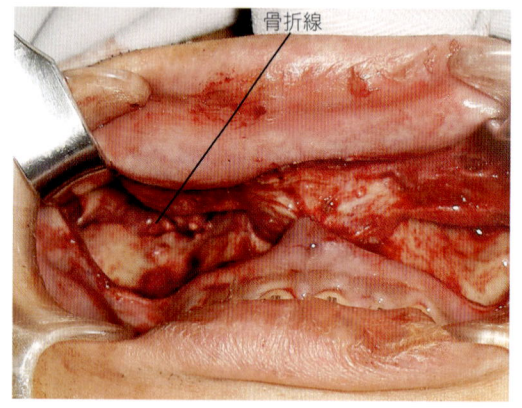

鼻腔内側〜梨状孔縁・上顎骨前面〜上顎結節を骨膜下に剥離したところ

手順としては，鼻腔内へのボスミンガーゼなどのパッキングに次いで切開予定粘膜と剥離範囲にエピネフリン入りリドカイン水溶液（キシロカインE®）を局注する。粘膜歯肉境界部より1cm程度唇側の口唇粘膜に切開を加え，骨膜上をある程度鈍的に剥離したのち骨膜を切開する。切開粘膜開大を予防するために遠心の切開端を上方へ跳ね上げた場合は耳下腺管の損傷に注意する。犬歯窩よりエレバトリウムで骨膜下の剥離を行い，眼窩下神経孔周囲まで進める。必要に応じ内側は梨状孔縁や鼻腔，外側は後方の上顎結節近傍から頬骨上顎骨縫合まで剥離し，骨折線の確認と授動に備える。

Advice
・上顎結節周囲の剥離は静脈叢（pterygoid plexus）や下行口蓋動脈があり，予期せぬ大出血を来たすことがあり慎重な操作が必要である。

その他のアプローチ

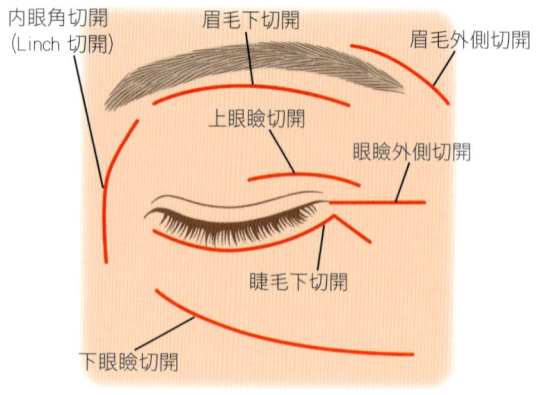

眼瞼周囲からのアプローチ

上顎Le Fort ⅡおよびⅢ型骨折の眼窩周囲への到達はさまざまな皮膚切開や結膜切開，冠状切開が術者の好みや患者の状況に応じて用いられている。

Advice
・眼窩下縁前面での骨膜下剥離は確実な骨膜切開から丁寧に骨膜下を剥離して閉創時骨膜縫合用の組織を確保しておく。

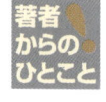

著者からのひとこと　閉創時には可能であればできるだけ骨膜縫合を行い，筋層・脂肪層はそれぞれの層で合わせるなど丁寧な縫合に努める必要がある。口腔前庭切開で梨状孔縁の剥離を広範囲に行った場合は，術後鼻翼の広がりを防止するために鼻翼基部の引き締めを行う。

III 上顎骨骨折：整復と固定

KEY POINTS
- 術前の顎間牽引で咬合整復できなければ転位骨片を十分に授動する
- 顔面の梁構造を再建する。必要があれば骨移植を躊躇しない
- 粉砕が強い場合，上顎高は受傷前の写真や上口唇と切歯の関係を考慮し決定する
- Le Fort Ⅲ型骨折では蝶形頬骨縫合部も確認しておく

● Le Fort Ⅰ型骨折の整復と固定

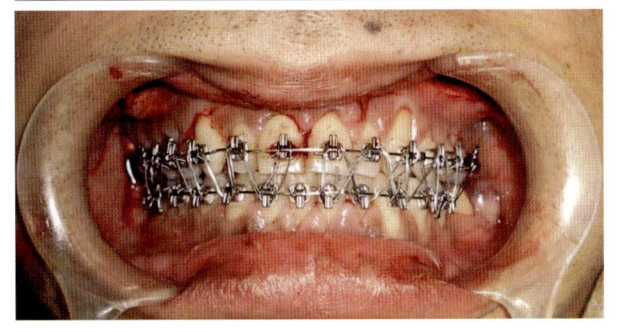

ワイヤーを用いた顎間固定で咬合を再現

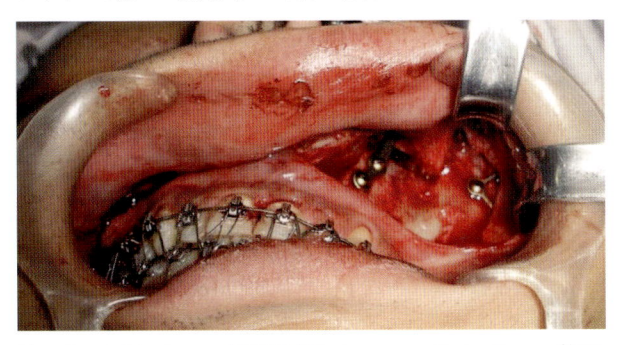

Nasofrontal buttress（梨状孔縁）と zygomatic buttress（頬骨上顎縫合部）のミニプレート固定

まず顎間固定により咬合を再現する。咬合が再現できない時や上顎高が長すぎる場合は上顎アーチの授動が必要となる。骨膜下剥離を，内方は鼻腔内側面，底部，鼻中隔，側方は上顎結節と翼状突起まで行い，骨折線にエレバトリウムやノミを入れ可動性を得る。それだけでは授動が不十分な場合も多く，上顎 Le Fort Ⅰ型骨切り術の要領で上顎結節を曲がりのノミで翼状突起より外し完全な可動性を得る。次いで上顎高に注意しつつ nasofrontal buttress と zygomatic buttress で左右それぞれ 4 カ所を第 3 骨片に注意しつつミニプレートで固定する。

Advice
- 下顎骨頭が関節窩に収まった状態（中心咬合位）で顎間固定および骨固定されることが重要である。骨固定後に顎間固定を解除して下顎を関節窩に押し当てながら運動させ，咬合の再現ができているかどうか確認する。

● Le Fort Ⅱ型骨折の整復と固定

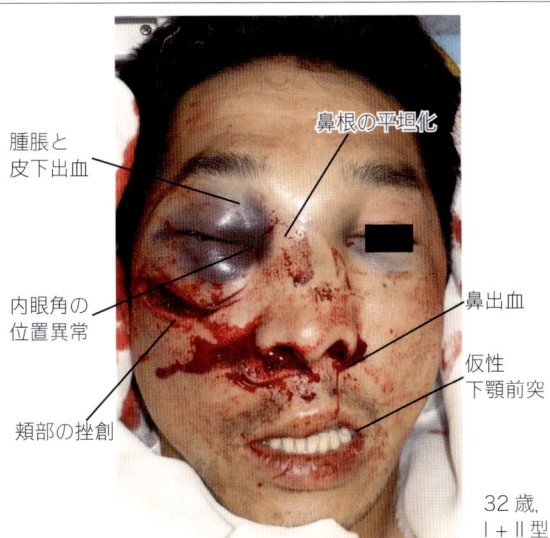

腫脹と皮下出血
鼻根の平坦化
内眼角の位置異常
頬部の挫創
鼻出血
仮性下顎前突

32 歳，男性，交通外傷による上顎 Le Fort Ⅰ＋Ⅱ型骨折症例の救急搬入時

〈評価と治療方針〉
　来院時，顔面腫脹・挫創および内眼角の位置異常を認めた。
　5 つのポイント
　　①梁構造
　　②歯槽弓
　　③受傷前咬合
　　④対称性
　　⑤顔面高の復元
に重点を置き，機能的観点からの再建と整容的観点からの整復を行う。

第1章 顔面外傷

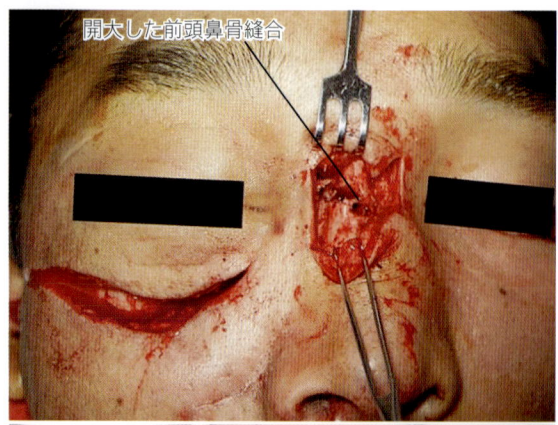

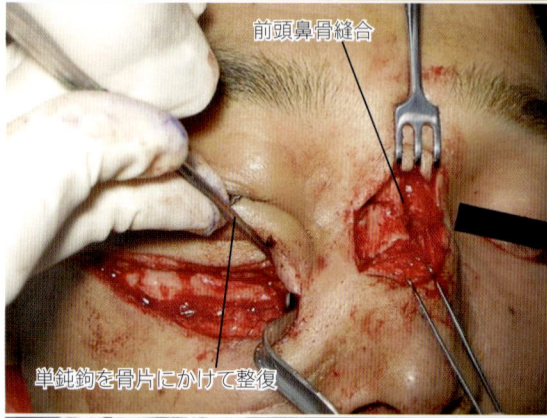

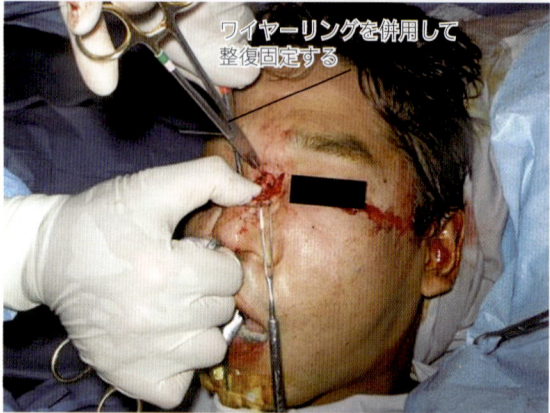

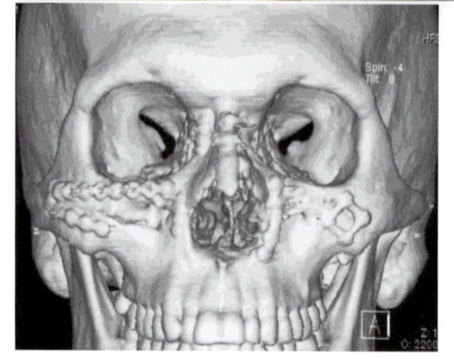

咬合を再建し，上顎高に注意しつつ損傷されていない頬骨と上顎アーチを固定する。口腔前庭切開，鼻根部切開もしくは冠状切開および外側の睫毛下もしくは結膜切開より各種鉤や鉗子を用い，上顎骨前頭突起を整復する。整復されればミニプレートで固定していくが，適宜ワイヤーやプレートの余った穴を利用してできるだけ第3骨片も整復固定していく。

Advice
・鼻篩骨部の整復は単純な骨折であれば上顎アーチの固定前に整復しておけば顔面高の決定に役立つが，粉砕が強い場合は，前頭骨・頬骨・上顎アーチを固定したのち，可能であれば経口挿管へ変更して外鼻形態を確かめながら整復するのがよい。

開大した前頭鼻骨縫合

前頭鼻骨縫合

単鈍鉤を骨片にかけて整復

ワイヤーリングを併用して整復固定する

術後の3D-CT
鼻背に頭蓋骨を移植した（短鼻変形防止に有効）。

● Le Fort Ⅲ型骨折の整復と固定

　顎間固定で咬合を再現し，受傷前の写真や切歯と上口唇の関係より顔面長を考慮しながら，上顎歯槽突起，頬骨をジグソーパズルを組み立てる要領で固定していく。

　冠状切開では頬骨の整復は直視下に頬骨弓の形態も確認しながら行う。授動後，頬骨前頭縫合部はワイヤーで締め込みながら一時的に固定後外側から固定する。冠状切開を用いない場合は蝶形頬骨縫合部で頬骨の回旋がないことを確認する。

　鼻篩骨の粉砕が強い時は鼻背に頭蓋骨外板をcantilever移植し，短鼻変形を予防する。

Advice
- 必要があれば一時的なワイヤーテクニックも駆使する。長めのマイクロプレートを眼窩縁に合わせてベンディングしておき，スクリューをねじ込みながら骨はプレート側へ持ち上げる要領で整復固定していく。

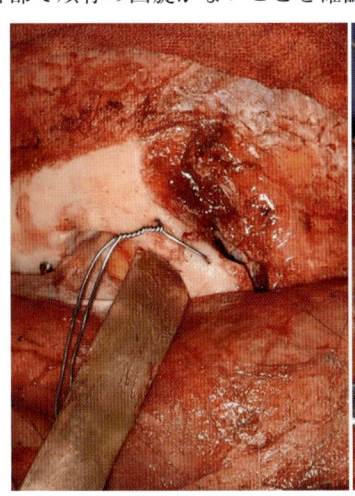

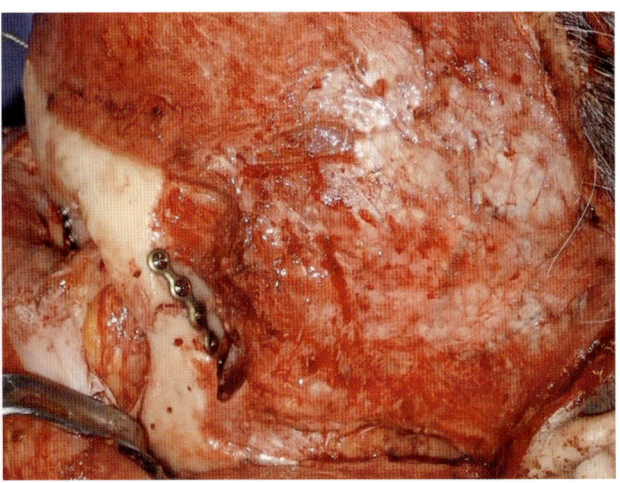

頬骨前頭縫合部の離開にはワイヤーの締め込みが有効である。その後強固にプレート固定を行う。

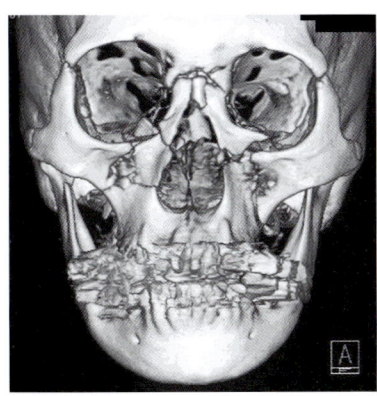

術前の3D-CT
鼻篩骨に加え頬骨も骨折している。

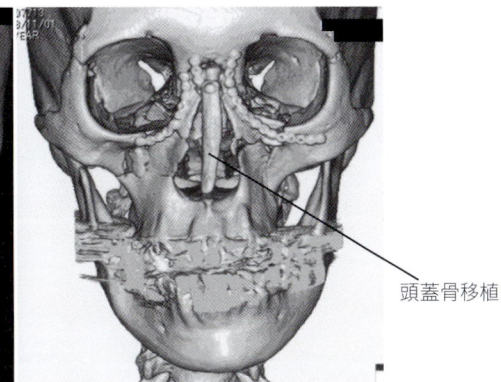

術後の3D-CT

頭蓋骨移植

著者からのひとこと
- 歯牙欠損が多い場合，積極的な骨移植や長期の顎間固定を行わないと十分な骨癒合が得られず，咬合不全が再発しやすいので注意が必要である。
- 大きな骨片の転位は少なく，小さな骨片（頬骨，鼻篩骨，歯槽突起の各セグメント）となっている方が大きなずれとなる。
- 冠状切開を用いた場合，眼窩周囲や頬骨弓の整復確認には術野が大きく，優れている。

第1章 顔面外傷

IV 下顎骨骨折：下顎口腔前庭切開からの整復と固定

KEY POINTS
- 早期社会復帰を希望する場合は観血的に強固な骨固定を行う
- 粉砕した歯槽骨折や第3骨片に注意する
- 骨折線上にある歯は安定していれば温存する

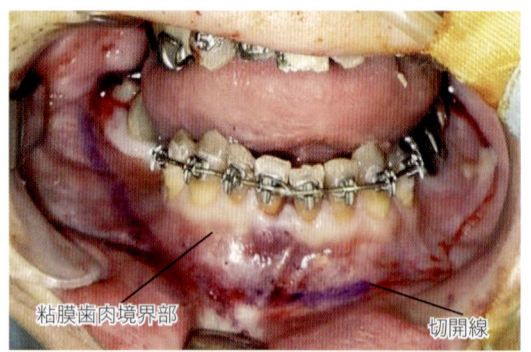

❶ 切開・剥離

切開は犬歯間では歯肉粘膜境界線より1cm程度離れた粘膜側で行う。粘膜切開後，エレバトリウムを用いて鈍的に剥離し，歯槽前縁のおとがい筋付着上縁で骨膜切開をおいて閉創時の骨膜縫合が確実にできるようにしておく。

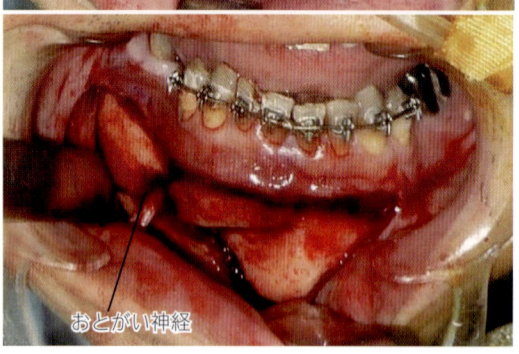

（粘膜歯肉境界部／切開線）

側方に伸ばす場合は，歯肉粘膜境界線に近づけ，やや浅くし，おとがい神経を損傷しないように注意する。

Advice
・おとがい神経周囲剥離の際，神経周囲の骨膜を切除すればより展開が有利になるが，神経自体を捻除しないように注意する。

（おとがい神経）

❷ 整復・固定

（ワイヤーによる顎間固定／2mmの厚めのプレートで固定）

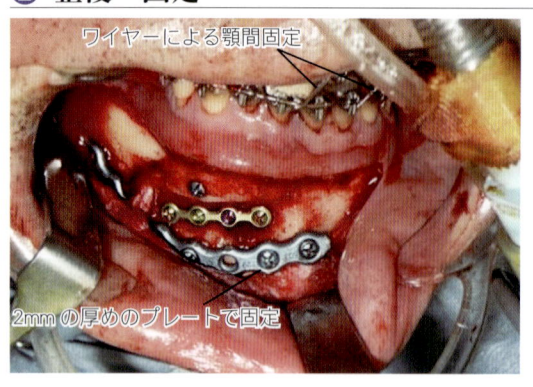

顎間固定により咬合を再現して歯根と神経管の位置に注意しつつプレート固定を行う。第3骨片の存在や転位が強い場合は，骨折部に迷入した介在肉芽組織を鋭匙で除去したのち顎間固定で整復する。斜骨折の場合はラグスクリューを用いることもできる。

Advice
・粉砕で唇側と舌側の皮質がsplitされている場合は，口腔底筋の作用で舌側皮質が後方へ転位し，口腔内からのアプローチでは整復が困難であり，皮膚側からのアプローチも必要となる場合がある。早期に顎間固定を解除したい場合は厚めのプレートを選択する。

著者からのひとこと
- 下顎の口腔前庭は唾液がたまりやすいので術後感染予防のためにwater-tightな粘膜縫合に努める。
- 顎間固定をどうするかで骨の固定法と固定材料を選択する。より強固な固定が得られるロッキングプレートの使用も一考である。

V 下顎骨骨折：下顎枝前縁からの整復と固定

KEY POINTS
- 下顎遠心へのアプローチは下顎を開口させた状態でないと到達が難しく，顎間固定したままのアプローチとなる可能性が高い骨折の手術では，皮膚側からのアプローチが有用な場合もある
- 皮膚側切開の可能性もインフォームド・コンセントしておく
- 骨折線上にある歯は安定していれば温存する

❶ 切開・剥離

切開線が咬合面を越えて上方に及ぶと buccal fat が脱出しやすい

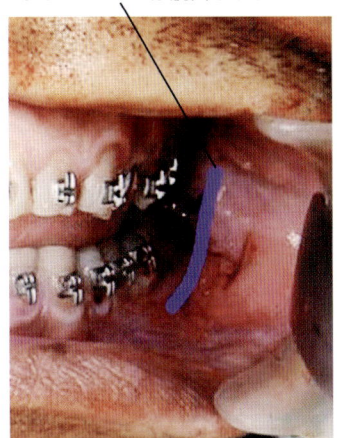

切開は口腔前庭切開と同様に歯肉粘膜境界線より 1cm 程度離れた粘膜側で行う。粘膜切開後，粘膜下頬筋上を鈍的に少し剥離，止血を行う。下顎枝の前面で骨膜切開を行い，エレバトリウムで骨膜下に剥離を進める。なお，切開線が咬合面を越えて上方に及ぶと buccal fat が脱出して術野の妨げになる。

Advice
- 粉砕が強い角部や関節突起頸部の骨折では口腔内からの限られた視野では操作が難しく皮膚側からのアプローチを選択せざるを得ない。

❷ 整復・固定

ワイヤーによる顎間固定

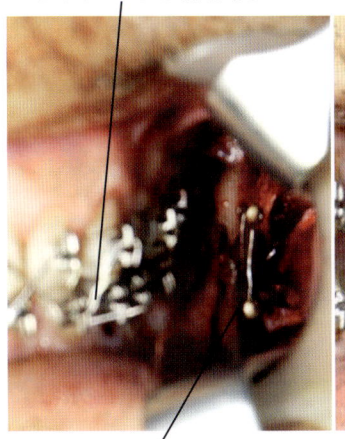

顎間固定では整復できない遠心の骨片をワイヤーで引き寄せて整復した

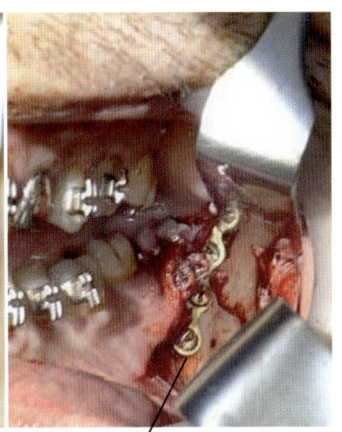

下顎枝前縁のミニプレート。プレート固定後ワイヤーは抜去した

臼歯より遠心の骨折では顎間固定で咬合再現できても骨折の整復は完全でない。まずは顎間固定で近位骨片を上顎に固定した後，遠位骨片を整復する。ワイヤーを用いたり下顎縁の剥離子を用いて引き寄せるように骨接合する。口腔内からであれば Chanpy line に沿って下顎枝前縁にプレート固定する。

Advice
- 手術の容易さより固定は下顎枝前縁となりがちであるが，角部は骨折線に対して，ずれ応力のかかる部位であり，早期に顎間固定を解除する場合は側方もプレートで固定すれば，より強固な固定が得られる。アングル専用のドリルとドライバーやトロッカーを用いれば口腔内から側面を固定することもできる。

第1章 顔面外傷

VI 下顎骨骨折・関節突起骨折：下顎下縁切開からの整復と固定

KEY POINTS
- 皮膚切開は下顎縁より尾側であればあるほど顔面神経損傷の危険は減る。しかし，術野の展開が悪く，特に関節突起へのアプローチはやりにくくなる

❶ 切開・剥離

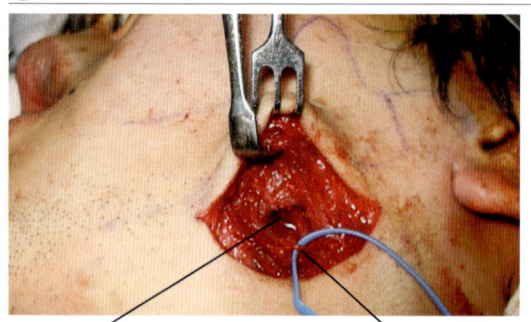

広頸筋を切開して下顎縁に達する　　確保した顔面神経下顎縁枝

　皮膚側からの骨折部への到達法である。皮膚切開は下顎縁より2〜3cm尾側で行う。皮下脂肪を分けていくと広頸筋が現れる。それを筋線維と直行する方向で切開し，顔面神経下顎縁枝や顔面動脈に注意しつつ広頸筋下を2本の筋鈎を用いて鈍的に剥離を行う。下顎縁の骨膜に到達後，骨膜に切開を加え骨膜下を剥離する。

Advice
・広頸筋下の疎な結合織内に下顎縁に平行して走る線維が下顎縁枝，頭側へ向かって走る拍動性の脈管が顔面動脈である。
・粉砕が強い角部や関節突起頸部の骨折では，口腔内からの限られた視野では操作が難しく，皮膚側からのアプローチを選択せざるを得ない。

❷ 整復・固定

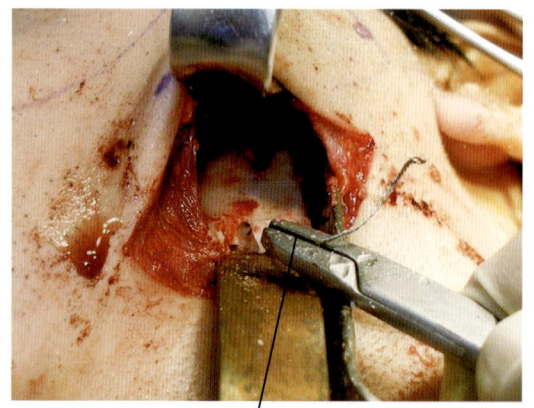

角部にワイヤーを通して下顎を下方に牽引して整復する。必要あれば内視鏡を併用する

　転位した低位の骨折では，下顎下縁から観血的な整復固定を行う。まず，下顎縁から角部・下顎枝外側を骨膜下に剥離を進める。下顎角部にワイヤーをかけ，そのワイヤーを牽引し下顎を下方に引っぱりながら剥離を上方に進め，骨折部を露出する。剥離子や単フック，細めの骨把持鉗子を適宜用いて，ある程度整復できることを確認しておく。
　ワイヤーで顎間固定の後，再度，骨折整復を確認しミニプレート（外固定）やラグスクリュー，キルシュナーワイヤー鋼線（内固定）で骨固定を行う。

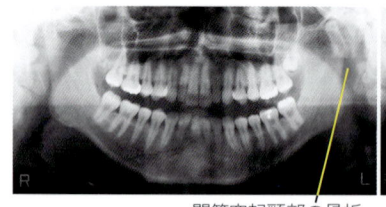

Advice
・広頸筋下の疎な結合織内に下顎縁に平行して走る線維が下顎縁枝，橈側へ向かって走る拍動性の脈管が顔面動脈である。

術前のパントモ　　関節突起頸部の骨折　　術後のパントモ　　ラグスクリューによる固定

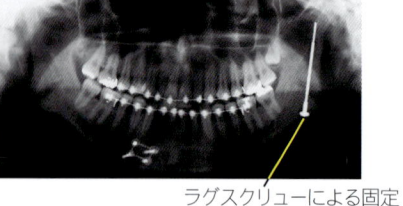

VII 関節突起骨折：耳前切開と経耳下腺アプローチ

KEY POINTS
- 顔面神経損傷を避ける
- 関節内骨折は保存的に治療する
- 下顎枝の短縮（両側であれば前方開咬，片側では交叉咬合）と顎関節強直が問題となる
- 手術や術後長期の顎間固定で開口障害を作らない

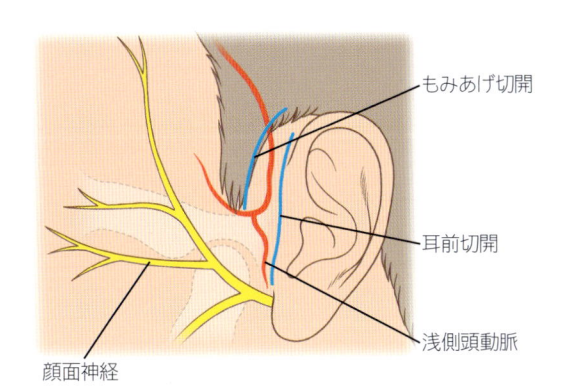

〈治療方針〉

　まず，痛みの強い数日間は顎間固定を行い，その後に顎間固定を解除して咬合が回復していなければ，観血的整復固定術を考慮する。

　手術時，顎間固定のままでは整復困難な場合もあり，顎間固定の解除と再固定を繰り返す必要がある。

　耳前部のしわに沿って尾側は耳珠切痕まで皮膚切開を加え皮下組織を浅側頭静脈に注意しつつ剥離して，浅側頭筋膜に到達する。浅側頭動脈の拍動および関節窩，頬骨弓基部の位置を触診で確認したのち，頬骨弓基部で筋膜に切開を加えて骨膜下で頬骨弓に沿って前方へ剥離する。次いで，眉毛外側と耳珠切痕を結んだ顔面神経側頭枝の走行に注意しつつ筋膜切開を後下方へ延長して下顎骨頭へ到達する。関節突起の骨折では内方へ骨頭が脱臼している場合も多く，その場合は関節内を開放することとなる。下顎関節突起の骨固定には，経耳下腺アプローチで顔面神経を直視下に置くか，内視鏡などを併用した方法との組み合わせが必要となる。

　経耳下腺アプローチとは下顎後静脈（retromandibular vein）前縁で耳下腺内の顔面神経を直接確認したのち，それらをよけて耳下腺下の下顎枝後縁に到達する方法で，関節突起を直視下におくことができるアプローチである。まず耳前部で浅側頭静脈を同定して，それに続く下顎後静脈を耳下腺内に追いかけて，その浅層で交差する顔面神経側頭枝を剥離同定する。耳下腺内を前方に圧排して下顎枝に到達する。

Advice
- 神経刺激装置で神経か血管かを確認して，血管であればバイポーラで焼却後切離し，神経であれば温存しながら丁寧に耳下腺内を剥離して，顔面神経を温存する。

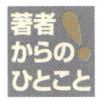

著者からのひとこと　耳下腺前縁で顔面神経頬筋枝を同定して下顎枝に至るアプローチもある。

第1章 顔面外傷

History & Review

- 顔面多発骨骨折の治療法を理論立てて説明したレビュー。
  Manson PN, Clark N, Robertson B, et al: Subunit principles in midface fractures; the importance of sagittal buttresses, soft-tissue reductions, and sequencing treatment of segmental fractures. Plast Reconstr Surg 103: 1287-1306, 1999
- 下顎角部骨折の骨接合法で現在のトレンドを紹介。理論と実際の開きがおもしろい。
  Gear AJL, Apasova E, Schmitz JP, et al: Treatment modalities for mandibular angle fractures. J Oral Maxillofac Surg 63: 655-663, 2005
- 代表的な日本語の教科書。写真が多くわかりやすい。
  平野明喜：顔面骨骨折治療の実際．平野明喜ほか編，文光堂，東京，2010
- 小児顔面骨骨折のレビュー。
  Zimmermann CE, Troulis MJ, Kaban LB: Pediatric facial fractures; recent advances in prevention, diagnosis and management. Int J Oral Maxillofac Surg 35: 2-13, 2006
- 顔面骨骨折全般の教科書。
  Manson PN: Facial fractures. Plastic Surgery, edited by Mathes SJ, vol 3, pp77-380, Saunders Elsevier, Philadelphia, 2005
- 下顎骨骨折のレビュー。症例も多く写真もきれいでわかりやすい。
  Ellis E 3rd, Miles BA: Fractures of the mandible; a technical perspective. Plast Reconstr Surg 120（suppl 2）: 76s-89s, 2007

第1章 顔面外傷

3. 顔面骨骨折

3）鼻骨骨折・鼻骨篩骨合併骨折・前頭洞骨折

今井啓道

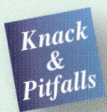

Knack & Pitfalls
◎頭蓋内損傷を見逃さない
◎鼻骨骨折の整復では，十分に骨片を授動する
◎鼻骨・篩骨合併骨折では，内眼角間距離開大と鞍鼻変形に注意する
◎前頭洞骨折では，鼻前頭管に留意し前頭洞炎の予防を行う

診断のポイント

■臨床所見

　受傷機転，鼻部・鼻根部・前頭部の変形，同部位の皮下出血斑，裂挫創，鼻出血などから本骨折を疑う。高エネルギーによる本部位の骨折では前頭蓋底の骨折を伴うことがあり，意識状態，脳神経（CNS）I～IIIの損傷，髄液鼻漏の有無を確認することも重要である。髄液鼻漏を鼻汁，鼻出血と判別するには，halo signの確認が簡便である。これは，ティッシュペーパーに鼻からの漏出液を滴下した時に中心に鼻汁が残り周囲に髄液が広がる様子や，中心に血餅が残り周囲に髄液が広がる状態を確認することで鼻汁中の髄液の存在を推測する方法である。また，テステープによるブドウ糖の検出も簡便で広く行われている方法である。しかし，髄液の存在を確定するためにはβ2-トランスフェリンの検出が必要である。

　受傷機転では衝撃の種類，方向，強さを聴取する。次に視診により変形を観察するが，その際には受傷以前から存在する斜鼻・鞍鼻がないかを聴取しておく。高度な外傷や，受傷後多少時間が経過した症例では腫脹のため変形が不明瞭になるため，視診のみでの変形の診断は不十分になりやすい。触診を併用し，骨折部に一致した陥没や隆起，段差，骨折部の圧痛（Malgaigneの圧痛点），軋轢音を検知する。

●鼻骨骨折

　比較的軽微な外力による受傷で，鼻出血と外鼻の変形を伴い，鼻骨部に一致した圧痛を伴う症例では鼻骨骨折を疑う。受傷機転と変形により斜鼻型（lateral impact）と鞍鼻型（frontal impact）に分類される（図1）。鼻鏡にて鼻内を観察することも重要で，鼻中隔の変位や血腫の有無を確認する。本骨折単独で髄液鼻漏を伴うことはないが，頭蓋底の骨折を合併している場合もあり，疑わしい場合は必ず確認を行う。

●鼻骨・篩骨合併骨折

　高度な外力による鼻根部の陥凹を伴う鞍鼻変形では，本骨折を疑う（図2）。内眼角靱帯の状態と骨折の粉砕度に注目したManson-Markowitzの分類によりType I～IIIに分類される（図3）。内眼角間距離の開大を伴った場合は，内眼角を押さえながら瞼裂を外側に引いて内眼角の可動性を診ることで，内眼角靱帯が骨片から離断していないかを調べるbow string testを行う。この所見によりType I，IIとType IIIを判別できる。さ

鼻背部の弯曲を認める　　鼻背部の陥凹を認める

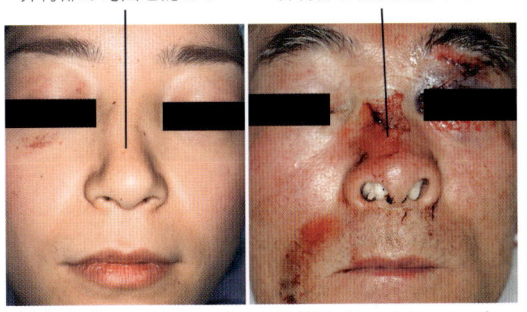

斜鼻型（lateral impact）　　鞍鼻型（frontal impact）

図1 外力の方向による鼻骨骨折の分類

59

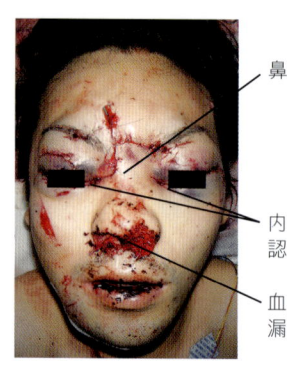

第1章 顔面外傷

図2 鼻骨・篩骨合併骨折の所見
- 鼻根部の陥凹を認める
- 内眼角間距離の開大を認める
- 血液に混じった髄液鼻漏を認める

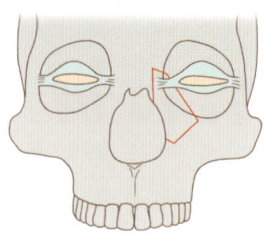

図3 鼻骨・篩骨合併骨折の Manson-Markowitz 分類
分類に鼻骨骨折の程度は考慮しない。
- Type I：内眼角靱帯が付着している骨片がブロックとして骨折している
- Type II：内眼角靱帯が付着している骨片が小骨片となっている
- Type III：内眼角靱帯が骨片より離断している

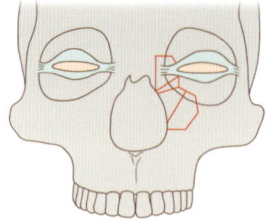

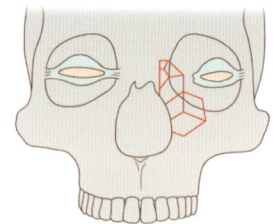

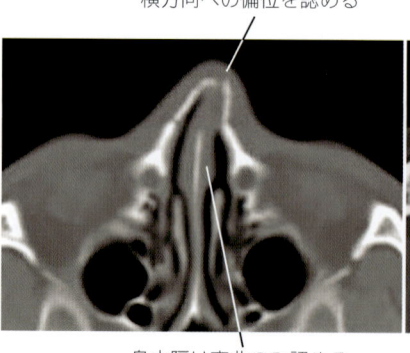

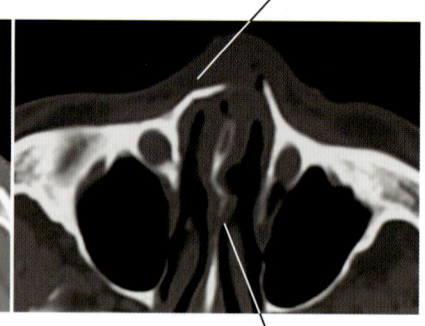

図4 CT による鼻骨骨折の診断
(a) 斜鼻型（lateral impact）：鼻骨の骨折と横方向への偏位を認める／鼻中隔は弯曲のみ認める
(b) 鞍鼻型（frontal impact）：鼻骨の骨折と背側への偏位を認める／鼻中隔に骨折を認める

らに本骨折は同時に前頭骨骨折や頭蓋底骨折を高率に合併する。そのため，髄液鼻漏や気脳症をしばしば伴う。

● 前頭洞骨折

前額部への外力による外傷では本骨折を疑う。受傷当初は腫脹のため，視診のみで前額部の陥凹変形を認めることは難しい。前額部に裂傷や擦過傷があった場合に本骨折を疑い，同部への触診を行うことで陥凹変形を指摘できることが多い。

前頭洞骨折は，前壁骨折，後壁骨折，鼻前頭管開口部骨折に分類される。後壁骨折や鼻前頭管開口部骨折は高度な外力により生じる頭蓋内骨折であり，単独で生じることはまれである。これらの骨折を認める症例では脳神経外科が主体となり治療にあたる。

■ 画像診断

単純 X 線画像においても診断は可能であるが，骨折部位の正確な診断は困難であり，CT 像による診断が推奨される。

● 鼻骨骨折

CT 像（横断断層像）：横断断層像にて鼻骨骨折の部位，変位の方向，骨片の重なり具合，粉砕の程度を把握する（図4）。これにより整復の大まかな方向を決定する。同じ画像にて鼻中隔の骨折

鼻根部鼻骨の篩骨蜂巣への陥没を認める
(Telescopic deformity)

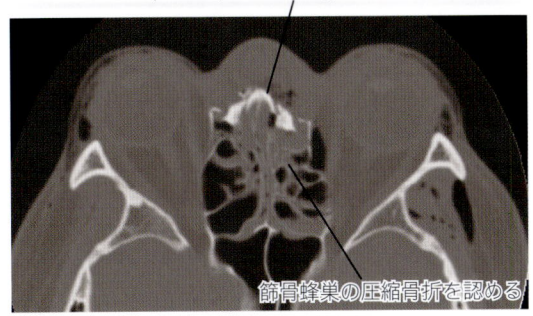

篩骨蜂巣の圧縮骨折を認める

(a) 陥没型鼻篩骨骨折

内眼角靭帯付着部の骨片は左右とも1つのブロックを保っている

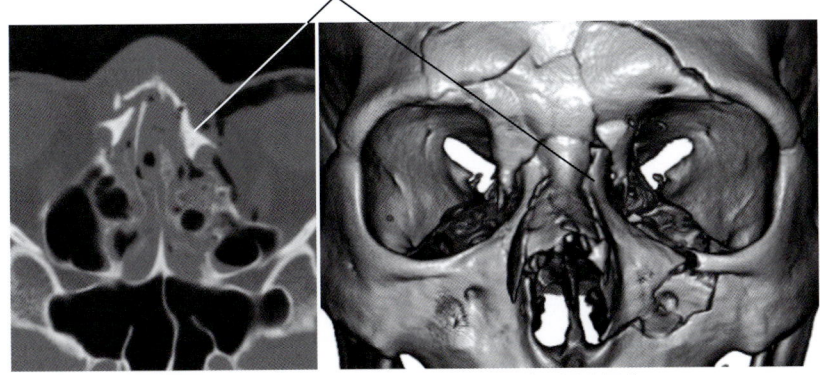

横断断層像　　　　　　　　　三次元骨表面像
(b) Manson-Markowitz の分類 Type I（内眼角靭帯が骨片から離断していない場合）

左の内眼角靭帯付着部の骨片は小骨片となり，外側に変位している

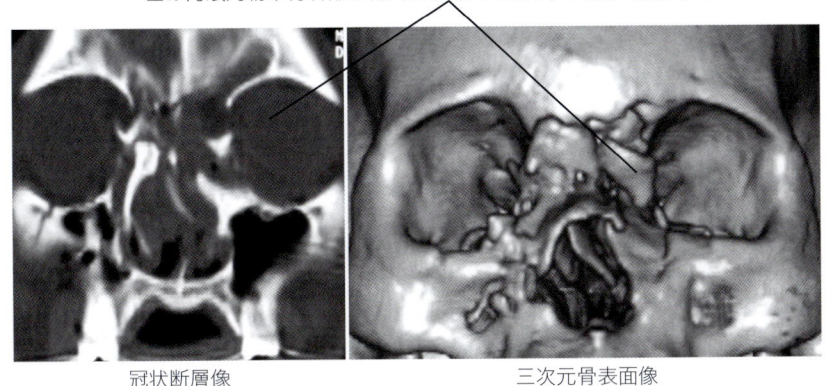

冠状断層像　　　　　　　　　三次元骨表面像
(c) Manson-Markowitz の分類 Type II（内眼角靭帯が骨片から離断していない場合）

図5　CTによる鼻骨・篩骨合併骨折の診断

の有無も確認する。鼻中隔の骨折があれば鼻背部の支持は不十分となることが予想され，固定方法の選択の際に重要な所見となる。

●鼻骨・篩骨合併骨折
　CT像（横断断層像，冠状断層像，三次元骨表面表示像）：横断断層像にて篩骨蜂巣の圧縮を伴う鼻根部鼻骨の陥没とその程度を把握する（図5）。この所見は鼻骨・篩骨合併骨折に特徴的な所見で鼻骨単独骨折ではないことを示す。
　冠状断層像にて内眼角靭帯付着部の骨片の大きさと外側へ変位している程度を把握する。この所見は冠状断のみでは把握しづらいため，三次元骨

表面表示像も併せて検討する．また，頭蓋底の骨折の有無や部位・程度を確認する．

三次元骨表面表示像では，内眼角靱帯付着部の骨片が大きな単一の骨片となっているのか，粉砕されているのかを把握する（図5）．これらは内眼角靱帯付着部の骨片を整復固定する方法を決定する際の重要な所見である．さらに骨折の全体像を把握するとともに，前頭骨などの周囲の骨折状況を確認する．

● 前頭洞骨折

CT像（横断断層像，矢状断層像，三次元骨表面表示像）：横断断層像により，骨折の及ぶ範囲が前壁までなのか，後壁まで達しているのかを把握する．後壁まで及ぶ場合，後壁の皮質の厚さより大きく変位している場合は頭蓋内損傷を伴っている可能性が極めて高い．続いて，矢状断層像にて鼻前頭管開口部付近に骨折がないか，あるいは同部位付近に骨片が陥没していないかを確認する．三次元骨表面表示像にて陥没の状態，全体像を把握する（図6）．

治療法の選択

鼻骨骨折

■手術適応
骨折による変形を認める症例は原則的に手術適応となる．また，鼻中隔骨折により鼻腔の狭窄が生じている場合は絶対適応となる．

■手術時期
整復の時期としては可能であれば腫脹が生じる前の受傷直後が最も望ましい．理由は整復が容易で，正確な触診と視診により整復位を確認できるからである．いったん腫脹により変形が隠されてしまうと，患者，医療者ともに正確な判断はできない．その場合，腫脹が消退した受傷後1〜2週前後に整復を行う．

■インフォームド・コンセントの要点
・主に整容的改善を目的とする手術である．
・完全に元の形に戻すことは難しい場合もある．
・手術後に生じる鼻出血が数日間持続することがある．
・眼瞼を含めた周囲の腫脹が2週間ほど続くことがある．

■手術方法
全身麻酔下，あるいは局所麻酔下にて非観血的整復が行われる．小児例や鞍鼻型などの整復困難症例では全身麻酔下に行うのが望ましい．

● 局所麻酔

外鼻の知覚神経は三叉神経第1枝眼神経の枝である滑車下神経・前篩骨神経鼻枝・眼窩下神経外鼻枝により支配されている．鼻骨骨折整復の際には，鼻骨上の皮膚を支配している滑車下神経のみならず，特に粘膜側の知覚神経である前篩骨神経鼻枝の外側鼻枝と内側鼻枝を麻酔する必要がある．

まず，粘膜面に5,000倍エピネフリン液と4%リドカイン液を浸したガーゼを交互に作用させて，粘膜の腫脹・充血をとり，止血を図るとともに表面麻酔を行う．表面麻酔は4%リドカイン液を浸したガーゼを交換しながら10分程度行う．これらを作用させている間に，皮膚側内眼角付近に少量の1%リドカインを注射し滑車下神経をブロックしておく．しかし，これだけでは十分な鎮痛が得られないため，皮膚側から骨折線を越えて注射針を進め骨折部粘膜側に1%リドカインを十分浸潤させる．骨折線を越えられない時は鼻内より鼻骨部粘膜下に1%リドカインを注射浸潤させることで前篩骨神経鼻枝を麻酔する．以上の手技でほぼ無痛で整復が可能である．

● 手術手技

鼻中隔血腫があれば先にこれを切開吸引し，粘膜を吸収糸でキルティング縫合しておく．

整復は鉗子を用いて徒手的に鼻骨を整位する．整復後，鼻内から軟膏ガーゼパッキング，皮膚側から外鼻スプリントを行い固定する．より強固な固定としてキルシュナー鋼線による内固定を用いる施設もある．鞍鼻骨折の場合は鼻中隔がその支持構造としての役割を果たせない．その場合はより強固な固定が必要で，キルシュナー鋼線による内固定などが利用される．

鼻骨・篩骨合併骨折

■手術適応
鞍鼻変形，内眼角間距離の開大などの変形がある場合は原則的に手術適応となる．整容的改善が主目的であるため，頭蓋内損傷などの全身状態を考慮し手術時期を判断する．

■手術時期
受傷直後の手術が整復も容易で望ましいが，現実的には髄液漏など頭蓋内損傷に対する治療の影響を受けるため，全身状態と神経学的な問題が安定し髄液漏が治まるまで待機することが多い．神経学的な諸検査を行ったうえで頭蓋内圧をモニタ

3. 顔面骨骨折—3）鼻骨骨折・鼻骨篩骨合併骨折・前頭洞骨折

前頭洞前壁の陥没骨折を認める

前頭洞後壁を含む骨折を認める
骨片の変位は後壁の皮質の厚さを越えている

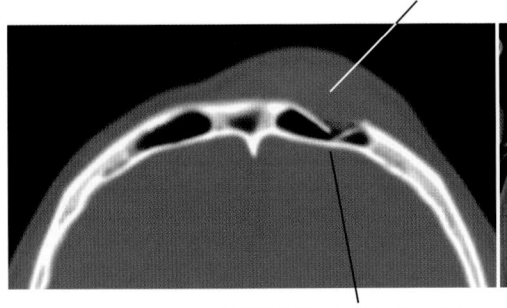

前頭洞後壁に骨折は認めない

気脳症を認める

(a) 前頭洞前壁のみの骨折

(b) 前頭洞後壁に及ぶ骨折

鼻前頭管開口部を含めた前頭洞前壁後壁，頭蓋底の広範な骨折を認める

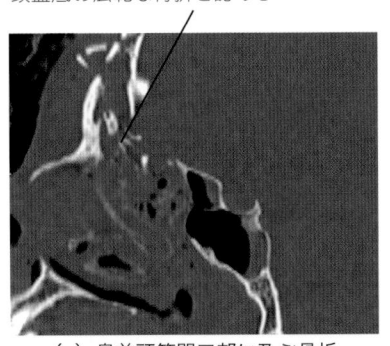

(c) 鼻前頭管開口部に及ぶ骨折

正中部前頭洞前壁骨折を認める

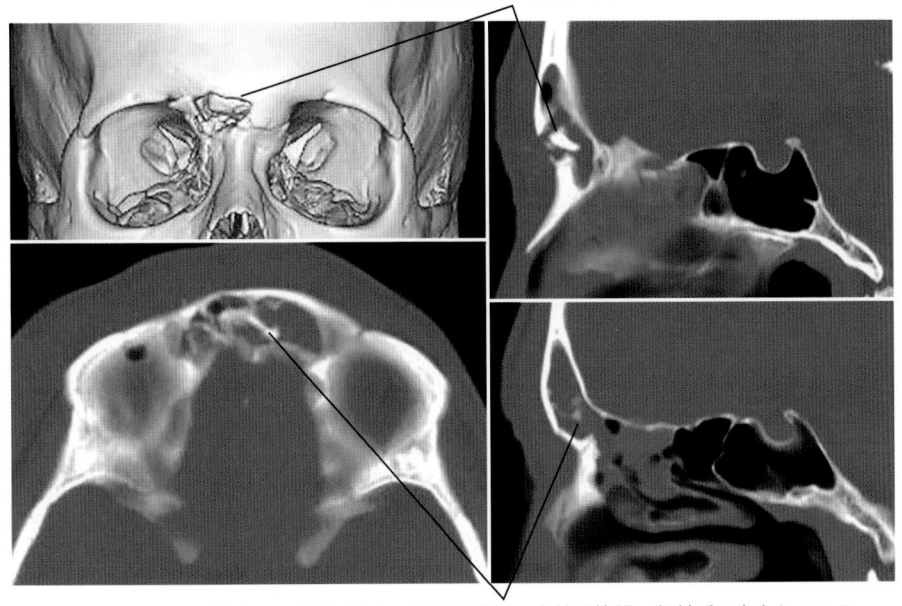

陥没した骨片は前頭洞中隔を含み，鼻前頭管開口部付近に存在している
(d) 前頭洞前壁のみの骨折だが，骨片が鼻前頭管付近に陥入している症例

図6　CTによる前頭骨骨折の診断

ーしながら受傷直後に手術を行うことで安全に良好な整復が得られるとする報告もある。一方，受傷後2週間以上経過すると骨折の整復は困難となる可能性がある。

■インフォームド・コンセントの要点
・整容的改善を目的とする手術であるが，元の顔貌に戻るのは難しい。
・十分な整復が不可能で鞍鼻を呈する場合があり，追加手術が必要になることがある。
・涙道が損傷されている可能性があり，追加の手術が必要となることがある。
・骨移植が必要になる可能性がある。
・術後，髄液漏の再発や髄膜炎を生じる可能性がある。

■手術方法
一般的に全身麻酔下に観血的に整復・固定を行う。

●整復
骨折部直上に裂傷を伴っている症例では同部を利用したアプローチを，裂傷を利用できない症例では鼻根部切開，内眼角切開や冠状切開からのアプローチを行う。必要に応じて下眼瞼の各種切開や上口唇口腔前庭切開を追加する。骨片の授動後，内眼角靱帯付着部の骨片（central fragment）をtransnasal wireで正中に寄せるように先に整復しておく。同部の整復は鼻骨・篩骨合併骨折の整容的結果を左右する。

●固定
鼻根部周囲の皮下組織は比較的薄く，骨片は骨格筋による外力の影響を受けないため，0.5mm程度のロープロファイルのチタンプレートあるいは吸収性プレートが用いられる。固定部位は鼻骨や上顎前頭突起，篩骨周囲のbuttressesに沿った部位が選択される。つまり，前頭から眼窩内側・下縁に沿った固定，梨状孔縁に沿った固定とそれに加えて粉砕された骨片間の固定が行われる。骨固定後，Manson-Markowitzの分類TypeⅢでは内眼角靱帯の再建をさらに行う必要がある。さらにTypeⅡ，Ⅲでは鼻背部へ隆鼻のための骨移植を要することも多い。移植骨の採取部としては頭蓋骨外板，肋骨，腸骨などがある。最後に，涙道損傷が疑われる症例は涙液・涙道シリコンチューブ（N-Sチューブ®，カネカメディック，日本）などを涙小管から鼻腔まで留置しておくことが望ましい。

前頭洞骨折

■手術適応
本骨折における治療の目的は変形の改善のみではなく，重篤な合併症である前頭洞粘液囊胞の発生を防止することにある。そのため，鼻前頭管開口部を閉塞するような骨折は手術の絶対適応である。前壁骨折のみの症例は，陥凹変形がある場合に整容的な手術適応がある。前鼻前頭管の損傷や後壁骨折を伴う症例は，頭蓋内の損傷が高率に疑われるため，脳神経外科が治療の主体となる。そのため本稿では詳細を述べることは割愛する。

■手術時期
受傷直後が整復は行いやすい。しかし，現実的には髄液漏など頭蓋内損傷に対する治療の影響を受けるため，全身状態と神経学的な問題が安定し髄液漏が治まるまで待機することも多い。一方，受傷後2週間以上経過すると骨折の整復は困難となる可能性がある。

■インフォームド・コンセントの要点
・術後，前頭洞粘液囊腫が生じる可能性がある（数年〜十数年の経過後に発症することもある）。
・前額部の異常知覚（眼窩上神経損傷）は完治しない可能性がある。
・（眼窩上壁まで骨折が及ぶ場合）内頸動脈海綿静脈洞瘻の合併の可能性がある。

■手術方法
一般的に全身麻酔下での手術が行われるが，前壁の小範囲陥没症例の場合は局所麻酔での対応も可能である。

●整復
アプローチは前壁のみであれば裂傷の利用や，眉毛上，鼻根部の小切開も利用できる。それ以外では冠状切開による広範囲な展開が望ましい。前壁の骨折のみであれば，前頭洞内に陥没した骨片を除去し前頭洞の空間と前頭鼻管への通気を確保した後，骨片の整復を行う。

前頭鼻管の損傷や前頭洞後壁の骨折を認める症例では，脳神経外科医が主体となり耳鼻咽喉科医とも協力して治療にあたることが必要である。その場合，鼻腔と前頭洞を大きく交通させるとともに前頭洞の後壁を削除し頭蓋化を図り，galea flapによる頭蓋内との遮断を図ることなどが行われる。

●固定
前頭・前額部の皮下組織は比較的薄く，骨片は骨格筋による外力の影響を受けないため，0.5mm

3. 顔面骨骨折—3) 鼻骨骨折・鼻骨篩骨合併骨折・前頭洞骨折

程度のロープロファイルのチタンプレートあるいは吸収性プレートが固定に用いられる。また，小範囲な骨折であれば吸収糸による固定も可能である。

I 鼻骨骨折：整復と固定

KEY POINTS
- 不十分な麻酔は鼻出血や整復操作に影響する
- 鼻骨・鼻中隔を十分に授動する。不十分な授動は後戻りの原因となる
- 骨折の様式により適切な固定法を選択する

❶ 鼻骨整復鉗子で骨片を授動する

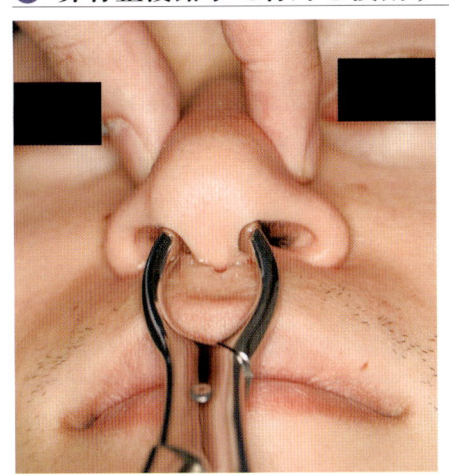

鼻骨整復鉗子（Asch 鉗子あるいは Walsham 鉗子）を鼻骨の裏面に這わせるように，鼻中隔を挟んで挿入する。左手で鼻骨を皮膚側から押さえつつ，鉗子を右手で持ち左右前後に揺すり骨折部の完全授動を図る。

Advice
・若木骨折部や線維性の骨片間接合を残すと整復後の後戻りの原因となる。

❷ 鼻中隔・鼻梁を正中位に整復する

整復はまず鼻中隔から始める。鼻中隔を挟んで挿入した鼻骨整復鉗子を引き出すようにしながら挙上し，鼻中隔を矯正し，鼻梁を正中に合わせるようにする。

Advice
・皮膚や粘膜を保護するため，鉗子の先端にネラトン管などのゴム管を被せておくのもよい。

❸ 左右鼻骨を整復する

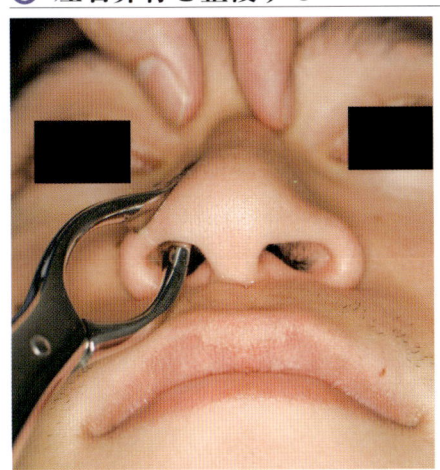

側面の鼻骨の骨片を鼻内粘膜側と皮膚側から鼻骨整復鉗子で挟み込み，持ち上げるように矯正し，左右を合わせるようにする。この際，鼻骨自由縁の小骨片の落ち込みも修正する。この操作はエレバトリウムを用いた方が容易な場合もある。

Advice
・超音波診断装置を用いて整復位の術中確認を行うことも有効であり，腫脹がある場合でも整復位を確認できる。

第1章 顔面外傷

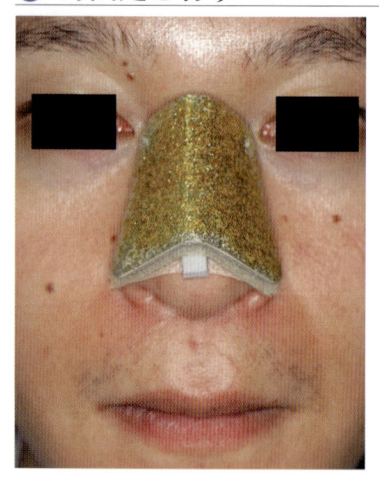

❹ 外固定を行う

整復後，鼻鏡でしっかり確認しながら上鼻道に軟膏ガーゼをパッキングし骨片を鼻内から支えるとともに，皮膚側から外鼻スプリントを装着貼付し鼻骨を内と外から挟むように固定する。

ガーゼは上鼻道にパッキングし下鼻道はあけておく。そうすることで鼻呼吸ができ，ガーゼも自然脱落しにくくなる。一方，パッキングしすぎると鼻骨の幅が広がってしまう。少し強めにパッキングした後，皮膚側から鼻骨形態を再度モールディングする。

軟膏ガーゼは5～7日目に，鼻腔内スプリントは7日目に抜去する。外鼻スプリントは7～14日間装着させるようにしている。

Advice
・鼻中隔がその支持構造としての役割を果たせない骨折の場合に，著者はシリコン板を用いた鼻中隔への鼻腔内スプリントを用いており，簡便で有効な方法と考えている。本スプリントは市販のもの（Doyle™ Nasal Splints, Medtronic, 米国）もあり利用できる。また，transnasal wireによる固定の有効性も報告されている。

II 鼻骨・篩骨合併骨折：整復と固定

KEY POINTS
- 内眼角靭帯付着部の骨片の整復具合が結果を左右する
- Transnasal wireは内眼角靭帯付着部の骨片の後上方を通過させる
- 内眼角靭帯付着部の骨片は若干狭めに寄せる

〈評価と治療方針〉

著しい鼻根部の陥凹変形，内眼角間距離の開大，多量の鼻出血とともに髄液鼻漏を認めた。Bow string testでは骨片と内眼角靭帯の連続性が確認できた。CTではManson-Markowitz分類 Type IIの鼻骨・篩骨合併骨折を認めた。明らかな頭蓋内損傷は認めなかった。

髄液漏の沈静化を待って，裂傷を利用した切開からtransnsal wire固定を含めた骨片の整復固定を行う方針とした。

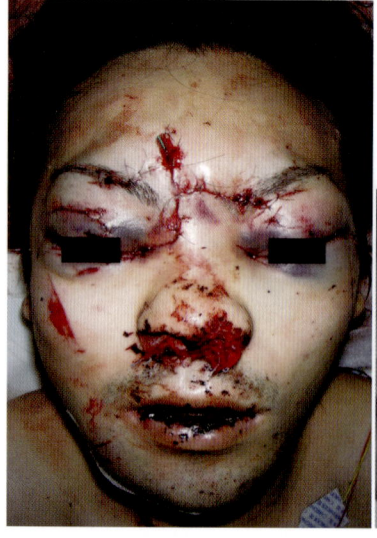

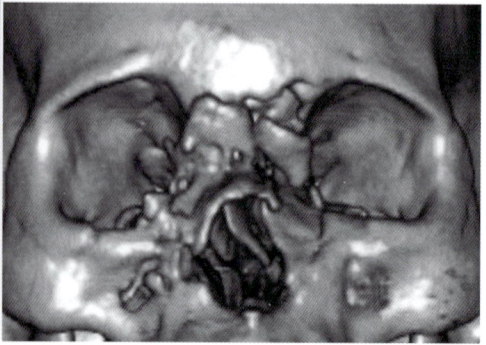

21歳，男性，交通事故による鼻骨・篩骨合併骨折

❶ 鼻骨を挙上位に授動する

　内眼角靭帯付着部の骨片は前外側に変位していることが多い。隣接する鼻骨は後上方に陥没変位しており，この鼻骨を十分に前方に授動しないと内眼角靭帯付着部の骨片への操作は難しい。曲がりのノミを鼻骨後面に沿って挿入する方法や，ワイヤーや鈍のフックなどを鼻骨の頭側にかけるなどの方法で，変位した鼻骨をやや尾側に牽引しながらゆっくり挙上させ授動する。さらに経鼻腔的に鼻骨整復鉗子を用いて鼻骨を前方へ整復移動しておく。

Advice
・直視下に展開時，内眼角靭帯を骨片から剥離しないように注意する。

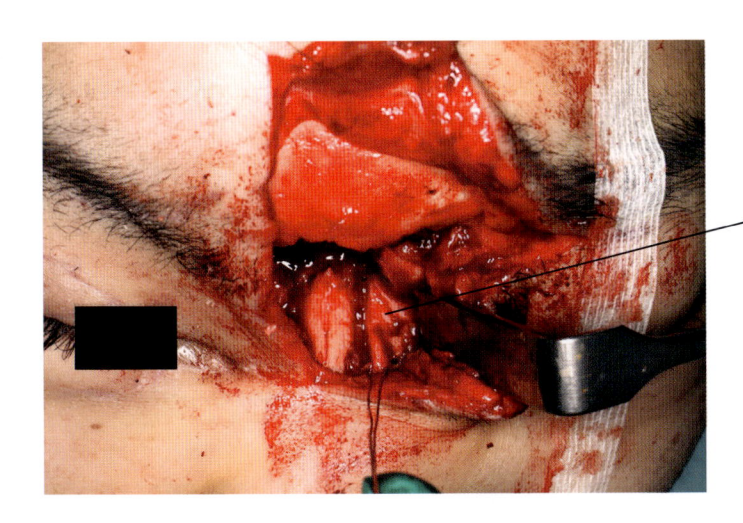

陥没した鼻骨に孔をあけワイヤーをかけたのち，ワイヤーを牽引し鼻骨を挙上する

❷ 内眼角靭帯をワイヤーで確保する

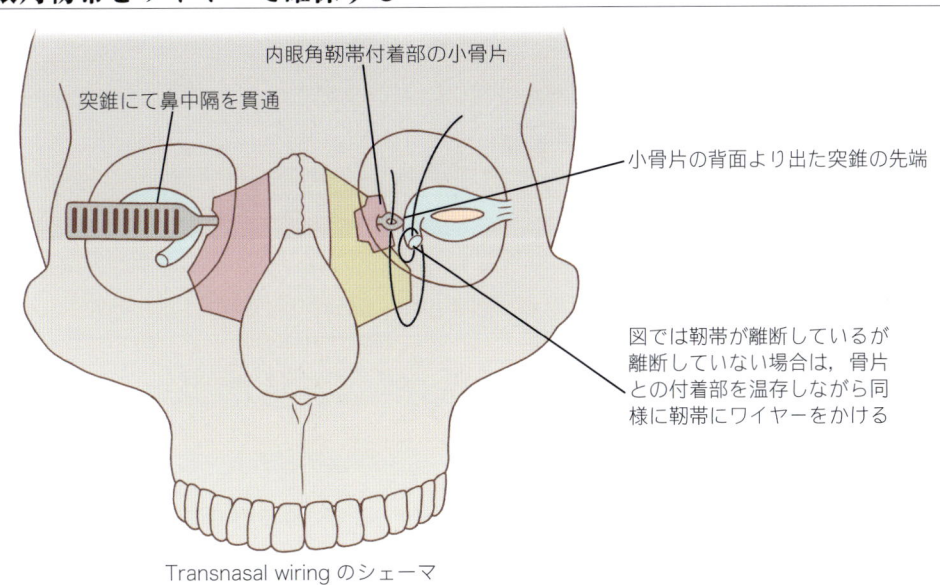

突錐にて鼻中隔を貫通
内眼角靭帯付着部の小骨片
小骨片の背面より出た突錐の先端
図では靭帯が離断しているが離断していない場合は，骨片との付着部を温存しながら同様に靭帯にワイヤーをかける

Transnasal wiring のシェーマ

ここからの操作は Manson-Markowitz の分類 Type II と Type III で必要となる。Type I ではこの手順は不要となるため，手順❺に移る。

　Type II では内眼角靱帯付着部の骨片に付着した内眼角靱帯に #28 ステンレスあるいはチタンワイヤーを 2 回貫通させてワイヤーを固定する。Type III では，内眼角靱帯が骨片から離断しているため，外れている靱帯にワイヤーを 2 回貫通させてこれを確保する。

Advice
- 18G 注射針の先をフック状に曲げて，これを靱帯の下から上へ貫通させ，その針先にワイヤーを入れ注射針を引き抜くことで容易にワイヤーを誘導できる。

❸ 涙嚢窩の後上方で突錐を貫通させる

　突錐を貫通させるための骨孔を作成する。鉗子で内眼角靱帯付着部の骨片を把持しながら，その後上方部（涙嚢窩の後上方）に 1.5〜2.0mm ラウンドカッティングバーにて骨孔をあける。骨孔をあける部位に骨折線があれば骨孔をあける必要はなく，骨折部を利用して突錐を挿入する。突錐は対側から挿入し，鼻中隔を貫通させ，患側の骨孔あるいは骨折線より先端を出す。

Advice
- ラウンドカッティングバーを用いることで斜め上方からでも骨孔の作成が可能である。また，突錐は先端が曲がった上顎用の小さなものを用いる。

❹ Transnasal wire を誘導する

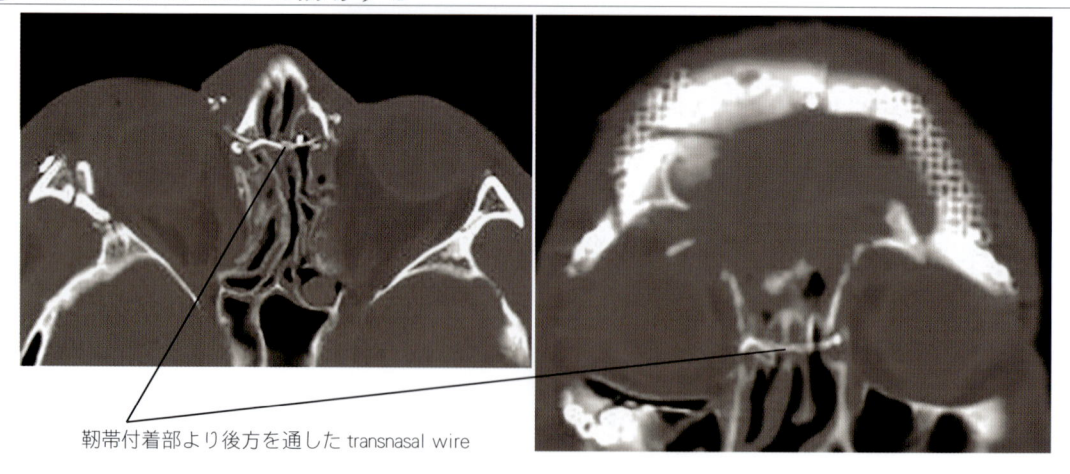

靱帯付着部より後方を通した transnasal wire

　突錐の先端の孔に同側のワイヤーを通し対側に引き出す。両側骨折の場合は左右それぞれに行う。内眼角靱帯付着部の骨片が粉砕されて不安定な場合は，先に粉砕された骨片をまとめてプレート固定を行い，固定したプレートの孔にワイヤーを通す。引き出したワイヤーを外側に引くことで左右の内眼角靱帯付着部の骨片を内眼角靱帯とともに中央に寄せ整復する。

Advice
- Transnasal wire 固定では，内眼角靱帯付着部の骨片の後上方を通すことが重要である。靱帯より前方を通すと骨片がハの字となり内眼角間距離の開大を残すことになるので注意が必要である。

❺ 鼻骨・前頭骨の骨折を整復しプレート固定する

　鈍のフックなどで骨片を整復し，鼻背の高さが十分に再建できるよう注意して，0.5mm 程度のロープロファイルのチタンプレートあるいは吸収性プレートを利用して骨片を固定する。

　Transnasal wire を要した症例では，ワイヤーを対側の内眼角靱帯に締結して固定するか，あるいは周囲に留置されたプレートやスクリューに締結し固定する。

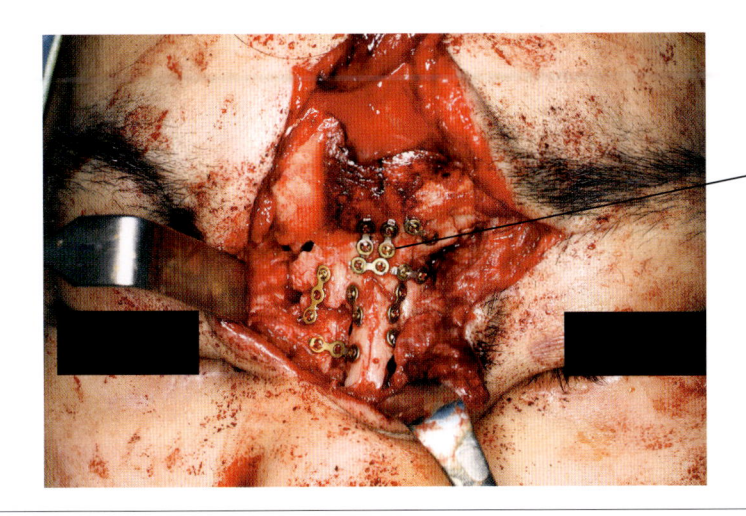

3. 顔面骨骨折—3) 鼻骨骨折・鼻骨篩骨合併骨折・前頭洞骨折

鼻骨部周囲の骨片を0.5mm厚チタンプレートで固定

Advice
・鼻骨の十分な高さが再建できない時は鼻背への骨移植による隆鼻も考慮する。

著者からのひとこと
鼻骨・篩骨合併骨折治療のもう1つのポイントは、いかに鞍鼻変形を防ぐかということにある。そのために、野網らが報告しているHalo型上顎延長器を利用した外鼻錐体の整復と外固定は非常に有用である。外鼻錐体を背面から支えている篩骨や涙骨は極めて薄く、骨折によりその支持性は失われる。また、眉間部の前頭骨骨折を伴っている場合、整復の支点が骨折しているため、十分な整復操作が困難なだけでなく、鼻根部前頭骨を支点としたプレート固定は支持性も不十分で、篩骨蜂巣部の瘢痕により術後高度な鞍鼻を呈することもしばしばである。従来、鞍鼻変形が予想される症例に対しては鼻背部への骨移植が行われてきたが、眉間からの自然な流れは再建できない。そこで著者は、Halo型上顎延長器の利用を積極的に行い整容的に良好な結果を得ている。本法は手技も容易で術中に無理な整復を行うことなく、出血量や手術時間も短縮できる良い方法と考えている。

III 前頭洞前壁骨折：整復と固定

KEY POINTS
・整復には意外に"ちから"が必要。骨片はいったん除去してから整復固定を行う
・骨片の粘膜は除去する
・鼻前頭管の開存の確認を忘れずに行う

❶ 嵌頓した骨片を除去する

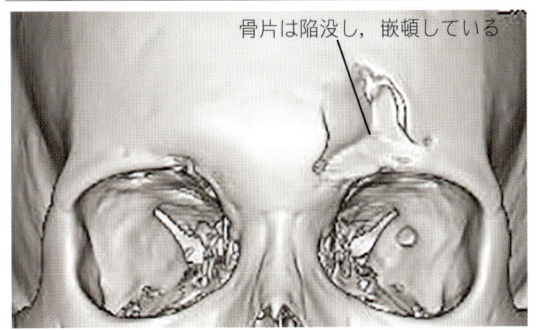

骨片は陥没し、嵌頓している

29歳、男性、転倒による前頭洞前壁骨折

前頭洞前壁骨折では通常凸のものが、陥没して凹となっている。そのため粉砕されていない小範囲の骨折ほど嵌頓し、なかなか整復が難しい。無理に嵌頓した状態での整復を試みず、エレバや鈍のフックを骨片間の隙間に挿入し、いったん骨片の除去を図る。骨片が嵌頓し隙間に入らない場合はラウンドカッティングバーで1カ所隙間を作り、そこから鈍のフックを挿入し骨片を除去する。骨片に付着した前頭洞粘膜は除去する。

Advice
・手術器械台にだいたいの前頭部の画を皮膚ペンで描いておき、除去した骨片を画の上に配置しておくと整復時に役に立つ。乾かないように生食ガーゼで覆っておく。

第1章 顔面外傷

❷ 鼻前頭管の損傷の有無を確認する

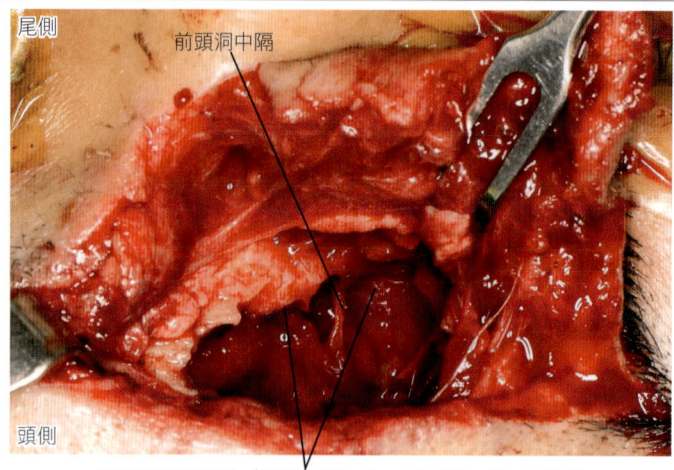

尾側
前頭洞中隔

頭側

鼻前頭管開口部（前壁の陰になっている）がある位置
術者視点での鼻前頭管付近の前頭洞

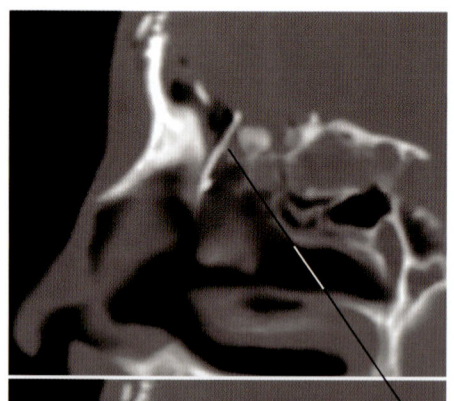

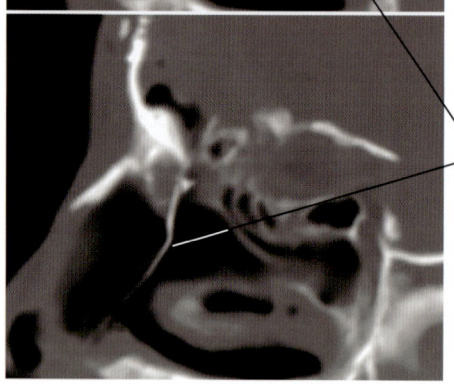

鼻前頭管に留置したドレーン

　正中部の骨折の場合は，左右の鼻前頭管でのドレナージを有効にするために前頭洞中隔を骨削除鉗子にて除去しておく。そのうえで鼻前頭管の状態を視診や注水で確認する。同部の狭窄がある場合は5mm径ほどのシリコンチューブドレーンを前頭洞から鼻前頭管を通じて鼻腔へ留置しておく。

Advice
・ドレーンは吸収糸で骨折部を介してプレートなどに固定しておき，2～3カ月間後に抜去する。

❸ 骨片を整復し固定する

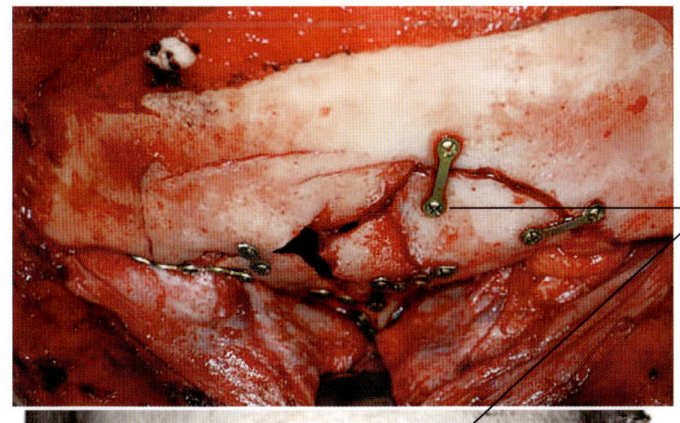

すべて 0.5mm 厚のチタンプレートで固定

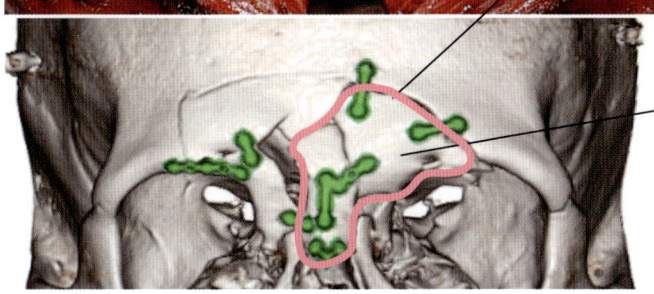

赤い範囲の 3 つの骨片は先に手術台上でプレートで連結したものを前頭部にプレート固定

　まず，手術台上で骨片を連結する．連結した骨片を，前頭部に固定する．固定の際に合わない場合は骨片のトリミングを行う．固定は，局所麻酔で行うような小範囲な骨折であれば吸収糸による固定でも十分であるが，一般的には 0.5mm 程度のロープロファイルのチタンプレートあるいは吸収性プレートを利用する．

Advice
・骨片がぴったりとはまることは難しい．最終的に骨削除鉗子でトリミングして合わせることが必要となることもしばしばある．

History & Review

●顔面骨骨折についての最新の診断・治療法が網羅されている．特に鼻骨・篩骨合併骨折の部分は Manson 分類の発案者である Manson が詳細に書いてある．
　Rodriguez ED, Dorafshar AH, Manson PN: Facial fractures. Plastic Surgery（3rd ed）, edited by Neligan PC, Vol 3, pp49-63, Saunders, Philadelphia, 2013
●顔面骨骨折の診断・治療法が最新の治験に基づき参照しやすく整理されている．携帯版は必携．
　AO Foundation: AO Surgery Reference CMF（https://www2.aofoundation.org/wps/portal/surgery?showPage=diagnosis&bone=CMF&segment=Overview）accessed 24 Aug, 2013
●鼻骨骨折の治療法が新鮮例から陳旧例まで，局所麻酔法も含めて分かりやすく書かれている．
　今井啓道，山田敦：鼻骨・鼻中隔・外鼻変形．耳鼻咽喉科診療プラクティス 13 耳鼻咽喉科・頭頸部外科領域の外傷と異物，池田勝久編，pp108-115，文光堂，東京，2004
●鼻骨・篩骨合併骨折の整復・骨固定の実際が経験豊富な筆者によって書かれている．
　田中嘉雄：鼻骨・篩骨骨折．頭蓋顎顔面の骨固定；基本とバリエーション，小室裕造ほか編，pp155-162，克誠堂出版，東京，2013
●Halo 型上顎延長器を利用した鼻骨・篩骨合併骨折の治療について報告している．
　野網淳，近藤昭二，城田陽一朗ほか：RED システムを用いた鼻骨―篩骨合併骨折の治療経験．日形会誌 25：445-450, 2005
●前頭洞の扱いについて頭蓋化を含めて，多くの臨床写真を用いてわかりやすく書かれている．
　右田尚，清川兼輔：前頭骨骨折．頭蓋顎顔面の骨固定；基本とバリエーション，小室裕造ほか編，pp130-136，克誠堂出版，東京，2013

第1章 顔面外傷

3. 顔面骨骨折

4) 顔面多発骨折

石田有宏

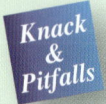

Knack & Pitfalls

高度粉砕頬骨骨折・眼窩骨折
◎最も重要な整復の基準点は眼窩外側壁である
◎眼窩外側壁での整復位の確認が十分でない時には，冠状切開の適応となる
鼻篩骨眼窩骨折
◎最も重要なポイントは内眼角靭帯付着部骨片の正確な固定で，眼角隔離を起こさないようにする

診断のポイント

■臨床所見

　高度粉砕頬骨骨折・眼窩骨折では頬骨骨折・眼窩骨折に加えて鼻篩骨眼窩骨折，Le Fort型上顎骨折，上顎縦骨折，下顎骨折など他の骨折を合併することが多い。鼻篩骨眼窩骨折では眼角隔離の有無，Le Fort型骨折や上顎縦骨折，下顎骨折では咬合をチェックするが，骨折の部位診断は臨床所見よりも画像所見でほぼすべて診断可能である。臨床所見では骨折の部位診断よりも合併損傷の確認が大切である。視力と眼球運動は必ずチェックする。眼窩周囲の腫脹が高度で眼球突出，視力障害を来たしている時にはblow-in頬骨骨折を除外する必要がある。結膜浮腫が著明で眼球突出を来たしている症例は頸動脈海綿静脈洞瘻を疑い，眼球に血管雑音がないか聴診する。眼球運動障害に眼瞼下垂を伴っている時は上眼窩裂症候群を疑い，前額部の知覚鈍麻の有無，角膜反射の有無をチェックする。視力障害のある時には眼球後出血，blow-in頬骨骨折，視束管骨折，眼窩先端部症候群などを疑う。臨床所見から疑われる合併損傷を念頭に置いて画像診断を行う。

■画像診断

　顔面骨のCT検査が第1選択となる。横断断層像（axial），冠状断層像（coronal），矢状断層像（sagittal）と三次元像（3D）が有用である。3Dは全体像の把握と立体位置関係の評価に有用だが，局所解剖の詳細な検討にはaxial, coronal, sagittalでの評価が必要である。眼窩底骨折の詳細な評価にはcoronalとsagittalが有用である。

治療法の選択

■手術適応

　高度粉砕を伴う多発顔面骨折は基本的に手術の適応となるが，まれに粉砕のみで骨片の偏位がほとんどない症例では保存的治療となることもある。

■手術時期

　全身状態が許せば1〜2週間以内の手術が望ましい。骨折の偏位が高度で軟部組織の変形を伴っている場合はできるだけ早期に手術を行う。変形した軟部組織は変形した位置で治癒，線維化を起こし，骨折の整復固定後も軟部組織の変形が残存するため骨折の治療よりも修正が困難となる。腫脹の軽減を待つために手術を遅らせる必要はない。Blow-in頬骨骨折で視力障害を伴う症例や，上眼窩裂症候群で骨片が上眼窩裂を圧迫している症例は緊急手術の適応である。

■インフォームド・コンセントの要点

・整容面もしくは機能的障害の改善を目的とする手術である。
・術後に腫脹による眼球運動障害を来たす。ほとんどが一過性であるが，眼球運動障害，複視が残存する症例もある。
・ごくまれに視力障害，失明の報告例がある。
・高度な眼窩底骨折や眼窩内側壁骨折では再建手術後も眼球陥凹を来たして，再手術を要するこ

3. 顔面骨骨折―4）顔面多発骨折

とがある。

■**手術方法**

全身麻酔下に手術を行う。下顎骨折，Le Fort型上顎骨折，上顎縦骨折を合併する症例は術中に顎間固定を行う必要があるため，経鼻挿管で行う。頭蓋底骨折を合併して経鼻挿管が禁忌である症例では気管切開を考慮する。

●**整復**

高度粉砕骨折を伴う多発顔面骨折では正確な整復のための基準点を求めることが最も重要である。中顔面の位置を決定する基準点は，①前頭頬骨縫合，②蝶形頬骨縫合，③眼窩下縁，④頬骨上顎支柱（頬骨下稜 lateral buttress），⑤鼻上顎支柱（medial buttress），⑥頬骨弓 の 6 つが存在する。中顔面の横径，前後径を規定する頬骨は前頭骨，蝶形骨，上顎骨，側頭骨と接し，単純な頬骨骨折ではこのうち 3 点の基準点を求めることで正確な整復が可能で，通常は前頭頬骨縫合，眼窩下縁，頬骨上顎支柱の 3 点を求める。しかしながら，顔面多発骨折で高度な粉砕を合併する症例ではこれらの基準点に第 3 骨片が存在し，信頼できる基準点が失われる。さらに，Le Fort 型骨折，上顎縦骨折，鼻篩骨眼窩骨折を合併することも多い（図1）。これらの顔面多発骨折では中顔面の横径，前後径を規定する頬骨の正確な整復と固定がキーポイントとなる。眼窩外側壁の蝶形骨頬骨縫合は頬骨と蝶形骨が長い距離で三次元的に接する縫合で，頬骨の前後，横，および回転方向の正確な位置関係の把握が可能な最も重要な基準点である（図1の1）。蝶形頬骨縫合を正確に整復することで頬骨の正確な位置が決まり，上方へ前頭頬骨縫合へのつながり，側方へ眼窩下縁へのつながり，下方へ頬骨上顎支柱へのつながりの足がかりができる（図1 青両矢印）。眼窩外側壁の粉砕

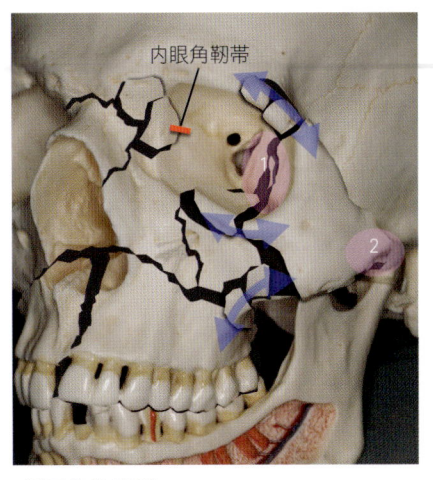

図1 顔面多発骨折
粉砕が高度になるにつれ信頼できる基準点が失われる。
1：蝶形頬骨縫合部，2：頬骨弓の 2 つが唯一の前後方向の支柱となる。

が高度で信頼できる整復の確認ができない場合は，さらなる基準点を頬骨弓に求める必要がある（図1の2）。顔面の前後径を決定する基準点は眼窩外側壁の蝶形頬骨縫合部と頬骨弓の 2 つであるため，頬骨弓での整復の確認と固定は正確な顔面の前後径を得るための最終手段となる。

●**Le Fort 型骨折が存在する時**

受傷前の咬合を再建する目的と，下方の整復の基準点を決定するために顎間固定を行う。顎間固定をすることで lateral buttress と medial buttress につながる基準点が決定できる。顎間固定が終了すると，顎間固定されて一体となった上下顎は顎関節を中心位に保持することで受傷前の位置に整復され，下方からの整復の基準点として頬骨上顎支柱と鼻上顎支柱の位置が決定する。

I 顔面多発骨折整復の手順

KEY POINTS
- 咬合，頬骨，内眼角靭帯の 3 つがキーポイントである
- 頬骨の正確な前後，横方向の整復固定が顔面前後径，横径を決定し，眼窩内容積を決定する
- 頬骨が外側に偏位すると眼窩内容積が増大し，術後の眼球陥凹を来たす

❶ 上顎縦骨折の固定と顎間固定

上下顎歯列弓を整復し術中に顎間固定を行い，術前の咬合を再建する。下顎歯列弓の整復が容易で確実であれば，下顎をプレート固定した後に顎間固定を行う。下顎の粉砕が高度で骨折部の整合性のみでは下顎歯列弓の正確な整復が困難な時には，まず顎間固定を行い上顎歯列弓に合わせて下顎を整復固定する。

第1章 顔面外傷

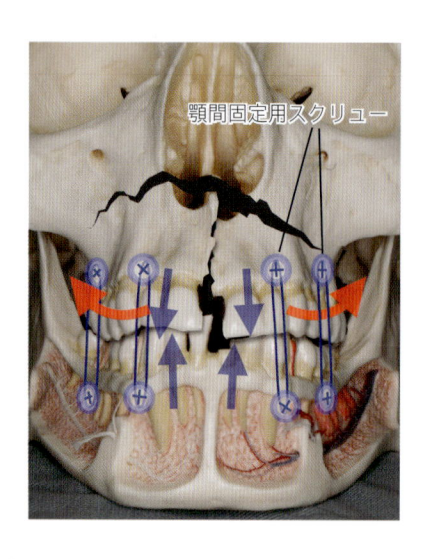

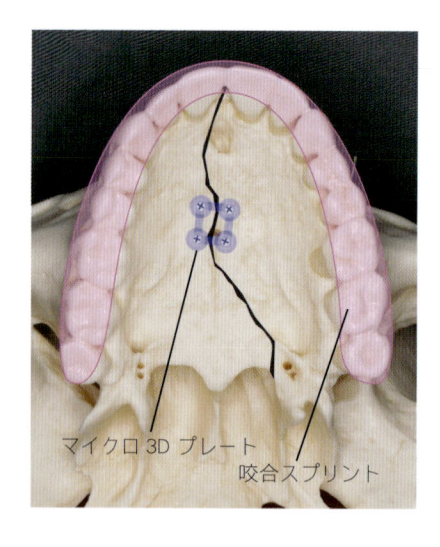

通常，上顎歯列弓は下顎歯列弓よりも広く下顎歯列弓の外側に位置するため，上顎縦骨折が存在すると顎間固定で上下顎間を圧着した時に，上顎歯列弓が拡がる傾向がある。

それを避けるためには，硬口蓋をプレート固定するか，咬合スプリントを用いて上顎歯列弓が開大しないようにする必要がある。

Advice
・上顎縦骨折での硬口蓋の固定はタオル鉗子で上顎を左右から挟んで固定しながら行うとやりやすい。

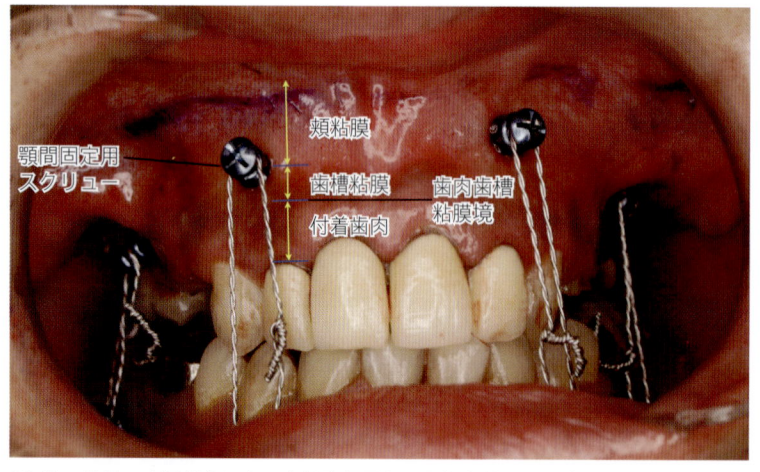

23歳，男性，交通外傷による右粉砕頬骨上顎骨複合体骨折，鼻篩骨眼窩骨折，Le Fort Ⅰ, Ⅱ型骨折，前頭骨骨折，眼窩底骨折

顎間固定はアーチバーを用いる方法が一般的であるが，顎間固定用スクリューを用いた方が容易で手術時間も短縮できる。

顎間固定用スクリューは付着歯肉が歯槽粘膜に移行する歯肉歯槽粘膜境よりやや歯槽粘膜側に刺入するようにする。頬粘膜や口唇粘膜に刺入すると可動粘膜がスクリューにまとわりついて刺入が困難であり，顎間固定が長期にわたるとスクリューの頭が粘膜に埋入してしまうことがある。

❷ 頬骨の固定

前頭頬骨縫合部に粉砕がない場合は，前頭頬骨縫合部を最初にワイヤーあるいはマイクロプレートにスクリュー2本で仮固定して，ある程度可動性をもたせて，仮固定部を支点として頬骨を回転させて眼窩下縁と lateral buttress の整合性を見ながら整復位置を決定する。前頭頬骨縫合，眼窩下縁や lateral buttress の粉砕が高度な場合は眼窩外側壁での整復の確認と固定を行う。

❸ Lateral buttress および medial buttress の固定

頬骨の位置が決定した後，lateral buttress および medial buttress を固定し，鼻篩骨眼窩骨折の整復固定へと進む。

❹ 鼻篩骨眼窩骨折の整復固定

鼻篩骨眼窩骨折を合併している場合，大きく咬み合った骨片はプレート固定のみで安定するが，小さく遊離した骨片は経鼻ワイヤー固定を追加する（詳細は前項に準ずる）。

II 眼窩外側壁での蝶形頬骨縫合部の整復の確認と固定

KEY POINTS
- 頬骨の正確な整復確認のためには，眼窩外側壁の広い術野展開が必要
- 眼窩外側壁を接線方向からのみ観察すると，骨片の偏位を見逃す

❶ 広く術野を展開する

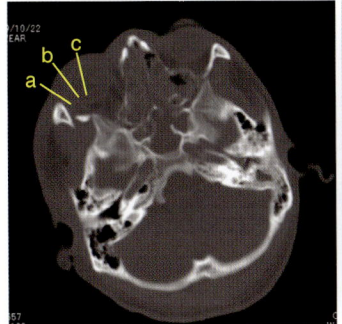

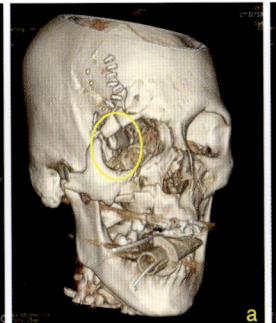

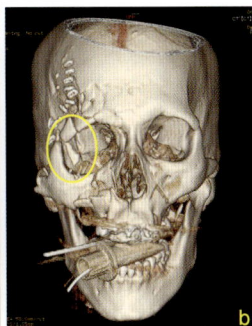

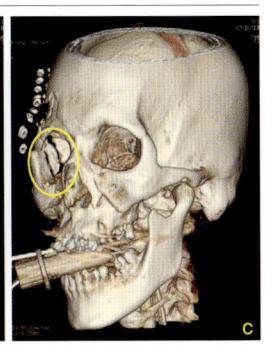

右頬骨高度粉砕骨折，Le Fort I型骨折：接線方向（a）からの観察では整復の確認が不十分で，眼窩外側壁をより正面方向から観察できるよう（b，c）広い術野を展開する必要がある。

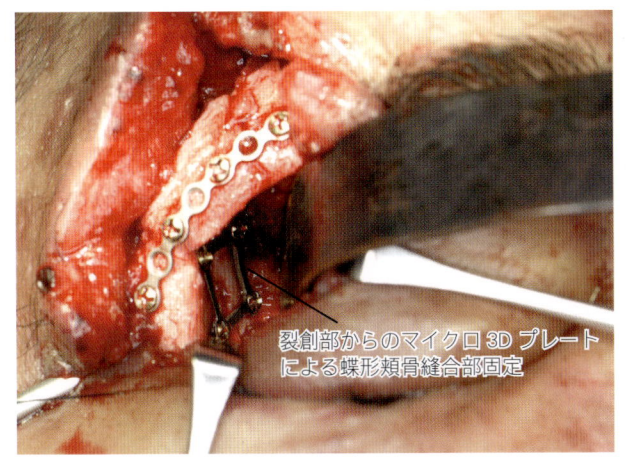

裂創部からのマイクロ3Dプレートによる蝶形頬骨縫合部固定

眼窩外側壁への術野展開が狭いと眼窩外側壁の接線方向から術野を観察することになり，骨片の偏位を見逃しやすくなる。術野展開が広くなると眼窩外側壁の骨折が一望できるようになる。提示症例では上眼瞼外側部の裂創から広い術野を得ることができた。その他の方法としては睫毛下切開法あるいは経結膜切開法に外眼角切開を加えることで広い術野展開が得られる。

23歳，男性，交通外傷による右粉砕頬骨上顎骨複合体骨折，鼻篩骨眼窩骨折，Le Fort I，II型骨折，前頭骨骨折，眼窩底骨折

第1章 顔面外傷

❷ 蝶形頬骨縫合部の固定

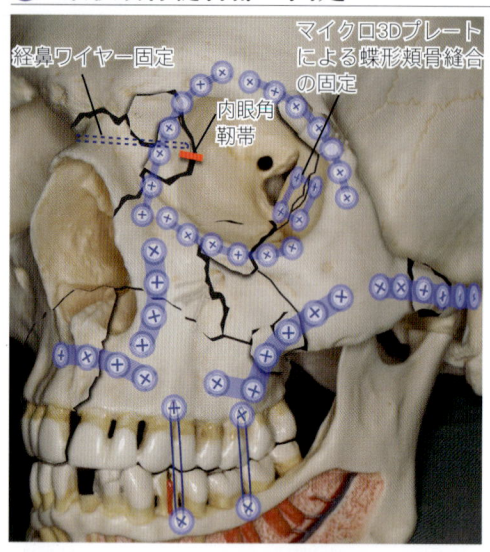

頬骨周囲の粉砕が高度な症例では蝶形頬骨縫合部をマイクロ3Dプレートで固定することで正確かつ強固な頬骨の固定が可能となる。

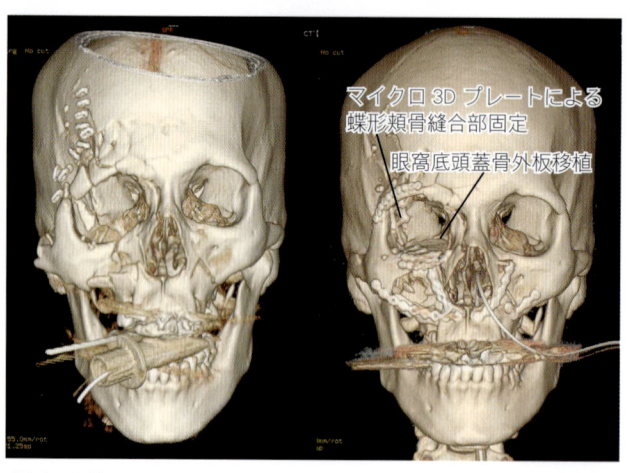

左図（Ⅱ-❶と同一症例）は粉砕頬骨骨折，Le Fort Ⅰ型骨折，右鼻篩骨眼窩骨折の合併症例で，前頭頬骨縫合部，眼窩下縁，頬骨上顎支柱いずれも多数の第3骨片が存在していたが，蝶形頬骨縫合部を最初にマイクロ3Dプレートで強固に固定することで，冠状切開なしで良好な整復位を得ることができた。広く術野を展開することで蝶形頬骨縫合部の固定は通常のスクリュードライバーを用いて眼窩内から可能である。

Advice
・頬骨の整復にはコルク栓抜き様の整復用スクリューは有用である。

症例の術前，術後
蝶形頬骨縫合を正確に整復し強固に固定することで頬骨弓の固定は不要となり，粉砕しているが偏位のほとんどない前頭骨から鼻篩骨眼窩骨折部を固定源とする必要もなく，最小限の侵襲で整復固定が可能となった。

著者からのひとこと
蝶形頬骨縫合部の強固な固定なしでは固定源を粉砕前頭骨，鼻篩骨眼窩骨折部に求める必要があり，冠状切開を要することになったと考えられた。さらに，多数の第3骨片を介した長いプレートによる固定は頬骨の前後方向の安定性を欠き，頬骨弓での追加固定が必要となる。

III 冠状切開

KEY POINTS
- 顔面神経側頭枝は側頭頭頂筋膜内に存在するが，術中は顔面神経を確認同定するのではなく，正しい層を剥離することで自然と保護される
- 頬骨弓は「弓」という名前から弓状に弯曲している印象を受けるが，実際はほぼ直線である．弓状になっていると頬骨弓が弯曲して顔面の前後径が失われ，側頭部の突出が目立つようになる

❶ 解剖

冠状切開の際には，耳前部の切開創のすぐ前方を耳下腺の上方から浅側頭動静脈が走行するので損傷に注意する．耳珠と外眼角を結ぶ線の中1/3には顔面神経の側頭枝が存在する．

帽状腱膜は下方に向かって側頭線を越えると側頭頭頂筋膜となり，さらに下方に向かい頬部ではSMAS（superficial musculoaponeurotic system）に連続する．

側頭筋膜は頬骨弓に近づくにつれ浅・深2葉に分離し，間に血管を含んだ脂肪織を内包し頬骨弓をはさんでいる．

顔面神経側頭枝は側頭頭頂筋膜内に存在し，冠状切開法ではそれよりも深層，すなわち側頭筋膜直上で剥離すれば，顔面神経は挙上される頭皮弁に入り保護される．

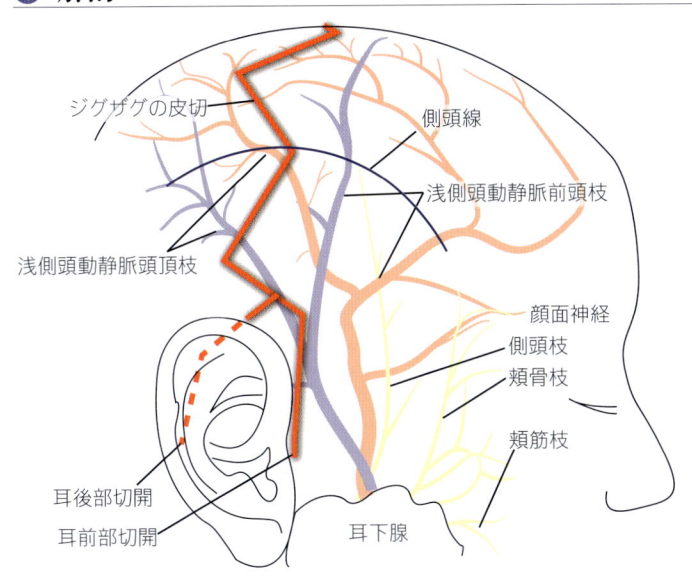

冠状切開のデザインと局所解剖
ジグザグ切開を耳前部あるいは耳後部に延長する．

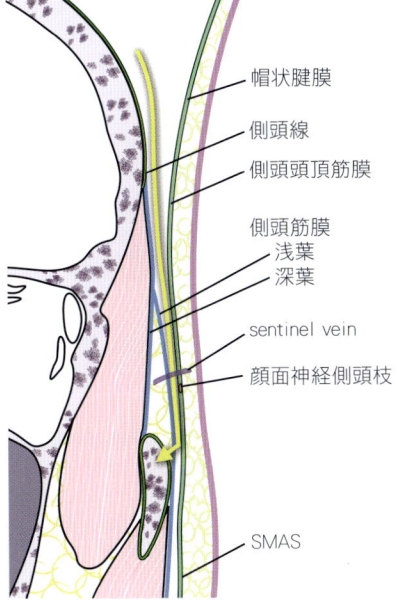

側頭部の層解剖
顔面神経側頭枝は帽状腱膜の連続である側頭頭頂筋膜内に存在する．顔面神経側頭枝近傍には皮膚から側頭頭頂筋膜を貫き，さらに側頭筋膜に入るsentinel veinが存在する．

❷ 皮切のデザイン

ジグザグ切開にすると術後瘢痕が毛流と交差して目立たない．頬骨弓にアプローチするためには冠状切開を外耳道上端のレベルまで耳前部あるいは耳後部に延長する必要がある（❶の図参照）．浅側頭動脈の前頭枝は温存するが，頭頂枝は切離する．

第1章 顔面外傷

❸ 頭皮弁の剥離挙上

　前方の剥離は帽状腱膜下の骨膜上で行い，側方は側頭筋膜直上で帽状腱膜の連続である側頭頭頂筋膜を剥離する。薄い疎性結合組織を剥離する頭皮側に付け，メスを用いて光沢を呈する側頭筋膜から鋭的に剥離することで，顔面神経は頭皮弁に含まれ温存される。前方の剥離面と側方の剥離面の境界は側頭筋前縁となる。前方と側方の剥離を進めてから固く癒合した境界部を剥離していく。前方の剥離が眼窩上縁の約1cm手前に到達したところで骨膜を切開し骨膜下の剥離に移る。眼窩外側から頬骨弓に向かって骨膜切開を延長する。ここからの剥離層は前方は骨膜下，側方は側頭筋膜直上となる。前方剥離を骨膜下に進めながら，側方剥離は側頭筋膜直上で頬骨弓に向かいさらに尾側に進める。眼窩の外側で側頭筋膜を貫いて側頭頭頂筋膜から皮下に向かう静脈（sentinel vein）が存在するのでこれをバイポーラ焼灼器で止血する。顔面神経側頭枝はsentinel vein近傍の側頭頭頂筋膜内に存在するので，バイポーラ焼灼器での止血は側頭筋膜側で行う。頬骨弓の3cmほど手前から側頭筋膜前葉は菲薄化し，下層の脂肪が透けて見える。

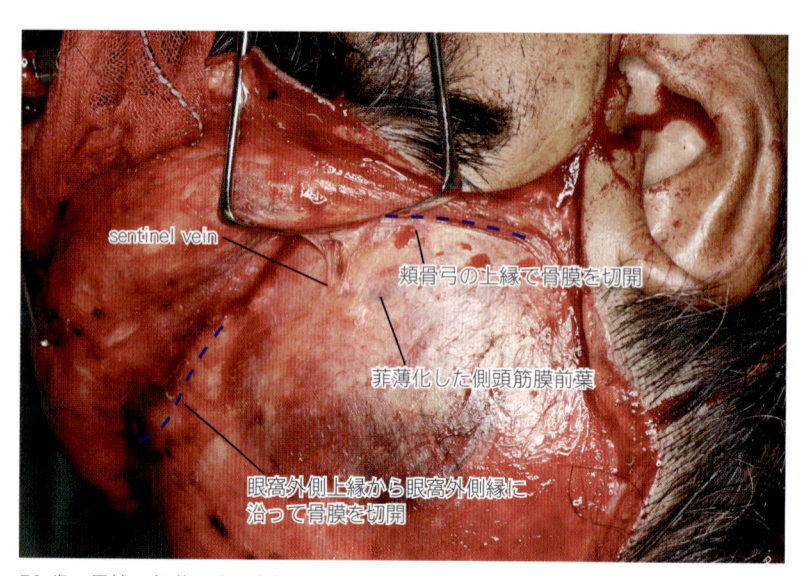

51歳，男性，転落による右頬骨上顎骨複合体骨折，眼窩底骨折
側頭筋前縁よりも前方は骨膜状で剥離し，後方は側頭筋膜直上を鋭的にメスで剥離する。側頭筋膜は頬骨弓の上方で菲薄化し，脂肪組織が透けて見える。

❹ 骨膜切開

　この部で筋膜下に入ると血管に富む脂肪織に入るので，さらに尾側の側頭筋膜前葉と頬骨弓骨膜が癒合するところで，頬骨弓に沿って骨膜を切開し頬骨弓を骨膜下に剥離し，前方からの骨膜下剥離層と連続させる。

Advice
・側頭筋膜の光り輝く表面を見ながら少しの組織も側頭筋膜面上に残さないこと。顔面神経側頭枝は側頭頭頂筋膜内に存在するが，術中は顔面神経を確認同定するのではなく，正しい層を剥離することで自然と保護される。

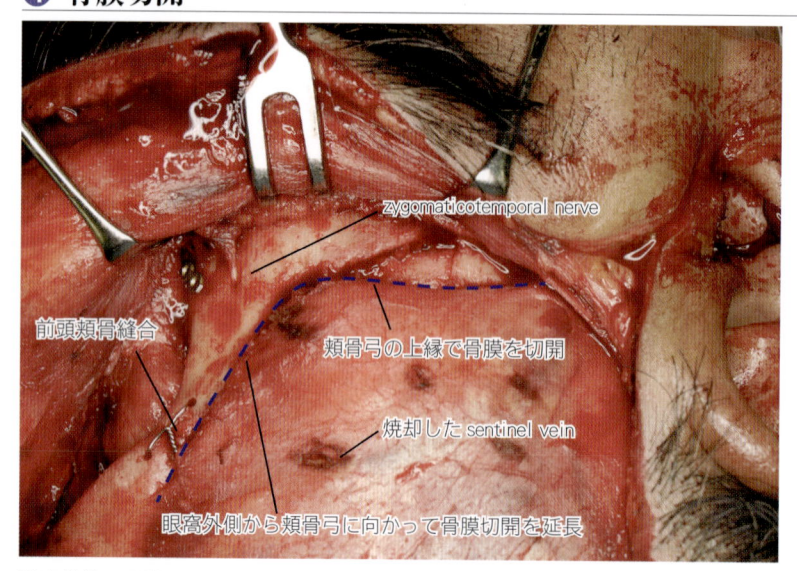

眼窩外側の骨膜切開と頬骨弓上縁の骨膜切開を連続させる。

❺ 頬骨弓の整復と固定

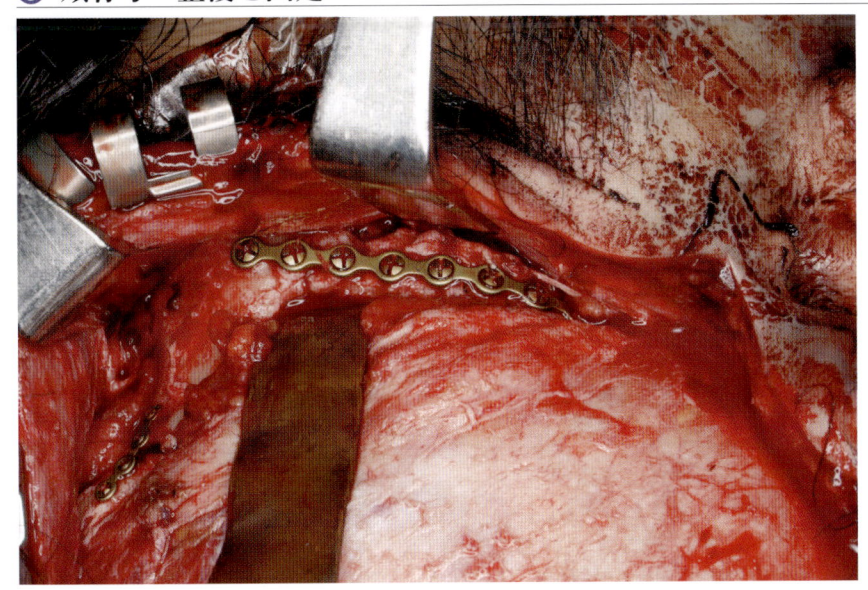

ミニプレートで頬骨弓を固定する。頬骨弓を固定することで顔面の前後径が規定され安定した整復が得られる。頬骨弓はほぼ直線で，弓状になっていると頬骨弓が弯曲して顔面の前後径が失われ，外側方への突出が目立つ。

> **著者からのひとこと**
> 鼻篩骨眼窩骨折，粉砕頬骨骨折など冠状切開の適応症例は少なからず存在するが，前述した蝶形骨頬骨縫合での整復，固定や鼻篩骨骨折に対して局所皮膚切開を用いることで多くの症例では冠状切開は不要である。

History & Review

- 顔面骨折整復固定の基本である buttress reconstruction について述べた古典的名著で必読。
  Gruss JS, Mackinnon SE: Complex maxillary fractures; role of buttress reconstruction and immediate bone grafts. Plast Reconstr Surg 78: 9-22, 1986
- 顔面骨折の治療を CT 所見の骨片の偏位，粉砕により分類した。眼窩外側壁の基準点の重要性についても述べられている。
  Manson PN, Markowitz B, Mirvis S, et al: Toward CT-based facial fracture treatment. Plast Reconstr Surg 85: 202-212; discussion 213-204, 1990
- 中顔面多発骨折における頬骨弓の重要性を述べた文献で頬骨弓への安全なアプローチも詳しく述べられている。
  Gruss JS, Van Wyck L, Phillips JH, et al: The importance of the zygomatic arch in complex midfacial fracture repair and correction of posttraumatic orbitozygomatic deformities. Plast Reconstr Surg 85: 878-890, 1990
- 顔面骨折を subunit に分けてそれぞれの問題点，整復固定の順序などについて詳細に述べている。軟部組織の重要性についても言及している。
  Manson PN, Clark N, Robertson B, et al: Subunit principles in midface fractures; the importance of sagittal buttresses, soft-tissue reductions, and sequencing treatment of segmental fractures. Plast Reconstr Surg 103: 1287-1306, 1999
- 蝶形骨頬骨縫合のプレート固定を追加することでより強固に眼窩頬骨骨折を固定できることを実験的に示唆した。
  Rohner D, Tay A, Meng CS, et al: The sphenozygomatic suture as a key site for osteosynthesis of the orbitozygomatic complex in panfacial fractures; abiomechanical study in human cadavers based on clinical practice. Plast Reconstr Surg 110: 1463-1471; discussion 1472-1475, 2002

形成外科治療手技全書 III
創傷外科

第2章 手足の外傷・変形

p.81

第2章 手足の外傷・変形

初期治療の要点

福本恵三

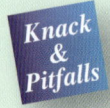

Knack & Pitfalls
◎臨床所見から損傷組織と部位を大まかに把握する
◎画像診断は通常単純X線検査でよいが，指骨関節内骨折や舟状骨骨折は見落としやすいので注意する
◎切断やデグロービング損傷などの血行障害，開放性骨折，コンパートメント症候群など，緊急手術を要す疾患が何かを理解する
◎手術室は救急室より治療環境が優れている。迷った場合には手術室での治療を選択する

診断のポイント

　四肢は皮膚，血管，神経，腱，骨，関節と，多くの組織からなる器官である。四肢損傷の初期治療では，それらの組織の損傷の有無，程度を視診，触診と簡単な検査で把握して，受傷後早期に必要な治療を判断しなければならない。

■ 臨床所見
● 問診

　受傷機転，受傷後の経過，痛みの部位などを聴取する。同じ開放創でも，受傷の場所が工場内なのか，農作業など屋外であるのかによって汚染の度合い，感染の原因となり得る菌などが大きく異なる。どのようなもので受傷したのかも重要で，切断でも鋭利な刃物であれば組織欠損はないが，電動のこぎりのようなものでは組織の挫滅や欠損を伴うと予想される。圧挫創では，挟まれていた時間が長くなればコンパートメント症候群となる可能性が高く，熱をもつものに挟まれればヒートプレス損傷となり深部組織の損傷が高度となる恐れがある。受傷後の経過は来院までの時間，来院までの処置を確認する。

● 視診

　視診によって多くの情報が得られる。損傷部位，出血の有無と程度，血行障害の有無，変形などを調べる。これらの所見から深部組織の損傷についても判断できる。手指の不自然な肢位は腱損傷や骨折が予想される。また，患者自身に手や足を動かさせてみることで腱，神経損傷の有無を判断することができる。

● 触診

　触診では疼痛の部位，知覚，皮膚温などを調べる。疼痛，圧痛の部位で損傷部位，骨折や靱帯損傷の可能性を判断する。長管骨，関節の不安定性があれば骨折や靱帯損傷を疑う。知覚障害の範囲，程度から神経損傷の有無や程度と，どの神経が損傷されているかを判断する。知覚検査は麻酔の前に行わなければならない。皮膚温の低下は血行障害を示唆する。

■ 画像診断

　初期治療における画像診断はほとんどの場合単純X線検査のみでよい。単純X線検査で骨折，脱臼の有無を判断する。舟状骨など手根骨骨折，足根骨骨折は単純X線検査では確認できないことがある。CT検査は舟状骨骨折など手根骨，足根骨骨折や，関節内骨折に有用であるが，必ずしも初期治療時に行わなくてもよい。開放創のない血行障害ではCTアンギオ，血管造影で血管の状態を診断する。エコー検査は開放創のない靱帯，腱損傷の診断に用いることができる。

　初診時の所見をよく記録しておくことは重要で，写真を撮っておくとよい。指骨骨折は，手全体の正面像，斜位像では見落とすことがあるので，各指の正側面像を撮影する。単純X線検査で確認できない舟状骨骨折などの可能性が疑われる場合には，骨折があるものとして外固定を行い，後日CT検査などで再確認する。

救急室で行う処置

　救急室は手術室と比べて機材，人員など多くの面で治療環境が劣る。救急室と手術室のどちらで処置を行うか迷う場合には，可能な限り手術室を選択する方がよい。

■開放創の処置

　骨折のない開放創の洗浄，デブリードマン，創処置などに留める。神経，腱縫合などは必ずしも緊急手術を要さないので，安易に救急室で行わず，改めて手術室で行うべきである。骨折がなくとも高度の挫滅創，汚染創は手術室での処置が望ましい。

■脱臼，骨折の整復と外固定

　脱臼は放置されると疼痛が強く，血管，神経障害を来たす恐れもあるため速やかに整復すべきである。骨折は転位が軽度であれば外固定のみでよいが，高度であれば脱臼と同じく整復し外固定を行う。脱臼，骨折の整復は適切な麻酔下で行う。

手術室で行う処置

■開放性骨折の処置

●Gustilo 分類

　開放性骨折は創の大きさや状態，血行，骨折型などによって感染率や切断率が異なる。Gustilo 分類は治療法の選択や予後の予測にあたり有用である（p.150 表参照）。Type Ⅲb，c では感染率が高くなるため，偽関節，切断となる可能性が高い。

●洗浄・デブリードマン・骨の安定化

　開放性骨折は緊急手術の適応である。ゴールデンタイムは6～8時間とされているが，より早期である方が望ましい。創と骨折部の菌を減少させ，感染を防ぐために行う。ブラッシングと生食水による洗浄を行うが，汚染が高度の場合にはパルス洗浄器の使用が有用である。デブリードマンは組織に混入した異物の除去と血行のない組織の切除によって感染を防ぎ，創治癒を促進する。皮膚，筋など軟部組織の血行があるか否かは色調や硬さなどで判断する。デブリードマン時の止血帯は，組織からの出血を確認するために用いないとされている。しかし出血が多いと神経，血管などの確認や処置が困難なので，止血帯下にデブリードマンを行い，開放してから血行を確認するのもよい。

　骨折の整復と骨接合はなるべく一次的に行う。広範な軟部組織損傷を伴う場合には，感染の危険があるためプレートによる内固定は行われず，創外固定器や non-reaming 型の髄内釘が用いられる。可能であれば縫合による創閉鎖を行う。広範な軟部組織欠損があり一次縫合が不可能な場合には，十分なデブリードマンができていれば皮弁で被覆してよい。デブリードマンが不確実であれば一次的な創閉鎖は行わず，人工真皮などを貼付する。48～72時間後にセカンドルックとして再度のデブリードマンと創閉鎖を計画する。近年では十分なデブリードマンの後，骨固定と皮弁による被覆を同時に行う fix and flap の有用性が認められ，技術的，体制的に可能な施設では行われている。また，陰圧閉鎖療法もその効果が認められている。

●開放性骨折の治療に対する抗菌薬の投与

　補助的であるが，有用である。グラム陽性球菌に対する第1世代セフェム系抗菌薬とグラム陰性桿菌に対するアミノグリコシド系抗菌薬の併用が一般に行われている。Hoff らのガイドラインでは受傷後なるべく早期にグラム陽性球菌を対象とする抗菌薬投与を開始する。Gustilo 分類 Type Ⅲに対してはグラム陰性桿菌に対する抗菌薬に併用する（Level Ⅰ）。農作業など糞便による汚染，あるいはクロストリジウム汚染の可能性がある場合には高濃度ペニシリンを併用する（Level Ⅰ）。ニューキノロン系の投与はセファロスポリン，アミノグリコシド投与に対する優位性はなく，さらには骨折の治癒に悪影響があり，Type Ⅲでは感染率を高める可能性がある（Level Ⅰ）。Type Ⅲでは72時間までの使用，あるいは軟部組織での被覆後24時間までに投与を終了する（Level Ⅱ）。Type Ⅱ，Ⅲに対するアミノグリコシドの1日1回投与は安全かつ効果的である（Level Ⅱ）。

　開放性骨折 Gustilo Type Ⅲb，c の治療は整形外科と形成外科の技術，知識が要求される。整形外科医と形成外科医のチームが組めるか，1人で行える四肢外傷外科医が在籍する施設で治療されるべきである。

■血行障害がある場合の処置

　切断，デグロービング損傷の再接着や血管損傷の血行再建は緊急手術の適応である。特に筋体を含む major amputation は可及的早期の血行再開が必要である。組織損傷が高度で再接着が不可能な場合には洗浄，デブリードマンを行う。

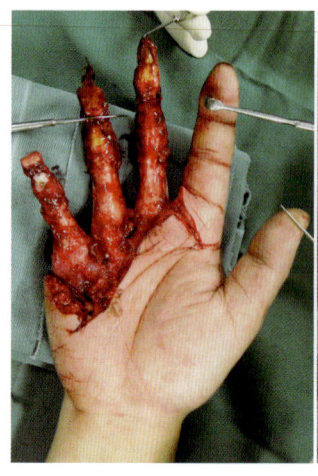

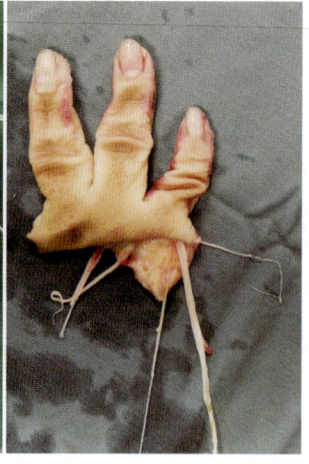

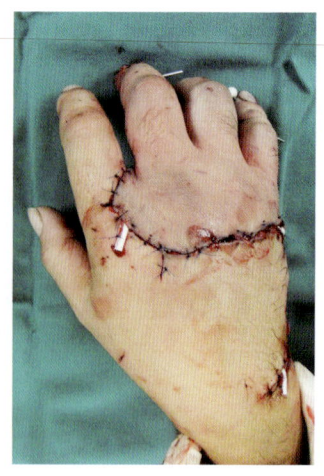

第2章 手足の外傷・変形

中指から小指の皮膚が剥脱されている。　　　　　　　　　　　　　　再接着を行った。環・小指は部分壊死となり、後日遊離側頭筋膜弁と植皮で被覆した。

図1　デグロービング損傷

●特殊な切断：デグロービング損傷

デグロービング損傷はローラーなどに巻き込まれることで手背，手指の軟部組織が手袋を脱ぐように剥奪されるものである（図1）。剥脱組織の損傷が高度でなく，血行再建の可能性があれば再接着を試みる。再接着が困難な場合には人工真皮を貼付するか，腹壁皮下に埋入しておき，後日できるだけ早期に皮弁で被覆する。

動脈同士を吻合することが困難な場合には，剥脱組織の静脈と動脈を吻合し，A-V，V-Vの静脈皮弁として再接着するのも有効である。

■急性コンパートメント症候群に対する処置

急性コンパートメント症候群は，強固な筋膜および骨，骨間膜に囲まれた筋区間内圧が血腫や筋の腫脹によって上昇し，筋および神経の循環が障害されて起こる。前腕や下腿の圧挫創や骨折で生じることが多い。症状は強い腫脹と疼痛，罹患コンパートメント内での筋の他動伸展によって誘発される痛みである。進行が放置されると知覚，運動障害が出現する。コンパートメント内圧の測定（内圧45mmHg以上は筋膜切開の適応）も行われる。前腕急性コンパートメント症候群が進行し放置されるとVolkmann拘縮となる。

■上肢コンパートメント症候群に対する筋膜切開術

掌側では手根管から上腕骨内側上顆にかけて緩やかなS字状の切開を加え，手根管を開放し，浅掌側，深掌側筋膜を切開する。手背では第2，4中手骨上に縦切開，背側骨間筋，掌側骨間筋，母指内転筋膜を切開する。前腕背側の開放が必要であれば，Lister結節から上腕骨外側上顆にかけて総指伸筋と短橈側手根伸筋の間に縦切開を加え，外側・背側コンパートメントを開放する。さらに手部で母指球筋，小指球筋膜の開放が必要であれば第1中手骨橈側，第5中手骨尺側に縦切開を加える。開放後，皮膚縫合は無理に行わず人工真皮を貼付しておく。開放創は2週間ほど経って腫脹が軽減した後に縫縮または植皮で閉鎖する（図2）。

本症が疑われる場合には臨床所見から時機を逸せずに筋膜切開に踏み切ることが肝要である。

■ヒートプレス損傷

ヒートプレス損傷とは熱をもった固体が圧力を伴って接触することで深達性の損傷を生じる特殊な外傷である（図3）。熱と圧力の相互作用で深達性の熱傷となる，圧による組織損傷を伴うことがあるという特徴がある。皮膚については視診で，深達性Ⅱ度あるいはⅢ度と容易に判断されるが，深部組織の損傷程度の判断が難しい。デブリードマンは受傷後1～2日内と早期に行うが，深達性の判断は早期にはつきにくいため不十分となる可能性がある。一期的に皮弁で被覆するか，さらに数日おいてから被覆するかは，意見の分かれるところである。

84

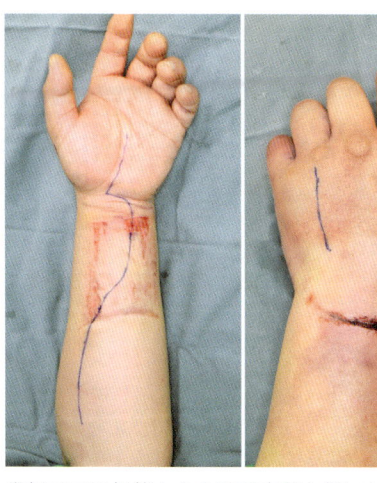

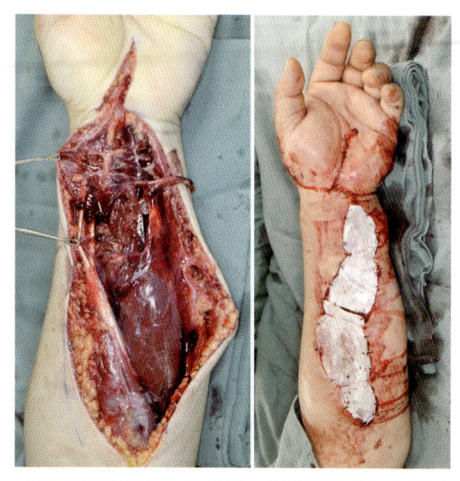

掌側では手根管から上腕骨内側上顆にかけて緩やかなS字状の切開，手背では第2，4中手骨上に縦切開を加える。

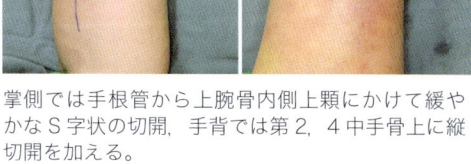

手根管を開放し，浅掌側，深掌側筋膜を切開する。皮膚縫合は行わず人工真皮を貼付する。

図2　上肢コンパートメント症候群に対する筋膜切開術

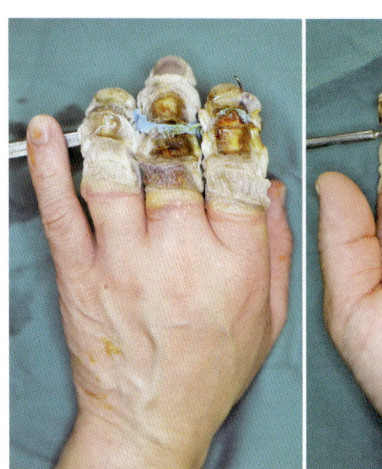

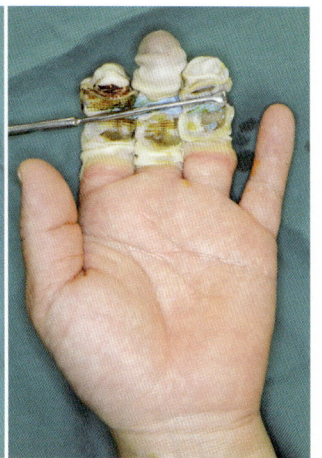

示～環指のヒートプレス損傷で骨の血行はなく，基節での切断と皮弁での被覆が行われた。

図3　ヒートプレス損傷

インフォームド・コンセントの要点

　初診時に損傷の部位，程度は正確には把握できないので，可能性のある組織の損傷と，予想される予後について説明する。再接着，血行再建を必要とする場合には，行った場合と行わない場合の予想される術後の機能，整容や治療期間の差異などについて説明し，患者の年齢，性別，仕事の内容などと患者の希望から術式を選択する。皮膚などの組織移植が行われる可能性があればあらかじめ承諾を取る。

　感染の可能性についても説明する。農業など屋外の作業での受傷は特に感染率が高い。汚染された開放性骨折やGustilo分類 Type Ⅲ b, cでは感染率が高く，骨髄炎となれば長期の治療が必要となる。下肢では切断して義肢を装用する方が治療期間が短く，早期に社会復帰でき有利な場合がある。

第2章 手足の外傷・変形

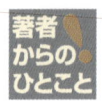

著者からのひとこと

四肢外傷の初期治療は，再建までのすべての治療ができる医師が行うことが望ましい．四肢外傷を専門としない形成外科医が初診した場合には，初期治療として行わなければならない緊急処置が何であるかを判断し，その処置あるいは手術が自ら行えない場合には専門医に委ねるべきである．切断やデグロービング損傷，開放性骨折 Gustilo 分類 Type Ⅲ b, c に対する皮弁での被覆や血行再建は，マイクロサージャリーなど形成外科医の得意とする技術が活かせる場所なので，積極的に関与していただきたい．長管骨骨折の固定法など整形外科のトレーニングを受け，四肢外傷の専門医となる形成外科医が増えることを期待している．

History & Review

- 必ず知っておくべき開放性骨折の分類法．
  Gustilo RB, Mendoza RM, Williams DN: Problems in the management of Type Ⅲ (severe) open fractures; a new classification of type Ⅲ open fractures. J Trauma 24: 742-746, 1984
- 開放性骨折に対する骨固定と早期の皮弁による被覆（fix and flap）の有用性を報告した．
  Gopal S, Majumder S, Batchelor AG, et al: Fix and flap; the radical orthopaedic and plastic treatment of severe open fractures of the tibia. J Bone Joint Surg Br 82: 959-966, 2000
- 開放性骨折に対する抗菌薬使用のガイドライン．
  Hoff WS, Bonadies JA, Cachecho R, et al: East practice management guidelines work group; update to practice management guidelines for prophylatic antibiotic use in open factures. J Trauma 70: 751-754, 2011
- 急性コンパートメント症候群の総説．
  Singh S, Trikha SP, Lewis J: Acute compartment syndrome. Current Orthopaedics 18: 468-476, 2004

第2章 手足の外傷・変形

1. 上肢・手指の損傷

1) 軟部組織損傷

島田賢一

Knack & Pitfalls
- ◎深部組織の損傷を見逃さない
- ◎単純X線撮影，知覚検査を必ず行う
- ◎デブリードマンは必要最小限とする
- ◎汚染創では十分な洗浄が必要である
- ◎術後浮腫の予防対策（患肢の挙上，リハビリテーション）が大切である
- ◎人工真皮や陰圧閉鎖療法も有用である

診断のポイント

■臨床所見

問診にて受傷機転（いつ，どこで，どのように受傷したか）を確認する。受傷機転から骨損傷を推測することも可能である。手内の重要組織（骨，腱，血管，神経）の損傷の有無を手指ごとに確認する。知覚は各指の橈側尺側について局所麻酔の施行前にチェックする。末梢の血流を確認し，血行状態を評価する。

■画像診断

問診より骨損傷，異物の存在が疑われる時は単純X線撮影を施行する。異物が骨の陰になることもあるので，必ず2方向からの撮影を行う。また比較のために健側も撮影しておく。

治療法の選択

開放創傷の治療原則として，十分な創洗浄と異物の除去，壊死組織の除去が必要である。その後，患者の状況に応じた治療目標（一期的あるいは二期的修復を含め）の設定を行う。

■手術適応

性別，年齢，職業や創部の状態，全身状態を勘案し，一期・二期など再建方法について決定する。

■手術時期

即時に行う。手術は複数回必要な場合がある。

■インフォームド・コンセントの要点

- ・複数回にわたる手術（二期手術）の可能性がある。
- ・追加の切開や植皮，皮弁などの健常部位から組織採取の可能性がある。
- ・術後挫滅組織の壊死が進行する場合がある。
- ・手の機能回復には長期間を（リハビリテーションを含め）要する。

■手術方法

麻酔：小さな局所処置や指のみの創傷では局所浸潤麻酔や指神経ブロックが用いられる。指から手にかけての，あるいは手から上肢に及ぶ創傷の場合は腋窩ブロックなど上肢の伝達麻酔が用いられる。多数指に及ぶ広範囲な創傷や，植皮，皮弁など組織採取が必要な場合は全身麻酔が適用される。指神経ブロックにおいては通常1％リドカイン（キシロカイン®）が用いられるが，長時間作用型の0.5％レボメピバカイン（ポプスカイン®）を併用すると麻酔効果時間が延長し有用である。

麻酔下に創部の観察を行う。必要に応じてターニケットを用いて駆血下（無血野）で精査する。創部の洗浄後，壊死組織を評価し最小限のデブリードマンを施行する。汚染が高度で創部感染が危惧される場合や欠損範囲が大きく組織移植が必要な場合は二期的再建も考慮する。二期的再建までの待機期間に局所陰圧閉鎖療法を施行し，創の改善が可能である（図1）。

●一次縫合

切創や軽微な挫創などでは縫縮する。通常デブリードマンは不要である。皮膚欠損がある場合も

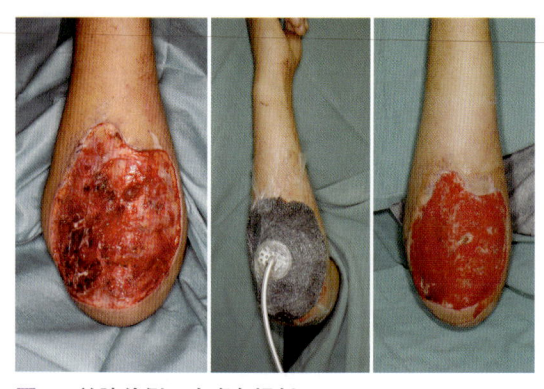

図1 前腕伸側の皮膚欠損創
開放創とし待機期間に局所陰圧閉鎖療法を施行した。

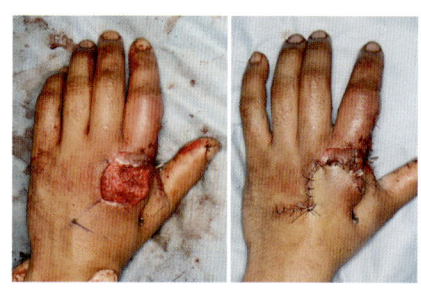

図2 手背の皮膚欠損創
菱形皮弁にて欠損を被覆した。

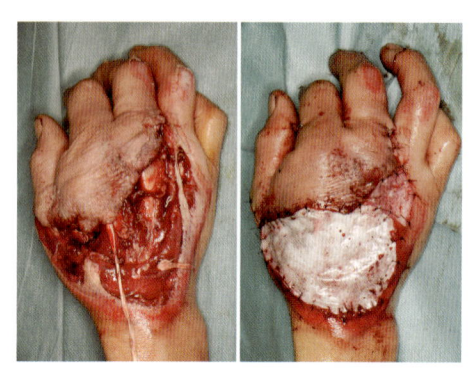

図3 手背のデグロービング損傷
辺縁をデブリードマンし人工真皮を貼布した。

小範囲であれば縫縮可能だが，手背側での無理な縫縮は術後に伸展拘縮を来たす。指背では5mmまで，手背では2cm程度までの欠損が縫縮可能である。

● 組織移植

中等度以上の皮膚欠損創に対して，血流のある組織（筋，筋膜，骨膜など）が下床に存在する場合には植皮が，血行のない組織（骨・パラテノンが損傷を受けた腱）が露出する場合には皮弁が適用される。

植皮：8～12/1,000inch の分層植皮が施行される。採皮は大腿や頭皮から行われる。

局所皮弁：一次縫合で緊張が強い場合，横転皮弁，菱形皮弁，V-Y進展皮弁などの局所皮弁により欠損を被覆する（図2）。皮弁のドナーは縫縮あるいは植皮を行う。

有茎皮弁：Axial pattern flap としての鼠径皮弁，腹部皮弁のほか，random pattern flap として挙上する腹部皮弁がある。鼠径皮弁はその皮膚の薄さを生かして指の再建に，腹部皮弁は手・前腕部の比較的広範囲な皮膚欠損に適用される。この皮弁は移植床からの血行再開後に皮弁茎の切り離し手術を要する。肢位の固定によりQOLが制限されるため患者への負担は大きい。

遊離皮弁：手で適用される遊離皮弁はサイズ，部位そして皮弁の厚さ，テクスチャー，カラーを考慮して選択される。具体的には，指では足趾・足を採取部とした皮弁（hemipulp flap, wrap around flap, medialis pedis flap）が，手掌側では足底を採取部とした皮弁（medial plantar flap, medialis pedis flap）が，手背側では薄さから鼠径部，大腿部を採取部とした皮弁（groin flap, anterolateral thigh flap）が，手・上肢にかけてはそのサイズから大腿，腹部，背部を採取部とした皮弁（anterolateral thigh flap, TRAM flap, LD flap）などが選択される。

人工真皮：中等度の皮膚欠損創に適用される。欠損創への植皮ができない場合（下床の血流が不良）や組織の圧挫が重度で縫合により壊死が進行すると思われる場合に減張目的で使用する（図3）。一時的に人工真皮を貼布して待機し二期的に創を閉鎖する。通常，3週間後に植皮（皮弁）を施行する。一期的に植皮を行うより，人工真皮による真皮様組織が構築されるため植皮はしなやかで整容性に優れる。

剥脱創では，剥脱組織の茎部が順行性か逆行性かによりデブリードマンの範囲を変える必要がある（順行性の方がより生存の可能性が高い）。剥脱した組織内に吻合可能な血管があれば，血管吻合を付加することにより，組織をより温存できる。また，血行のない皮膚から分層皮片を採取することによる廃物利用（spar parts surgery）が可能な場合もある。

I 手背欠膚欠損：有茎腹部皮弁による再建

KEY POINTS
- 皮弁茎を筒状とすれば，皮弁基部の折れ曲がりによる血行不全を防止できる
- 固定は手部のみとし，肩，肘関節の可動性を確保する

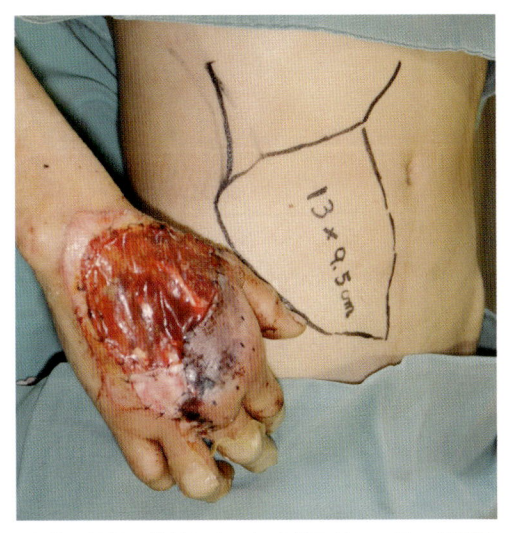

〈評価と治療方針〉

受傷時，高度の圧挫を認めたため，一期的に閉鎖せず人工真皮を貼布し待機した。手背の中等度の皮膚欠損創，下床には露出した腱を認めた。感染の有無を確認の後，手の伸展機能の温存を考慮し，皮弁による再建を計画した。

❶ 皮弁のデザイン

欠損部に合わせて皮弁茎の位置を決定する。

Advice
- 浅下腹壁動脈を含めて皮弁を挙上すれば，血行は安定する。Random pattern flap としての挙上では血管茎と長さの比率は1：2〜2.5までが安全とされる。
- 茎は上・下方・側方・ポケット状に作成可能で，再建部位に応じてデザインできる。双茎皮弁として腹部に埋め込むこともできる。

48歳，男性，機械による右手背デグロービング損傷，受傷後4日

❷ 皮弁の挙上

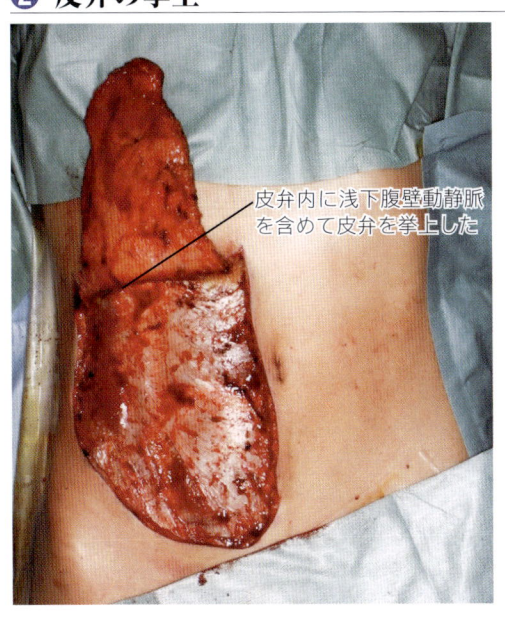

皮弁は外腹斜筋膜上で剥離，挙上する。皮弁採取部は縫合閉鎖あるいは植皮を施行する。

Advice
- Axial pattern flap として浅下腹壁動静脈を含めれば皮弁を長く採取できる。

皮弁内に浅下腹壁動静脈を含めて皮弁を挙上した

❸ 皮弁の固定

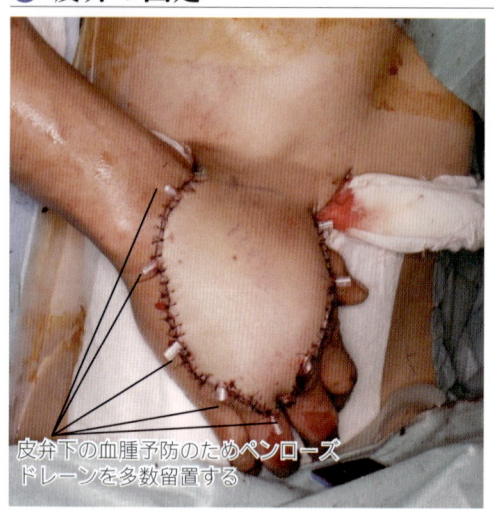

肘，腋窩にはタオルなどを挟み込み，皮弁基部が捻れない肢位で上肢をバストバンドなどで固定する。その際，肩，肘関節は可動性をもたせるように配慮する。

Advice

・皮弁の基部を筒状とすると，茎の折れ曲がりによる血行不全を防止できる。加えて上肢の可動性が増し，QOLが向上する。

皮弁茎が8～10cmであれば，採取部を縫縮できる。

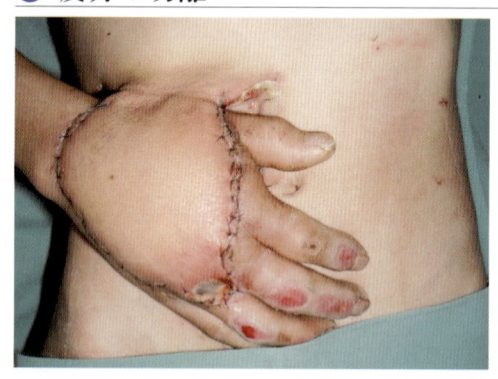

皮弁下の血腫予防のためペンローズドレーンを多数留置する

❹ 皮弁の切離

皮弁は通常2～3週で切離する。切り離し部分は血行が不安定なので，十分余裕をもって切り離す。

Advice

・皮弁の状態が問題なければ，術後1週ごろより皮弁茎を1日10～30分クランプ（皮弁茎をゴム管を装着した腸鉗子などで圧迫）することにより，腹部からの血行を遮断し，皮弁と移植床間の血管新生を促すことができる。

・指の被覆にはより皮膚の薄い鼠径皮弁を使用する。皮弁茎を筒状として皮弁を挙上することができる。皮弁内に浅腸骨回旋動静脈を含めて挙上し，先端の皮膚を薄くすることが可能である。また，採取部は縫縮する。

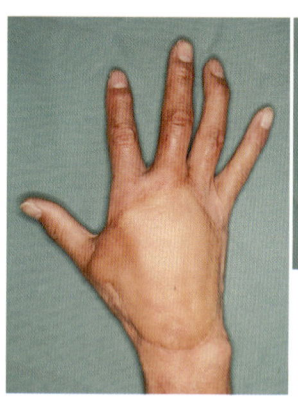

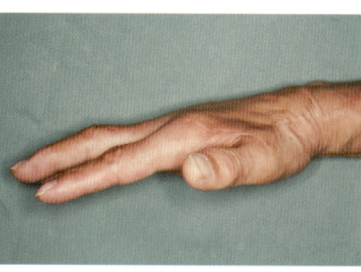

術後1年7カ月
皮弁挙上時の皮弁の先端は，真皮直下の血管網が温存されれば1cm程度まで薄くすることができる。

1．上肢・手指の損傷―1）軟部組織損傷

II 手挫滅損傷：遊離前外側大腿皮弁による再建

KEY POINTS

- 上肢・手部軟部組織の損傷の治療には各種の遊離皮弁が用いられる．ここでは，以下の理由で前外側大腿皮弁による治療を例示する
  ①第1指間，手背，前腕にかけての中等度以上の欠損に対応できる
  ②血管柄は比較的長めに採取可能であり，皮弁も薄くすることができる
  ③仰臥位で移植床と採取部両方の同時手術が可能である

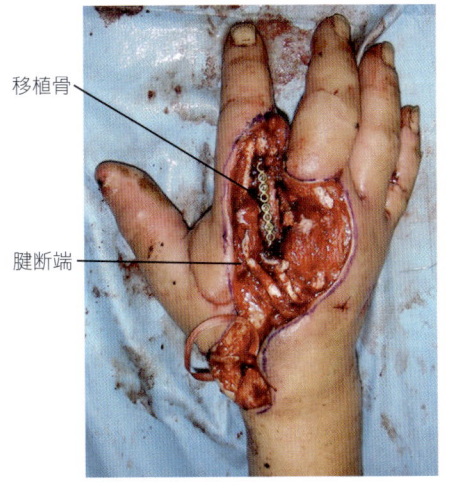

移植骨
腱断端

49歳，男性，機械に巻き込まれ，示指～小指の中手骨粉砕骨折，伸筋腱断裂を受傷した

〈評価と治療方針〉
　受傷時骨整復，腱縫合を施行したが，偽関節，皮膚欠損創を生じた．
　指背から手背にかけての中等度の皮膚欠損創，骨欠損，腱の断裂・欠損を認めた．骨移植，腱移行が必要であり，移植骨を血行の豊富な組織で被覆するため遊離前外側大腿皮弁による再建を計画した．

Advice
・移植床血管まで距離がある場合，皮下トンネルを作成することもできるが，外傷の場合，切開減張する方がトラブルは少ない．

❶ 皮弁の挙上

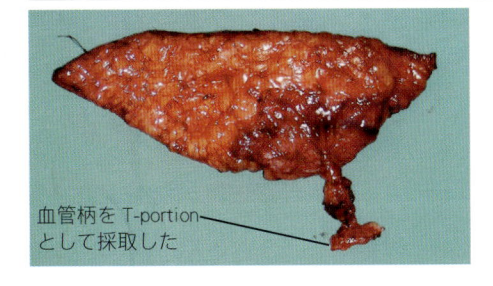

血管柄をT-portionとして採取した

　ALT flapを挙上する．皮弁血管は外側大腿回旋動静脈の下行枝である．

Advice
・皮弁自体の厚み，術後浮腫による腫脹を勘案して，皮弁は欠損サイズより大きくデザインする．特に曲面を被覆する場合は見た目以上に皮膚が必要である．

❷ 血管吻合

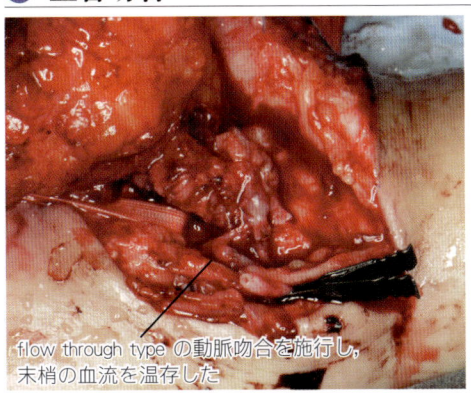

flow through typeの動脈吻合を施行し，末梢の血流を温存した

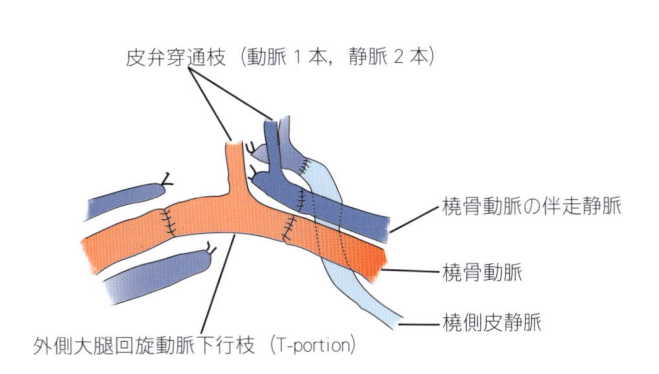

皮弁穿通枝（動脈1本，静脈2本）
橈骨動脈の伴走静脈
橈骨動脈
橈側皮静脈
外側大腿回旋動脈下行枝（T-portion）

91

第2章 手足の外傷・変形

皮弁血管の穿通枝と外側大腿回旋動脈下行枝の合流部分をT-portionとして，snuff boxで橈骨動脈と吻合する．これにより手の主幹動脈を温存できる．

Advice
・前下行枝とsnuff boxでの橈骨動脈はほぼ同サイズである．

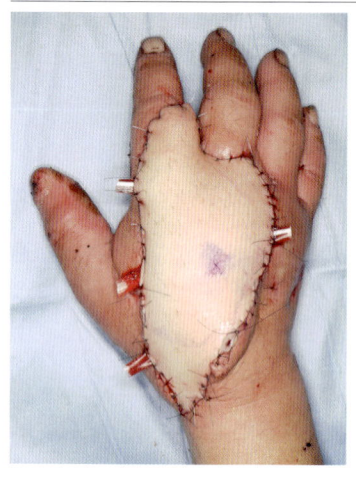

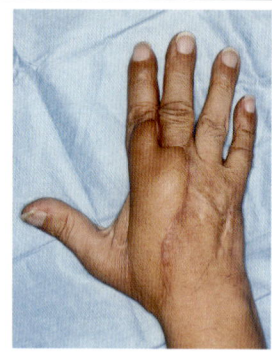

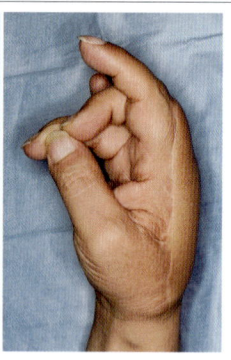

❸ 皮弁の設置

術後2年
1回の除脂術を施行した．color much，texture muchはそれほど悪くない．鼠径部皮膚と比較しても色素沈着は少ないと思われる．体毛が多い場合は術後に脱毛を行う．

皮弁は穿通枝周囲を除いてdefattingを行い薄くする．術後，ドップラー・血流計にて穿通枝の血流を確認する．

Advice
・血腫による血管トラブルを防止するため，ドレーンは多めに留置する．

History & Review

- 数多くの臨床例について，手術手技のキーポイントを豊富な写真にて例示している．
 平瀬雄一：やさしい皮弁：皮弁手術のベーシックテクニック．pp15-17, 31-34, 克誠堂出版，東京，2009
- 各種conventional flapについて簡便に記述してある．
 塚田貞夫, 川上重彦：有茎植皮術．pp110-119, 克誠堂出版，東京，1988
- 筒状腹部皮弁について，鼠径皮弁との比較，手術手技について詳述している．
 児島忠雄, 栗原邦弘, 浜弘毅ほか：手へのone stage tubed abdominal flapの応用．形成外科 16：300, 1973
- ALT flapの挙上法についてわかりやすく示してある．
 青雅一：遊離穿通枝皮弁による再建：特に前外側大腿皮弁について．形成外科 52：183-190, 2009
- 手の外科の基本的手術手技について解説している．手外科の座右の手術書．
 津下健哉：私の手の外科；手術アトラス（改訂第2版）．pp132-152, 南江堂，東京，1988
- 手の新鮮外傷，軟部組織損傷に対する基本的診断法について説明している．
 向田雅司：手の新鮮外傷の診断．形成外科 54：713-720, 2011

第2章 手足の外傷・変形
1. 上肢・手指の損傷

2）神経損傷

島田賢一

Knack & Pitfalls
◎神経脱落症状を局所麻酔の前に確認する。感覚固有支配野の感覚脱失を確認する
◎拡大鏡（ルーペ）を用いた愛護的手術を施行し，神経縫合は顕微鏡下にマイクロサージャリー手技により行う
◎神経走行（血管，腱との関係）を十分理解しておく
◎神経学的評価法（Semmes-Winstein test, moving 2PDtest）に精通する

診断のポイント

外傷の状態（受傷機転，創の方向，位置など）により損傷神経と損傷状態が予想できる。損傷された神経の正常な走行（位置と深さ，周囲組織との関係）を理解しておくことが重要である。局所麻酔施行前に，知覚計（ルーレットなど）を用いて手の知覚検査を行う。感覚固有支配野の感覚脱失を確認し損傷神経を推測する。末梢神経の神経線維束構造を基に分類したSunderlandの神経損傷分類法は損傷状態の理解と評価に有用である（図1）。上肢の神経本幹レベルの損傷では手は特異的な肢位，すなわち正中神経損傷では猿手，尺骨神経では鷲手，橈骨神経では下垂手を呈する。

治療法の選択

■手術適応
明らかな知覚の脱失を認める場合は直視下による精査が必要である。また，知覚脱失がはっきりしなくても，受傷機転・部位から神経損傷が疑われる時は部分断裂の可能性もあるので同様に精査する必要がある。SunderlandのⅣ，Ⅴ度損傷の場合は神経縫合の適応である。

■手術時期
基本的には受傷（受診）直後一期的に行うが，周辺状況（患者の容態，感染，合併損傷，術者など）が整わなければ，待機して後日，神経修復を行うことも可能である。

■インフォームド・コンセントの要点
・神経縫合を施行しても知覚，運動が回復しない場合がある。

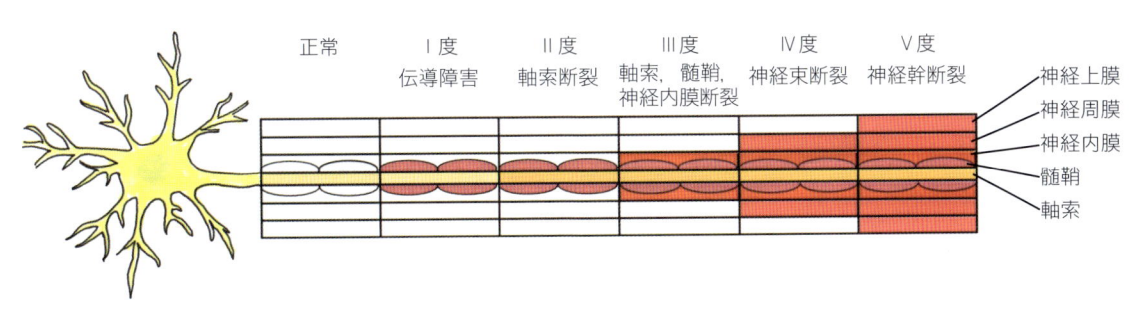

図1　Sunderlandの神経損傷分類

- 神経の再生には時間（月単位）がかかる。
- 二期的な修復手術が必要な場合もある。

■手術方法

麻酔：指神経レベルにおいては局所浸潤麻酔，指神経ブロックでの手術が可能である。前腕においては腋窩神経ブロックなどの伝達麻酔を施行する。

拡大鏡（ルーペ）を用いて手術を行う。神経の縫合は手術用顕微鏡下にマイクロサージャリーの手技にて行うべきである。損傷部位から近位・遠位の神経走行を同定し，神経断裂の有無を確認する。鋭利切断（刃物やガラスによる損傷）ではデブリードマンは不要でそのまま縫合する。挫滅がある場合でもデブリードマンは最小限にとどめる。

神経の端々縫合法には神経上膜縫合，神経束縫合，神経上膜周膜縫合があるが，一般的には神経上膜縫合か神経上膜周膜縫合を行う（図2）。

①神経上膜縫合（epineural suture）：神経束には縫合糸を掛けず，神経上膜のみを縫合する。神経断端の神経束配列を確認し，神経上膜表面の血管走行を目印として縫合する。

②神経束縫合（funicular suture）：神経断端の神経線維束をそれぞれ縫合する。神経束への侵襲が強く，縫合部の瘢痕化を強めると言われる。

③神経上膜周膜縫合（epiperineural suture）：神経上膜を通した糸を対応する神経束の神経周膜に針をかけて縫合する。縫合部の接合においては，神経束の配列（funicular pattern），神経上膜上の血管走行を手がかりに断端の神経束の位置関係が合致するよう縫合を行う。

緊張が強く，一期的縫合が難しい場合は神経移植を行う。

■術後管理

縫合部に緊張がなければ，手指を動かすことが可能である。緊張がある場合は3週間程度減張位とする。神経の再生速度は臨床的には通常1日1mmとされる。Tinel sign（神経再生部位を皮膚からタッピングすると放散痛を感じる現象）により神経の再生を確認できるが，Tinel signがはっきりしない場合もある。術後は定期的にSemmes-Winstein testとmoving 2PD testにて評価する。神経の再生過程で知覚過敏が生じるので知覚再教育のリハビリテーションが必要である。

①神経上膜縫合

②神経束縫合

③神経上膜周膜縫合

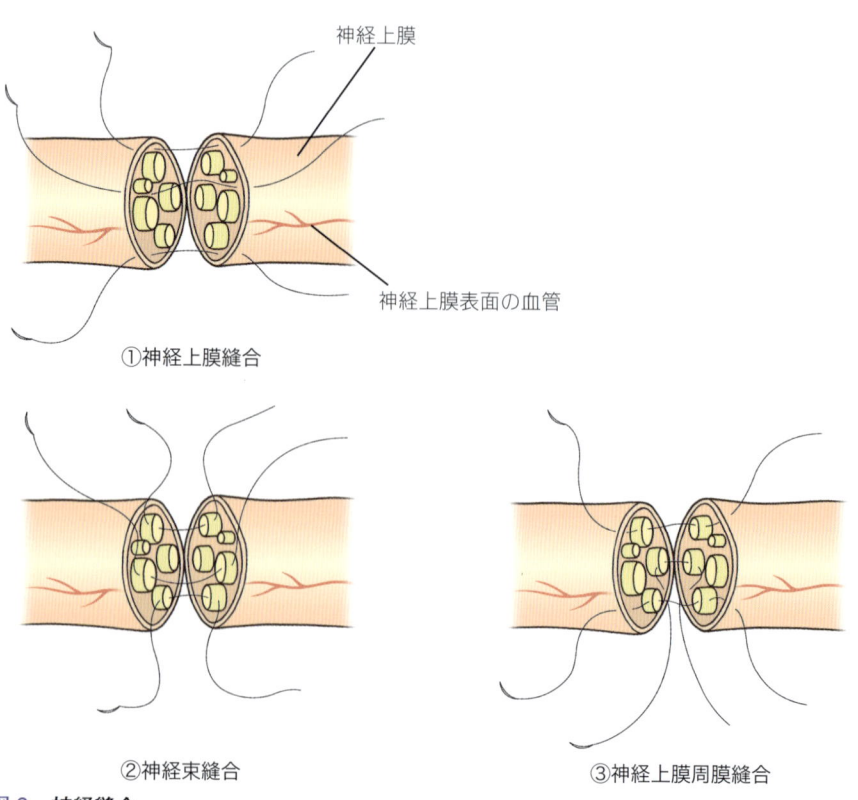

図2　神経縫合

I 神経縫合

KEY POINTS
- 神経上膜縫合，あるいは神経上膜周膜縫合にて神経を縫合する
- 緊張が強い時は神経移植を行う
- デブリードマンは最小限とする

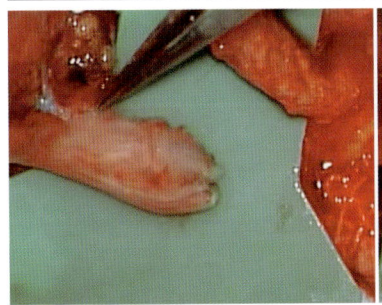

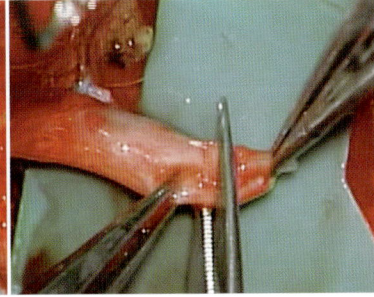

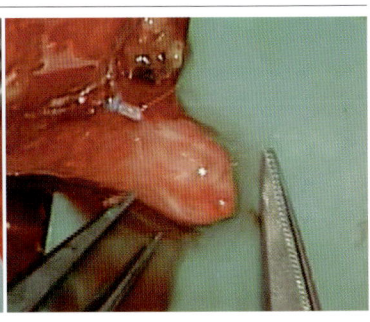

❶ 神経断端の処理

①外膜周囲の瘢痕を切除する

②断端を新鮮化

③正常な神経束を確認

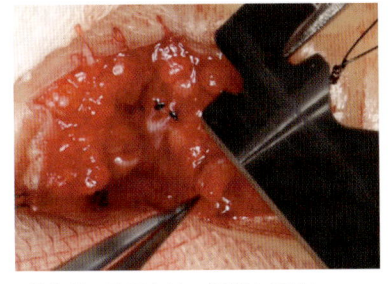

④余剰の神経束は，断端を把持し，カミソリで鋭的にデブリードマンする

　直視下で神経断端を確認する。デブリードマンは神経断端を整える程度で最小限に行う。
　神経の切断は専用のマイクロ剪刀（切断の際，神経がすべらないように剪刀の刃にギザがついている）を用いる。

Advice
・太めの神経（2mm以上）で，剪刀では神経束の神経線維がつぶれてしまう場合は，鋭利なカミソリ（両刃のカミソリなど）で切断する。

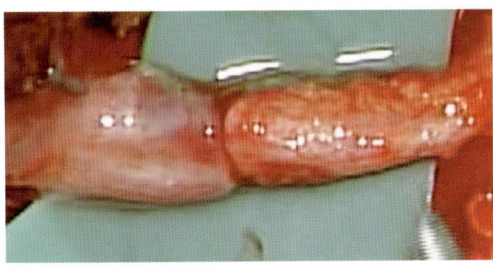

❷ 神経上膜縫合

①断端の神経束の配列を確認し接合面を合わせる

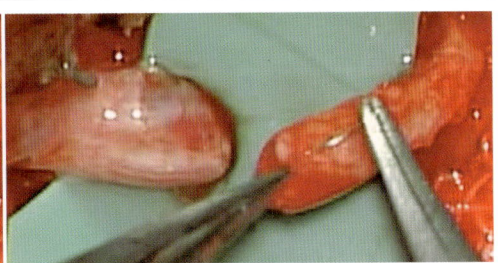

②外膜から通糸する

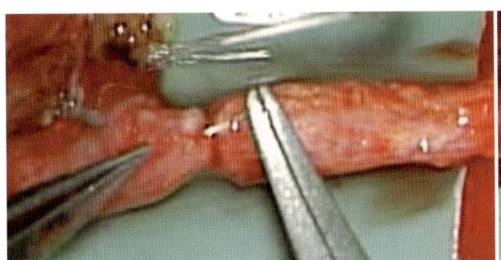

③対側の神経断端から外膜へ単結節縫合

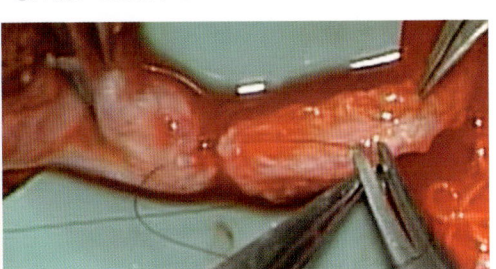

④9-0ナイロン糸を用いた

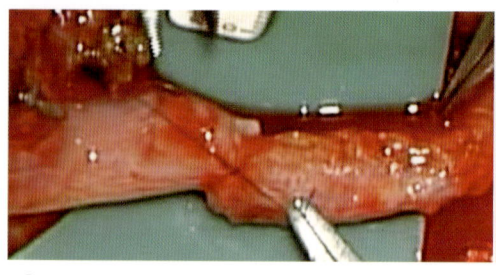

⑤全周性に6針縫合 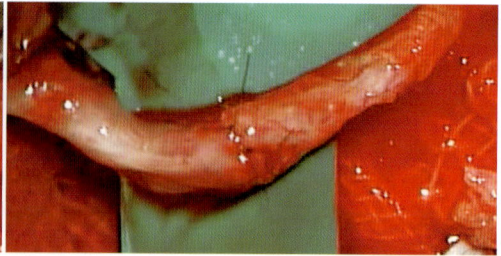　　　　　　　　　⑥縫合が完了した状態

　神経の縫合は神経上膜縫合あるいは神経上膜周膜縫合で行う．神経の断端は神経束が若干上膜で覆われる程度に整えると縫合しやすい．

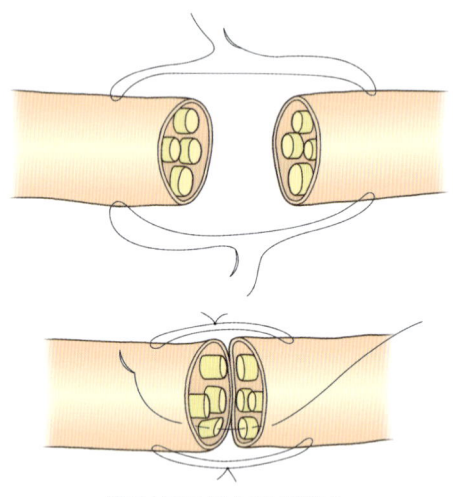

緊張がある場合の減張縫合

Advice

- 縫合糸の選択：指神経レベルにおいては9-0もしくは10-0ナイロン糸を，手関節から前腕の主幹神経レベルにおいては8-0もしくは9-0ナイロン糸を用いる．断端の緊張が強い場合は，断端から離れた部位にあらかじめ減張用の神経上膜のみの縫合を行い，神経縫合を行うことで縫合が容易になる．端々縫合では縫合部に緊張があると神経の回復が悪いので，緊張なく縫合することが重要である．
- デブリードマン後，神経の欠損長を確認するが，神経を直接縫合するか神経移植を施行するか決定しなければならない．直接の縫合で，緊張が強すぎると縫合面にギャップが生じて，術後成績が悪いとされる．指レベルでは0.5cm，手レベルでは1cm未満であれば，神経を近位，遠位に剥離し近位関節を屈曲位とすることにより端々縫合が可能であるが，それ以上では神経移植を考慮する．

❸ デブリードマンの追加（顕微鏡下）

　神経上膜縫合により，神経束の不適合を起こす場合がある．上膜を縫合する際，余剰の神経束などは適宜デブリードマンを追加する．

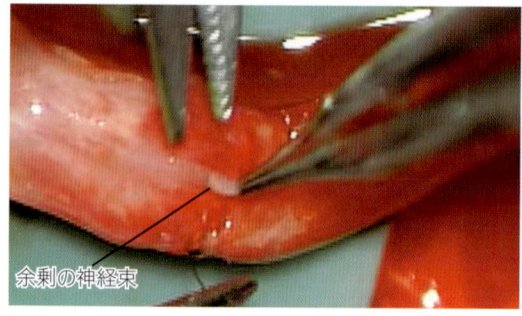

①外膜からはみ出た，余剰の神経束を引き出す 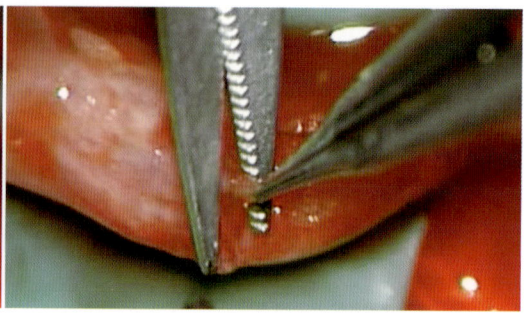　　　②神経束を神経用マイクロ剪刀にてデブリードマンする

余剰の神経束

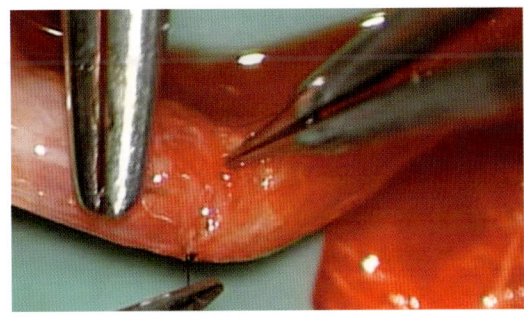

③9-0 ナイロン糸で神経上膜を縫合する 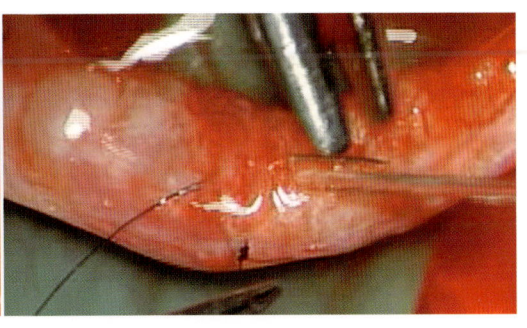　　　④生食水をかけながら縫合すると接合面が見やすい

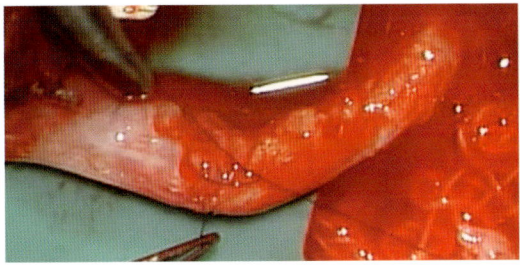

⑤単結節で3回縫合する 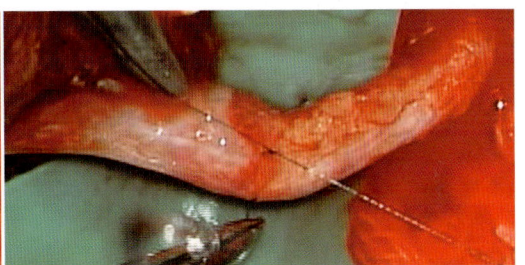　　　⑥縫合後，神経束の露出がないか確認する

> **Advice**
> ・神経上膜縫合においては，神経束の不適合を起こすことがある．神経束不適合には①回旋による不適合である off-set，②神経束間に隙間を生じる gap，③神経束が長すぎるため折れ曲がる buckling，④gap と buckling が混在する uneven がある．

II 自家神経移植

KEY POINTS
- 神経縫合部には緊張がかからないようにする
- フィブリン糊を用いると神経束が安定し，縫合しやすくなる
- 顕微鏡下で縫合する

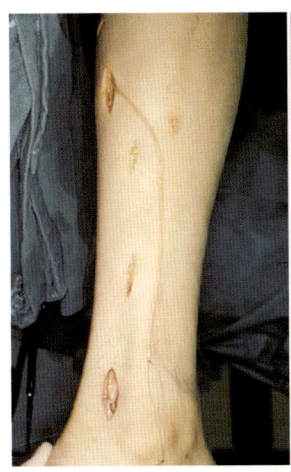

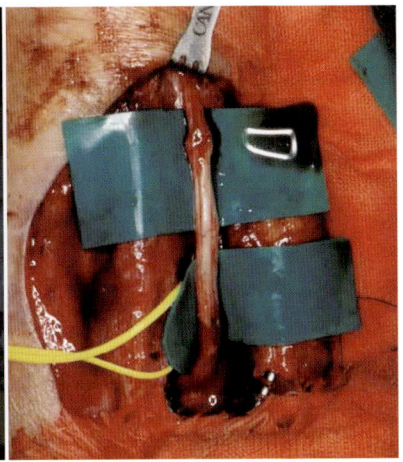

神経欠損が大きく神経を端々縫合できない場合に適用となる．移植神経の採取部は腓腹神経や前腕の皮神経が用いられる．神経移植片は損傷神経の太さに合わせて1本あるいは数本を束ねて使用する．

> **Advice**
> ・神経束が複数必要な場合は，移植片を数本を束ねて1本として用いる．この際，フィブリン糊を用いて補強する．8-0, 9-0 ナイロンにて外膜同士を軽く束ね神経上膜縫合を行う．

尺骨神経欠損に対する腓腹神経移植

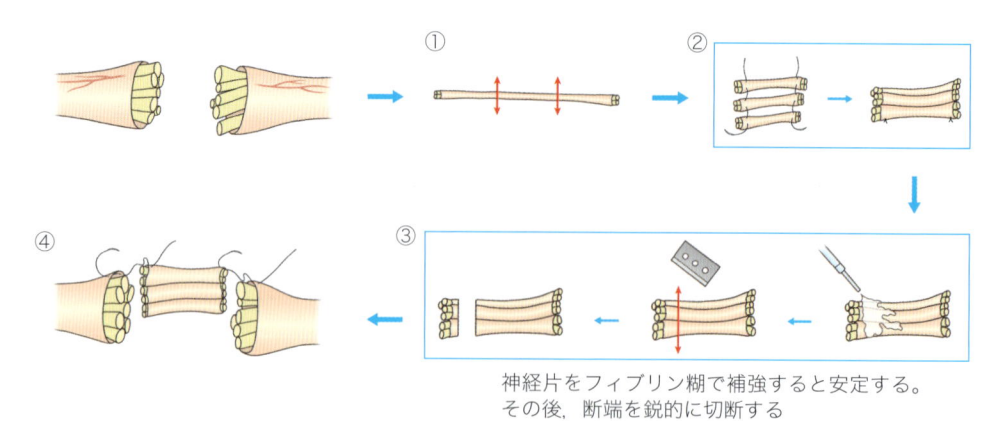

神経片をフィブリン糊で補強すると安定する．
その後，断端を鋭的に切断する

Cable graft 法

● 自家神経の代用

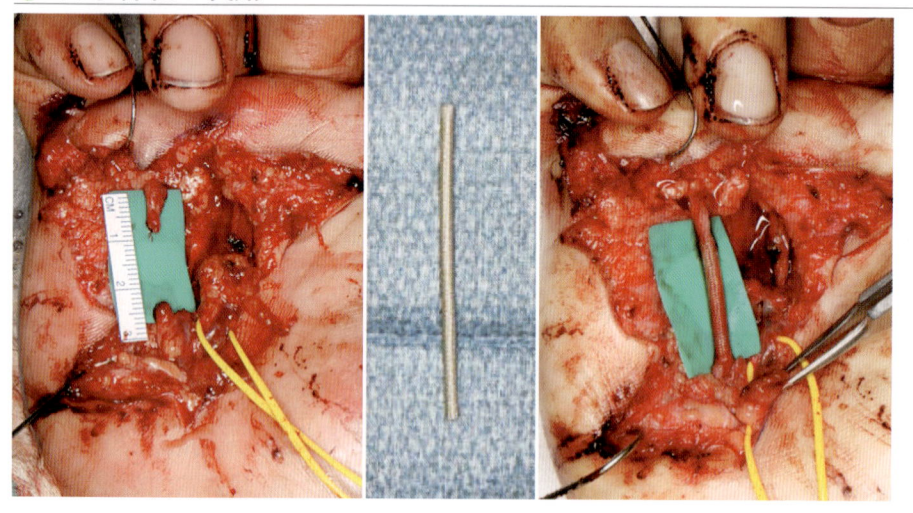

　自家神経移植の代用として，2013年よりアテロコラーゲンを利用した人工神経が使用可能となった．これはポリグリコール酸（PGA）の外筒内に豚コラーゲンを充填した神経再生誘導チューブでナーブリッジ®（東洋紡，日本）と呼ばれる．断裂した神経を再建するためのガイドチューブとしてコラーゲンを足場として神経再生を促進する．

History & Review

●神経の損傷を組織形態から5段階に分類した．臨床診断に有用である．
　Sunderland S: The peripheral nerve trunk in relation to injury; a classification of nerve injury. Nerve and Nerve Injury. 2nd ed, pp133-142, Churchill Livingstone, 1978
●神経切断後の変性，神経修復後の再生機序について記述．
　宮本義洋：神経損傷，形成外科 52：409-420, 2009

第2章 手足の外傷・変形

1. 上肢・手指の損傷

3）腱損傷

島田賢一

Knack & Pitfalls

◎手指安静位（レスティングポジション）でも十分診断可能である
◎拡大鏡（ルーペ）を用いた愛護的手術を行う
◎腱縫合における strand の概念を理解する
◎鋭利な新鮮断裂では断端のデブリードマンは不要である
◎屈筋腱縫合は強固な縫合法で行う。早期運動療法を行うには 4-strand 以上の core suture が必要である。A2, A4 靱帯性腱鞘を温存する。腱縫合部周囲の補助縫合も重要である
◎伸筋腱は断裂後早期に筋緊張性拘縮に陥る。2〜3 週間で縫合困難となることがあるため受傷時の一次縫合が重要である

診断のポイント

■臨床所見

受傷機転を把握する。具体的には，受傷原因となった器物の種類（鋭利な刃物，鈍器，咬創），受傷時に加わった力の大きさ（器物の動力源），受傷時の手指の肢位（手を握った状態，手を開いた状態），汚染の有無（室内，室外），利き手などを問診する。これにより，損傷の程度，腱の切断位置が類推できる。治療を進めるため，腱損傷のZone 分類を把握しておく（図1）。骨，血管，神経などの合併損傷を精査する。特に屈筋腱の側方には神経が縦走するため注意が必要である。

手指の肢位により，腱断裂の診断が可能である。屈筋腱の断裂があれば受傷指は安静位で伸展位を呈する（図2）。指の自動屈曲・伸展を観察し腱損傷を疑えば，屈筋腱では深指屈筋（FDP），浅指屈筋（FDS）それぞれを指ごとに精査する（図3）。断裂の診察においては部分断裂の可能性を常に念頭に置く（部分断裂の場合でも指の屈伸は十分に可能である）。腱鞘の損傷が考えられる場合は腱の滑動状態を注意深く観察する（腱の走行に沿って触診する）。腱鞘の役割は，腱を指骨の掌側面になるべく近接して保持し，その滑動を滑らかにすることにある（図4）。特にA2, A4 腱鞘は指関節屈曲に重要な役割を果たす。この滑車が損傷すると腱は正常に滑動しても浮き上がり（bowstring），指は屈曲できなくなる（図5）。

伸筋腱ではMP関節の伸展を確認する。示指・小指には固有の伸筋腱が存在するため，都合2本の伸筋腱が存在する。どちらか一

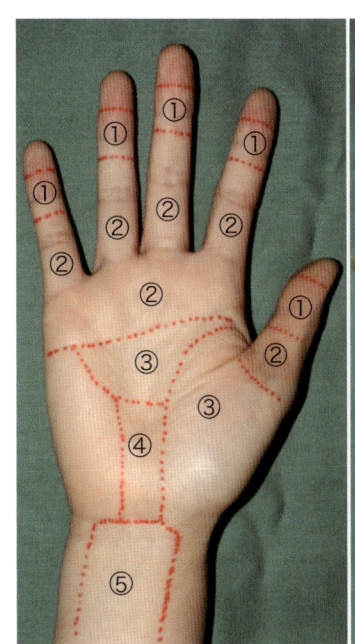

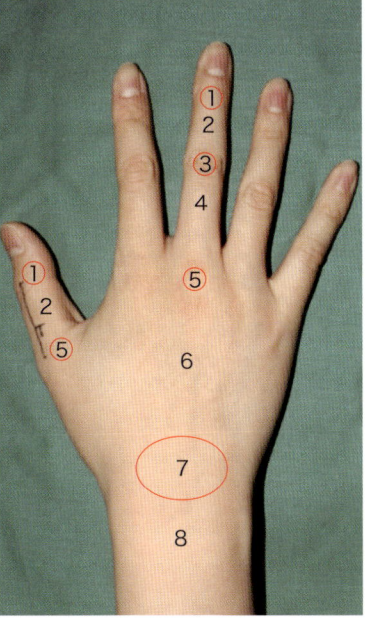

図1　手の Zone 分類

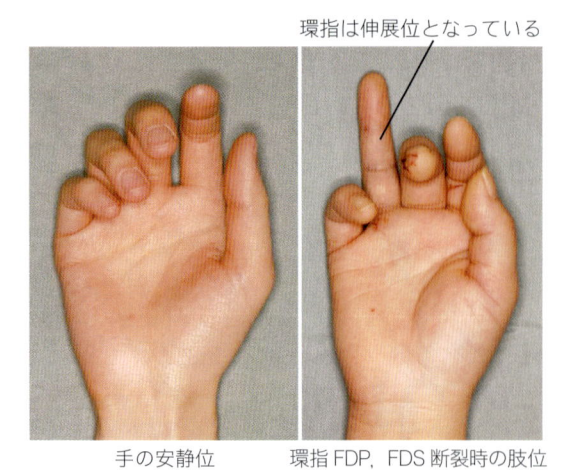

第2章 手足の外傷・変形

環指は伸展位となっている

図2 手の肢位
手の安静位 ／ 環指FDP, FDS断裂時の肢位

PIP関節を伸展しておく

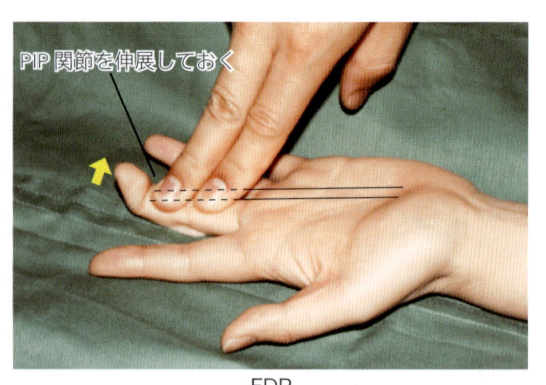

FDP
DIP関節を屈曲させることによりFDPの機能を知ることができる。

隣接指のFDPの影響を除去するために他の指を伸展しておく

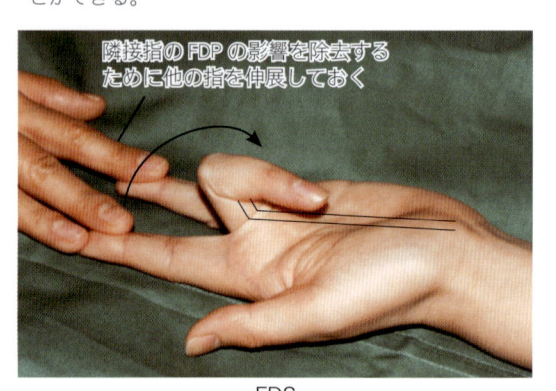

FDS
PIP関節を屈曲させることによりFDSの機能を知ることができる。

図3 FDP, FDSの機能検査

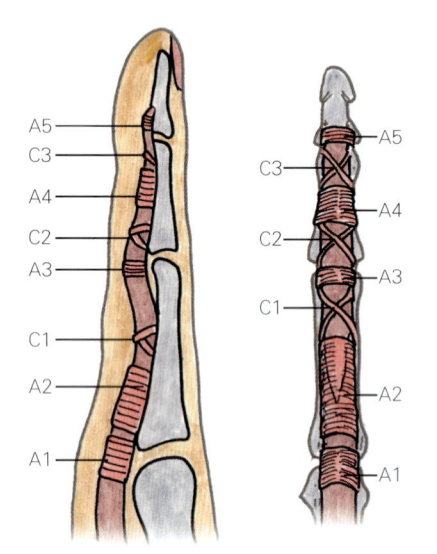

図4 腱鞘の解剖
屈筋腱は線維性組織の腱鞘内を通る。腱鞘には輪状滑車（A1〜A5）と十字滑車（C1〜C3）がある。

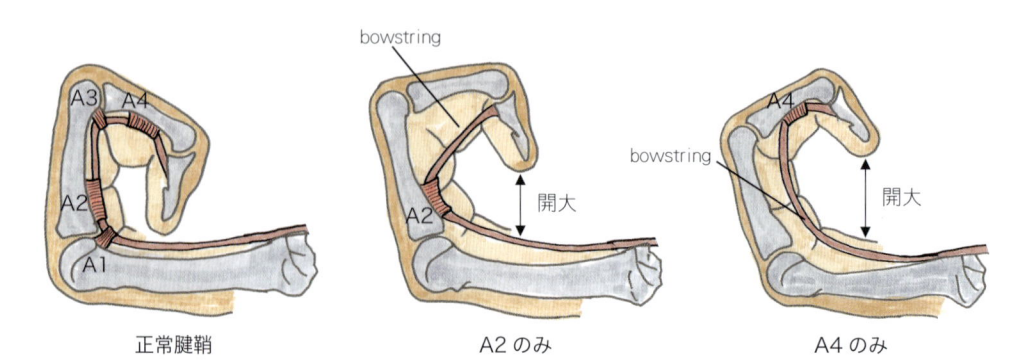

正常腱鞘 ／ A2のみ ／ A4のみ

図5 腱鞘欠損によるbowstring
臨床的にはA2, A4腱鞘が重要である。

方のみの断裂では伸展障害は認めない．MP関節での正常伸展の程度は，示指＞中指・小指＞環指である．PIP関節はMP関節屈曲位では側索により，伸筋腱が断裂しても伸展可能であり注意を要する．

■画像診断

骨の合併損傷や異物の有無を検索するためX線撮影で確認する．

治療法の選択

屈筋腱損傷

■手術適応

臨床所見より腱断裂を疑う場合，確認の意味も含め手術を行う．創が小さく腱損傷の有無がはっきりしない場合でも，受傷機転から腱断裂が疑われる場合は直視下に確認する．

■手術時期

開放創で腱断裂が疑われれば同日手術を行う．皮下断裂を疑う場合は待機し後日手術を行うことも可能であるが，2週間以内が望ましい．開放創で受傷当日に腱修復手術ができない場合は，皮膚のみ縫合し待機して後日腱修復を行う．汚染が高度な場合は開放創として処置し，感染のないことを確認後，手術を行う．

■インフォームド・コンセントの要点

・腱手術においては手術のみならず，術後後療法（リハビリテーション）が重要となるので治療期間が長期にわたることを説明する．
・術後，腱の再断裂の可能性，腱の癒着による腱剥離などの追加手術の必要性について説明する．

■手術方法

麻酔：伝達麻酔（腋窩ブロックなど）あるいは全身麻酔で行う．断裂部位が明らかな単独断裂の場合は局所麻酔での手術も可能である．局所麻酔であれば，術中に指を動かしながら確認できる利点がある．

拡大鏡（ルーペ）を用い，駆血帯（エアーターニケット）下無血野にて手術を行う．必要に応じて創に切開を追加し術野を拡大する．切開は指節皮線と直交しないジグザグ皮切（Bruner型）と側正中切開を組み合わせて行う．皮弁先端が壊死とならないように，皮弁の角度は45°以上となるようにする．指屈曲位での損傷では腱の切断端は遠位に退縮するので切開を遠位方向に追加，また指伸展位では近位方向に切開し腱断端を探す．近位断端は手関節，MP関節屈曲位で探索するが，それで確認できない場合は前腕から手掌部を近位から揉みしごく（milking）と創部に出てくることがある．遠位断端は指屈曲で創部に出てくる．

腱鞘は必要に応じて切開し術野を展開するが，A2，A4腱鞘は必ず温存しなければならない．腱縫合法は，縫合部断面を通過する縫合糸の数（core suture）により，2, 4, 6-strand縫合に分類されているが，主に4-0ナイロン糸を用いた4-strand以上の縫合が用いられている．このcore sutureに6-0ナイロン糸連続縫合による補助縫合を追加する．縫合後は他動的に指の屈伸を行い，指の屈曲と腱のスムーズな滑動を確認する．ドレーンを留置し手術を終了する．

■術後管理

患者の状態（創部，コンプライアンス）により，固定法，早期運動療法（他動，自動）を選択する．

●固定法

手関節60°屈曲，MP関節30°屈曲，IP関節0°伸展の背側スプリントにより，術後3～4週間固定する．その後に自他動運動を開始する．4-strand以上の強固な腱縫合ができなかった場合や腱以外の組織損傷が重度，小児や患者のコンプライアンスが悪い場合に適用される．

●早期他動運動療法

Kleinert法（早期他動屈曲自動伸展）が一般的に知られている．背側に伸展制限スプリントを装着し，指先から前腕にゴムバンドを付けてゴムの収縮力で指を他動的に屈曲する．伸展は自動的に行う．腱縫合部に緊張をかけずに腱を滑動させる方法である．Duran法はMP関節屈曲位でPIP，DIP関節を別々に他動伸展，屈曲させる方法である．IP関節の拘縮予防，FDP, FDSの腱癒着を防止する目的で行う．

●早期自動運動療法

縫合法，縫合材料の進歩に従い4または6-strandによる縫合法が行われるようになり，自動屈曲＋自動伸展による後療法が可能となった．腱断裂の危険性が増加するが，症例により良好な結果が得られる．

伸筋腱損傷

■手術適応

手背側は皮膚が薄く下床が骨であるため，軽微な鋭的損傷でも容易に腱の断裂を来たす．指が完

全伸展できない場合は伸筋腱の断裂を疑い手術を行う。手背部の創ではたとえ断裂があっても，総指伸筋腱の腱間結合によりある程度の指伸展は可能であるので注意を要する。腱間結合の単独損傷は放置しても構わない。

■ 手術時期

受傷当日に行う。伸筋腱は早期（受傷後2～3週）に筋緊張性拘縮が発生するためなるべく早めに縫合する。

■ インフォームド・コンセントの要点

・伸筋腱の修復は微妙で複雑な伸展機構の治療のため完全な修復，再建は難しいことを説明する。
・手関節部以外は線維性腱鞘がないため，癒着は少ない。しかし骨傷も合併しやすいため骨と癒着しやすい。

■ 手術方法

麻酔：局所浸潤麻酔あるいは伝達麻酔で行う。

腱の滑動が小さいので，デブリードマンは最小限にする。容易に伸展拘縮になる。伸筋腱は屈筋腱に比べて薄いため，部位に応じた縫合法を選択する。指部では4-0, 5-0ナイロン糸による水平マットレス縫合を行う。手背部では4-0ループ針を用い，津下法（2, 4-strand法）で縫合し，縫合部に6-0ナイロン糸で連続補助縫合を行う。

■ 術後管理

通常4週間の伸展位固定を行う（手関節30°背屈，MP関節20°屈曲，PIP, DIP関節伸展位）。MP関節の伸展拘縮に注意する。動的スプリントによる早期運動療法も試みられている。Zone 1, 2の断裂においてはDIP関節の伸展固定を行う。屈筋腱の力が強いため伸筋腱の軽い癒着は自然に剥離される。

I 屈筋腱損傷：腱縫合

KEY POINTS
・腱縫合は4-strand法以上の強固な縫合を行う
・腱縫合部が腫瘤状にならないように注意を要する（腱鞘通過時の抵抗となる）

● 津下法

専用の糸付きループ針を用いた腱縫合法で，汎用されている。津下法を2針用いることにより腱の回旋を防止した4-strand法が可能である。簡便で素早く縫合できる。多数腱断裂の場合特に有用である。

津下法

A2, A4腱鞘を温存した

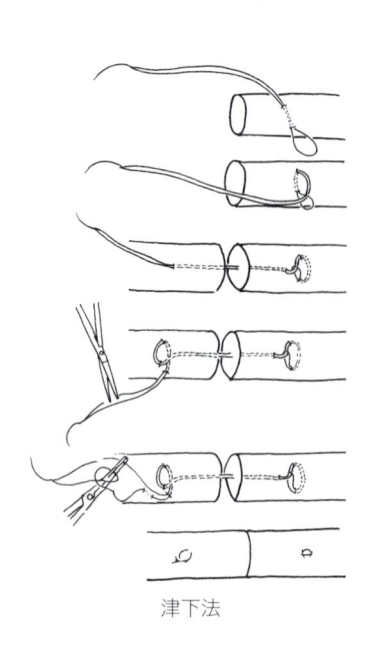

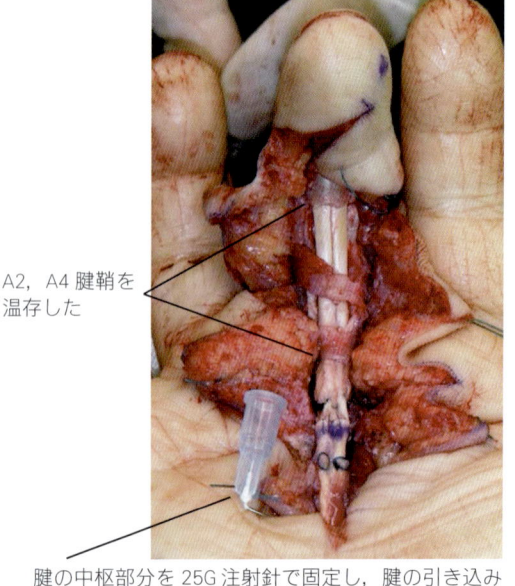

腱の中枢部分を25G注射針で固定し，腱の引き込みを防いで腱縫合を行う

吉津（Y-I）法

糸付きループ針を用いた Kessler 変法（Pennington 法）に津下法を追加した縫合法である。早期運動療法に耐える初期強度を有する 6-strand 法である。

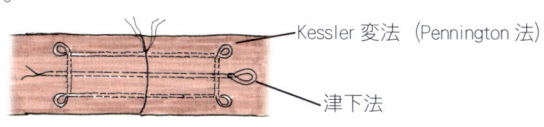

吉津（Y-I）法
— Kessler 変法（Pennington 法）
— 津下法

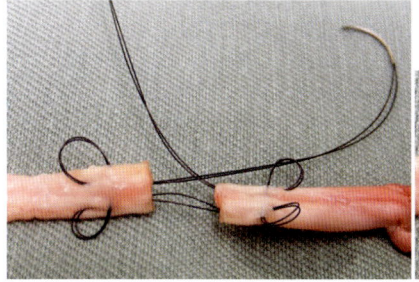

① 4-0 両端ループ針で Kessler 変法を行う
② 津下法を追加する（青糸） 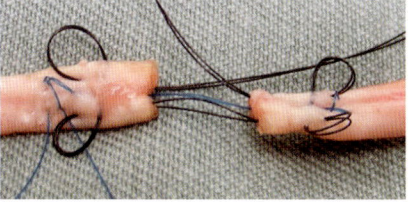
③ Kessler 法のナイロン糸の緊張を維持しながら腱断端を flat に密着するように寄せて結紮する 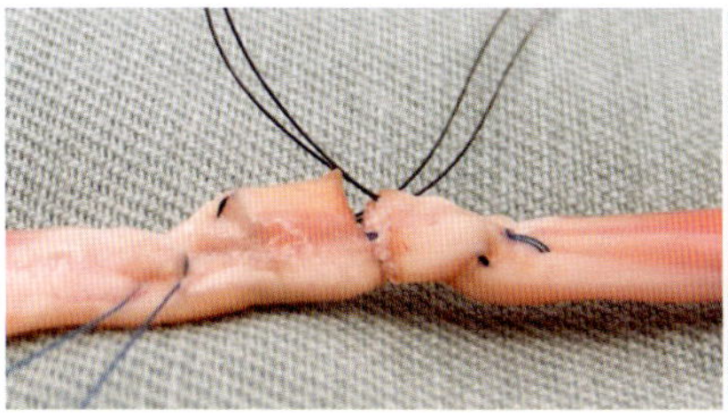
④ 6-0 ナイロン糸にて周囲を補助縫合する 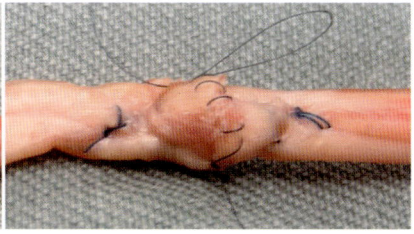

Advice
- 6-0，7-0 ナイロン糸の連続縫合による周囲の補助縫合は，縫合部の粗面を少なくすると同時に gap 形成の防止や抗張力が得られる。
- 腱縫合部が大きな腫瘤にならないように注意する。腱鞘を通過する時に抵抗となる。

Grasping loop と Locking loop

Kessler 法における縫合糸の走行には「Grasping loop（Kessler 法）」と「Locking loop（Pennington 法）」がある。Locking loop では縫合糸が腱線維を強固に把持するので縫合強度が増す。運針の際，腱線維に直交する糸（横糸）の下方から水平糸（縦糸）を腱断端方向へ通糸する必要がある。

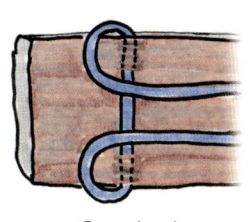

Grasping loop
縫合糸が腱線維を噛んでいない

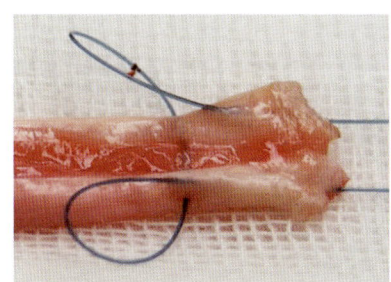

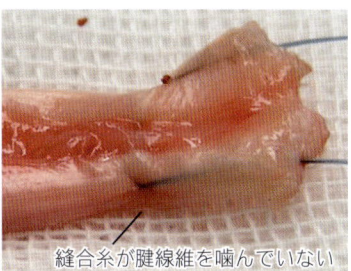

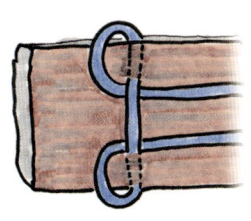

Locking loop
縫合糸が腱線維を lock している

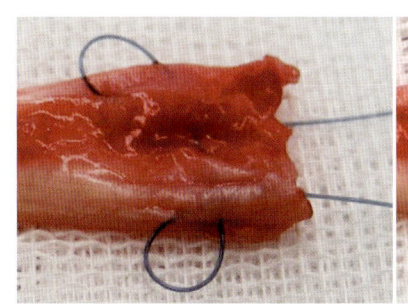

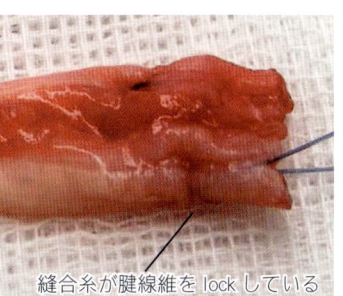

第2章 手足の外傷・変形

II 屈筋腱損傷：二期的再建（腱移植）

KEY POINTS
- 腱の一次縫合が不可能な場合や初期手術の結果が悪い場合，腱移植，腱移行が適用となる
- 二期手術の前に指関節拘縮はリハビリにより可能な限り解除しておく
- 切断腱の筋短縮性拘縮がなく，関節可動域が保たれている場合に腱移植が施行される

〈評価と治療方針〉

右環指屈筋腱断裂後，放置された。PIP, DIP 関節が屈曲不可，他動的 ROM は問題なかった。腱移植（PL 腱）による FDP の再建を計画した。

❶ 皮膚切開と腱断端の確認

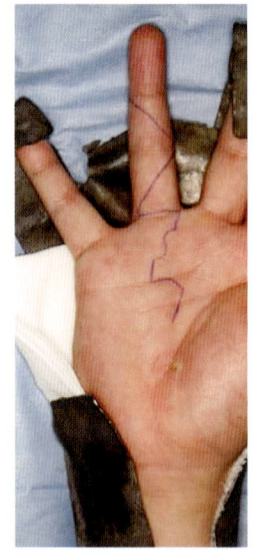

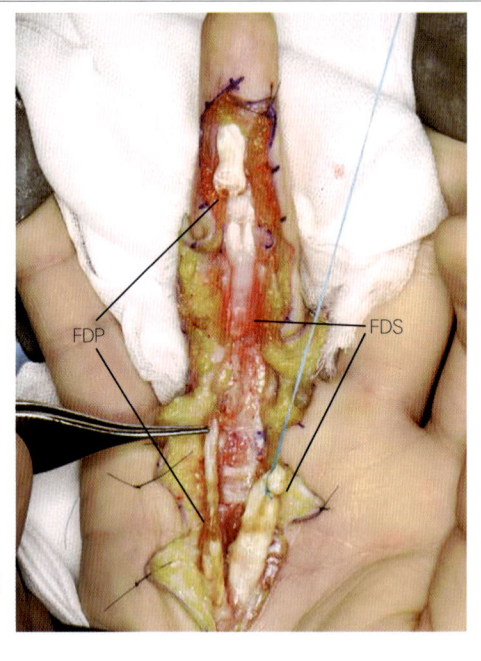

Bruner 型のジグザグ切開にて展開する。断裂した FDS, FDP の断端を確認する。

28歳，男性，屈筋腱断裂後3カ月

❷ 移植腱の採取

切離した PL 腱に牽引糸をかけ tendon stripper に通す

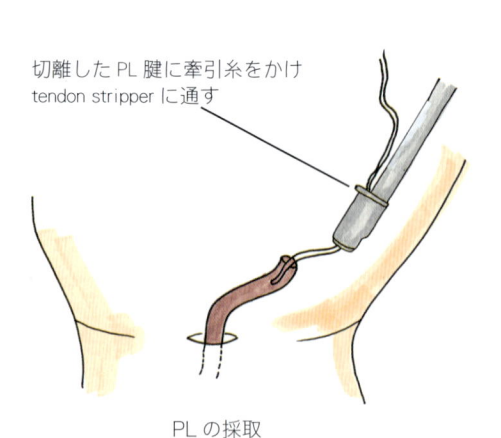

PL の採取

末梢側の腱を十分牽引し緊張をかけて，tendon stripper を回転しながら中枢へ押し込んでいくと，筋腱移行部で腱が切断される

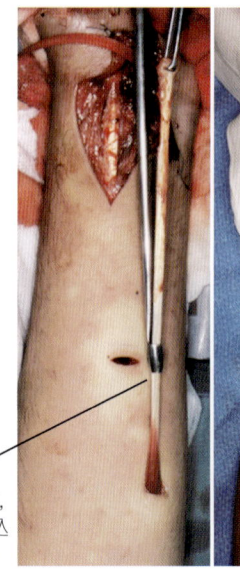

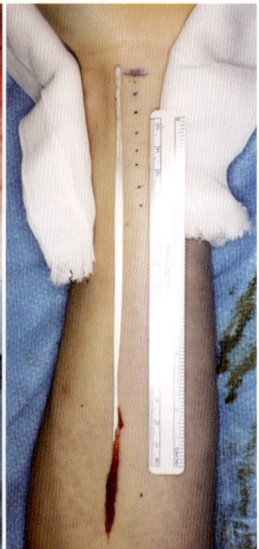

通常は長掌筋腱（PL）を用いる。PLは欠損している場合（3.5％）があるので術前に確認しておく（母指と小指をピンチし手関節を屈曲させると手関節にPLが確認できる）。手関節の皺線に沿って1cmほどの切開を加え，PLを露出する。腱採取用の専用ストリッパーを用いて，採取する。

❸ PL腱移植（interlacing suture）

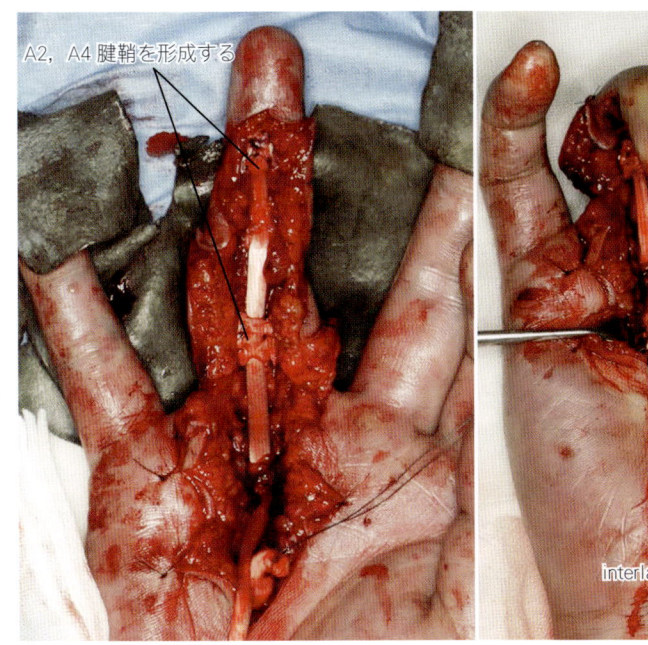

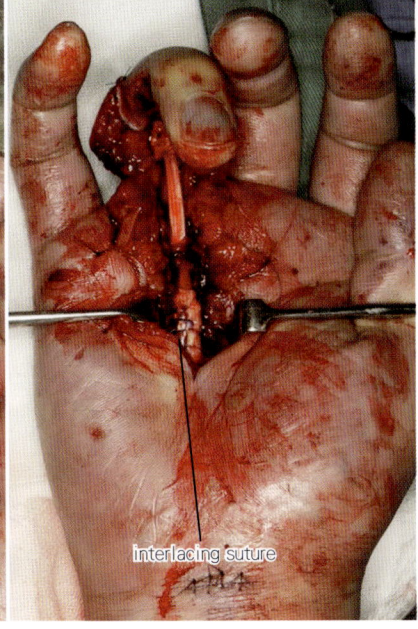

A2，A4腱鞘を形成する

interlacing suture

Advice
・縫合後は指を最大屈曲，伸展して，縫合部が靱帯性腱鞘に干渉しないか必ず確認する。

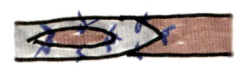

interlacing suture

末梢の部分を先に縫合し，指の指位を確認しながら中枢を縫合する

切断腱にスリットを入れて，移植腱を通す。2カ所以上に4-0ナイロン糸で編み込み縫合する。縫合腱の緊張度は安静位で尺側の隣接指と同様の指位となるように，若干強めに縫合する。A2，A4腱鞘を再建する。

III 屈筋腱損傷：リハビリテーション

KEY POINTS
・腱の癒着を防止しながら，腱の滑動性を維持するために術後のリハビリテーションが重要である
・腱縫合の強度，患者の状態により，固定法，早期他動運動，早期自動運動療法が選択される

手掌基部にロールバーを設置し他動屈曲する

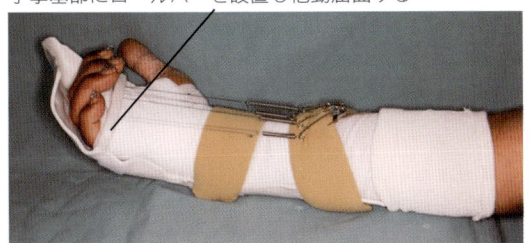

自動伸展他動屈曲法（Kleinert変法）のスプリント

●Kleinert変法
　Kleinert原法ではDIP関節の屈曲が不十分であったため，装具の手掌部に滑車をつけて，牽引方向を変更したKleinert変法が考案された。これによりIP関節の他動的屈曲度が増加し，腱の滑動も増加する。牽引はゴムではなくスプリングを用いて指最大伸展時に過大な負荷がかからないようにする。また，全指を他動屈曲することにより，縫合腱の屈筋の放電を防ぐ。

第2章 手足の外傷・変形

IV 伸筋腱損傷：腱縫合

KEY POINTS
- 伸筋腱は屈筋腱に比べて扁平で末梢に行くほど薄くなっているため，腱の太さに応じた縫合を行う
- 指背部分では 4-0，5-0 ナイロン糸で水平マットレス縫合を行う
- 手背部から前腕では 4-0 の糸付きループ針を用いた津下法や Kessler 縫合を行う
- 6-0 ナイロン糸で連続補助縫合を追加する

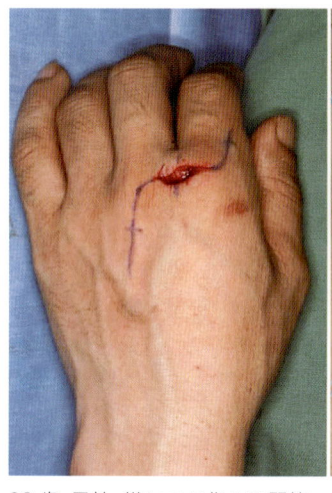

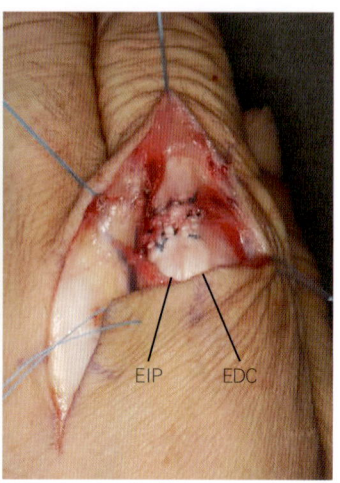

38歳, 男性, 鎌にて示指 MP 関節背側に挫創を受傷した

〈評価と治療方針〉

示指の伸筋腱（総指伸筋：EDC，固有示指伸筋腱:EIP）を断裂した。一期的腱縫合を計画した。

● 津下法による腱縫合

EDC，EIP に対して，4-0 糸付きループ針で津下法で1針縫合（2-strand）する。6-0 ナイロン糸にて補助縫合を追加する。

Advice
・伸筋腱は滑動距離が短いため，デブリードマンは最小限とする。鋭利損傷の場合は不要である。手背においては，EIP は ECD の尺側に位置する。

V 伸筋腱損傷：二期的再建

KEY POINTS
- 橈骨遠位端骨折後に長母指伸筋腱（EPL）を断裂することがある。磨耗して断裂した腱は一次縫合が困難なため，EIP を用いた腱移行が施行される

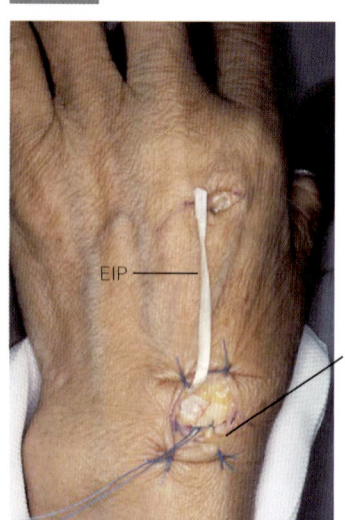

71歳, 女性, 長母指伸筋腱断裂

〈評価と治療方針〉

橈骨遠位端骨折後に生じた長母指伸筋腱断裂。長母指伸筋腱断裂の原因としては比較的遭遇する。固有示指伸筋腱の腱移行を計画した。

❶ 断裂部と EIP の確認

母指中手骨背部から snuff box，示指 MP 関節基部に皮切を加える。EPL の断裂部はすでに変性し一次縫合は困難である。EIP は示指の総指伸筋腱の尺側にある（示指のみ伸展すると，手背で蛇行する EDC とその尺側下面の EIP が確認できる）。

Advice
・母指外転位では指背腱膜の緊張により，EPL が断裂していても IP 関節は伸展可能となり断裂を見逃すことがある。内転位での IP 関節の伸展や snuff box での EPL の緊張状態で診断する必要がある。

❷ Interlacing suture（編み込み縫合）

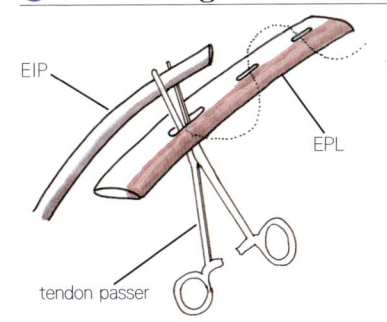

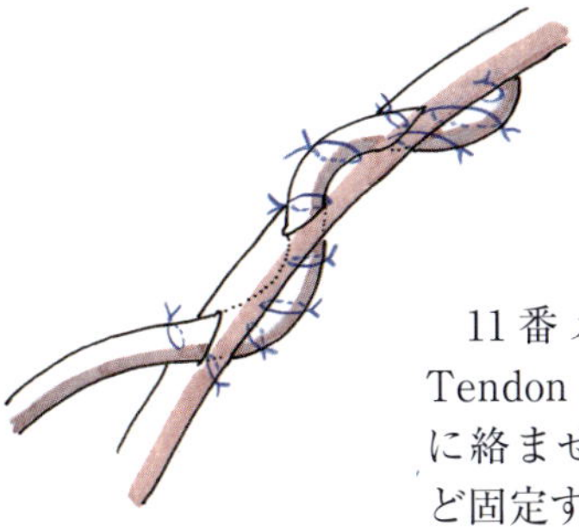

11番メスで腱にスリットを作成する。Tendon passerにて移行する腱を引き抜き腱に絡ませる。4-0ナイロン糸にて10カ所ほど固定する（3カ所のスリットの場合）。

❸ EIPとEPLの縫合

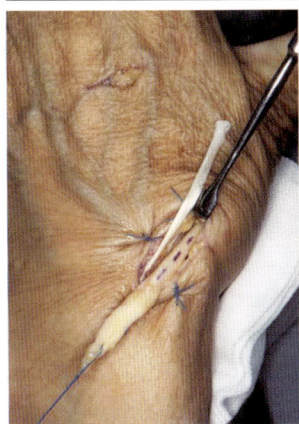

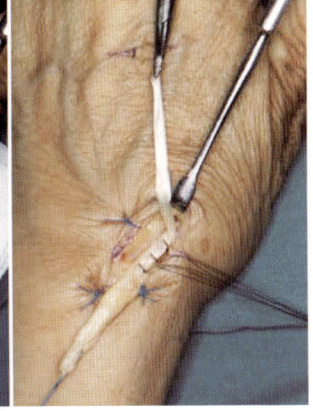

EIPはMP関節近位で切離する。その際，EDCと周囲の矢状索を損傷しないように注意する。EIPはEDCの下を通し，母指背側基部に出す。EPL断端の新鮮化を行う。手関節中間位で母指を最大屈曲位としてEIPに最大緊張をかけてEPLと縫合する。EPLの2カ所にスリットを加えEIPを通して4-0ナイロン糸でinterlacing suture（編み込み縫合）を行う。母指IP関節に屈曲制限を来たさないように注意する。

❹ 腱縫合時の緊張度

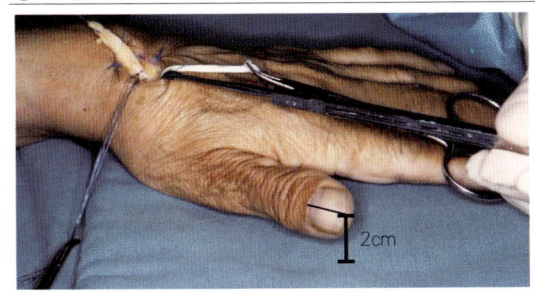

手掌を手術台に密着させて，腱に緊張を加え，母指の爪先端中央部が手術台より約2cmほど浮き上がる状態で腱を縫合する方法もある。EIPを腱移行すると，示指MP関節の伸展力が低下するが，日常生活には支障はない。

❺ 後療法

術後翌日から，手関節30°背屈位の母指伸展動的装具を装着し，他動伸展自動屈曲早期運動療法を3週間行う。夜間は母指伸展位の静的副木を装着する。

History & Review

- アメリカ手の外科学会出版の簡便な手の診察マニュアル。イラストが多く，わかりやすく手の診察法について解説する。
  アメリカ手の外科学会編：手の診察マニュアル，山内裕雄ほか訳，pp13-31，南江堂，東京，1991
- 手の外科の基本的手術手技について解説，手外科の座右の手術書。
  津下健哉：私の手の外科—手術アトラス—（改訂第2版）．pp285-372，南江堂，東京，1988
- EIP腱移行における縫合時の腱の緊張についての検討。
  鬼頭宗久，伊坪俊郎，中村恒一ほか：腱緊張度を一定化した長母趾伸筋腱断裂再建術．日手会誌26：62-64, 2010
- 早期運動療法におけるY-1法の安全性について述べた。
  吉津孝衛，牧裕，田島達也ほか：早期自動屈曲療法のための新しい屈筋腱縫合法の試み．日手会誌13：1135-1138, 1997

第2章 手足の外傷・変形

1. 上肢・手指の損傷

4) 手・指の, 骨・関節損傷

島田賢一

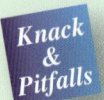

Knack & Pitfalls
- 骨膜の剥離は最小限にする
- 粉砕骨折で内固定が困難な場合は創外固定器の使用を考慮する
- 正確な2方向のX線撮影が必須である。骨の重なりに注意し, 必要ならば斜位撮影も行う。関節損傷ではストレス撮影も忘れずに行う

診断のポイント

■臨床所見

受傷日時, 受傷機転, 年齢, 利き手, 職業（固定法, 後療法に影響する）を聴取する。視診により腫脹, 皮下出血, 変形, 皮膚軟部組織損傷を確認する。触診により手指の知覚, 圧痛部位, 骨折部の異常可動性, 関節不安定性を調べる。また, 可能であれば自動運動を観察する。以上より骨折部位と損傷の程度が類推可能である。

■画像診断

障害部位を中心に正面・側面の2方向を撮影するが, 指骨では隣接指との重なりに注意する。中手骨においては必要ならば斜位撮影を追加する。靭帯損傷などが疑われれば, ストレス撮影も行う。また, 小児では健側の撮影も施行しておく。関節に及ぶ骨折においてはCTが有用である（図1）。
骨性槌指変形においては, 骨片サイズの正確な評価のためDIP関節の正確な2方向（正面・側面）撮影が必要である。

治療法の選択

■整復・固定法

十分な麻酔, 鎮痛の後, イメージ下に骨折, 脱臼の徒手整復を行う。近位の筋群（屈筋や手内筋）を弛緩し愛護的に整復を行う（手関節, MP関節を屈伸する）。
固定法にはキルシュナー鋼線による交叉固定, tension band wiring, interosseous wiring, プレート固定, スクリュー固定, 髄内釘, 創外固定などがある（図2）。骨片や軟部組織への血流温存の観点から, 周辺組織の剥離が少ないキルシュナー鋼線による固定が最も多用される。プレート固定などに比べ固定性には劣るが, 低侵襲で組織内に恒久的な異物を残さない利点がある。また, プレートと比べ創内を占拠する容積が少ないため, 軟組織の閉鎖が容易である。鋼線刺入部の感染, 腱や軟部組織の干渉には注意を要する。プレート固定は強固な固定性と早期運動療法が可能であるが, 術野の展開や剥離範囲が大きく高侵襲である。固定法は骨折部位や骨折形態に応じて選択される。

末節骨骨折

■手術適応

●粗面・骨幹部骨折

粗面（tuft骨折）では外固定を行う。通常手術適応はない。骨幹部は爪甲が欠損し, 骨折部が動揺する場合, 手術適応となる。

●関節内骨折（骨性槌指変形）

DIP関節内骨折で伸筋腱停止部の剥離骨折である。剥離骨片の転位を認める場合closed reduction（石黒法）が適応となる。受傷から1カ月以内が適応とされる。

■麻酔方法

指ブロックで手術可能である。指基部で駆血して手術を行う。

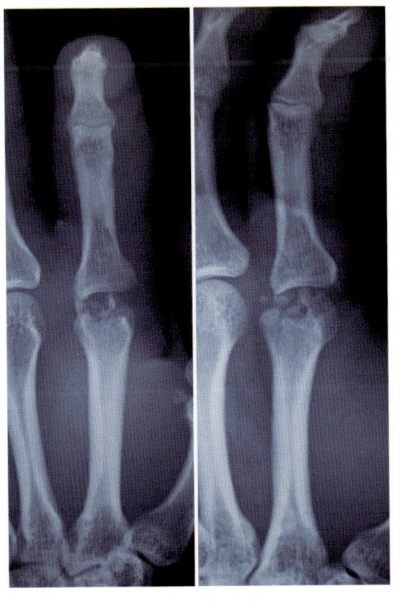

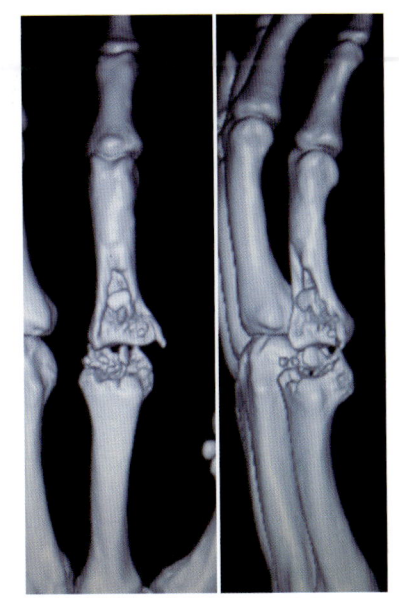

単純 X 線所見　　　　　　　　　3DCT 所見

図1　CT の有用性
X 線単純撮影に比べて CT では関節面の状態がよくわかる。

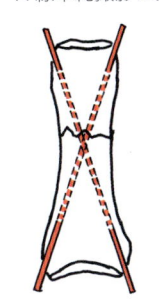

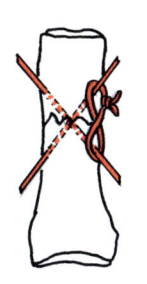

キルシュナー鋼線　　tension band　　interosseous　　プレート固定　　スクリュー固定
交叉固定　　　　　　 wiring　　　　　 wiring

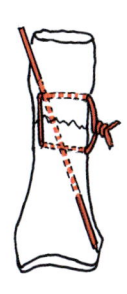

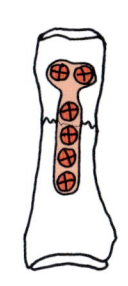

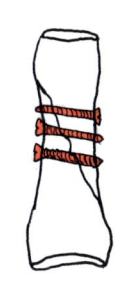

図2　さまざまな骨接合法

■インフォームド・コンセントの要点
- 石黒法では屈曲位での固定のため，鋼線抜去後，伸展制限（extension lag）を認めることがある。リハビリテーションと夜間装具による後療法が必要となる。
- 鋼線の皮膚刺入部からの感染の可能性がある。

■手術方法
末節骨骨折骨幹部
末梢骨片から 0.8〜1.0 mm のキルシュナー鋼線を骨折面まで刺入する。骨片全体を掌背側からつまむようにして整復し鋼線をそのまま近位骨片に挿入する。交叉ピンニングを基本とするが平行に刺入してもよい。骨折面での鋼線の交叉は避ける。近位骨片が小さい場合は DIP 関節も含めて固定する。

関節内骨折
石黒法が最も施行されている。DIP 関節を最大屈曲位とし背側骨片を屈曲位置に移動させて，キルシュナー鋼線を extension block として経皮的に刺入する。DIP 関節を伸展し骨折部を整復，鋼線で DIP 関節を固定する。

■術後管理
術後は PIP 関節を軽度屈曲位で外固定する。処置時に必ず PIP 関節を授動し拘縮を予防する。術後 4〜6 週間で鋼線を抜去する。鋼線抜去後は屈曲拘縮が少なからず残存するため，可動域改善リハビリテーションとスプリントによる夜間外固定を行う。

中節骨・基節骨骨折

■手術適応
徒手整復により十分な整復と固定性が得られない症例（斜骨折）や開放性損傷の骨折・脱臼症例に対して手術を行う．保存治療が可能な場合でも早期治癒目的で手術を行う場合もある．

■麻酔方法
単独指では指ブロック，基節骨骨折を含む複数指では伝達麻酔（手関節ブロック，腋窩ブロック）を施行する．手術範囲を考慮し適切な麻酔法を選択する．

■手術方法
●中節骨骨折
屈筋腱と伸筋腱の付着レベルが異なるため，骨折部位により骨片の偏位が逆方向となることを念頭に置いて整復する（図3）．遠位骨片を近位に合わせて整復する．整復が不安定な症例には経皮的鋼線刺入，あるいは観血的に鋼線，スクリューなどを用いて内固定を行う．

●基節骨骨折
骨幹部骨折では通常掌側凸偏位を来たす（近位には骨間筋が停止，遠位には伸筋成分が停止するため）．末梢を牽引し短縮偏位を矯正した後，MP関節とPIP関節を90°屈曲位として整復する（Reyes法）．アライメントが適正であれば，ある程度の側方・屈曲偏位は許容されるが，回旋変形は許容されない．回旋変形は，指屈曲位での指の重なり（crossing）の有無で，指伸展位での爪甲冠状面の傾斜で確認する（図4）．

■インフォームド・コンセントの要点
・中節骨，基節骨の掌側背側には腱が走行するため，腱自体の損傷はなくても骨折部での癒着を生じやすく，術後に腱の癒着による手指の可動域制限の可能性がある．
・受傷部位以外の関節拘縮の可能性がある．

■術後管理
術直後はMP関節屈曲位，PIP関節伸展位で固定する．腫脹や痛みが軽減したらなるべく早期に他動屈伸と自動運動を開始していく．

中手骨骨折

■手術適応
中・環指の骨折は隣接指の存在により偏位が少なく，保存的治療が可能である．保存的に整復・固定が困難な症例が手術適応となる．髄内釘による固定は第2中手骨から第5中手骨までの頸部，骨幹部骨折が適応となる．

■麻酔方法
伝達麻酔（腋窩ブロック）にて手術を行う．

■手術方法
MP関節90°，PIP関節90°にて整復する．

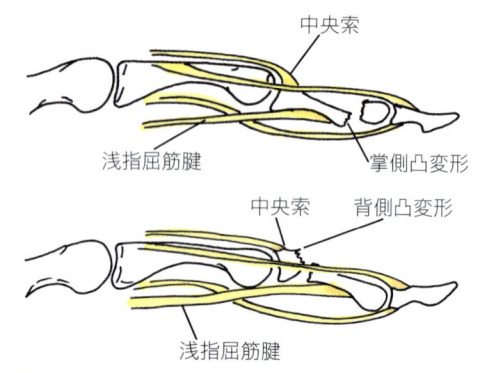

図3　中節骨骨折

屈筋と伸筋の付着部の関係で骨折レベルにより特有の変形を来たす．遠位骨折では掌側凸変形，近位骨折では背側凸変形を呈する．

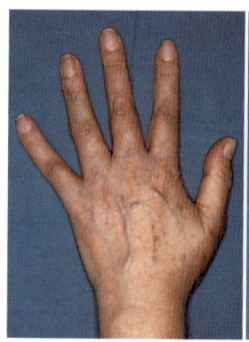

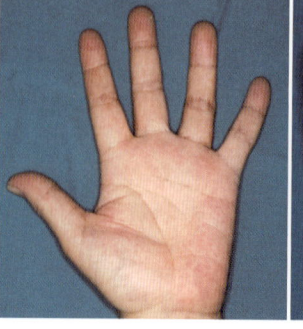

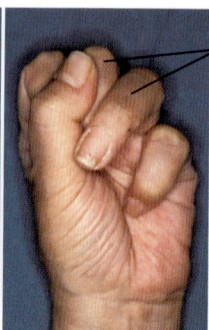

図4　環指基節骨骨折後の回旋変形

屈曲位で環指と中指のcrossingを認める

キルシュナー鋼線交叉固定を行うが，中指，環指など鋼線による交叉固定が困難な場合は隣接指との鋼線固定やlow profileのチタンプレートによる固定が施行される。また，頸部骨折では髄内釘による固定が可能である。

■インフォームド・コンセントの要点
・骨折自体は問題なく治癒しても，関節の可動域低下や手全体の浮腫により，機能障害が残存することがある。

■術後管理
強固な固定が得られれば，他動的に関節を動かし，最大関節可動域を維持する。また自動運動も積極的に行い，腱癒着を防止する。通常3〜5週間で鋼線を抜去し，外固定装具を装着する。

I DIP関節内骨折：整復と固定（石黒法）

KEY POINTS
- 受傷後1カ月を経過した症例では骨折面の新鮮化が必要である
- 鋼線刺入時，爪床，爪母の損傷に留意する

❶ Extension block pinの刺入

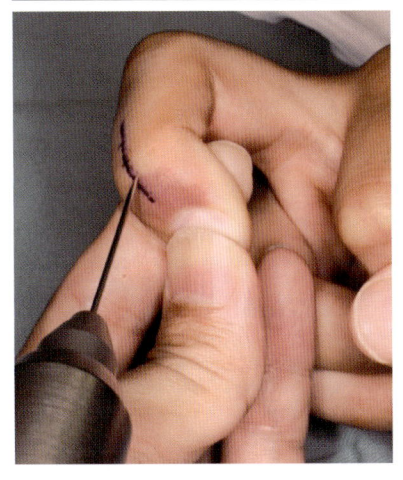

①鋼線刺入方向は中節骨の骨軸に対して10°程度となるよう（関節面に対して若干背側よりから掌側に向けて）刺入する

②イメージ下に鋼線が骨片の上方1mmあたりを走行するように刺入する

③鋼線の刺入部位がDIP関節面内の掌側とならないよう注意する

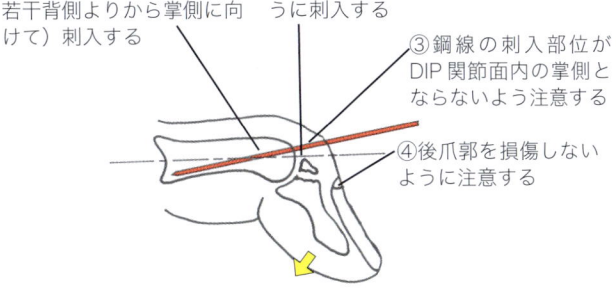

④後爪郭を損傷しないように注意する

DIP関節，PIP関節を屈曲位として，イメージ下にextension block pinの刺入位置を決定する。骨片の背側に1.0〜1.2mmのキルシュナー鋼線を中節骨基部（骨皮質）まで刺入する。

Advice
・DIP関節を伸展位から屈曲位にする際，イメージ下に背側骨片の移動の程度を把握する。屈曲位にて骨片を掌側へ十分牽引し，背側骨片がDIP関節骨頭中央あたりに位置するポジションで鋼線を刺入する。Block pinが中節骨DIP関節面の中央部に刺入されると整復後DIP関節が脱臼位となるので注意する。
・受傷後1カ月以上を経た症例では骨折面の新鮮化が必要である。注射針（21〜23G程度）を用いて経皮的に行う。

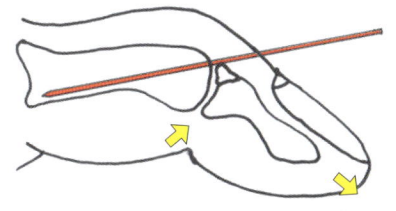

❷ 整復

末梢に牽引しながらDIP関節面を浮かすような感覚で整復する

イメージ下に末節部を母指と示指で把持し，対側の母指でDIP関節掌側基部を掌側から押し上げるように末節部を軽く牽引しながら伸展し整復する。

Advice
・骨片をextension block pinに掌側から押さえつけるような感覚で整復する。イメージ下に骨折面の接合状態を確認する。

第2章 手足の外傷・変形

❸ DIP 関節の固定

DIP 関節を貫いた鋼線は中節骨の骨皮質に固定する

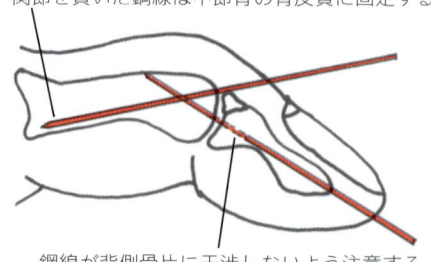

鋼線が背側骨片に干渉しないよう注意する

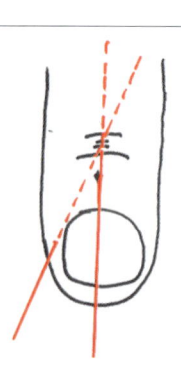

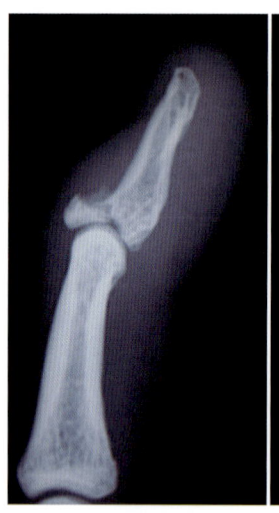

骨性槌指

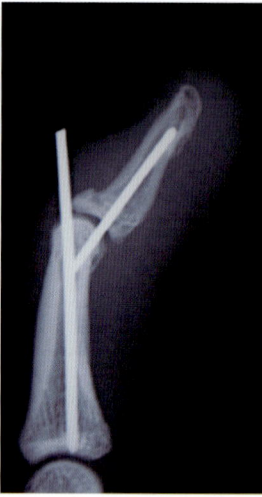

石黒法を施行
1.2mm キルシュナー鋼線を用いた。

術後4週
骨癒合が得られた。

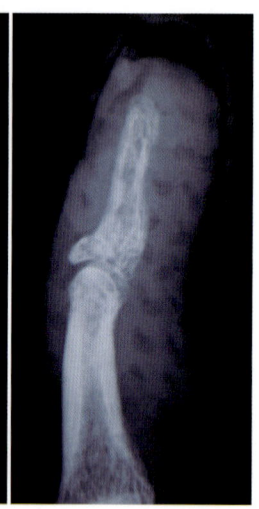

　術者の手で受傷指全体を把持して，母指を DIP 関節の掌側に当て末節骨の基部を押し上げた状態で整復位を保持する。0.8〜1.0mm キルシュナー鋼線を側爪郭掌側から経皮的に刺入し，DIP 関節を固定する。鋼線を皮膚から 5mm 程度で切断する。

Advice
・側方からの鋼線刺入により DIP 関節面が側方へずれないよう留意する。鋼線を経皮的に刺入し皮質を貫く感覚を確認し，DIP 関節手前でいったん停止する。イメージ下に DIP 関節面の接合状態と骨片の整復を確認し，中節骨にゆっくりと刺入する。

著者からのひとこと　本法は手技が簡便で侵襲が少なく，また術後は屈曲位で固定されるため伸展拘縮を来たしにくい利点がある。

Ⅱ 末節骨骨幹部骨折：整復と固定

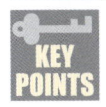

KEY POINTS
- 日常診療で最も遭遇する指骨骨折である
- 初療時，爪床・爪母の処置が不十分であると爪の変形を来たすので注意を要する

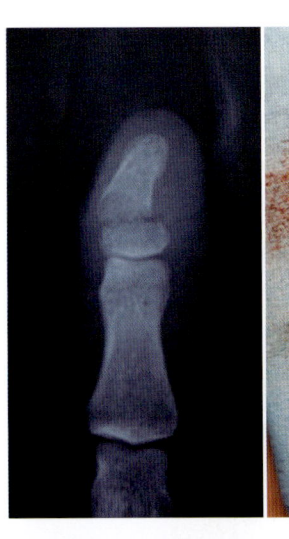

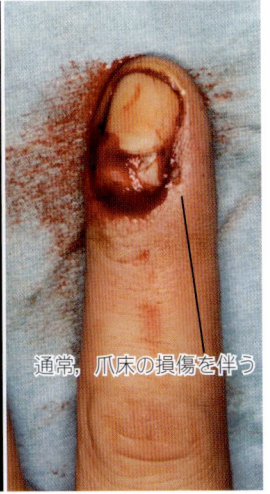

通常，爪床の損傷を伴う

❶ 骨折の評価・爪甲の抜去

爪床を傷つけないように，爪甲を爪床から愛護的に除去する。抜去した爪甲は再利用するので，汚れを十分に落としておく。

爪床・爪母の断裂を認めれば，直視下に骨折の状態を確認し，治療方針を決定する。

偏位の少ない tuft 骨折では，爪甲による外固定のみでの治療が可能であるが，偏位の大きい不安定な骨折では内固定が必要である。

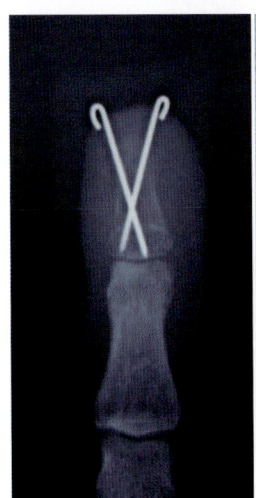

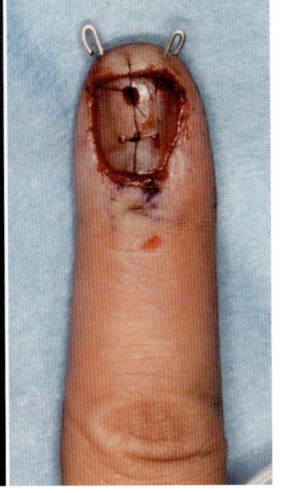

❷ 整復，内固定，爪甲固定

整復後，キルシュナー鋼線（通常 0.8〜1.0 mm を 2 本）にて内固定，可能であれば DIP 関節はフリーとする。

爪床・爪母は可能な限り温存し，段差を生じないように，6-0 モノフィラメント吸収糸（PDS 等）で縫合する。

爪甲は中央にドレナージ用の孔を作成し，5-0 ナイロン糸にてマットレス縫合（Schiller 法）にて固定する。

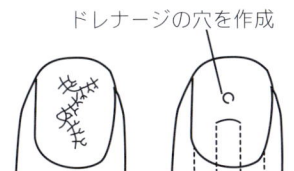

ドレナージの穴を作成

爪甲
爪床

爪床を 6-0 モノフィラメント吸収糸で縫合　　爪母基部に爪甲が固定される
Schiller 法

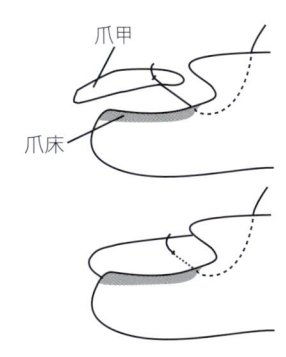

第2章 手足の外傷・変形

III 基節骨骨幹部骨折：整復と固定

KEY POINTS
- 受傷部位中枢・末梢の関節可動を保つ
- 鋼線を頻回に刺入するのは固定力の低下を招くので避ける

〈評価と治療方針〉
徒手整復，経皮的鋼線刺入による内固定を計画した。

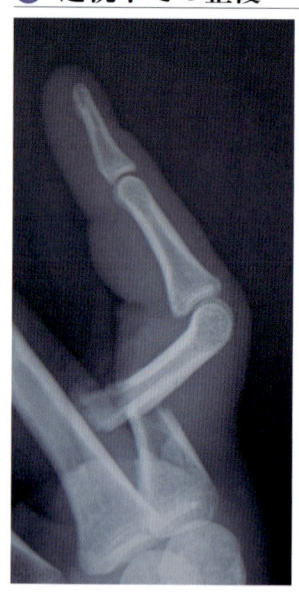

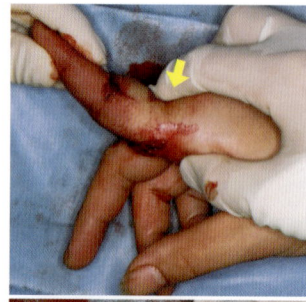

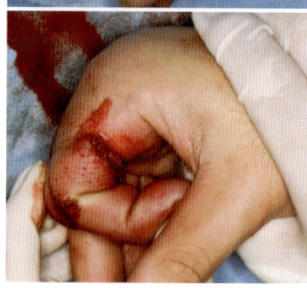

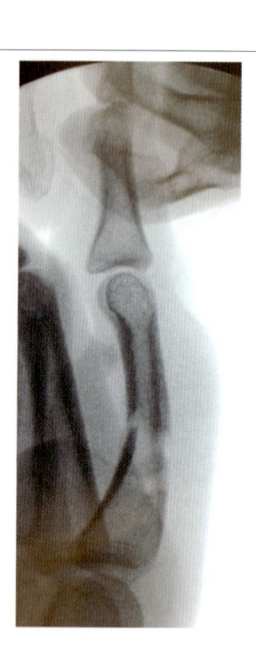

❶ 透視下での整復

25歳，男性，機械に挟まれて受傷した右示指基節骨の骨幹部骨折

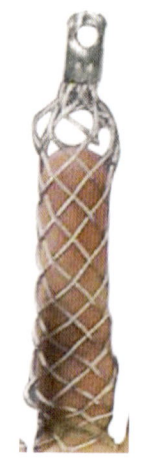

いったん背側に牽引して骨折面を合わせた後に，屈曲位として整復する。
透視下に牽引を加え短縮転位を修正し，MP・PIP関節を90°屈曲位として整復する。

Advice
・末梢の牽引には finger trap が有用である。指が滑らずに牽引することができる。
・整復時，掌側凸変形の残存と回旋変形に注意する。

finger trap

❷ キルシュナー鋼線を用いた交叉固定

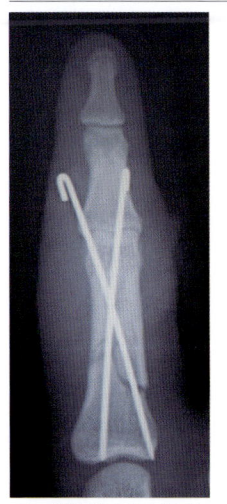

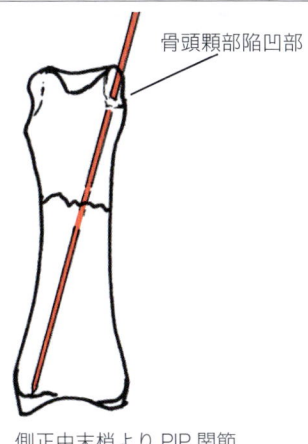

骨頭顆部陥凹部

1.0～1.2mmのキルシュナー鋼線を末梢の関節骨頭の側正中より中枢骨片の対側に向かって刺入する。2本の鋼線を交叉させて骨折部を固定する。

Advice
・経皮的鋼線刺入は伸筋腱や側索の解剖学的な位置を把握し，PIP関節骨頭顆部陥凹部（retrocondylar fossa）から刺入する。刺入後，中枢・末梢の関節（MP・PIP関節）の可動が滑らかかどうか確認する。

側正中末梢よりPIP関節骨頭顆部陥凹部に刺入する。

● 開放性骨折の逆行性鋼線刺入

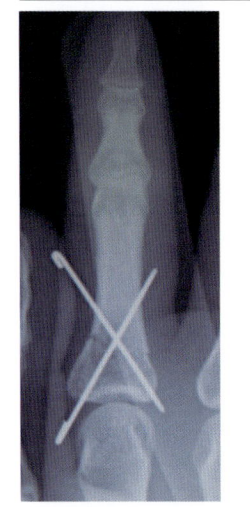

開放性骨折では，骨折面から逆行性に鋼線を刺入することが可能である。この場合，鋼線刺入部の骨面と鋼線の角度が浅い（鋭角）ため，骨面で鋼線がスリップし刺入に難渋することがある。

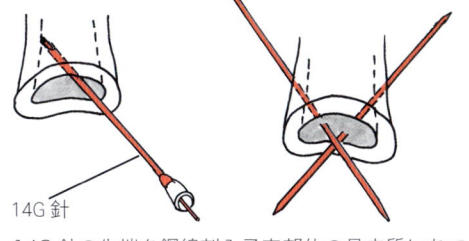

Advice
・その際，14Gの注射針をガイドとして用いると簡単に刺入することができる。

14G針

14G針の先端を鋼線刺入予定部位の骨皮質にあて，軽く回転して骨に溝を作成する。鋼線の刺入方向に合わせて，注射針のベベル先端を骨の溝に固定し，注射針内腔に鋼線を挿入，ゆっくりとした回転で鋼線を刺入する。

● 斜骨折のスクリュー固定

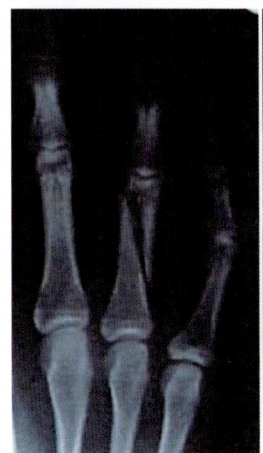

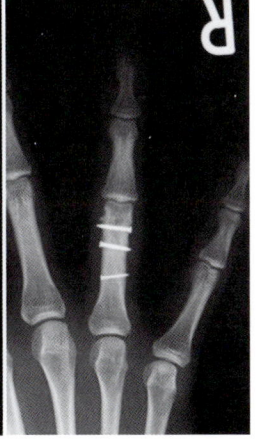

骨幹部斜骨折では，スクリューによる固定が有用である。

皮切は mid lateral 切開とする。場合によっては両側からアプローチする。骨把持鉗子で末梢骨片と中枢骨片を把持して整復位を保ちながら，スクリューで固定する。

Advice
・末梢指の牽引に finger trap を用いるとよい。

1.7mm，1.2mmのチタンスクリューで固定する。

IV 中手骨頸部骨折：整復と固定（Foucher 法）

KEY POINTS
- 背側凸変形に注意する
- 整復位は MP・PIP 関節とも 90°である

〈評価と治療方針〉
　頸部が内掌側に転位していた．徒手整復後，髄内釘による内固定を計画した．

❶ 骨孔の作成

中手骨基部に小切開を加え，挿入予定の鋼線サイズより 1 つ大きい鋼線にて骨孔を作成する．

Advice
・伸筋腱の損傷（貫通）に注意する．

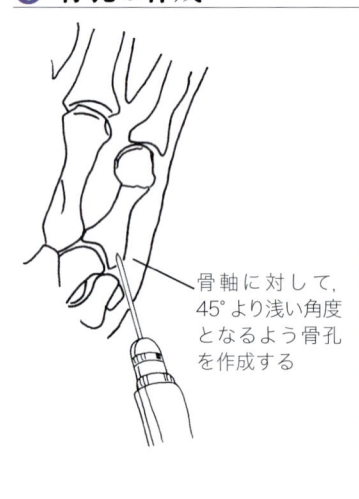

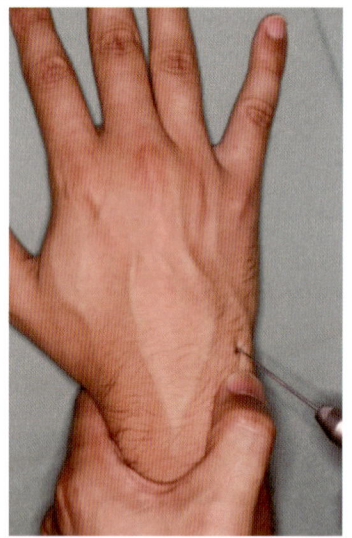

骨軸に対して，45°より浅い角度となるよう骨孔を作成する

28歳，男性，右小指中手骨頸部骨折

❷ 髄内鋼線を作成し，髄内に挿入する

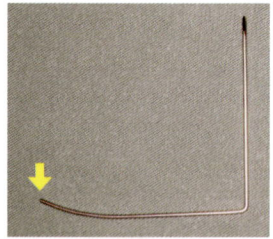

鋼線はあらかじめ切断し，先端（➡）を鈍にしておく．

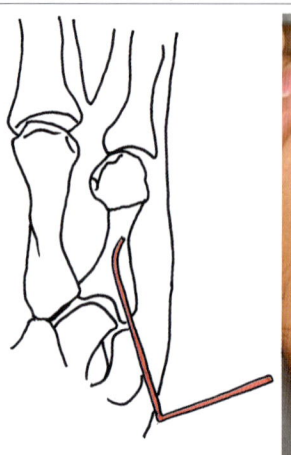

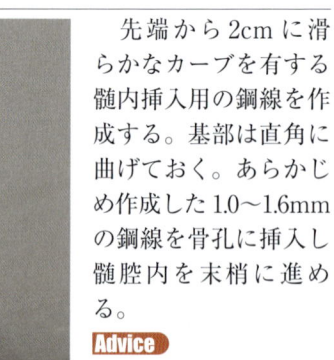

先端を回旋させながら挿入し，中手骨壁に沿って上行し骨折部に到達する．

先端から 2cm に滑らかなカーブを有する髄内挿入用の鋼線を作成する．基部は直角に曲げておく．あらかじめ作成した 1.0～1.6mm の鋼線を骨孔に挿入し髄腔内を末梢に進める．

Advice
・挿入した鋼線の先端は髄腔内の掌側に沿って末梢へ進める．

❸ 整復し，髄内鋼線で固定する

PIP 関節遠位を圧迫　　骨折部を背側より圧迫

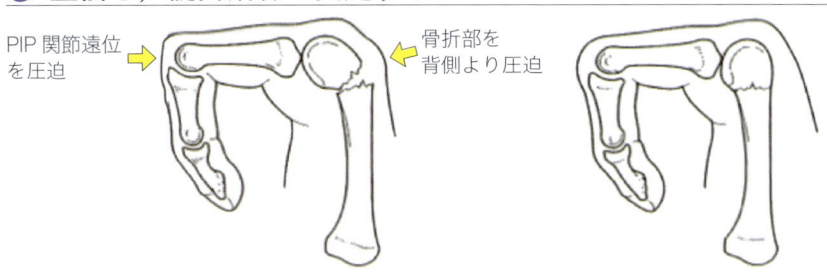

PIP 関節，MP 関節 90°屈曲位が整復位である。PIP 関節遠位と骨折部背側を圧迫することにより骨折部は整復される。

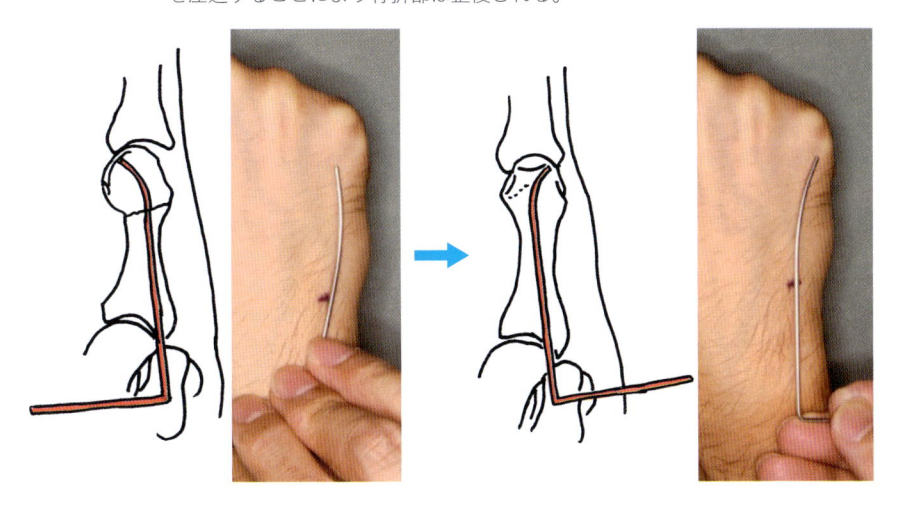

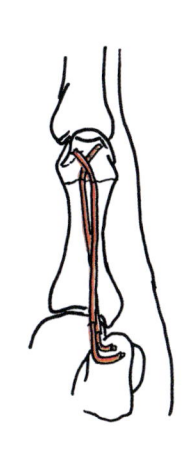

あらかじめ，骨折面まで髄内鋼線を挿入したのち整復位を保持し固定する。

必要に応じて骨孔を追加し，2 本の鋼線で固定する。

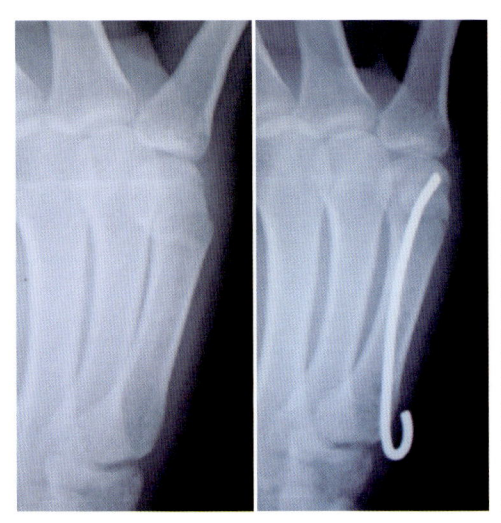

1.6mm 鋼線 1 本固定 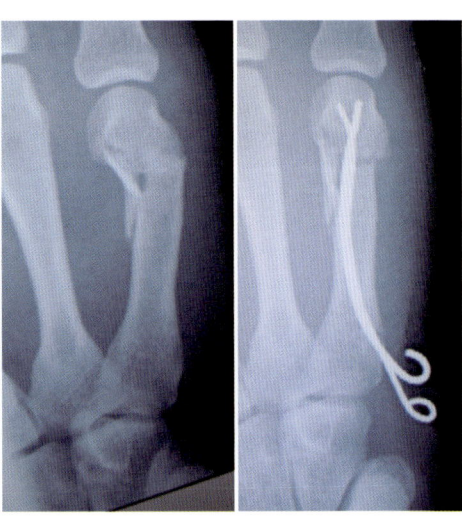　　1.2mm 鋼線 2 本固定

　先端が骨折部に到達したら，Jahss 法（MP・PIP 関節を 90°屈曲し，PIP 関節と骨折部を圧迫する）にて整復する。整復後の骨頭に鋼線が達したら鋼線を 180°回旋する。骨頭部分の弯曲した鋼線が外側に回転偏位することにより骨頭部分が整復位に固定される。鋼線は少し折り曲げて，短く切断し皮下に埋入する。

第2章 手足の外傷・変形

Advice
- 2本の鋼線挿入の場合，先端は扇状に拡げると骨片が安定する．鋼線の先端が鋭利だと骨頭を貫くことがある．先端は必ず鈍にしておき，骨頭内の深い位置に挿入する．
- 伸筋腱の損傷は絶対に避ける．

History & Review

- 骨性槌指に対する石黒法の論文．
  石黒隆：骨折を伴った mallet finger に対する closed reduction の新法．日手会誌 5：444-447，1988
- 手外科手術書の教科書．
  Green DP, Hotchkiss RN, Pederson WC: Green's Operative Hand Surgery. Fracture of the Metacarpals and Phalanges. 4th Ed, pp711-756, Churchill Livingstone, New York, 1999
- 中手骨骨折髄内釘について言及されている．
  Foucher G: "Bouquet" osteosynthesis in metacarpal neck fractures; a series of 66 patients. J Hand Surg 20AL: S86-89, 1995
- 中手骨骨折髄内釘について述べた．
  山中一良ほか：Foucher 法による中手骨骨折の治療成績．日手会誌 18：69-73，2001
- 中手骨骨折整復について述べた．
  Jahss SA: Fractures of the metacarpals; a new method of reduction and immobilization. J Bone Joint Surg 20A: 178-186, 1938
- 中手骨髄内釘における工夫について述べた．
  Schlageter M, Winkel R, Porcher R, et al: Die intramedulläre Osteosynthese distaler Metakarpalfrakturen mit gebogenen Drähten. Handchir Mikrochir Plast Chir 29: 197-203, 1997

第2章 手足の外傷・変形

2. 切断指再接着

1）指尖部切断

磯貝典孝

Knack & Pitfalls

指尖部新鮮外傷
◎切断指がない場合は安易に短縮せず，皮弁で指長を温存する方法を選択すべきである
◎骨露出や指腹の軟組織欠損では，皮弁で再建すべきである

指尖部切断再接着
◎動脈は，動脈弓からの中央の分枝を末節骨掌側面上に認めることが多い
◎静脈は，指腹皮下や側爪郭に比較的太い静脈を認める

局所皮弁
◎一般に指動脈皮弁では，可視できる伴走静脈が存在しないので，軸血管を剥離する際は，動脈周囲の軟組織をできるだけ含めるよう剥離する

診断のポイント

■診察手順

切断指を伴う指尖部切断については後述する指切断の手順に準じる。

指尖部新鮮外傷，指尖部不全切断，切断指を伴わない指尖部切断は，遭遇機会の多い外傷である。全身状態はもちろんのことだが，まず受傷原因，受傷時間，職業などを問診し，患指の状態をRSVP（Roentgen：X線，Sensation：知覚，Vascularity：血行，Posture：肢位）をもとに診察する。X線検査は，切断指の2方向のほか，必要に応じて健側手も含め，両手2方向の比較のために撮影する。診察後，洗浄，消毒処置を行う。出血，疼痛が強い場合は麻酔，駆血も行い，特に損傷が少ないようなら縫合処置をする。しかし，皮膚欠損を無理に縫合すると，創縁の壊死や治癒遅延，瘢痕を生じ，知覚障害や爪変形などを来たしやすいので注意する。

指尖部において解剖（図1）上，爪の状況は重要である。特に爪根が爪洞から脱臼した外傷（図2）や圧挫による爪下血腫は，しばしば遭遇する。いずれの外傷も末節骨骨折を伴っていることがあるので注意する。

■分類

切断部位に関しては，玉井の分類が一般的に用いられるが，指尖部切断においては，Allen分類や石川のSubzone分類が用いられる（図3）。切断方向の分類としては，Atasoyの分類（①横切断，②斜切断，③掌側斜切断，④背側斜切断）がある（図4）。

治療法の選択

■手術適応

● 切断指がある指尖部切断

切断指がある場合は，再接着術が第1選択である。しかし，再接着術においては，実際，顕微鏡下で血管を同定してみない限り可能かわからない。それゆえ，composite graft（複合組織移植術）やBrent法，graft on flap法など，吻合可能な血管が見つからなかった場合の手術方法をあらかじめ考えておき，説明しておく必要がある。

● 切断指がない指尖部切断

切断指がない場合は，安易に短縮するような断端形成は行わず，可能な限り皮弁で指長を温存する方法を選択すべきである。骨露出がなければ，人工真皮や創傷被覆材，アルミホイル被覆法などでの保存的治療でもよい。骨露出や指腹の軟組織欠損では，皮弁での再建を検討すべきである。指尖部において爪は重要な構成要素であり，爪母損傷の有無は重要である。爪母が残存する場合，鉤爪にならないように再建すべきである。

■手術時期

● 切断指がある場合

再接着術は緊急手術として行う。できるだけ早い方がよいが，切断指が適切に保存できれば，12〜24時間程度は待機可能である。

119

第2章 手足の外傷・変形

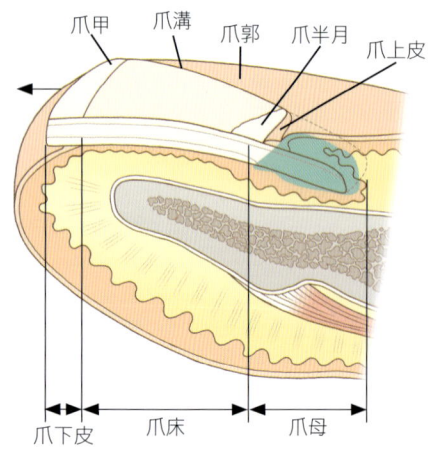

図1 指尖部の解剖

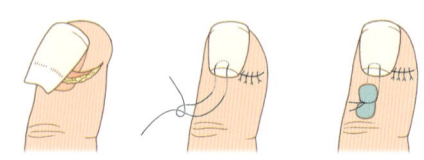

図2 爪脱臼に対するSchillerによる爪固定
(平瀬雄一：爪を含む指尖損傷. 外傷形成外科, 安瀬正紀監, pp115-116, 克誠堂出版, 東京, 2007より引用改変)

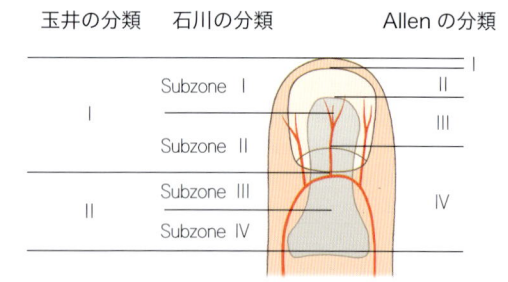

図3 指尖部切断の分類

①横切断　②斜切断
③掌側斜切断　④背側斜切断

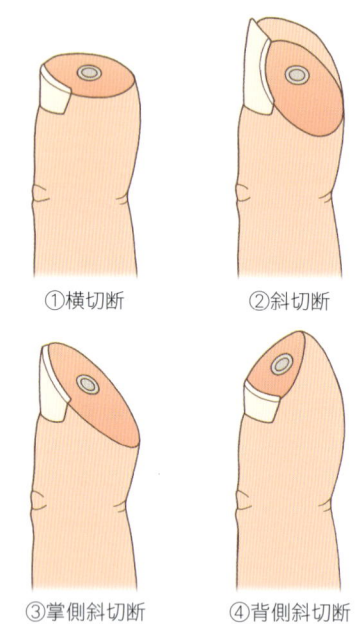

図4 Atasoyの切断方向の分類

●切断指がない場合

骨露出があれば，感染や腐骨とならないよう，早期に皮弁での再建を検討すべきである．しかし，挫滅が強い場合は，血行不良で部分壊死を生じる可能性があるため，あらかじめ大きくデブリードマンして再建するか，もしくは壊死部との境界が明瞭になってから，デブリードマンとともに再建するかを検討する．

■インフォームド・コンセントの要点

●切断指がある場合

まず，患者が再接着を希望していることを確かめる．患者によっては，切断手指は簡単に再接着できるものと安易に考えている場合があるので，再接着術の場合は，以下のことを十分に説明して承諾を得ておく．

・指尖だけのことであるが，顕微鏡で行う難易度の高い技術を要する手術である．
・入院治療が必要で，治療期間が長くなる．
・喫煙者は（少なくとも2カ月の）禁煙が必要となる．
・抗血栓療法の点滴が必要である．
・動脈しか吻合できないこともあり，術後瀉血を要することもある．その際，出血により貧血や出血性ショックとなり，輸血を要することもある．また，うっ血時は，吻合可能な静脈が見つけやすくなっていることが多く，後日，静脈吻合（delayed venous drainage）を行う可能性がある．

・吻合可能な血管が見つからなかった場合，composite graftかBrent法，graft on flap法など，術式を変更する可能性がある．
・吻合血管が閉塞し壊死となる可能性がある．
・挫滅が強い症例や引き抜き損傷では生着率が低く，壊死に至る可能性が高い．
・壊死してしまった時には，局所皮弁を用いた再建や断端形成術，もしくは足趾移植やwrap-around flapが必要となる場合がある．

●切断指がない場合

そのまま骨を短縮し，断端形成術を行った場合と，皮弁で再建した場合の利点・欠点を説明し，骨断端を十分被覆し，関節に問題がなければ，できるだけ指長を温存した方がよい旨を説明する。

■手術方法

手術方法については，手術手技の各項目で述べる。

●麻酔・駆血

指ブロック（digital block）での麻酔は，指尖部の処置および手術に有用な麻酔である。しかし，患指が腫れにより，循環障害や閉創が困難となることがあるので，特に再接着，皮弁などの血行が重要な再建や複数指損傷では避けるべきである。腕神経叢ブロックなどの伝達麻酔もしくは全身麻酔下に，ターニケットを装着して行う方がよい。指だけの駆血であれば，グローブ・ターニケットやネラトンカテーテルでの駆血も有用であるが，外し忘れないよう注意する。

必ずルーペまたは顕微鏡下で，手台の上で手術を行う。

●爪・末節骨

爪床は，細い吸収糸で可能な限り縫合し，爪甲が剥がれていたら，爪床の乾燥予防，疼痛緩和，爪洞の維持を目的に Schiller 法（図2）などで爪甲を整復固定しておいた方がよい。

爪（根）脱臼においては整復して Schiller 法などで固定する。爪下血腫は注射針や熱したゼムクリップの先などで爪甲に穴をあけ血腫除去を行う。

末節骨骨折は粉砕であれば整復不要であるが，可能であれば 0.7 mm 程度の鋼線で固定した方がよい。

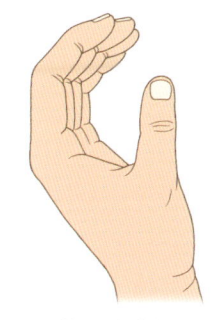

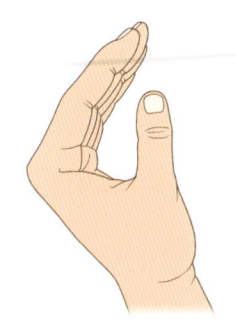

図5　機能的肢位と intrinsic plus 肢位

●皮膚切開

皮膚切開においては，基本，Bruner の切開線に準じ，皮線をまたがないようにジグザグもしくは側正中線で切開する。

●血管・神経

血管や神経の縫合は，マイクロサージャリー手技にて愛護的に行う。一般に指動脈皮弁には可視できる伴走静脈が存在せず，動脈を剥離しすぎると皮弁のうっ血や部分壊死を来たす。そのため，動脈周囲の軟組織をできるだけ動脈に含めるよう剥離する。

■術後管理

皮弁や指尖の一部を出して常に血行を確認できるようにドレッシングし，患肢は心臓の位置より高く挙上しておく。肢位は機能的肢位（functional position）や拘縮を予防するため intrinsic plus 肢位（図5）とするのが基本であるが，皮弁や血管の緊張がないよう工夫する。患指以外はできるだけ動かせるようなスプリントを心掛ける。

I 指交叉皮弁による再建

KEY POINTS
- 皮弁は厚み，萎縮を考慮し，欠損より大きめの皮弁をデザインする
- 皮弁基部においては，Cleland 靱帯を切離し皮弁が折れ曲がらないようにする
- 手指の固定期間が長く，関節拘縮を来たしやすいため，高齢者では控える

図は左示指指腹部の軟組織欠損例である。手術適応としては，指尖部切断で骨露出例や指腹の軟組織欠損例に有用である。術後固定期間を要するため，拘縮を来たしやすい高齢者には不向きであるが，患指が血行障害で局所皮弁での再建が困難な症例に有用である。

❶ 皮弁のデザイン

隣接指中節背側に皮弁をデザインする。皮弁の厚み，萎縮を考慮し，欠損より大きめの皮弁をデザインする。知覚皮弁とする際は，指神経背側枝をあらかじめ同定する。

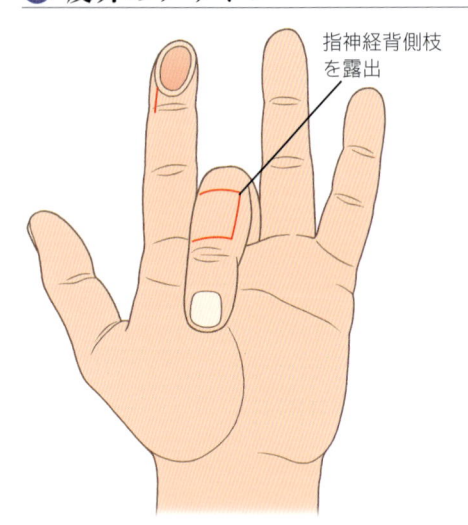

❷ 皮弁の挙上

皮弁の血行は指動脈からの背側枝であることを念頭に置き，パラテノン上で皮弁を挙上する。皮弁基部においては，Cleland靭帯を切離し皮弁が折れ曲がらないようにする。

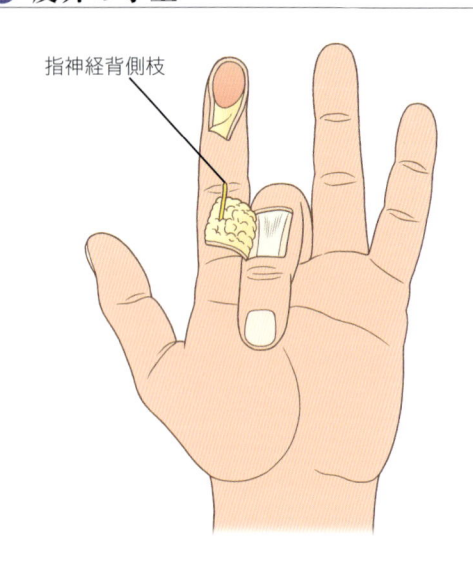

❸ 皮弁を縫着し，全層植皮を行う

緊張のないように皮弁を縫着する。皮弁採取部へは全層植皮を行う。採皮部は内顆下部がよい。皮弁は10～14日後に切離する。

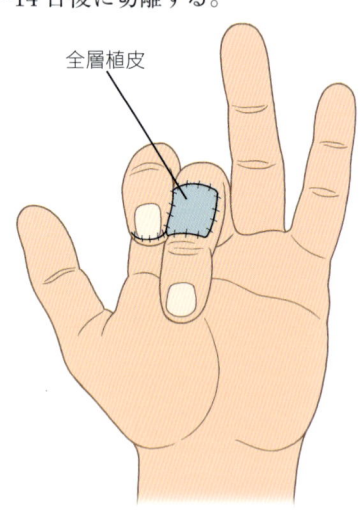

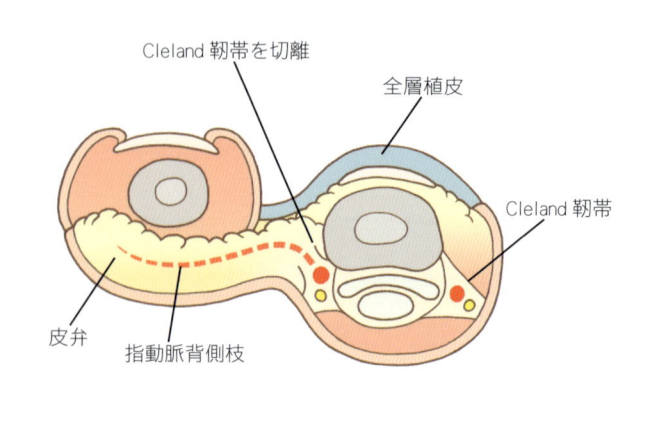

Advice

・指交叉皮下組織茎皮弁も有用である。皮弁を真皮層で剥離し，真皮―皮下組織弁で欠損部を被覆し，上から全層植皮を行う。表皮―真皮弁をそのまま皮弁採取部の被覆に使用する。この方法なら指背側の欠損にも有用である。

II 母指球皮弁による再建

KEY POINTS
- 損傷指を屈曲させて，母指球部に接する最も楽な位置に皮弁をデザインする
- 皮弁はどの方向からも挙上可能である

　図は左示指指腹部の軟組織欠損例である．手術適応としては，指尖部切断で骨露出例や指腹の軟組織欠損例に有用である．術後固定期間を要するため，拘縮を来たしやすい高齢者には不向きであるが，患指に血行障害等で局所皮弁での再建が困難な症例に有用である．

❶ 皮弁のデザイン

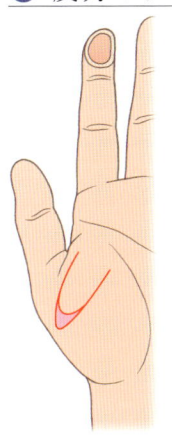

　損傷指を屈曲させて，母指球部に接する最も楽な位置に皮弁をデザインする．皮弁のデザインはさまざまな方法が報告されており，皮弁はどの方向からも挙上可能である．

❷ 皮弁の挙上

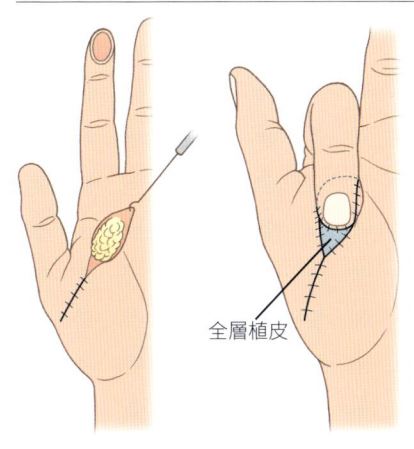

Proximal inset flap

　皮弁を挙上し，損傷指に縫着する．皮弁採取部は，一般的に全層植皮を行う．
　Proximal inset flap法では，皮弁採取部を縫縮することによりできた皮弁基部の皮膚欠損に対して，皮弁先端の皮膚を切除することで植皮として用いることができ，有用である．10〜14日後に皮弁を切離する．

全層植皮

● Brent 変法（手掌ポケット法）

　切断指がある場合は有用な方法である．
　切断肢を骨接合および皮膚縫合した後，真皮層で皮膚を剥削する．母指球部に皮下ポケットを作成し，患指を屈曲させ切断指を埋入する．2週間後取り出し，保存的に上皮化を図る．

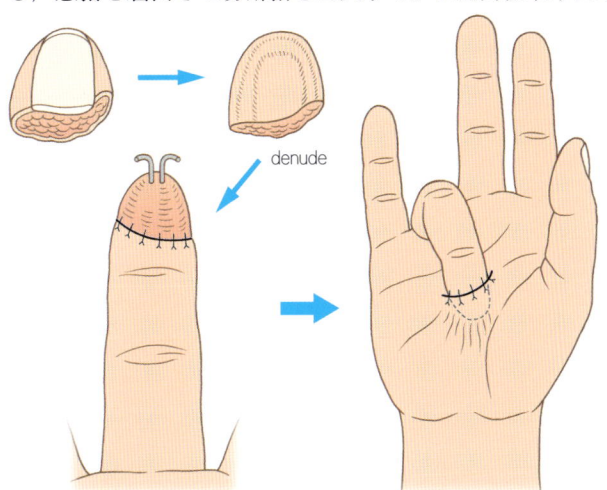

denude

Advice
- 隣接指2本の指尖部（指腹）欠損に対して，母指球皮弁と指交叉皮弁を組み合わせることが可能である．

III Oblique triangular flap による再建

KEY POINTS
- 指基部まで切開し，動脈周囲の結合織をつけながら神経血管束を長く剥離する
- 神経血管束の剥離不足は，皮弁の前進不足や無理に前進させて血行障害を招く

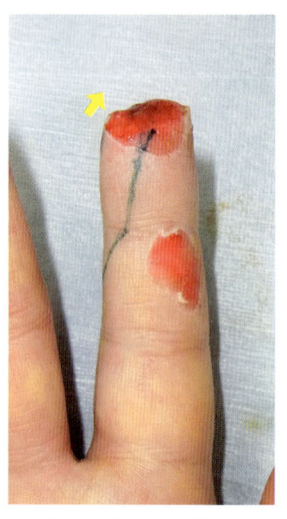

38歳，女性，馬に咬まれたことによる右示指切断

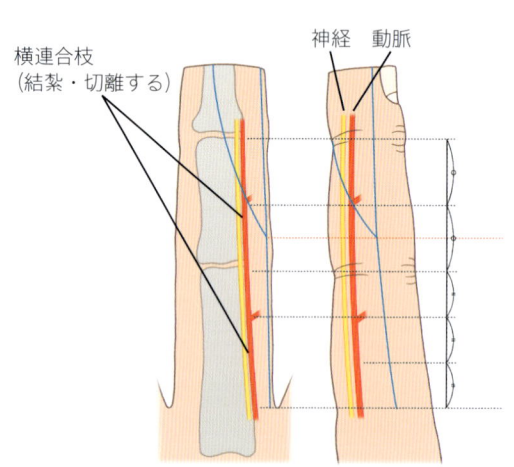

〈評価と治療方針〉
　右示指指尖部切断（石川の分類Subzone Ⅱ）で切断指は無い。末節骨はわずかに露出していた。指尖部の皮弁での被覆が必要であり，患指からの局所皮弁としてoblique triangular flapを選択した。

❶ 皮弁のデザイン

Working surface を配慮し，通常尺側に皮弁を設定する。側正中線で切開し，皮弁より中枢で神経血管束を同定する。

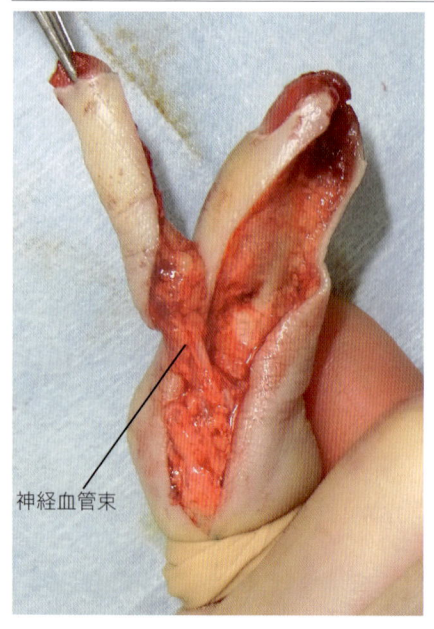

❷ 皮弁の挙上

皮弁を切開し，末梢からパラテノン上で挙上すると，皮弁裏面に神経血管束が確認できる。Cleland 靱帯を割って神経血管束を露出し，動脈周囲の結合織をできる限り血管に付けて，十分剥離する。その際，指動脈の横連合枝は結紮，切離する。

Advice
・神経血管束は指間を越え，基節骨基部まで剥離することで，緊張なく皮弁を前進できる。

❸ 皮弁の縫着

　皮弁をV-Yに前進させ，縫着し，閉創する．皮弁の前進は，神経に配慮し10mm程度にとどめる．10mm以上必要な場合は，他の皮弁（逆行性指動脈島状皮弁など）を選択すべきである．

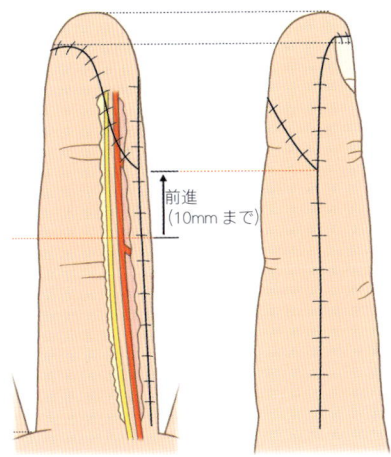

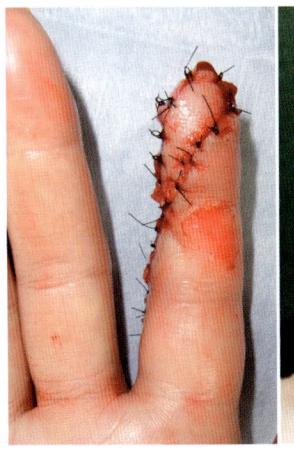

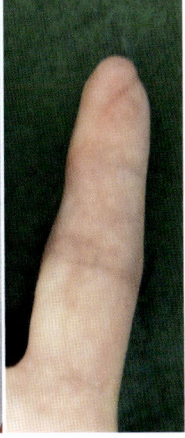

Advice
- 皮弁を幅広くデザインすると縫縮が困難な場合がある．縫縮が困難であったら無理せず，側正中に人工真皮を貼付する．

● Graft on flap 法

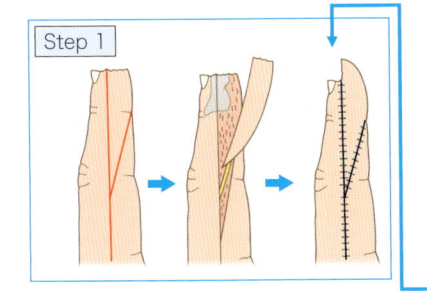

Step 1：Oblique triangular flap を挙上

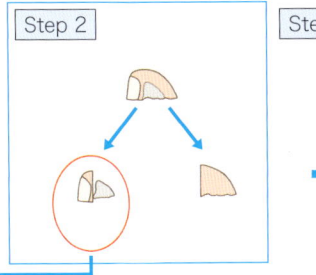

Step 2：Perionychial graft の作成
切断指から指腹の皮膚皮下組織のみを切除し，爪および爪周囲組織と末節骨からなるperionychial graftを作成する．

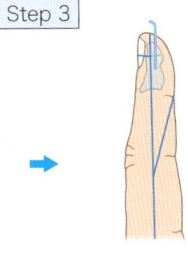

Step 3：Perionychial graftと皮弁を組み合わせる
指尖部中枢断端および皮弁と，perionychial graftを縫着する．

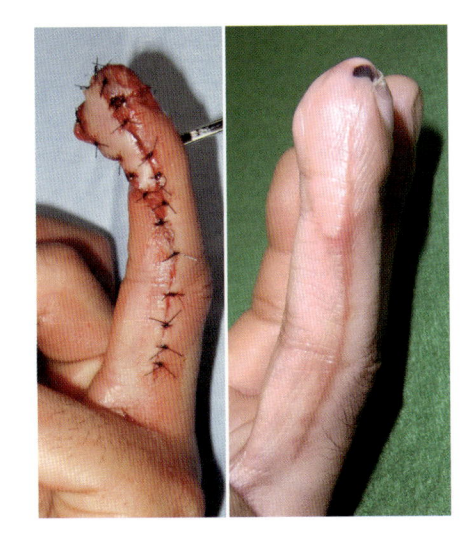

　切断指の際，再接着が困難な症例では，切断指より作成したperionychial graftと組み合わせて，graft on flap法として応用可能である．
　皮弁がDIP皮線をまたぐため，時折，瘢痕拘縮が気になる症例があるが，Z形成術で容易に修正可能である．

Advice
- 末節骨は骨膜を含め，爪および爪周囲の皮膚は爪郭を含めることが重要である．
- あらかじめ，perionychial graftの末節骨に田島鋼線（0.7または1.0mm）を刺しておき，骨固定から行う．

第2章 手足の外傷・変形

IV 逆行性指動脈島状皮弁による再建

KEY POINTS
- 横連合枝のある中節部中央を pivot point とする
- 神経血管束から指神経を剥離して温存し，指動脈は周囲の脂肪を付けて剥離する

〈評価と治療方針〉

　左中指指腹部切断に対して composite graft を施行したが，生着せず瘢痕治癒したため陥凹変形を来たした．治療方針としては，瘢痕を切除し，指腹部の軟組織欠損に対して皮弁での再建が必要と考えた．

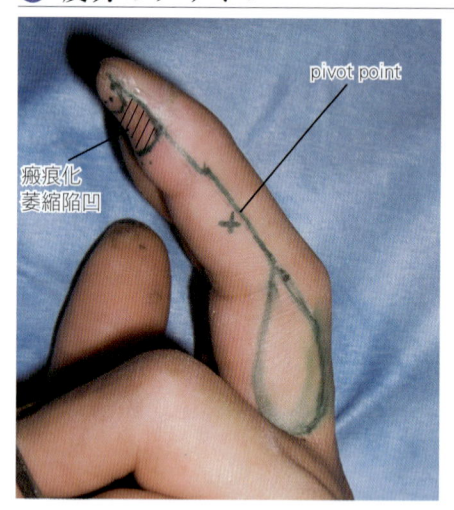

❶ 皮弁のデザイン

　皮弁を基節部側面に指神経血管束を含めるようデザインする．横連合枝のある中節部中央を pivot point とする．

Advice
・うっ血の予防のため，皮弁を tear drop 型や杓文字型にするのもよい．

46歳，男性，電気鋸による右中指指腹部切断術後瘢痕

❷ 神経血管束を含めて皮弁を挙上し，神経血管束から指神経を分離して，指動脈を中枢で切離する

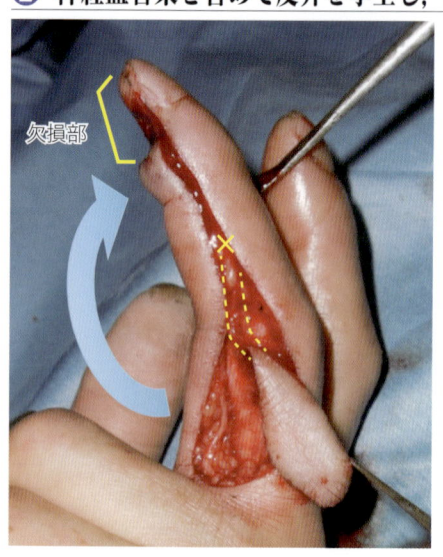

　ターニケットで駆血下，皮弁背側部より切開し，伸筋腱・側索のパラテノン上で剥離し，中枢側へ剥離を進める．背側指神経，指動脈，指神経を同定し，背側指神経は切離する．皮弁の掌側および末梢を切開，展開し，pivot point まで神経血管束を同定する．指動脈は周囲の脂肪を付けて剥離する．皮弁部分では，皮弁の裏面から動脈が剥がれないように神経だけを剥離し，分離する．基節部遠位1/3にある横連合枝は結紮切離する．指動脈を中枢でクリップをかけてターニケットを解除し，皮弁への逆行性の血行および指の血行を確認した後，指基部で指動脈を切離し，皮弁を挙上する．

126

❸ 皮弁の移動と縫着

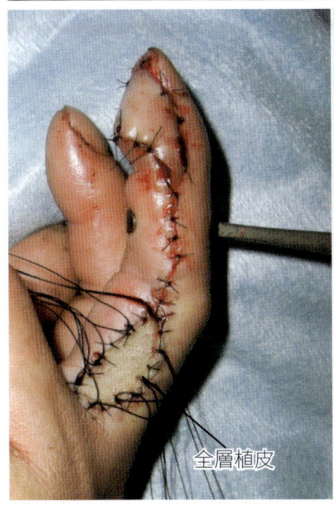

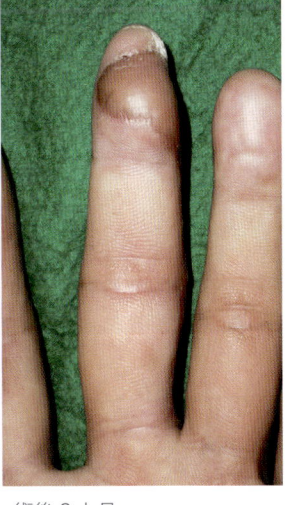

皮弁を欠損部へ縫着する。皮弁採取部へは全層植皮を行う。

Advice
・採皮部は，色素沈着が少ない内顆下部が有用である。
・皮弁の背側指神経と指神経断端を吻合しても，支配領域が異なるため知覚皮弁とはならないが，断端神経腫の予防となるため，可能であれば吻合する。

術後3カ月

　知覚皮弁とするには，指神経からの2, 3本ある細い分枝を束ねて神経吻合することが可能である。しかし，神経吻合を行わなくても，将来的には神経吻合した場合とほぼ同等の知覚が得られるので，必ずしも行う必要はない。

　患指の血行が不安定な場合や横連合枝の損傷が疑われる場合は，隣接指からの逆行性指動脈島状交叉皮弁とすることで利用可能である。その際は10～14日目に皮弁を切離する。

Ⅴ 母指掌側前進皮弁による再建

KEY POINTS
- 皮弁基部をV-Yとすることで，植皮を必要とせず被覆できる
- 皮弁の先端は楔状に切除して母指の指尖を形成することができる

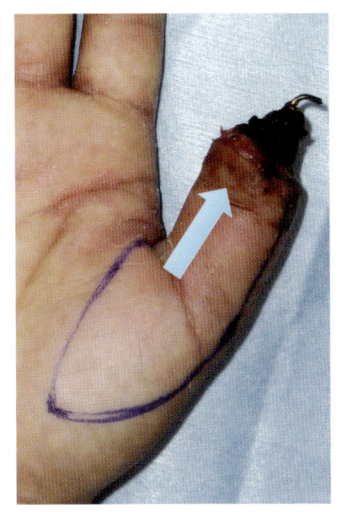

〈評価と治療方針〉

　右母指指尖部切断再接着術後壊死に対して，断端形成術を希望した。治療方針としては，少しでも指長を温存するため，局所皮弁での断端の被覆を図った。

　V-Yで縫縮できる bi-pedicled volar V-Y advancement flap（Russel-Bang法）が有用である。

❶ 皮弁のデザイン

　皮弁の中枢（手掌部）を大きくすることで，母指基部が細くならない。また，縫合線も手掌指節皮線を斜めにまたがないので，拘縮が生じにくくなる。

42歳，男性，電気鋸による右母指指尖部切断再接着術後壊死

第2章 手足の外傷・変形

❷ 皮弁の挙上と縫着

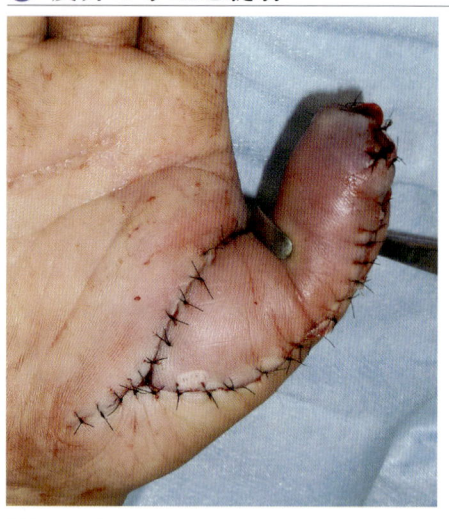

皮膚切開後，末梢よりパラテノン上で皮弁を挙上し，母指基部で深部から皮弁に入り込む神経血管束を確認する．その際，一部指動脈背側枝を温存した方がよい．皮弁中枢の手掌部の剥離は，皮弁が前進できる程度で十分である．皮弁の前進は，神経に配慮し12mm程度にとどめる．

皮弁の先端は楔状に切除して母指の指尖を形成する．

Advice
・縫合線も皮線を斜めにまたがないデザインにしても，線状痕が長くなるため拘縮が生じることがある．後日，Z形成術でも容易に修正可能であるが，皮弁が大きいのであらかじめZ形成を追加しておいてもよい．

著者からのひとこと　母指切断に対して，graft on flap法の皮弁としても有用である．

Ⅵ 母指の逆行性指動脈島状皮弁による再建

KEY POINTS
- 軸血管となる母指背側動脈をドップラー・血流計で聴取し，皮弁に含める
- 橈骨神経浅枝背側枝を含めることで，知覚皮弁とすることが可能である

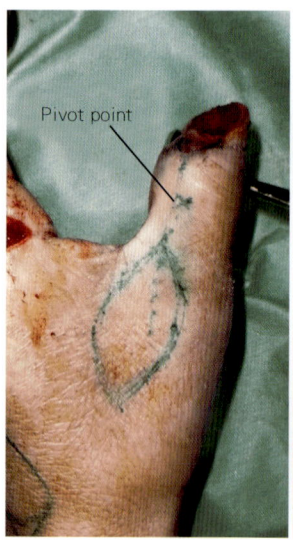

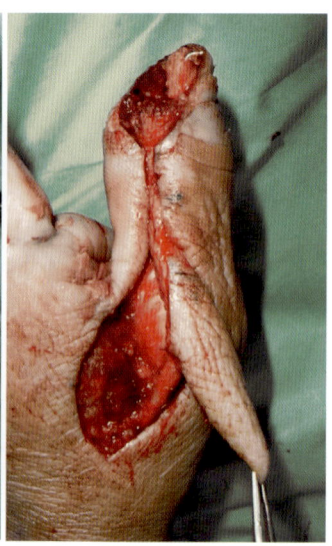

〈評価と治療方針〉
　左母指指尖部尺側斜切断で末節骨露出も認めた．皮弁で末節骨の被覆が必要である．小欠損であるがworking surfaceであるため，知覚皮弁での再建はより有用であると考えた．

❶ 皮弁のデザインと挙上

　母指基節部背尺側で，ドップラー・血流計を用いて母指背側動脈を聴取し，マーキングする．皮弁は，MP関節背尺側に母指背側動脈を中央に含むようにデザインする．Pivot pointは，母指背側動脈の母指IP関節背尺側からやや中枢の基節骨頸部レベルに設定する．伸筋腱のパラテノン上で皮弁を挙上する．

64歳，男性，電気鋸による左母指指尖部切断

❷ 皮弁の縫着

皮弁に橈側神経背側枝を含め，断端の指神経と吻合することで知覚皮弁とすることが可能である。皮弁採取部は一次閉鎖可能である。

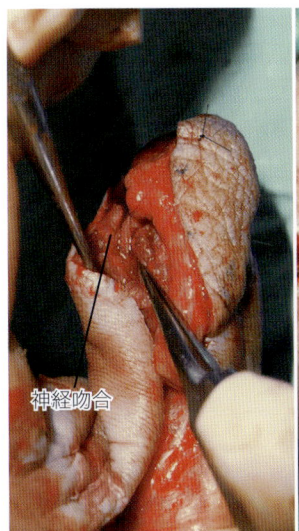

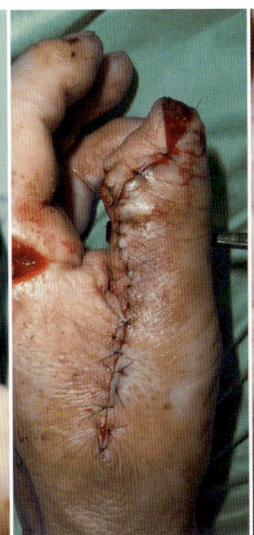

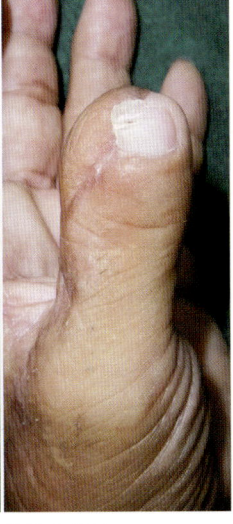

神経吻合

術後6カ月

著者からのひとこと　手背側の皮膚なのできめ，質感は若干異なるが，母指指尖部尺側の斜切断などでは，母指掌側前進皮弁より侵襲が少なく有用である。

VII 再接着

KEY POINTS
- 顕微鏡下に切断指断端を観察し，動脈，神経，静脈を同定し，11-0ナイロンなどでマーキングしておく
- 骨接合のため，0.7mmの田島鋼線をあらかじめ切断指骨断端より刺入しておく

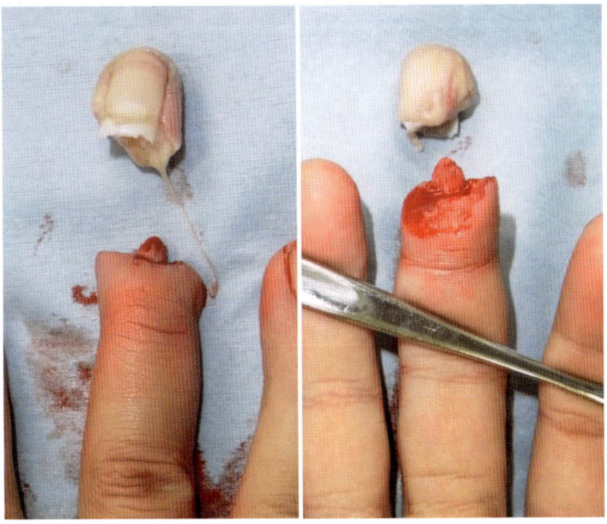

〈評価と治療方針〉

石川の分類SubzoneⅡでの指尖部完全切断でavulsionであった。治療方針としては再接着術が第1選択と考える。しかし，顕微鏡下に吻合可能な血管が見つからなかった場合はgraft on flap，動脈しか見つからなかった場合は動脈のみ吻合し術後瀉血するなどの方法も考慮しておく。

24歳，男性．ドラム缶に挟まることによる指尖部完全切断

❶ 切断指断端および中枢断端より血管を同定する

　顕微鏡下に切断指断端を観察し，動脈，神経，静脈を同定し，11-0 ナイロン糸などでマーキングしておく．指動脈は爪基部レベルで動脈弓を形成している．動脈弓からの中央の分枝が比較的見つけやすく，末節骨掌側面上に認めることが多い．静脈は見つけにくいが，指腹皮下や側爪郭に比較的太い静脈を認める．顕微鏡下に中枢断端より動脈，神経，静脈を同定し，動脈は vascular clip で止めておく．

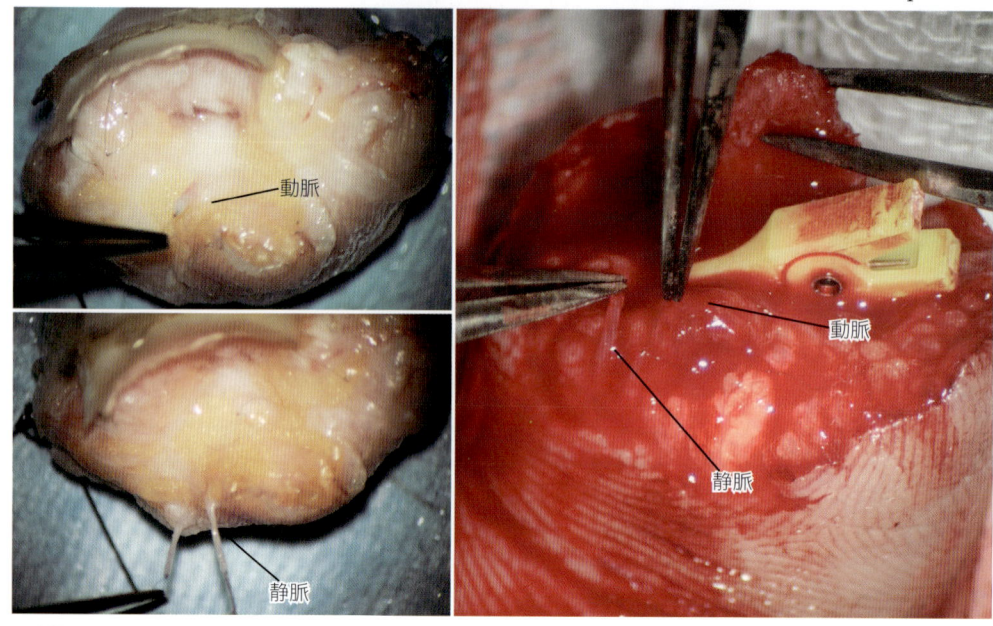

切断指断端　　　　　　　　　　　中枢断端

❷ 骨接合・血管吻合

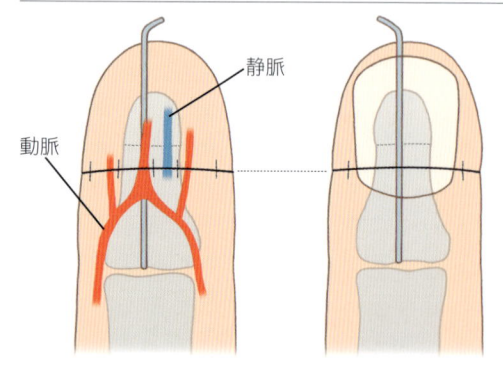

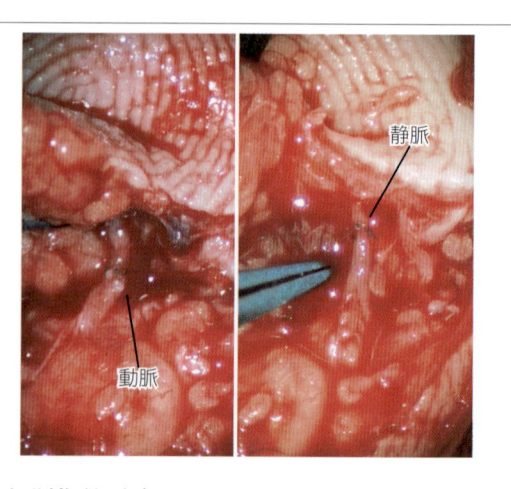

　骨接合のため，0.7mm の田島鋼線をあらかじめ切断指骨断端より刺入しておき，血管や神経を巻き込まないよう固定する．展開に差し障りない程度に皮膚縫合しておき，顕微鏡下に掌側で神経，動脈，静脈を順に吻合する．静脈移植を行う場合，母指球部の皮下静脈が比較的口径差が少なく有用である．粗めに最小限に皮膚縫合し，閉創する．

Advice
・術野が血液で塞がれないように，骨接合，神経吻合まではターニケットで駆血下に行った方がよい．
・血管内腔が見えにくい場合は，IVaS 法（intravascular stenting method）が有用である．

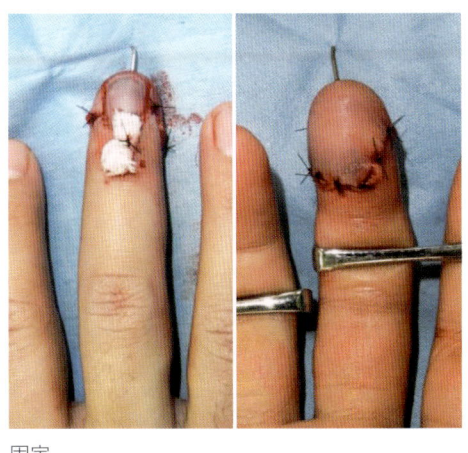

固定 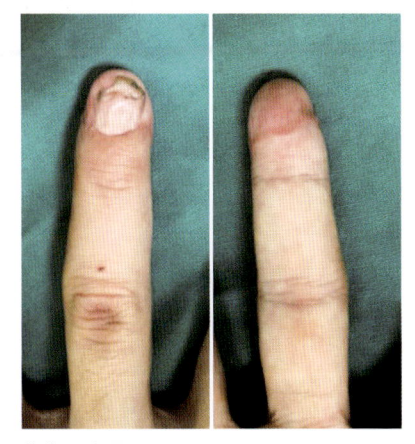　　　　　　　　　　　　術後6カ月

VIII 動脈のみを吻合した再接着

KEY POINTS
- 指尖部切断では組織量が小さいため，動脈のみの吻合でも生着する可能性が高い
- うっ血が強い場合は，瀉血や後日緊張した静脈を吻合する delayed venous drainage が有用である

〈評価と治療方針〉

　石川の分類 Subzone Ⅰ～Ⅱでの指尖部完全切断で clean-cut であった．治療方針としては composite graft でも生着しうる組織量であるが，生着組織の萎縮を考慮すると再接着術も選択の一つである．顕微鏡下に吻合可能な動脈しか見つからなかった場合は動脈のみ吻合でも生着しうるが，術後瀉血が必要となる．

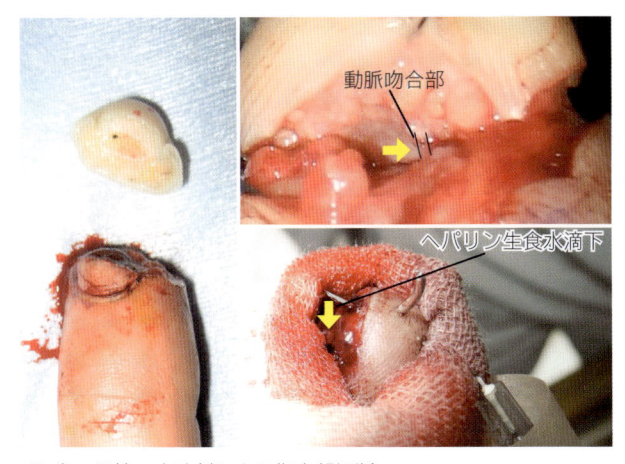

動脈吻合部
ヘパリン生食水滴下

Advice
・出血が多く，貧血や出血性ショックを来たすことがあるので，多量出血や強いうっ血を来たす場合は，局所麻酔下でもよいので，delayed venous drainage として静脈吻合を試みるべきである．
　著者らは，瀉血方法として，爪甲を一部剥がして切除し，爪床の表面を削って出血させている．また，ヘパリン生食ガーゼの代わりにシリンジポンプを利用し，ヘパリン生食水持続滴下を行って出血を促している．

41歳，男性，人咬創による指尖部切断

著者からのひとこと　吻合可能な静脈が見つからない場合は，動脈のみ吻合でも術後，血管新生が得られる約4～6日間，瀉血することで生着可能である．瀉血方法は，魚口状切開などで出血させ，創部にヘパリン生食ガーゼを置き，頻回に交換して出血を促す．医療用ヒル（medical leech）を使用してもよい．

第2章 手足の外傷・変形

History & Review

- 指交叉皮弁を知覚皮弁として再建している。
  Cohen BE, Cronin ED: An innervated cross-finger flap for fingertip reconstruction. Plast Reconstr Surg 72: 688-695, 1983
- 母指球皮弁, proximal inset thenar flap について述べている。
  Dellon AL: The proximal inset thenar flap for fingertip reconstruction. Plast Reconstr Surg 72: 698-702, 1983
- Oblique triangular flap の原法について述べている。
  Venkataswami R, Subramanian N: Oblique triangular flap; a new method of repair for oblique amputations of fingertip and thumb. Plast Reconstr Surg 66: 296-300, 1980
- 拡大母指掌側 V-Y 前進皮弁について述べている。
  Kojima T, Kinoshita Y, Hirase Y, et al: Extended palmar advancement flap with V-Y closure for finger injuries. Br J Plast Surg 47: 275-279, 1994
- 逆行性指動脈島状皮弁のほか, 手指の皮弁のほぼすべてが集約されている。
  児島忠雄：手の皮弁手術の実際. pp163-169, 克誠堂出版, 東京, 1997
- 母指の逆行性指動脈皮弁について述べている。
  Brunelli F, Vigaso A, Valenti P, et al: Arterial anatomy and clinical application of the dorsoulnar flap of the thumb. J Hand Surg 24: 803-811, 1999
- 指尖部切断再接着について言及している。
  Hattori Y, Doi K, Ikeda K, et al: Significance of venous anastomosis in fingertip reconstruction. Plast Reconstr Surg 111: 1151-1158, 2003
- 指尖部切断の分類と再接着のコツについて述べている。
  石川浩三, 川勝基三, 荒田順ほか：手指末節切断再接着分類；その後10年の再検討. 日手会誌 18：870-874, 2001

第2章 手足の外傷・変形

2. 切断指再接着

2）指切断

磯貝典孝

Knack & Pitfalls

◎切断指はどのような状態であっても基本的に，持参してもらう．
　①温めない，②乾かさない，③汚さない，ように注意して保存する
◎再接着で組織修復する順序は一般的に，骨→腱→神経→動脈→静脈→皮膚の順で行う
◎術後は，静脈還流障害および不良肢位を防止するため，再接着手指を機能的肢位（functional position）に保ち，緩めの包帯（bulky dressing），ギプスシーネ固定を行う

診断のポイント

■搬送前手順

まず，救急隊もしくは前医から受傷状況や切断指の状態などの情報を聴取し，切断指の処置および保存方法を伝える．切断指は，どのような状態であれ持参してもらう．切断指は，①温めない，②乾かさない，③汚さないように注意して保存する．清潔な水で湿らせたガーゼで切断指を包んでビニール袋に入れ，外から氷で冷やしておく（図1）．凍傷となるためドライアイスや冷凍庫などには入れない．一方，不全切断例では，切断組織への血行路を確保するため，切断および脱臼部位をただちに整復し，シーネなどで固定する．再接着を前提とする場合，止血は原則としてガーゼによる圧迫で行う．

■搬入後手順

搬入までの出血量を想定し，必要に応じて全身管理を行い，受傷状況（いつ，どこで，どのように受傷したか）を問診しながら診察していく．

まず，切断指中枢断端の状態を確認する．断端の出血や患指の血行および知覚，運動，肢位を診察する．診察後，必要に応じて伝達麻酔を施し，洗浄，消毒処置を行う．出血に対しては，まず圧迫止血を試みる．出血のコントロールが困難な場合はターニケットなどで時間を区切って駆血し，可能であればvascular clipなどでクランプする．

次に切断指の切断レベルおよび損傷の状態を観察する．洗浄，消毒後，切断指は清潔な生理食塩水を含ませたガーゼで包み，清潔な蓋付きのケースなどに入れ，外から氷で冷やしておく．

X線検査は，比較のため，切断指および健側手も含め両手2方向を撮影し，骨，関節損傷を把握する．

技術的に再接着が可能かどうかを判断したうえで，患者とその家族に対して，切断の状況および治療に関するインフォームド・コンセントを行い，最終的な手術適応を決定する．

■分類

組織連続性の有無により，手指切断は完全切断と不完全切断に分類される．切断部位に関しては，玉井の分類が一般的に用いられる（図2）．切断の状態は，山野の分類，①鋭利切断（clean cut, guillotine），②局所挫滅切断（local crush），③広範囲挫滅切断（extensive crush），④引き抜き・剥脱切断（avulsion, degloving）で分類される．

治療法の選択

■手術適応

切断手指再接着の絶対適応は，①母指切断，②多数指切断，および③小児の切断である．しかし，患者は5本の指の維持を強く求める傾向にあり，単指であっても機能的に十分な回復が見込める場合は，すべて再接着の適応である．ただし，①12時間以上，温阻血状態におかれた指，②全身性疾患を有し，麻酔に際して危険の高い症例，③術後管理が困難な精神疾患患者，および④再接

133

第2章 手足の外傷・変形

表1 切断指再接着の手術適応

絶対適応	比較的適応	適応外
母指中枢部切断	母指末梢部切断	12時間以上の温阻血
多数指切断	単指末梢部・中枢部切断	全身性疾患，精神病の合併
小児の切断		麻酔に対し危険率の高い症例
		再接着を希望しない患者

着を希望しない患者は適応外である（表1）。

挫滅の強い症例や引き抜き損傷の場合，再接着術の適応としては境界線にある。生着率は低く，生着しても術後の萎縮や知覚・運動障害を来たしやすい。しかし，生着する可能性があるなら，患者が希望する限り再接着を行うようにしている。

整容面や精神面の立場から，再接着術は急速に普及してきたが，邪魔な指を作らないこと，他の健常指の機能を阻害しないように配慮することが重要である。

■ 手術時期

再接着術は緊急手術として行う。できるだけ早い方がよいが，切断指が適切に保存できれば，12〜24時間程度は待機可能である。

■ インフォームド・コンセントの要点

まず，患者が再接着を希望していることを確かめる。手指再接着術の利点と欠点を，断端形成術と比較し説明する。患者によっては，切断手指は簡単に再接着できるものと安易に考えている場合もある。基本的には前項「指尖部切断」と重複するのでそちらを参照願いたいが，再接着の場合は以下も説明して承諾を得ておく。

・吻合血管が閉塞し壊死となる可能性がある。
・吻合血管の閉塞は最初の48時間以内に起こることが多く，場合により緊急に血栓除去術や血管移植術を追加する可能性がある。
・壊死してしまった時には，局所皮弁を用いた断端形成術，腹壁有茎皮弁などでのtissue banking，もしくは足趾移植やwrap-around flapが必要となる場合がある。

■ 手術方法

全身麻酔もしくは伝達麻酔下に行い，仰臥位で患肢を手台に置く。出血に対応するため，ターニケットを装着しておく。

● 手術手順

再接着で組織修復する順序は，一般的に骨→腱→神経→動脈→静脈→皮膚の順で行う。

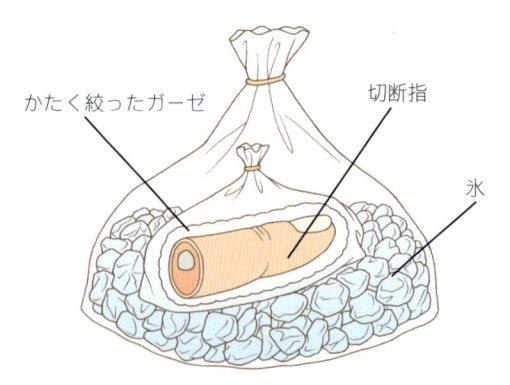

図1 切断指の保存の仕方
（かたく絞ったガーゼ／切断指／氷）

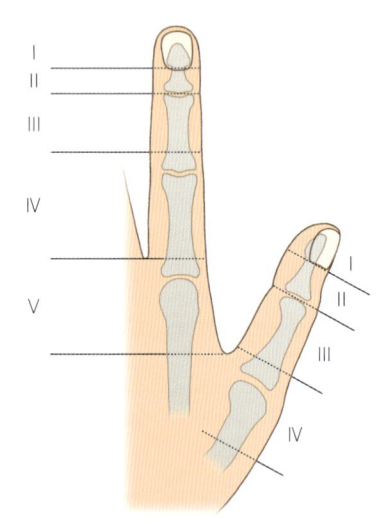

図2 玉井の分類

術直後は，静脈還流障害および不良肢位を防止するため，再接着手指を機能的肢位（functional position：手関節0〜20°背屈，MP関節30°屈曲，IP関節伸展位）に保ち，緩めの包帯（bulky dressing），ギプスシーネ固定を行う。ドレッシングは，血行を常に観察できるようにしておく。

■ 術後管理

術直後，再接着指の血行動態は不安定で，気温の急変，血圧低下，疼痛などの影響を受けやすい。このため，術後1〜2週間は局所安静とし，患肢の挙上が必要である。たばこやコーヒーは血管収縮作用があるため厳禁とする。術後4時間ごとに，①色調（color），②皮膚緊張（turgor），③皮膚温度（temperature），④局所圧迫後の血液の戻り（capillary refilling）を注意深く観察する。汚染が著しい時や血行障害が疑われる場合では，適宜，主治医が判断しガーゼ交換を行う。特

に2日目頃より血性汚染したガーゼが固着し血管を圧迫することがあるので注意する。

手指切断では通常，強い血管内膜損傷を伴っている。このため，血管内腔の再内皮化が完成する術後6日間は抗血栓療法を行う。一般には低分子デキストランを点滴本体とし，ヘパリン（9,000～12,000単位/日）を持続点滴し，プロスタグランディン製剤（60μg/日）も用いられることが多い。抗血栓療法中は，出血や薬剤の副作用に注意することが重要である。出血性病変のある患者には，抗血栓療法は禁忌である。また，小児では体重で抗血栓剤の投与量を調節する。

チーム医療の体制づくり

施設によっても，また同じ施設内にあっても，スタッフの充実度や時期によって事情は異なってくる。限りある中での最善の体制を整えることが重要である。

■切断肢再接着も取り扱う場合

切断肢（major amputation）では，切断組織に筋肉を多く含むため，術後合併症（replantation toxemia，crush syndrome，筋壊死，出血性ショックなど）により生命の危険にさらされる可能性がある。

切断肢再接着を行うためには，24時間体制で全身管理ができ，ゴールデンタイムである受傷後6時間以内に血行再建が可能で，スタッフが充実した施設でなければ対応困難であり，救命救急センターや他科との連携が重要である。

■切断肢を除く，手・指の再接着を取り扱う場合

手・指レベルの切断であれば，全身管理が必要な症例はまれであり，マイクロサージャリーが可能な施設であれば，切断指再接着術は可能である。しかし，緊急手術を要するため，医師，看護師，理学療法士，救急隊，医療事務スタッフなどで構成されたチーム医療体制は重要である。

まず，救急隊や地域連携病院に，切断指の保存方法や処置の方法を指導し，基本的知識として理解してもらっておくことが重要である。

救急隊からの要請に素早く対応できる環境作りが最も重要である。また検査後，できるだけ速やかに手術ができる環境を作るため，病棟，手術室スタッフとの連携が重要である。

麻酔においては，伝達麻酔の方が安全ではあるが，手術時間を考慮すると全身麻酔の方がよいこともあり，麻酔科との連携も重要である。

術後管理においても，再接着指の血行を2～4時間おきにチェックできる体制が望ましく，看護師などコメディカルスタッフとの連携は不可欠である。

術後リハビリテーションにおいては理学療法士との連携も重要となってくる。

リハビリテーションについて

再接着の生着率が向上した現在の課題は，術後の運動機能の向上であるが，創治癒や骨癒合の遅延によりリハビリテーションが進まないことは多々経験する。リハビリテーションを順調に行うには，安定した血行，強固な腱縫合，骨固定が必要である。

損傷状況も症例によりさまざまであり，術中所見を把握したうえで，リハビリテーションを進める。

■問題点

切断指再接着において，まず生着させることが重要である。吻合血管の内皮細胞の再生を考慮すると，術後10～14日目までは局所安静が必要であり，早期運動療法は困難である。

完全切断の場合，屈筋腱と伸筋腱がともに断裂しており，リハビリテーションは困難を極める。固定法の場合，屈筋腱では3週間，伸筋腱では，玉井の分類ZoneⅢやⅣでは伸筋腱が薄く，4週間の固定が必要となる（表2）。屈筋腱に比べ，伸筋腱の癒着や再断裂が生じると再建が困難であるため，伸筋腱が緩まないよう伸筋腱機能を重視する。

■再接着術後のリハビリテーション

術後1～3週までは手関節0～20°，MP関節30°屈曲，IP関節伸展位でシーネ固定し，不良肢位での拘縮を予防する。術後4週からシーネ内での自動屈伸運動を開始し，術後5週からシーネを除去し，手関節自動運動を開始する。術後6週から他動的可動域訓練を開始し，術後8週以降に他動的な伸張およびスプリントによる拘縮解除を行う。

4～6カ月間のリハビリテーションで他動的可動域の改善を図り，二期的に腱剥離術や関節受動術などを検討する（表3）。

■スプリント

屈曲拘縮に対してはsafety pin splint，joint jack splint，reverse finger knuckle bender splintなどを使用する。伸展拘縮に対しては，

第2章 手足の外傷・変形

表2 組織別の安静・固定期間の目安

	安静・固定期間
血管	術後10〜14日間　安静
神経	術後3週間　安静
屈筋腱	術後3週間　固定
伸筋腱	術後4週間　固定
骨	術後3〜5週間　固定

表3 再接着術後リハビリテーションのスケジュール例

術後1〜3週	手関節0〜20°，MP関節30°屈曲，IP関節伸展位でシーネ固定
術後4週〜	シーネ内での自動屈伸運動
術後5週〜	シーネを除去し，手関節自動運動を追加する
術後6週〜	他動的可動域訓練を開始する
術後8週〜	他動的な伸張およびスプリントによる拘縮解除を行う
術後4〜6カ月	二期的に腱剥離術や関節受動術などを検討する

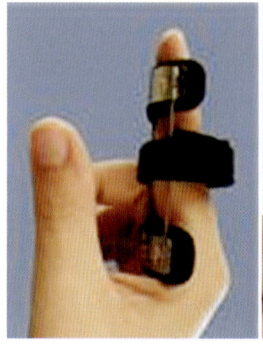

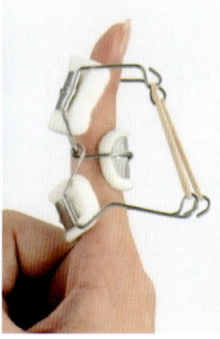

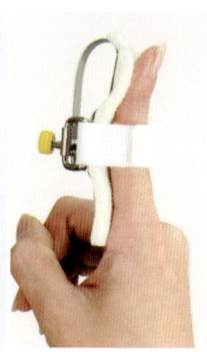

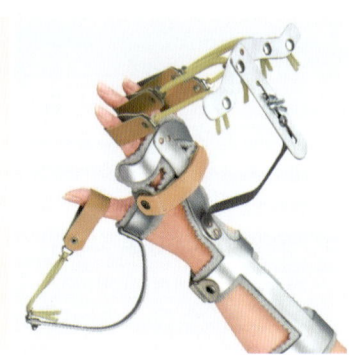

safety pin splint　　reverse finger knuckle bender splint　　joint jack splint　　dynamic outrigger splint

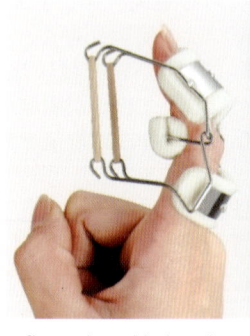

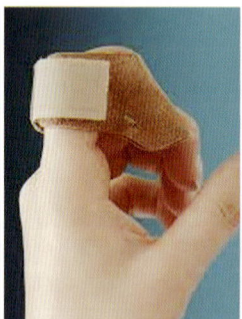

finger knuckle bender splint　　finger flexion strap　　finger flexion glove　　knuckle bender splint

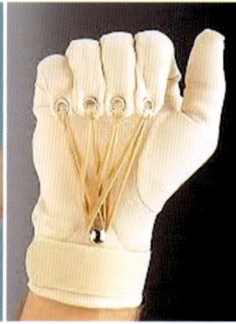

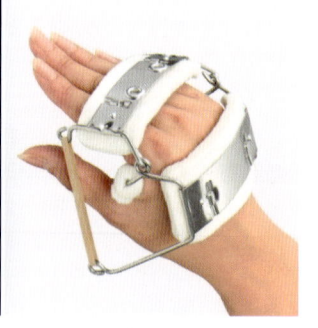

図3　各種スプリント

finger knuckle bender splint，finger flexion strap，finger flexion glove などを使用する．

その他，knuckle bender splint や dynamic outrigger splint なども組み合わせる（図3）．

不成功時の対応

循環障害が生じた時点で，緊急での救済処置および今後の再建について患者に説明する．再建方法として，腹壁有茎皮弁（tubed pedicle flap）や wrap around flap，足趾移植，皮弁，断端形成な

136

2. 切断指再接着—2) 指切断

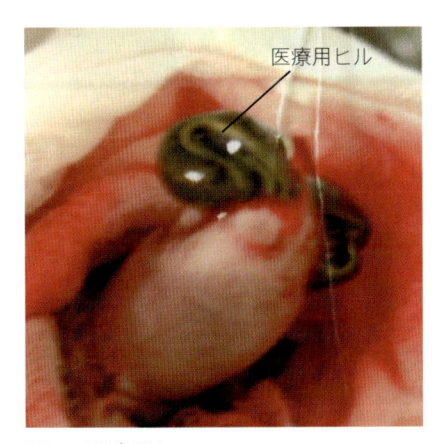

図4 医療用ヒル

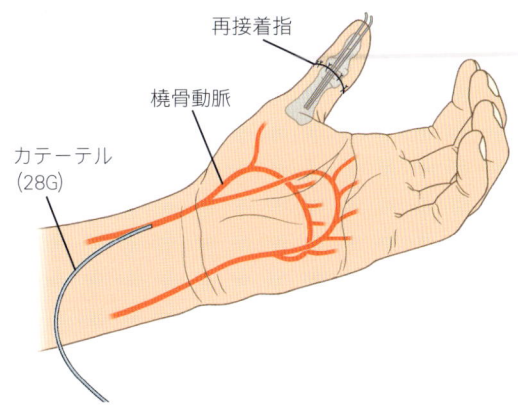

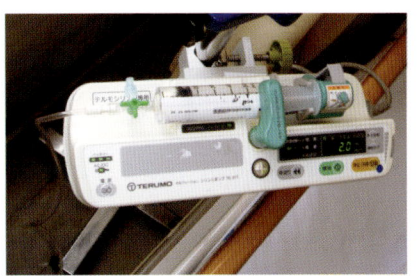

図5 持続動脈注入療法

どを説明しておき，救済できなかった際，どの方法を選択するかを患者に考えてもらっておくことも重要である．

■術後血栓による循環障害

動脈血栓であれば虚血，静脈血栓であればうっ血を来たす．循環障害の原因としては，大抵，血管吻合部や，受傷による血管の損傷部の血栓形成である．術後に循環不全を発見したら，血栓除去および血管移植など早期の対応が必須となる．

まず，創部を展開し，血腫などを丁寧に除去する．吻合部を同定し，血行，血栓の有無を確認する．血栓が見つかった場合は血管を切離し，慎重に血栓を引き抜き，除去する．ヘパリン生食を慎重に注入し血栓を流す．その際，血栓を末梢に押し込まないよう注意する．損傷血管および血栓のあった部位はできるだけ切除し，静脈移植を行う．

■静脈還流不全を生じた場合

指尖部を穿刺または魚口状に切開する方法，爪甲を一部切除し，爪床を少し削って出血させる方法，医療用ヒル（medical leech，図4）を用いて出血を持続させる方法などが用いられるが，切断組織量が大きい場合は，静脈吻合，血管移植などを早急に行うべきである．

■持続動脈注入療法

場合により，術後，持続動脈注入療法を行う（図5）．肘関節部で上腕動脈もしくは前腕部で橈骨動脈を露出し，血管テープやペンローズドレーンで血管を引き上げ，硬膜外カテーテルチューブを挿入する．シリンジポンプにつなぎ持続注入を行う．投与内容はFukuiらのプロトコールに準じて，1日あたりウロキナーゼ 240,000 単位，プロスタグランディン E_1 40～80 μg，ヘパリン 5,000～10,000 単位とし，3.3ml/h の速度で注入している．

II 再接着

KEY POINTS
- 組織修復は，一般的に以下の順で行う：
  骨 → 腱 → 神経 → 動脈 → 静脈 → 皮膚

137

❶ 切断指および中枢断端より，骨，腱，神経，血管を同定する

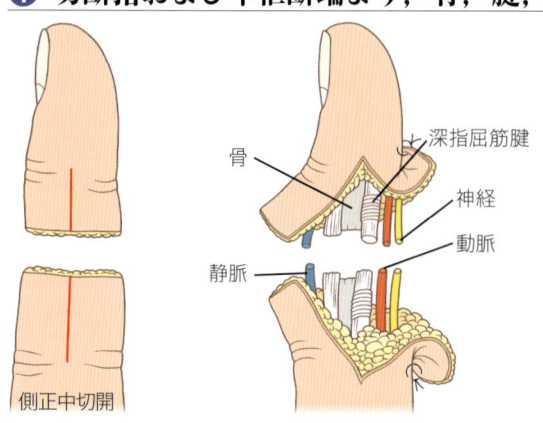

図は，玉井の分類 Zone Ⅲ の完全切断例である。

皮膚切開は側正中に最小限に行い，Cleland 靭帯を割って神経血管束を切断指では遠位，中枢断端では近位から断端に向かって剥離し同定する。

屈筋腱は奥に入ってしまっていることがあるが，まずは屈曲位にして milking を試みる。腱が確認できない場合は，神経や血管を損傷する可能性があるので，盲目的に無理に引っ張り出そうとせず，側正中またはジグザグ切開で展開し，丁寧に腱を引き出し同定する。

❷ 骨接合を行い，掌側で屈筋腱，背側で伸筋腱を縫合する

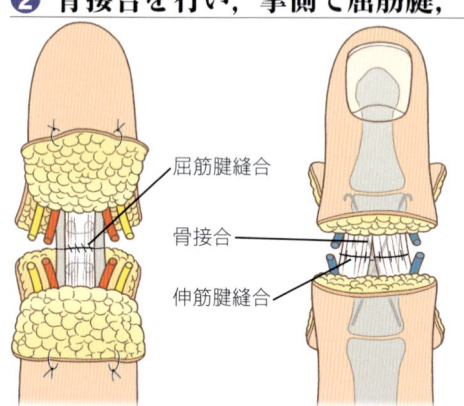

骨接合は通常，交叉鋼線固定を行う。鋼線刺入は，伸筋腱にできるだけかからないよう，IP 関節は伸展位で行う。

Advice
・通常の腱断裂時の腱縫合と同様，屈筋腱は 6-strand など強固な縫合を行っておく方がよい。

❸ 顕微鏡下に掌側で神経と動脈，背側で静脈を吻合する

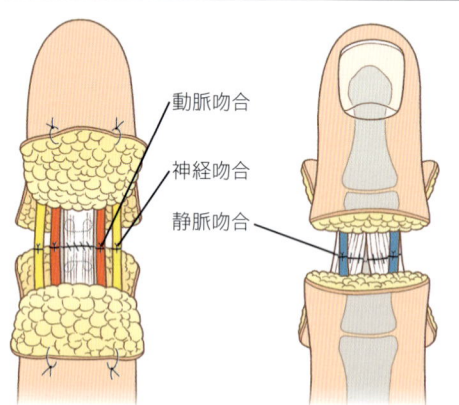

神経は神経上膜周膜吻合もしくは神経上膜吻合を行う。安定した術後血行動態を維持するため，少なくとも動脈 1 本と静脈 1 本の縫合が必要である。余裕があれば，吻合可能な血管はできるだけ吻合しておいた方がよい。

Advice
・神経が引き抜かれ，断端の新鮮化を図ると届かず吻合できない場合は，後日に神経移植を行う。もし，血管吻合の際，静脈移植を要するようなら，前腕から皮下静脈と同時に前腕皮神経も採取し，神経移植も試みてもよい。

近位部の血管より良好な血流が見られない場合は，下記を試みる。
　①血管緊張や圧迫となる原因を取り除く
　②温生食ガーゼで暖めたり，キシロカインを局所に撒布する
　③患者の血圧および電解質バランス（特にアシドーシス）を確かめる
　④ターニケットが入っていないか確かめる
　⑤ヘパリン生食水で慎重に血栓を洗う
それでも改善しない場合は，さらに近位健常部へと血管切除を進める。

血管吻合を行う際は，血管内膜を損傷しないように最大限の注意を払う。また，下記に留意する。
　①吻合部の緊張には十分注意し，分枝があれば結紮しておく
　②吻合血管周囲を広く露出し，損傷部位を確実に切除する
　③欠損や緊張が生じた場合は，無理に吻合せず，血管移行や静脈移植を行う

❹ 皮膚縫合，閉創

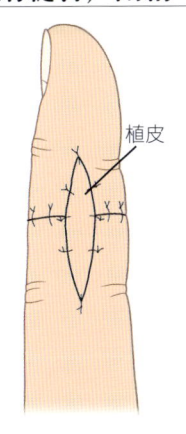

皮膚縫合は，緊張なく，最小限に粗に行う．神経，血管および腱は，皮膚・皮下組織で完全に覆う必要があるが，無理に閉創すると，術後に発生する浮腫が加わり血行障害が生じる．閉創困難な場合は無理せず，減張目的で植皮を行う．

植皮

Advice
・動脈再開通後，皮膚縫合までに時間がかかると腫脹により閉創が困難となることが多い．動脈吻合後は早めに掌側の皮膚縫合を行う方がよい．

術後の静脈還流障害を防止するため，再接着手指を機能的肢位（functional position）に保ち，緩めに包帯（bulky dressing），ギプスシーネ固定を行う．創部は乾かさず，指尖血行を常に観察できるようにしておく．

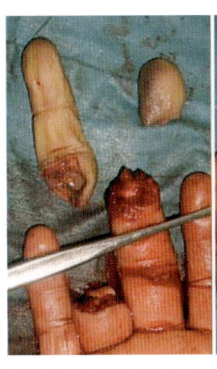

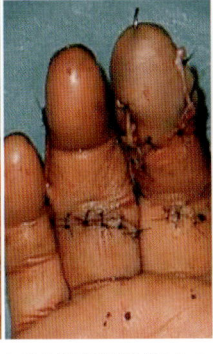

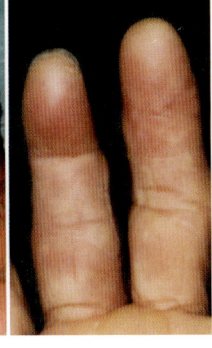

56歳，男性，ボール盤による右環指切断（玉井の分類 Zone IV），右中指切断（玉井の分類 Zone II）

術後6カ月

右環指は PIP 関節で切断していたので側副靱帯を整復した．顕微鏡下に指神経を縫合後，掌側で指動脈，背側で皮下静脈を吻合した．右中指は，末節骨を鋼線固定後，動脈のみ吻合した．減張目的で側正中に植皮を行った．

II 多重切断の再建

KEY POINTS
- 挫滅が強いことが多い
- 多指損傷であることが多い
- 遠位は壊死となる可能性が高く，術前のゴール設定が重要となる

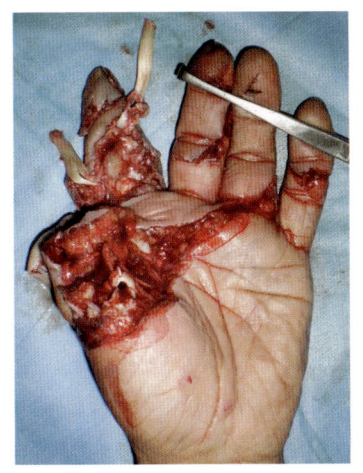

〈評価と治療方針〉

母指が挫滅して欠損し，示指基節部も強く挫滅・粉砕されていた．母指を再建することは最重要であると考えた．そのまま再接着しても機能的な改善が困難と判断し，比較的温存されていた中節部以遠を移行し，母指化することで母指を再建することとした．しかし，その後再建母指の指腹が壊死したため，後日 hemipulp flap での再建を要した（示指を母指化しておいたことで犠牲を最小限とすることができたと考える）．

71歳，男性，電気鋸による左手高度挫滅切断

❶ 母指化術

　示指は基節掌側部の挫滅が強く，再接着しても機能的な指の再建は困難と判断し，残存示指を母指へ移行し，母指化術を行った。
　示指中節骨断端と母指基節骨断端を鋼線固定した。示指背側皮下は連続を保ったまま母指へ移行し，母指掌側で指神経縫合，指動脈吻合を行った。

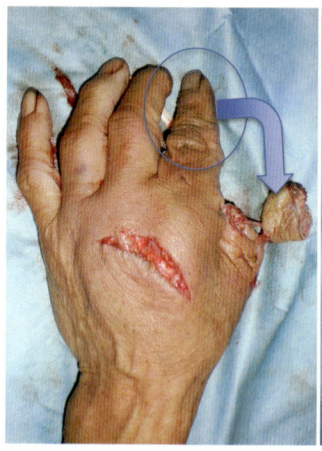

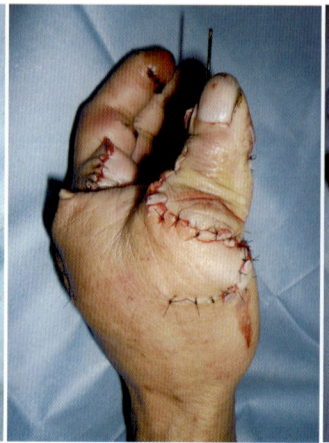

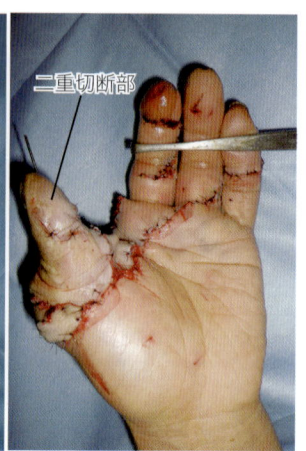

❷ 壊死部分の再建

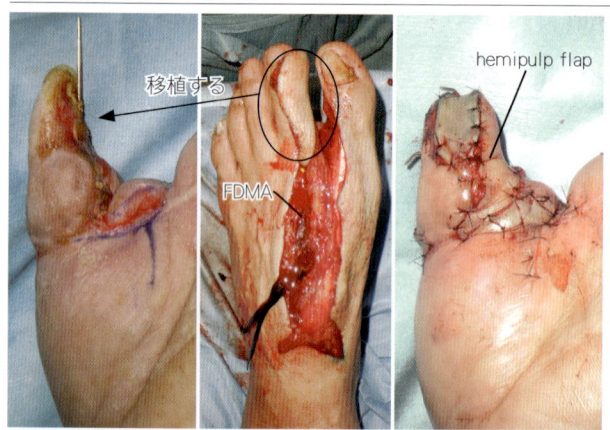

　再建母指はおおむね生着したが，指腹部は二重切断であったため壊死となった。そこで，母指指腹を左母趾からのhemipulp flapで再建した。顕微鏡下に橈側指神経と深腓骨神経を縫合し，指動脈と第1背側中足骨動脈，背側皮下静脈同士をそれぞれ吻合した。減張のため植皮を行った。

Advice
・多重切断では二重目以遠が壊死になりやすく注意する。

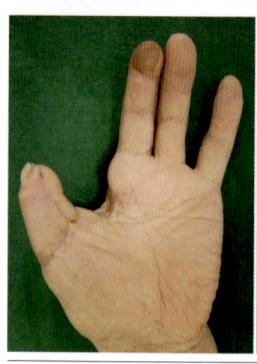

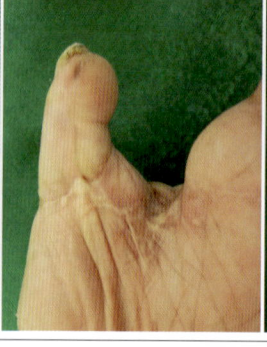

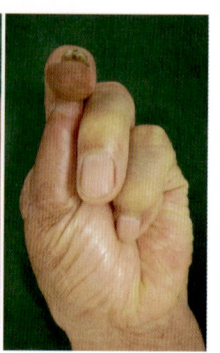

術後3年

著者からのひとこと
・原則，多重切断であっても血行再建し，再接着を試みるべきであるが，挫滅が強い時はspare parts surgeryなどで工夫し，より機能的な再建を心がけるべきである。とにかく，使えない手指を作らないことが重要である。
・欠損部があれば，一期的に皮弁での再建も考慮する。

III 多指切断の再建

KEY POINTS
- 機能的によくなる見込みがなければ挫滅の強い切断指はあきらめる
- 元の指の位置にこだわらず，機能を重視し，切断指の状態がよいものから順に吻合を試みる
- 母指はつまみ，把持の軸となるため特に重要であるので，できるだけ再接着を試みる

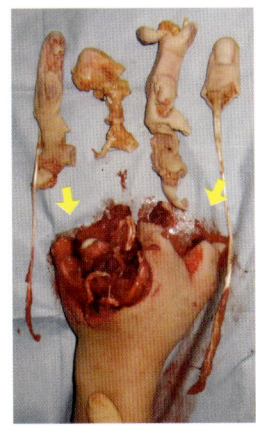

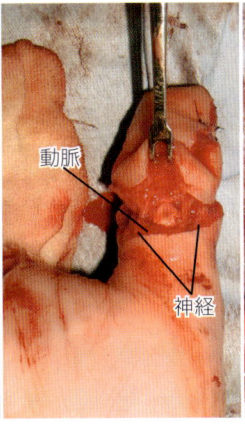

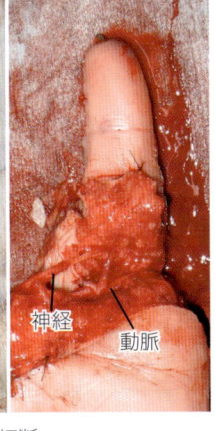

〈評価と治療方針〉

　損傷が少なく，より重要な指（母指，示指，中指）から再接着を試みる。

　本症例では，母指と小指以外は再接着不可能と判断し，ゴール設定としては母指と小指で把持できることとした。

39歳，男性．肉をミンチにする機械による全指挫滅切断

● 母指および小指の再建（再接着）

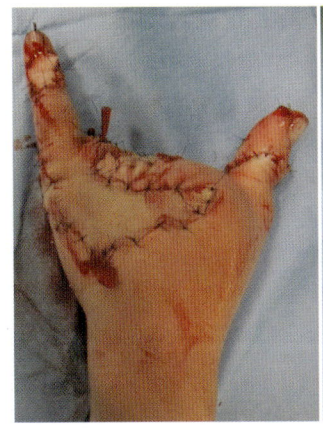

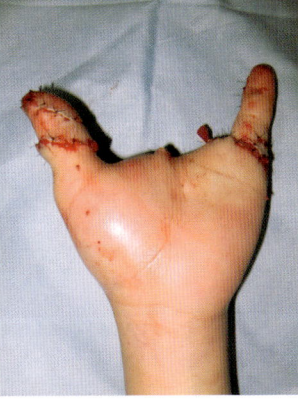

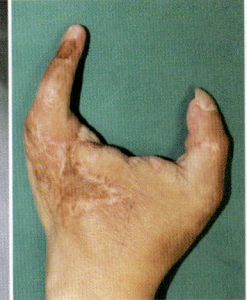

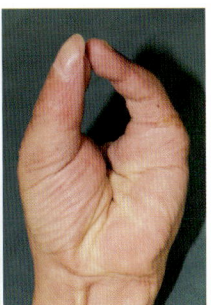

術後2年
指のアライメントを骨切りで調整し，母指と小指での把持が可能となった。

　母指および小指の切断指についていた屈筋腱は筋腱移行部で引き抜かれており，一期的に再建することで大きな追加切開を要するため，屈筋腱縫合は行わないこととした。まずは生着させることを最優先する。

　母指は掌側で両側指神経を縫合し，尺側指動脈を吻合した．背側で皮下静脈を吻合した．小指は神経の引き抜きが強く，末梢は橈側指神経と中枢は長く残されていた中指尺側指神経とを吻合した．動脈は橈側指動脈，静脈は背側皮下静脈を吻合した．

　生着後，残存していた他の腱を用いて屈筋腱再建を行った．

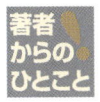

著者からのひとこと　母指は wrap-around flap など比較的よい再建方法があるが，母指以外はよい再建方法がないため，再接着は母指以外の指を優先するという考えもある．

第2章 手足の外傷・変形

Ⅳ 引き抜き損傷，デグロービング損傷の再建

KEY POINTS
- 屈筋腱は前腕の筋腱移行部から引き抜かれていることが多く，伸筋腱は切断指末節骨付着部より引き抜かれていることが多い
- 腱を一期的に再建すると展開，侵襲が大きくなる場合は，生着後，二期的に腱移行や腱移植で再建を検討すべきである
- 切断指に血管がない場合は，腹壁有茎皮弁などで tissue banking し，後日，expanded wrap-around flap などを検討する
- 切断指に皮下静脈だけが残存している場合は，皮下静脈に動脈を吻合する方法（動脈化：arterialization）もある

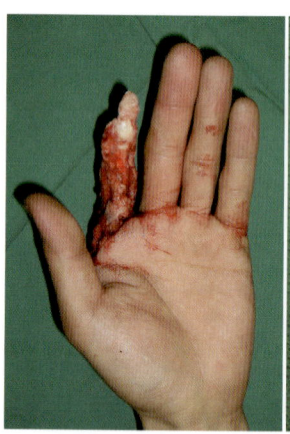

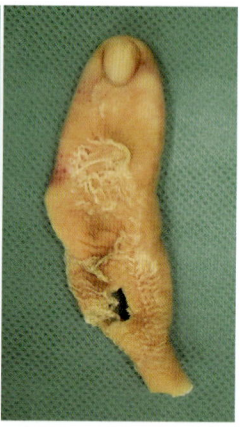

〈評価と治療方針〉
　血行再建が困難であったが，指の機能は温存されていたので，腹壁で tubed pedicle flap を作成し被覆する方針とした。

Advice
・切断指に血管が含まれている場合は，再接着を試みる。その際は血管の損傷が強いため静脈移植が必須となる。

35歳，男性，機械に巻き込まれたことによる左示指デグロービング損傷

❶ 腹壁皮弁による示指の被覆

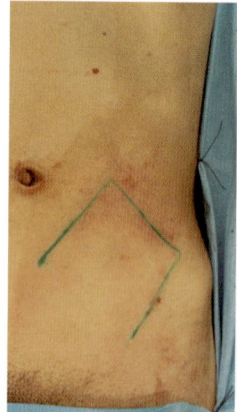

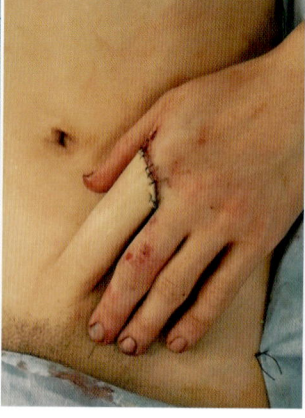

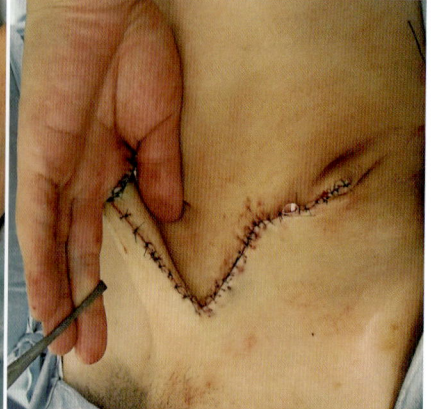

　腹壁にコ状の皮弁をデザインし，tubed pedicle flap を作成した。無理のない手の位置で皮弁が捻じれないようにデザインする。
　術後1週に delayed incision を行い，術後2週に皮弁切離を行った。
　後日，知覚および爪再建目的で expanded wrap-around flap を行っている。

Advice
・皮弁は薄くすることがコツである。

❷ 知覚・爪の再建

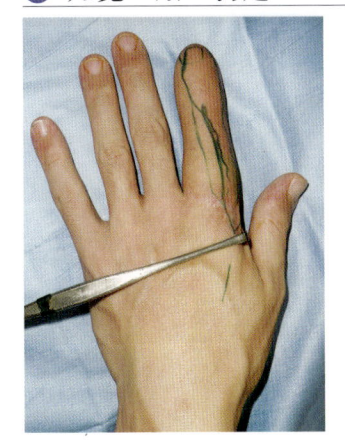

本症例では運動機能は維持されたので，知覚と爪の再建目的で expanded wrap-around flap を行った。

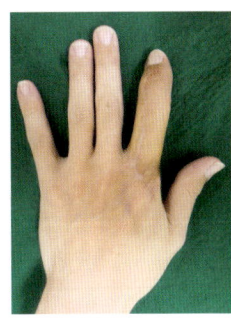

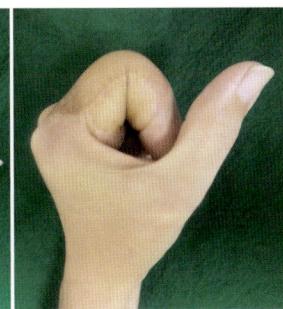

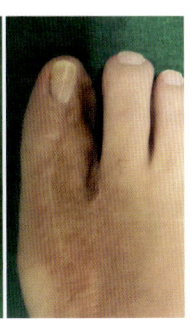

術後3年

著者からのひとこと
- 挫滅の強い症例や引き抜き損傷，多重切断の場合，再接着の生着率は低く，生着しても術後の萎縮や知覚・運動障害を来たしやすく，再接着術の適応としては境界線にある．しかし，生着する可能性があるなら，患者が希望する限り再接着を行う．
- 最終的な治療のゴールを想定し，機能的にどこまで再建できるかを考え，初回手術，再接着術を行うべきである．

History & Review

- 再接着術後のリハビリテーションについて言及している．
  森谷浩治，牧裕，坪川直人ほか：再接着指の後療法における課題．日マイクロ会誌 22：306-312, 2009
- 医療用ヒルについて言及している．
  平瀬雄一：手の外科における医用ヒルの臨床応用．整・災外 34：1027-1030, 1991
- 持続動脈注入療法について言及している．
  Fukui A, Maeda M, Sempuku T, et al: Continuous local intra-arterial infusion of anticoagulants for digit replantation and treatment of damaged arteries. J Reconstr Microsurg 5: 127-136, 1989
- 挫滅切断時の処置について言及している．
  吉津孝衛：挫滅切断の処置．日手会誌 2：842, 1986
- 切断指の治療，分類について言及している．
  玉井進：切断手指の治療．整形外科MOOK 12：159-171, 1980

第2章 手足の外傷・変形

2. 切断指再接着

3）手部での切断

磯貝典孝

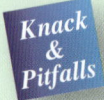

Knack & Pitfalls
◎手部での切断は機能的な障害が大きいため，初回手術では，できる限り血行再建し，再接着を試みるべきである
◎手部で切断した場合，正中神経や尺骨神経の断裂により，知覚だけでなく運動麻痺も生じる可能性がある．また，手内筋の直接損傷により同様の症状を来たす可能性がある
◎腱，神経が露出している皮膚欠損に対しては，一期的に皮弁で被覆する

診断のポイント

■臨床所見

臨床所見は受傷形態や部位によりさまざまであるが，完全切断は少なく，部分切断や不全切断，打ち抜き損傷，デグロービング損傷などの方が遭遇する機会が多い．RSVP（Roentgen：X線，Sensation：知覚，Vascularity：血行，Posture：肢位）をもとに，損傷をできるだけ把握しておく．画像検査としては，比較のため，切断手および健側手も含め，両手2方向を撮影する．不全切断や高度挫滅など，症例によっては3D-CTや血管造影検査なども行う．知覚においては正中神経，尺骨神経，橈骨神経の領域をそれぞれ把握し，診察する．痛みにより診察が困難な場合もあるが，知覚も含め丁寧に診察する．血行は①色調（color），②皮膚緊張（turgor），③皮膚温度（temperature），④局所圧迫後の血液の戻り（capillary refilling）を注意深く観察する．Allenテスト，指Allenテストなども適宜行う．切断後の肢位は，正中神経反回枝損傷による猿手変形，尺骨神経深枝損傷による鷲手変形のほか，手内筋の直接損傷や腱断裂によりさまざまな肢位を呈する．

治療法の選択

■手術適応および時期

手部での切断となると機能的な障害が大きいため，初回手術では，できる限り血行再建し，再接着を試みるべきである．挫滅や欠損のため，初回手術で骨や腱，神経をすべて再建できるとは限らない．しかし，皮膚欠損に対しては，腱，神経が露出している場合は，一期的に皮弁（腹壁有茎皮弁や，逆行性橈側前腕皮弁，後骨間動脈皮弁，遊離皮弁など）で被覆することも考慮し，事前に説明しておく．

神経の欠損に対しては，周囲の血行が良ければ，一期的に神経移植も考慮してよいが，困難な場合は，神経断端は結紮しておくか，シリコンチューブで架橋しておき，二期的に神経移植を行う．将来的には，人工神経が良い適応となる可能性がある．

生着後は，リハビリテーションを行いながら，必要に応じて骨移植や回旋骨切りなどでアライメントや骨欠損の修正，神経剥離，神経移植，腱剥離などを行う．

術後の手内筋麻痺の再建に関しては，できれば知覚回復している方が，術後のリハビリテーションは行いやすい．基本的に，関節拘縮が解除され，手外筋腱が腱癒着なく独立運動できるようなら検討する．それまでは拘縮予防のためのスプリントを作成しながらリハビリテーションを行う．

再接着できず，指が欠損してしまった場合，つまみ，把持動作獲得のために複数指の再建が必要である．その際，母指が欠損する場合は，まず母指の再建を検討する．足趾移植や，残存指の母指化術を検討する．母指に対立する指も複数指あれば，把持動作が可能となるので，事前に装具で指

を作成して，使い勝手を試してもらい，良ければ足趾移植を検討する。

■手術方法

全身麻酔もしくは伝達麻酔下に行い，仰臥位で患肢を手台に置く。出血に対応するため，ターニケットを装着しておく。

●再接着術

再接着術では，解剖を熟知し，骨，腱，筋，神経，血管を順にできるだけ吻合，縫合する。切断状態により，手内筋（intrinsic muscle）の癒着や，萎縮など，運動神経の回復が得られず，尺骨神経麻痺の状態を来たす可能性がある。また，切断レベルによっては正中神経反回運動枝も損傷し，母指対立不全を来たす可能性がある。その再建で腱移行に使えるよう，手外筋（extrinsic muscle）腱はできるだけ吻合しておくことが重要である。手レベルでは手外筋は腱で存在するので，吻合しやすく，同定もしやすい。しかし，引き抜き損傷などで腱が引き抜かれている場合は前腕まで展開し，筋と縫着するか，残存腱に側々縫合するかで対応する。

●手内筋損傷（正中神経麻痺・尺骨神経麻痺）に対する再建

正中神経麻痺に対しては母指対立再建を行うが，環指の浅指屈筋（FDS）を用いる方法（Bunnell法，Royle-Thompson法など）や，長掌筋（PL）―手掌腱膜を用いるCamitz法，固有示指伸筋（EIP）を用いるBurkhalter法，固有小指伸筋（EDM）を用いるSchneider法，小指外転筋（ADM）を用いるHuber-Littler法などがある。

尺骨神経麻痺の再建方法は，環指・小指の鷲手変形に対しては，FDSをA1 pulleyにかけるZancolliのLasso法や，FDSを虫様筋管に通して基節骨に固定するBurkhalter法などがあり，第1背側骨間筋の再建にはNeviaser法などがある。母指内転筋の再建には小指伸筋腱を移行するLittler法や，FDSを用いて手掌腱膜を通し内転筋に縫着する方法などがある。

術後の症状や腱の状態で行える有用な方法を検討する。

I 再接着

KEY POINTS
- 切断組織（骨，筋，腱，神経，血管）の同定が重要である
- 血管だけでなく，神経，腱の縫合も術後の予後を大きく左右するので，確実に縫合しておく

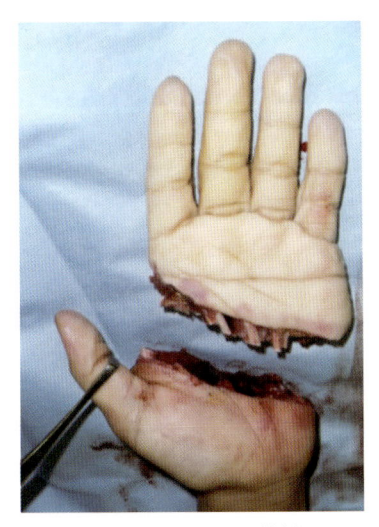

22歳，男性，ハムを切る機械による左手手掌部完全切断

〈評価と治療方針〉

左手手掌部での完全切断であった。治療方針としては，再接着術であるが，まず生着させることが最優先である。骨接合は鋼線固定で可及的に行い，筋，腱，神経もできる限り縫合しておく方がよいが，無理する必要はない。生着後，必要に応じて骨のアライメント修正や神経移植，尺骨神経麻痺に対する再建，腱剥離などを検討した。

❶ 切断組織の同定

まず何が切れているのかを同定し，腱，神経，血管の断端をマーキングする。腱の同定は，手指および手関節を屈曲，伸展し，腱断端を引き出すが，腱断端が見えない場合は無理に引き出さず，追加切開し，展開する。

Advice
・中枢断端の同定は，最初に腱をバラバラにしすぎると，層や配列がくずれ同定しにくくなるので注意する。

❷ 骨接合，筋腱縫合，神経縫合，血管吻合

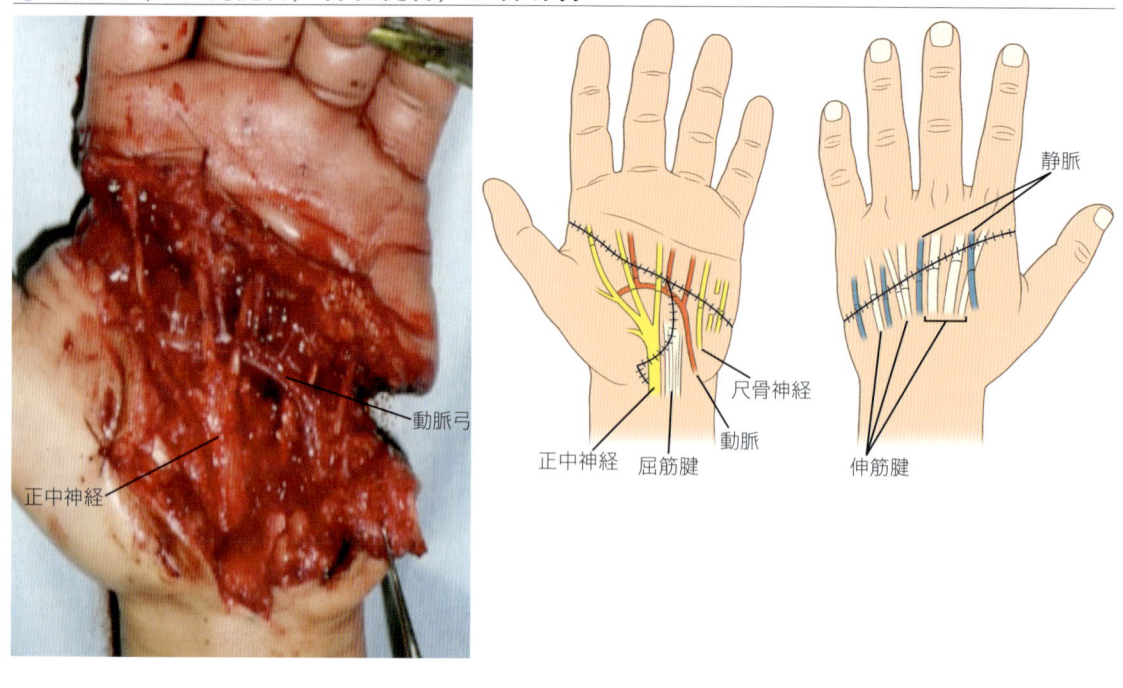

骨接合は鋼線固定で行う。できるだけアライメントを整えておいた方がよいが，後日回旋骨切りや骨移植などで修正してもよい。

腱は欠損がある場合は側々縫合で束ねてでも縫合しておく。欠損がない場合は，後日の再建のため，すべての腱をできるだけ縫合を行っておく方がよい。

神経は後からの修正が困難なこともあるので，できる限り正確に吻合する。

血管は比較的太く，大抵吻合に困ることはない。しかし，デグロービング損傷などで吻合可能な動脈がない場合は，切断手皮下静脈に動脈を吻合して，動脈化することで生着する可能性がある。

❸ 術後管理

術後肢位は intrinsic plus 肢位または機能的肢位とし，リハビリテーションは術後3週から開始する。本症例では生着後，中手骨回旋骨切りにてアライメント修正し，浅枝屈筋腱を利用して環指，小指の A2 pulley に lasso 法を行い，鷲手変形を修正した。

Advice
・屈筋腱縫合，正中神経縫合および術後腫脹による絞扼予防のためにも，手根管は開放しておくべきである。尺骨神経管も可能であれば開放しておく。

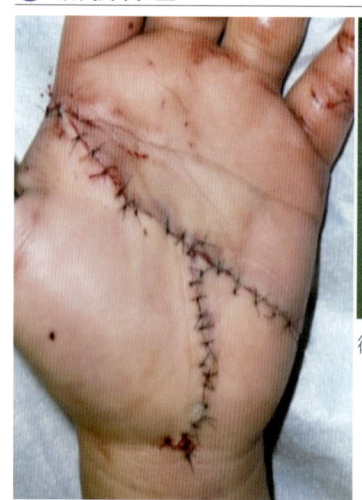

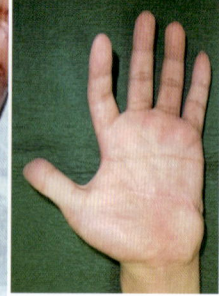

術後2カ月

2. 切断指再接着—3) 手部での切断

II 術後神経麻痺に対する再建

KEY POINTS
- 手内筋の直接損傷や麻痺，萎縮を来たすことが多く，必要に応じて再建を考慮する
- 正中神経麻痺，猿手変形に対して母指対立再建，尺骨神経麻痺，鷲手変形に対して腱移行術などを検討する

● 母指対立再建術：Bunnel 法

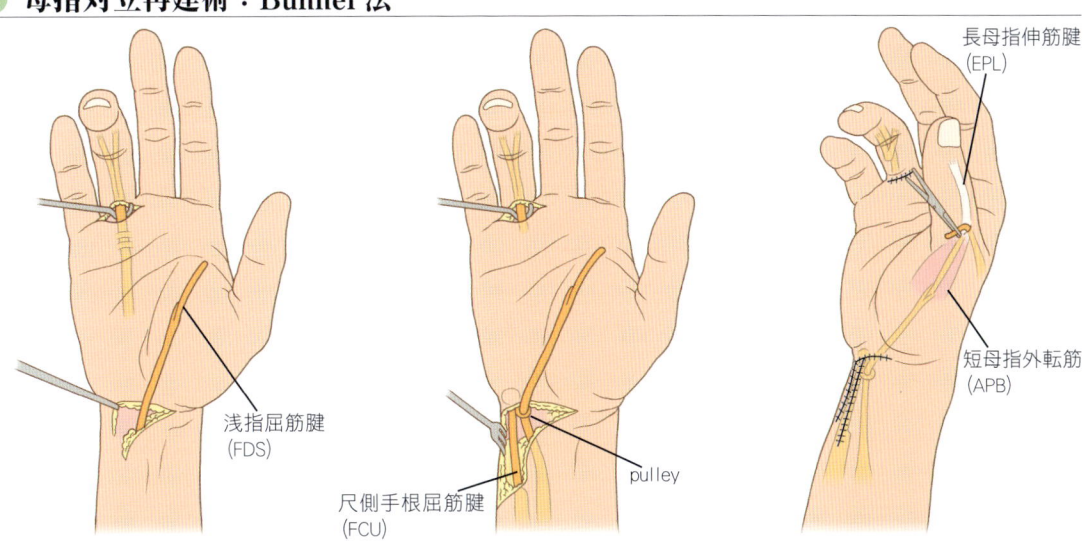

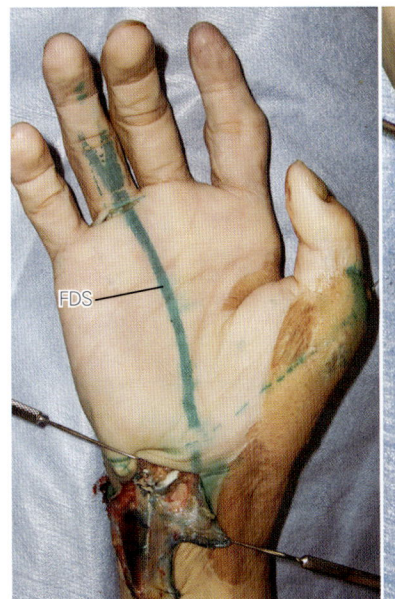

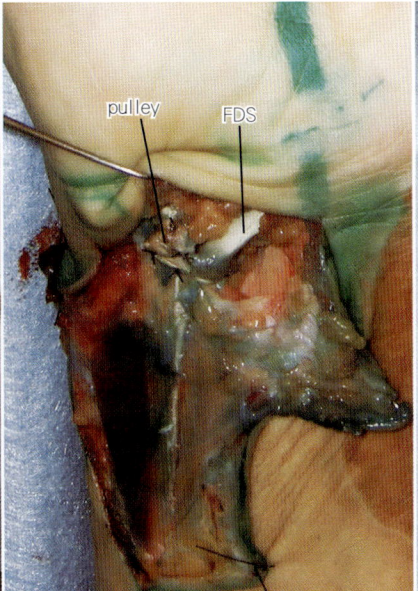

長母指伸筋腱（EPL）
浅指屈筋腱（FDS）
尺側手根屈筋腱（FCU）
pulley
短母指外転筋（APB）

①浅指屈筋腱（FDS）を基節骨レベルで切離し，手関節部へ引き出す

②尺側手根屈筋腱（FCU）を 4cm ほど半切して輪を作り，pulley とし，そこへ FDS 腱を通す

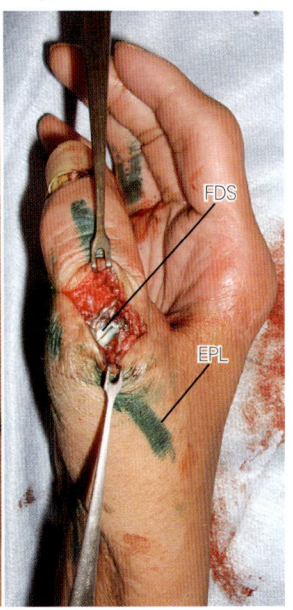

③皮下を通して短母指外転筋（APB）付着部に縫着する

147

第2章 手足の外傷・変形

● 鷲手変形に対する再建：Lasso法

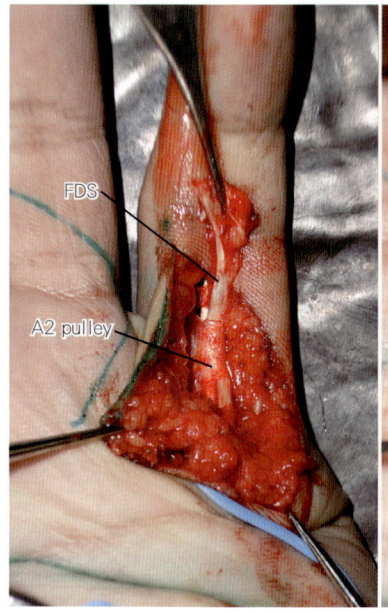

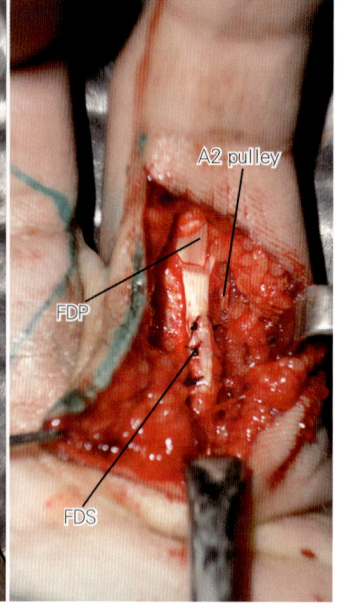

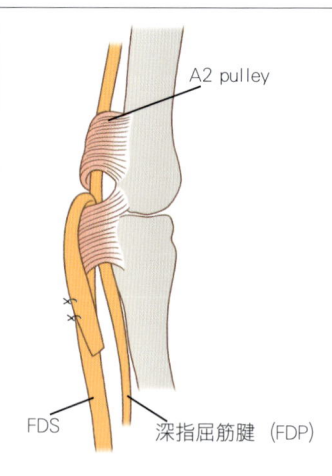

①FDSを停止部付近で切離し，A1とA2 pulleyの間から引き出す

②引き出したFDSを翻転して，A1 pulleyに引っかけるようにA1 pulleyより近位でFDS同士縫合する

● 鷲手変形に対する再建：Burkhalter法

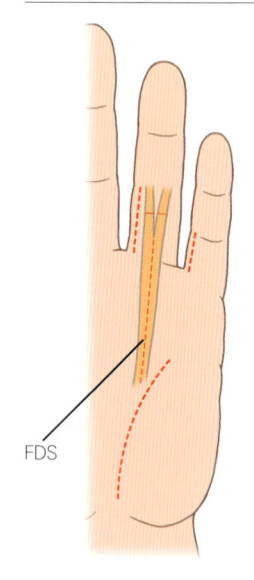

①FDSを停止部付近で切離し，引き出した後，FDSを深横中手靱帯の掌側を通して，橈側の虫様筋管を通す

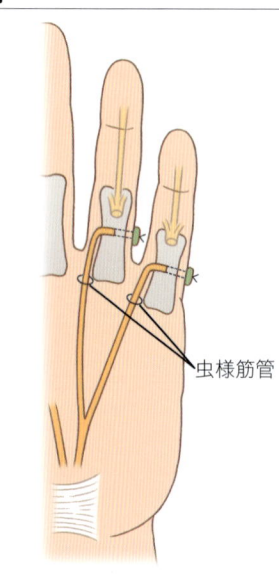

②基節骨中央よりやや近位の橈側面から骨孔を開け，FDSを通し，固定する
　固定方法はワイヤーとボタンや，腱を二分して縫合固定する方法などがある

2. 切断指再接着—3）手部での切断

● 示指外転機能の再建：Neviaser 法

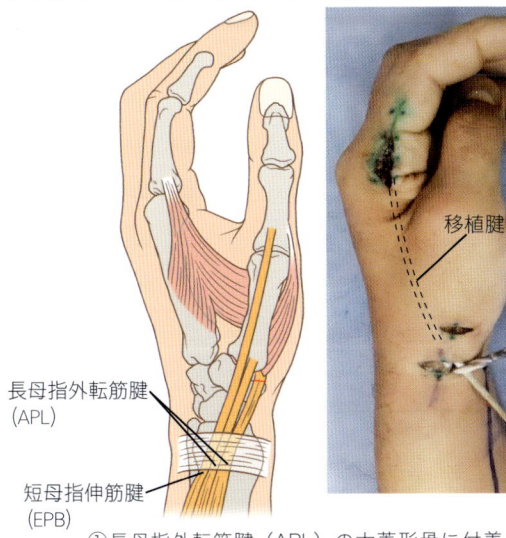

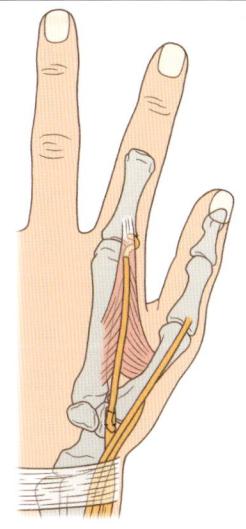

移植腱

長母指外転筋腱（APL）
短母指伸筋腱（EPB）

①長母指外転筋腱（APL）の大菱形骨に付着している腱を1, 2本切離し，snuff box へ引き出す

②示指 MP 関節橈側を切開し第1背側骨間筋停止部を露出する．移植腱として長掌筋腱（PL）を採取する．移植腱を第1背側骨間筋停止部に縫着後，皮下を通して切離した APL と縫合固定する．腱の縫合は interlacing 縫合で行う

著者からのひとこと　初回の再接着術で腱をできるだけ再建しておき，使える腱を把握しておく必要がある．

History & Review

- 手切断の治療について言及している．
  川村達哉, 岩澤幹直, 佐野貴史ほか：重度の手切断損傷の治療. 日手会誌 24：778-781, 2008
- 固有示指伸筋腱を利用した母指対立再建について言及している．
  Burkhalter W, Christensen RC, Brown P: Extensor indicis proprius opponensplasty. J Bone Joint Surg Am 55: 725-732, 1973
- 鷲手変形に対する lasso 法について言及している．
  Shah A: One in four flexor digitorum superficialis lasso for correction of the claw deformity. J Hand Surg 11: 404-406, 1986
- 鷲手変形に対する Burkhalter 法について言及している．
  Burkhalter WE, Strait JL: Metacarpophalangeal flexor replacement for intrinsic muscle paralysis. J Bone Joint Surg Am 55: 1667-1676, 1973
- Neviaser 法について言及している．
  Neviaser RJ, Wilson JN, Gardner MM: Abductor pollicis longus transfer for replacement of first dorsal interrosseous. J Hand Surg Am 5: 53-57, 1980

第2章 手足の外傷・変形

3. 下肢・足趾の損傷

平瀬雄一

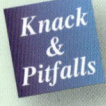

Knack & Pitfalls
◎四肢損傷のチェックポイントは"PLAN"の原則：骨盤（pelvis），上下肢（limb），動脈（arteries），神経（nerves）に沿って考える
◎汚染の激しい開放骨折では徹底したデブリードマンと広範囲スペクトラルの抗生剤投与を行う
◎手や足の感覚があるか，動かせるか，血行はあるかを確認しながら，骨折や神経・血管損傷の有無を推察する
◎主要血管の損傷があれば緊急手術を行って再建する
◎合併症（crush syndrome，脂肪塞栓，ガス壊疽，コンパートメント症候群など）を念頭に処置にあたる

診断のポイント

■臨床分類とその所見

　下腿の骨折治療にあたっては整形外科医との連携が必須であるが，形成外科医としての協力が求められるのは開放骨折である．なかでも下腿末梢1/3は軟部組織の量が少ないのでしばしば開放骨折となりやすく，また，再建も難しい．軟部組織の損傷の程度と感染の有無が治療法の決定のうえで重要である．その損傷の程度を分類するものとしてはGustilo分類が知られているが，Gustilo type Ⅲ以上の症例に形成外科的な軟部組織再建処置が求められることが多い（表）．

　開放骨折は緊急手術の適応であるが，特に主要な血管損傷が疑われる場合はただちに再建されなければならない．血行再建のゴールデンアワーは6時間が原則である．長時間にわたって阻血となっていた組織の血行再開は多臓器障害の原因となるため，下腿の血行があるかどうかは早期に確実に診断しなければならない．やむを得ず長時間阻血状態であった場合は下腿切断も考慮する．

　合併症で最も頻度が高いものはコンパートメント症候群である．コンパートメント症候群は筋壊死を引き起こすので，ただちに減張切開を行い下腿の血行を温存する必要がある．減張切開で生じた皮膚欠損部には分層植皮または人工真皮貼付を行う．

治療法の選択

■初期治療の原則と注意点

　Gustilo type ⅢB以上では高度の汚染を伴っている場合が多い．十分なデブリードマンが極めて

表　Gustilo分類

Type Ⅰ	1cm以下のきれいな創
Type Ⅱ	1cm以上の創であるが，広範囲の軟部組織損傷や弁状剥離は認めない
Type Ⅲ	分節状骨折，広範囲な軟部組織損傷を伴う骨折，外傷性切断（銃創，農場での損傷，血管損傷を伴う骨折も含む） A：広範な軟部組織損傷，弁状剥離，強い外力による創があるが，骨折部を覆う軟部組織が残存しているもの B：骨膜が欠損し，骨が露出するほどの広範な軟部組織損傷を伴うもの．通常は高度の汚染を伴う C：修復を要するような動脈損傷を伴うもの

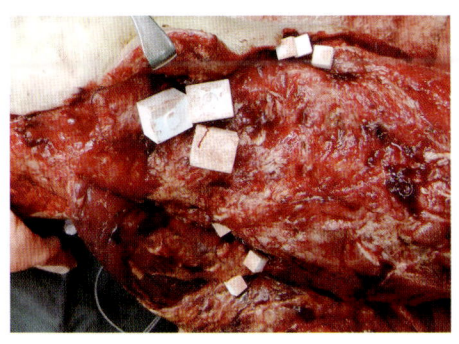

図 抗生剤徐放処置
感染予防のため皮弁下に抗生剤徐放性ハイドロキシアパタイトあるいはビーズを留置する。

重要で，不十分だと創治癒を遅らせるだけでなく，骨髄炎を起こし，切断に至ることもある。十分なデブリードマンや抗生剤徐放性ビーズやハイドロキシアパタイトの留置が重要となる（図）。

また，骨折の整復と固定は一期的に行うことを原則とする。プレートなどの固定や創外固定器の装着を行う。皮弁や植皮で創の閉鎖が可能であれば一期的に行う。一期的閉鎖が困難な場合は人工真皮などによる被覆を行うが，早期に根治的閉創を行う。

■手術適応

下腿開放骨折の治療は原則として整形外科医と共同して行う。緊急手術で形成外科的処置が必要となるのは血行の再建と骨折整復後の軟部組織の再建である。また，露出した骨や腱の被覆にも形成外科的手技が必要となる。

■手術時期

必要ならば十分なデブリードマンを数回行って感染が落ち着いてから二次的に根治的再建を行う。

■インフォームド・コンセントの要点

・下腿の温存を第 1 目的とする。
・露出した骨や腱を被覆するには単純な植皮ではなく皮弁の移行を必要とする。
・骨髄炎を起こさないように注意するが，露出した骨は骨髄炎となる可能性がある。
・いったん骨髄炎が起こると，その治療には長期間かかる場合が多い。

■手術方法

緊急手術はデブリードマン，洗浄，血行再建，骨折の整復，軟部組織の修復と再建の手順で行われる。以下に各部分で骨および腱が露出した場合の軟部組織再建の一般的な方法について述べる。

3．下肢・足趾の損傷

●下腿中枢 2/3 および下腿前面の再建

筋弁であれば腓腹筋弁あるいはヒラメ筋弁を血管茎だけの島状筋弁として下腿後方から前方へ移行してその上に植皮を行う。この際，筋弁の中枢筋体部分を切離して血管茎だけの島状筋弁にしないと，移行距離が不十分で，しかも下腿の動きに合わせて筋弁が動くために死腔ができやすく植皮も生着しない。

皮膚欠損部が比較的少なければ，超音波ドップラー計で下腿前面の穿通枝を調べて，それを中心とした穿通枝皮弁を作成し，回転移動して露出した骨を被覆することもできる。

●下腿末梢 1/3 の再建

比較的広範囲の皮膚欠損であっても容易に再建できるのは，下腿筋膜を使った turn-over fascial flap である。下腿の筋膜全体を弁状に末梢へ向かって翻転させて露出した骨を被覆する。

この方法と同じ血管を使い筋膜上の皮膚を皮弁として使う方法もあるが（逆行性腓腹皮弁），血管茎が折れ曲がることと皮弁採取部に植皮が必要で整容的問題点がある。

遊離皮弁を使った再建の際には，吻合血管の選択が重要である。前脛骨動脈への端々吻合は攣縮が起きやすい。そこで後脛骨動脈への端側吻合が有用である。吻合場所としては，膝窩部か足関節内果で後脛骨動脈を見いだして吻合径の大きな端側吻合とすると血栓形成や攣縮が起きにくく，よい。膝窩部の展開は Godina 法に準じて行う（後述）。

●足背部再建

足背は比較的肉芽組織が形成しやすい部分であるので陰圧閉鎖療法の良い適応部分である。また，伸筋腱下に存在する短趾筋弁は足関節前面の伸筋支帯下で足背動脈からの枝で栄養されるが，足背の外傷で損傷されることが少なく，順行性でも逆行性でも挙上できる筋弁として使いやすい。露出した伸筋腱を被覆して，その上に植皮する。

●踵部・足部切断端の被覆

内側足底皮弁が挙上できるようであれば，踵再建には最も適した再建材料である。また，血管茎を足根管外に出すことで従来法以上に前進させることができるため，知覚皮弁で足部切断端を被覆できるという利点をもつ。

内側足底皮弁が使えなければ，遊離皮弁による再建が有用であるが，糖尿病や動脈硬化による吻合血管の変性がないか，術前検討が重要である。

第2章 手足の外傷・変形

I 下腿損傷：中央・前面・膝部の筋弁による再建

KEY POINTS
- 十分にデブリードマンを行う
- 死腔を作らない
- 血管茎だけの島状筋弁とする

　下腿で作成できる代表的な筋弁は腓腹筋弁（内側・外側頭のどちらか）かヒラメ筋である。充填する容積が大きければ，その両方の筋弁を使用する。

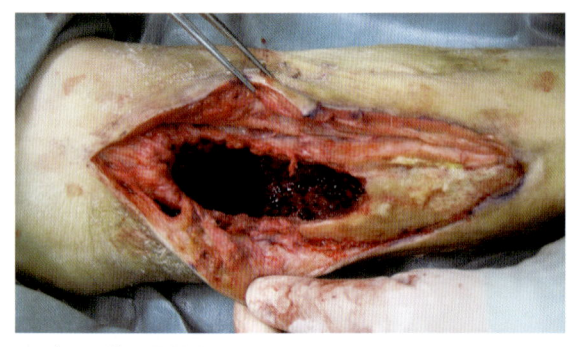

76歳，男性，骨髄炎

〈評価と治療方針〉
　右脛骨中枢端に60年来の骨髄炎による骨欠損部があり排膿をくり返していた。
　徹底したデブリードマンの後に，筋弁で死腔を作らないように充填することとした。

❶ デブリードマン

　骨髄炎症例では，壊死組織を十分に除去できるかが手術の決め手となる。

Advice
・排膿などの感染兆候があれば抗生剤徐放性ハイドロキシアパタイト，あるいは抗生剤ビーズを留置する。

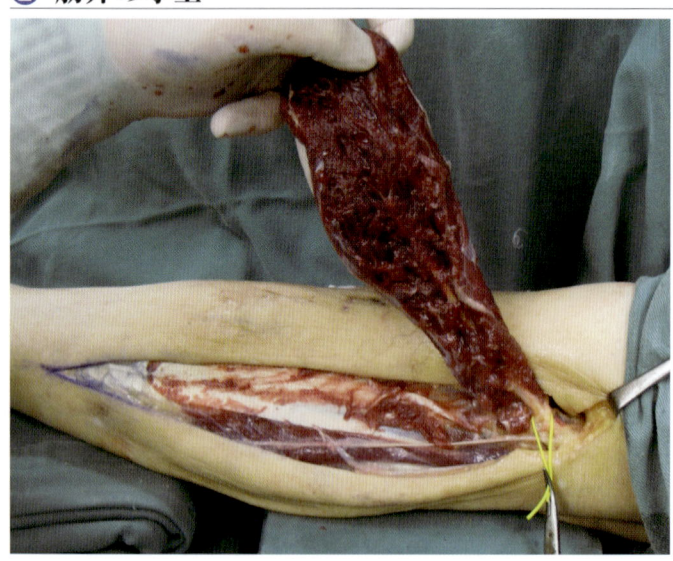

❷ 筋弁の挙上

　下腿後面の縦切開から腓腹筋を同定して外側頭あるいは内側頭のみの筋弁を挙上する。この時，アキレス腱の腱膜部分は切除することと，膝後面で筋内に入る血管茎を剥離し，筋起始部は切り離して完全な島状皮弁とする。

Advice
・筋起始部を切り離さないと，下腿の動きに合わせて筋弁が動いてしまい，骨に密着しないで死腔ができてしまう。筋に入る神経は温存した方が萎縮を避けられる。

❸ もう1つの筋弁の挙上

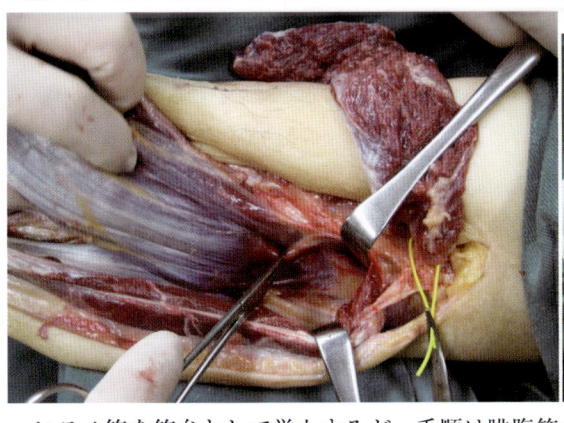

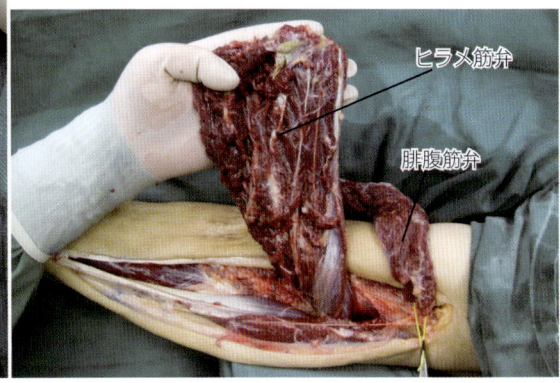

ヒラメ筋弁
腓腹筋弁

ヒラメ筋を筋弁として挙上するが，手順は腓腹筋弁と同様に血管茎だけの完全な島状筋弁とする。

❹ 筋弁を前面に移行して骨欠損部を充填する

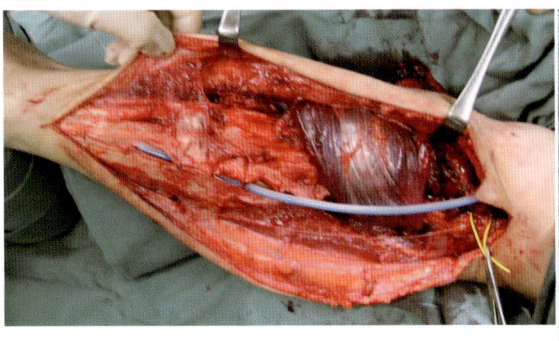

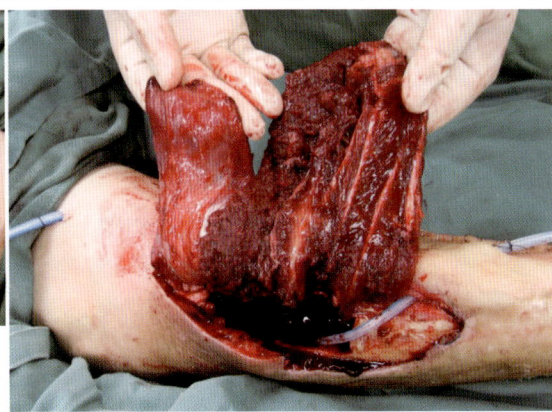

皮下のトンネルを最短距離に作成して，2つの筋弁を通して移動させるが広範囲な剥離により皮下トンネルを作成する。筋弁で骨欠損部を充填する。筋弁採取部には持続吸引ドレーンを留置して閉創する。

Advice
・筋弁が骨欠損部に十分に充填され死腔を作らないようにするために，筋弁と骨欠損部の間に持続吸引ドレーンを1週間程度留置する。

❺ 筋弁上に植皮する

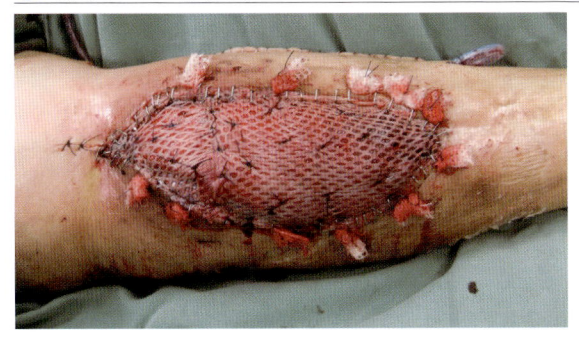

筋弁を枕木縫合で固定して，その上に分層植皮を行う。軽く綿包帯などで圧迫して下肢全体をギプスシーネ固定する。

Advice
・膝関節のシーネ固定は2週間行う。

Ⅱ 下腿損傷：末梢2/3およびアキレス腱周囲への筋膜弁による被覆

KEY POINTS
- 筋膜弁を折りたたんで厚さを調節する
- 死腔を作らない
- 感染兆候があれば抗生剤徐放性ハイドロキシアパタイトあるいはビーズを留置する

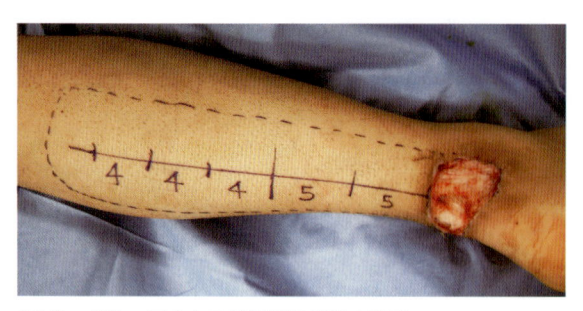

36歳，男性，アキレス腱断裂手術後の潰瘍

〈評価と治療方針〉
　症例ではアキレス腱が広範に露出しているが，創は深くない。このような場合には下腿筋膜を利用した reverse turn-over fascial flap が安定していて簡便な方法である。

❶ 筋膜弁のデザイン

　剥離しない部分を5cm程度作り，翻転した時ののりしろ部分と厚さを出すための折り返し部分を考慮してデザインする。

Advice
・皮膚欠損部の厚みがあれば筋膜は何重にも折り返して厚みを出す。

❷ 皮下で広範囲に剥離する

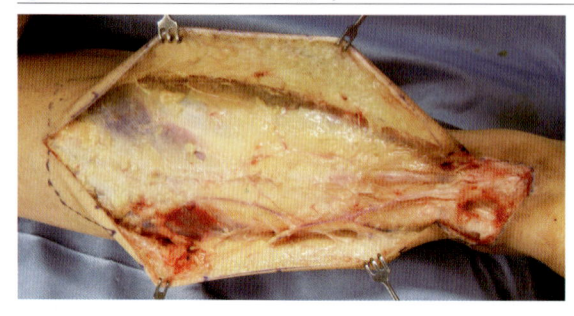

直線切開を加えて皮下を剥離する。

Advice
・筋膜上に静脈を残すくらいの層で広範囲に剥離する。

❸ 脂肪筋膜弁を中枢から剥離する

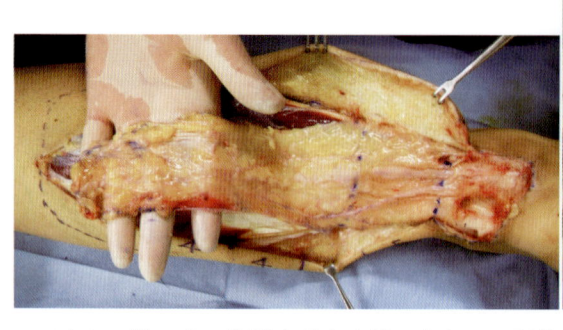

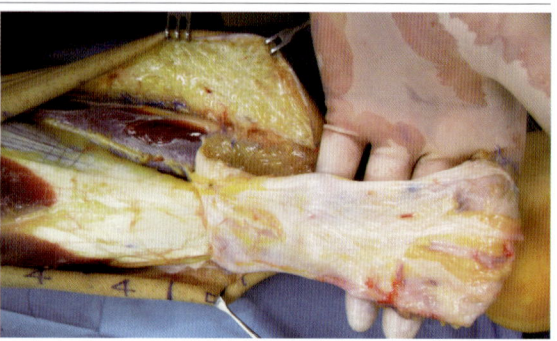

アキレス腱の上で筋膜全体を末梢へ向かって剥離する。最後の5cm分は剥離せずに残す。

3. 下肢・足趾の損傷

❹ 脂肪筋膜弁を折り返して皮膚欠損部を埋める

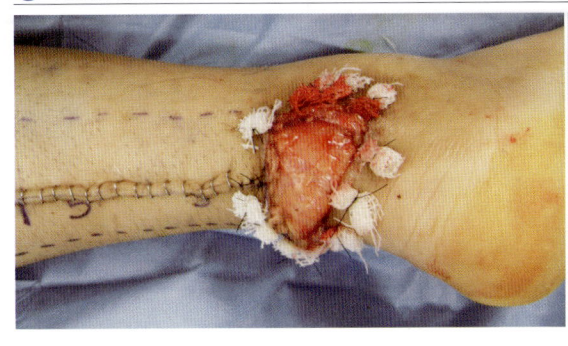

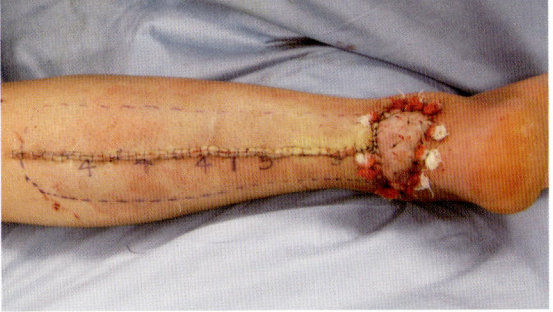

　筋膜弁を中枢から末梢へ折り返し，厚みが足りなければ折り返して厚みを作る。筋膜弁採取部は止血して縫合閉鎖する。筋膜弁上に分層植皮を行う。植皮部はタイオーバーあるいは綿包帯で圧迫固定する。ギプスシーネ固定する。

Advice
・折り返した筋膜弁は周囲に枕木縫合で固定するとずれなくてよい。ギプスシーネは足関節直角位として尖足とならないよう注意する。

❺ 術後

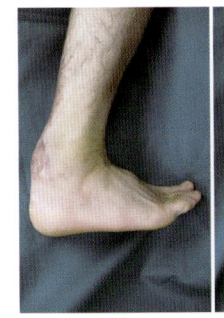

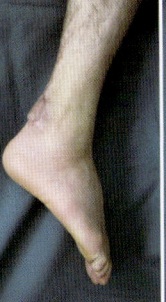

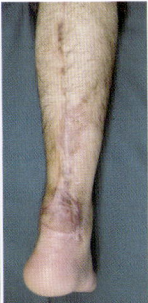

　ギプスシーネは1週間ではずしてよいが，植皮部の圧迫はさらに1週間は続ける。尖足とならないように歩行は許可する。積極的に動かす。

Advice
・抜糸は術後2週以降に行う。

術後6カ月

III　下腿損傷：広範囲皮膚欠損の遊離皮弁による被覆

KEY POINTS
- 吻合血管は後脛骨動脈を選択すると，攣縮が起きにくい
- 吻合法は端側吻合を選択すると，攣縮が起きにくい
- 感染兆候があれば抗生剤徐放性ハイドロキシアパタイトを留置する

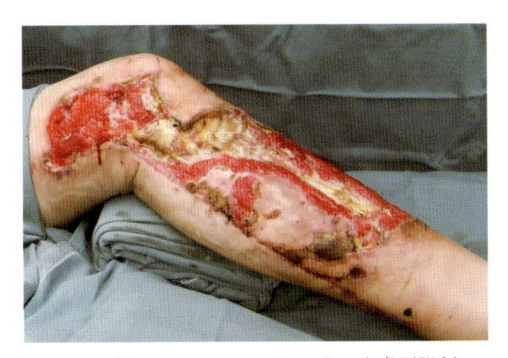

　膝から末梢の皮膚欠損では，広背筋を利用した血管柄付き遊離広背筋皮弁が最も有用である。吻合血管は膝窩部あるいは足関節内果で後脛骨動脈と端側吻合する（端側吻合は下腿の血行も温存できるし，血管攣縮も端々吻合に比べて起きにくい）。

〈評価と治療方針〉
　左大腿から下腿までをベルトコンベアに挟まれて皮膚を剥脱された。広範な骨の露出を見た。遊離広背筋皮弁で被覆する方針とした。

56歳，女性，ベルトコンベアによる皮膚剥脱創

第2章 手足の外傷・変形

❶ デブリードマン

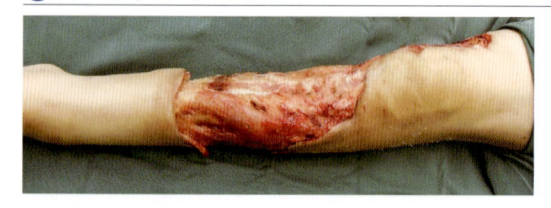

壊死部を十分に除去する。
必要な筋弁の大きさと血管茎の長さを確認する。

❷ 被覆する筋皮弁を挙上採取する

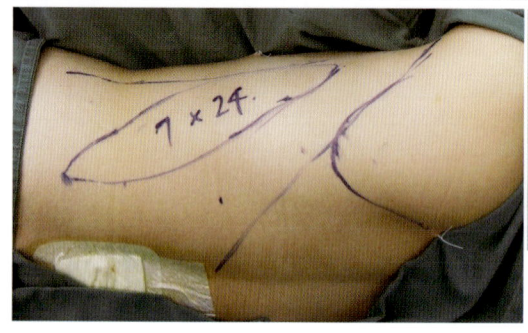

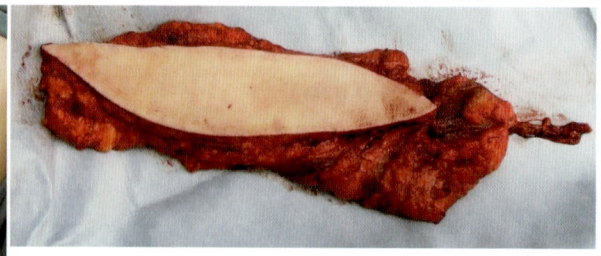

下腿再建では広範囲に覆えて，血管茎が長い広背筋皮弁が使いやすい。

Advice
・血管茎は長く，肩甲下動静脈まで採取する。

❸ 吻合部位の決定

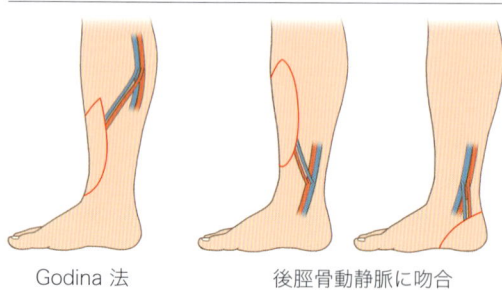

Godina 法　　　後脛骨動静脈に吻合

前脛骨動脈への端々吻合は攣縮が起きやすい。そこで後脛骨動脈への端側吻合が有用である。吻合場所としては膝窩部か，足関節内果で後脛骨動脈を見いだして吻合径の大きな端側吻合とすると血栓形成や攣縮が起きにくい。

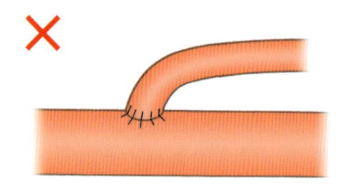

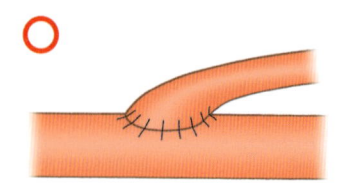

血管断端は斜めに切る。端側というよりも側々吻合のように吻合すると，2mm径の血管でも1cmの吻合径を得られる。

3. 下肢・足趾の損傷

❹ Godina法を選択する場合

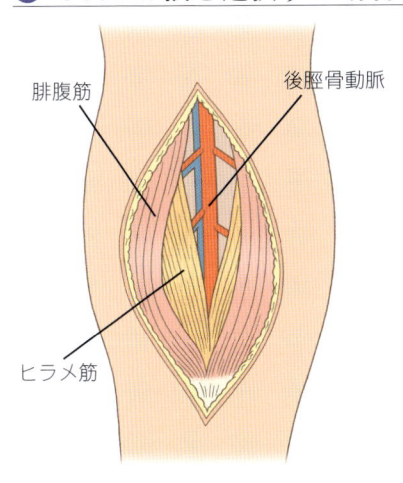

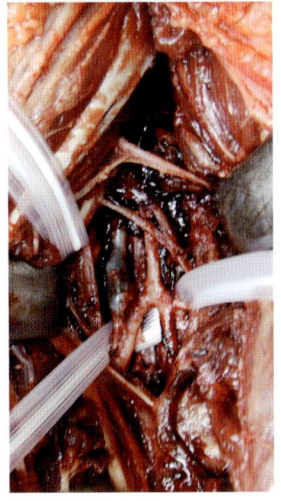

腓腹筋　　　後脛骨動脈

ヒラメ筋

膝窩後面の縦切開で腓腹筋の内外頭を分け，ヒラメ筋を分割すると，後脛骨動静脈が出てくる。非常に太く血行も安定しているが，重要血管であるので，端側吻合で吻合する。

❺ 筋弁を移行して血管吻合を行う

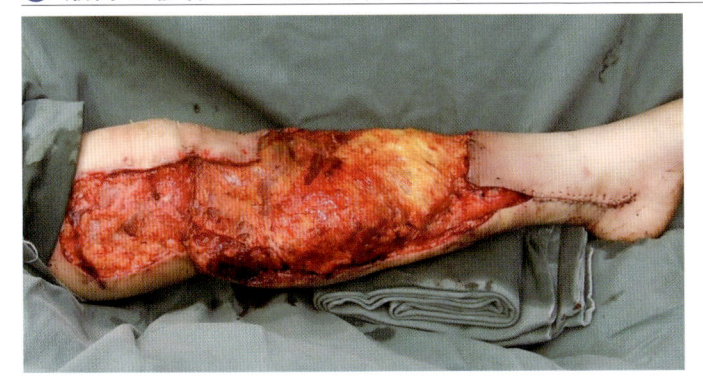

壊死部は十分にデブリードマンを行い，筋弁を移行して被覆する。この症例では，足関節内果での血管吻合の方が筋弁を効果的に使えたため，足関節内果で後脛骨動脈に端側吻合した。

感染兆候があれば，皮弁下に抗生剤徐放性ハイドロキシアパタイトあるいはビーズを留置する。

❻ 筋弁上に植皮する

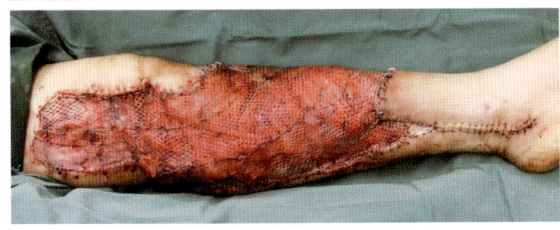

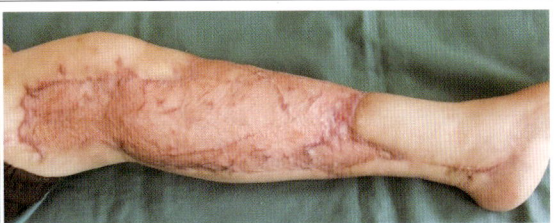

術後6カ月

筋弁を固定して分層植皮を行う。膝関節と足関節のギプスシーネ固定は2週間行う。

Advice
・足関節シーネ尖足位とならないように注意する。

第2章 手足の外傷・変形

IV 足部損傷：足背部の短趾伸筋弁による被覆

KEY POINTS
- 長趾伸筋腱の下の短趾伸筋を引出して露出した腱を覆う
- 筋体は枕木縫合で固定する

　足背の皮膚欠損では，長趾伸筋腱が損傷されていても，その下の短趾伸筋は温存されていることが多い．この筋弁への栄養血管は足関節付近にあるため，筋弁の挙上には影響がない．長趾伸筋腱の下から短趾筋弁を引き上げて露出した腱を被覆すれば良好な植皮の土台を作成できる．

❶ デブリードマン

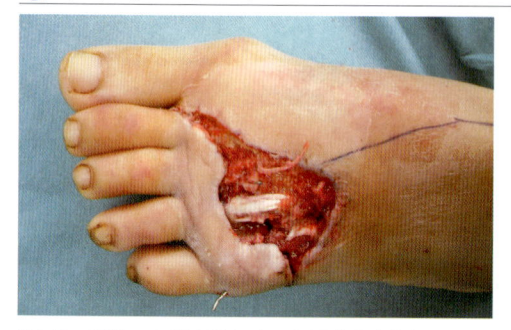

34歳，男性，交通事故による左足背皮膚欠損 伸筋腱の露出があった．

❷ 短趾伸筋弁の挙上

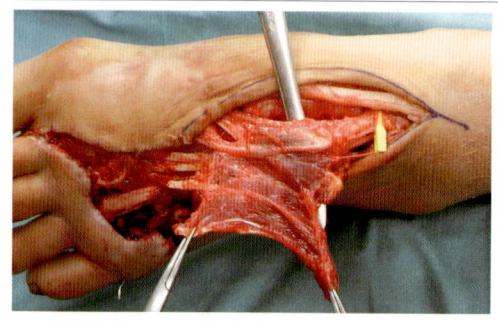

　長趾伸筋下に短趾伸筋を見出し，骨と長趾伸筋の間の短趾伸筋を筋弁として剥離・挙上する．血管茎は伸筋支帯下で筋弁内に入っている．

❸ 逆行性筋弁として挙上する

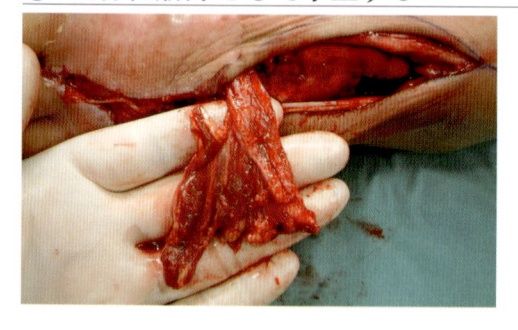

　中枢の足背動脈を一時的にクランプして筋弁の血行を確認し，逆行性に筋弁を翻転して移動する．

Advice
- 血管を中足骨基部まで剥離して，足底動脈との交通枝まで剥離すれば，筋弁を翻転しても血管茎は折れ曲がらない．

❹ 筋弁の固定と植皮

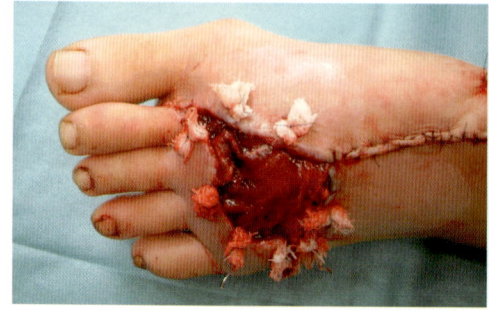

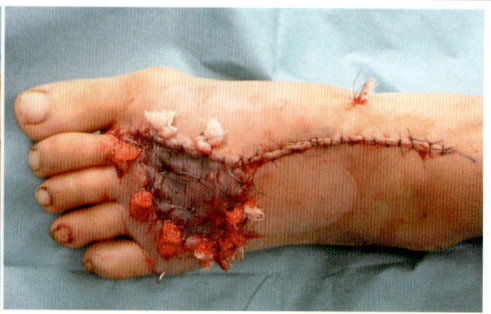

枕木縫合で筋体を固定する．分層植皮を行う．軽度の圧迫とシーネ固定を行う．

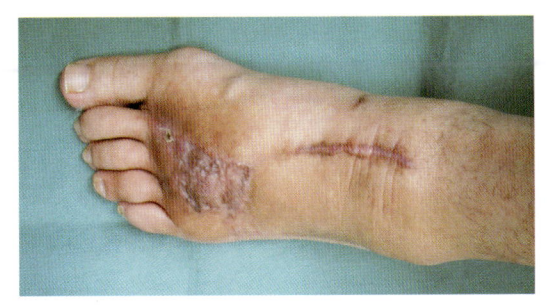

3. 下肢・足趾の損傷

術後6カ月

2週間後に歩行を許可する。

Ⅴ 足部損傷：踵部の内側足底皮弁による再建

KEY POINTS
- 指へ向かう神経は温存する
- 足底から足内側まで皮弁を拡大できるので，必要な厚さに合わせて皮弁をデザインする

踵の再建には類似した組織での再建が最もよく，同じ足の中で作成できる内足足底皮弁が適している。知覚の再獲得も良好である。

❶ デブリードマンと内側足底皮弁のデザイン

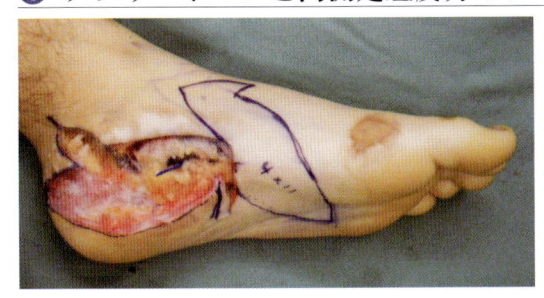

足底非荷重部だけでなく，足背方向へ皮弁を拡大して，medial pedis flap を含めることもできる。

17歳，男性，バイク事故による左踵部皮膚欠損

❷ 内側足底動静脈を足底腱膜下で見いだす

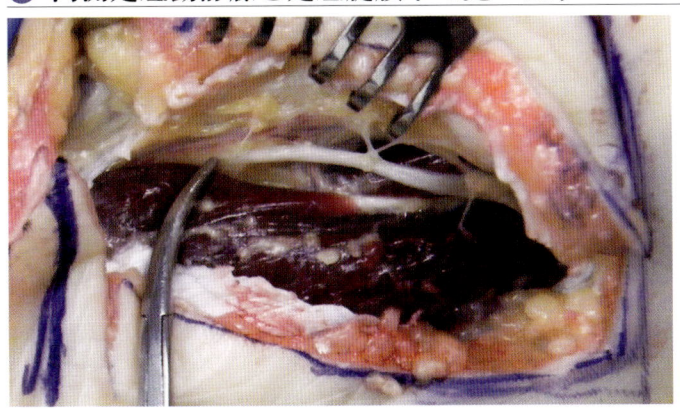

皮弁を外側から切開して，足底腱膜を切って翻転すると，皮弁下を走行する血管茎を見つけることができる。

Advice
・指へ向かう神経を切断しないように注意し温存する。

鉗子で内側足底動脈を示す。

159

❸ 島状皮弁の挙上

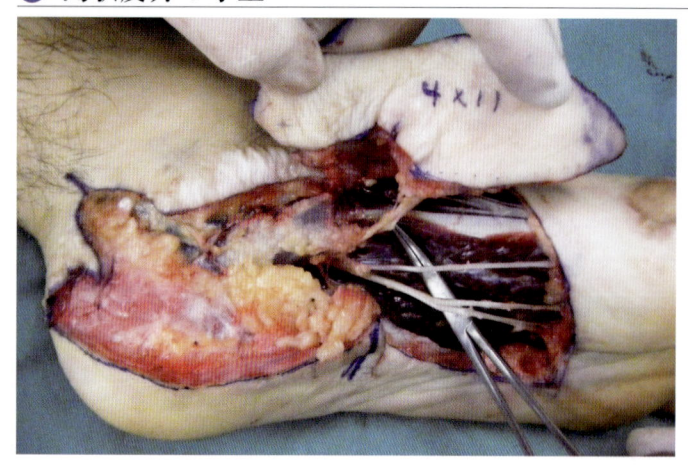

皮弁を挙上し，移動に十分な血管茎を得るまで剥離する。

❹ 皮弁採取部の植皮

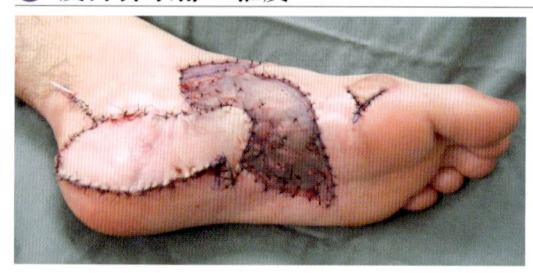

皮弁採取部には分層植皮を行う。

Advice
・舟状結節が露出する場合は母趾内転筋を引き上げて被覆する。その上に植皮する。

Ⅵ 足部損傷：足部切断端の内側足底皮弁による被覆

KEY POINTS
・内側足底皮弁を従来法より長く移動させるには皮弁の血管茎を足根管からいったん，はずすとよい
・知覚皮弁で切断端を被覆できる

　前足荷重部皮膚再建には遊離皮弁が用いられることが多い。しかし，内足足底皮弁を末梢へ前進できれば知覚皮弁として利用できる。それには4cm程度の皮弁の移動が必要となるが，有茎島状皮弁として挙上した内足足底皮弁の神経血管茎を足根管からはずすことで皮弁の前進距離は増し，足部切断端の被覆が可能となる。

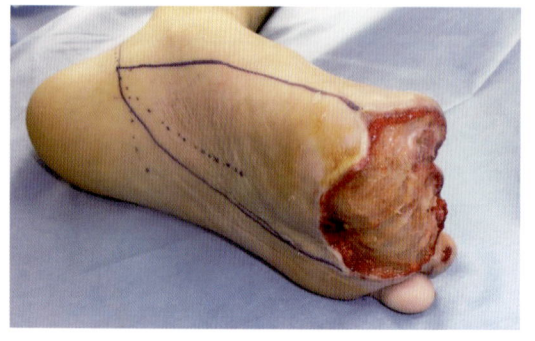

❶ 内側足底皮弁のデザイン

　MP関節部で離断されている。
　非荷重部を中心に内側足底皮弁をデザインする。

32歳，男性，コンベアによる左足切断

❷ 皮弁の挙上

母趾外転筋

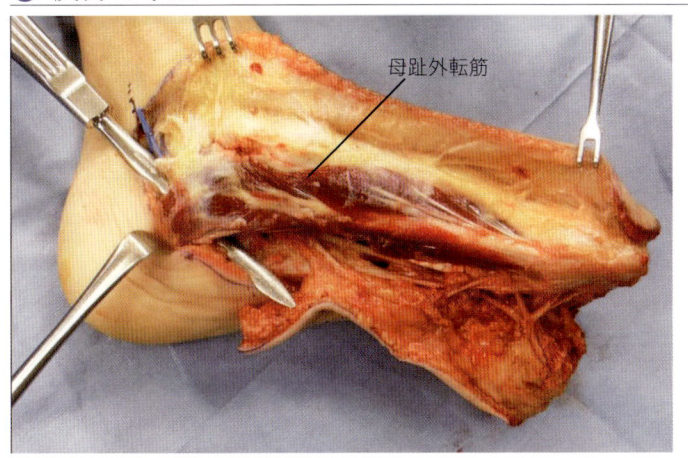

前述の方法で内側足底皮弁を挙上する。

Advice
・足内側皮下を広範囲に剥離して母趾外転筋を完全に露出させる。

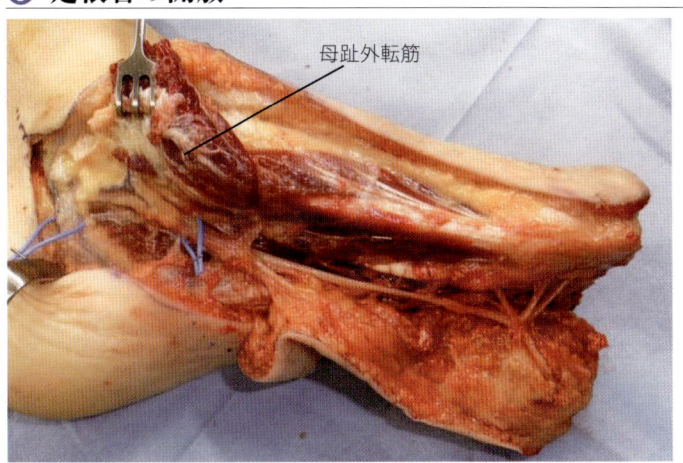

❸ 足根管の開放

母趾外転筋

母趾外転筋付着部近傍で切離し，足根管を開放して神経血管束を中枢まで長く剥離する。

Advice
・母趾外転筋付着部近くで後脛骨神経からの筋枝および踵枝を傷つけないように注意する。

❹ 皮弁神経血管茎の足根管外への移行

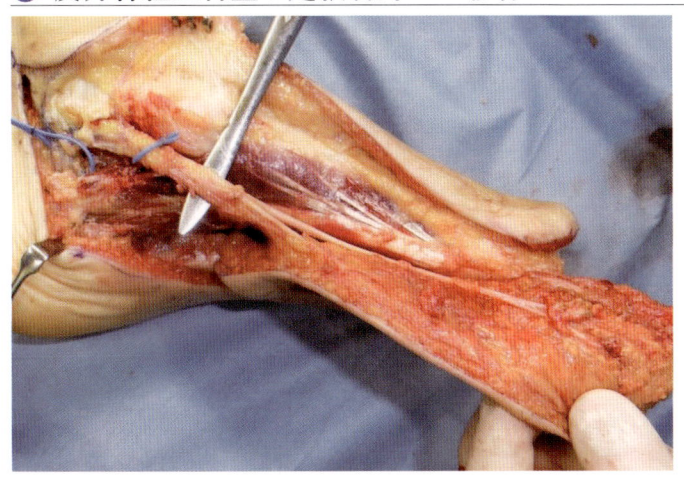

神経血管茎を足根管外へ移行してから再度，母趾外転筋を縫合する。

Advice
・皮弁血管茎は足内側皮下に移行し，これにより皮弁はさらに大きく前方へ移行できる。

3. 下肢・足趾の損傷

❺ 皮弁による切断端の被覆

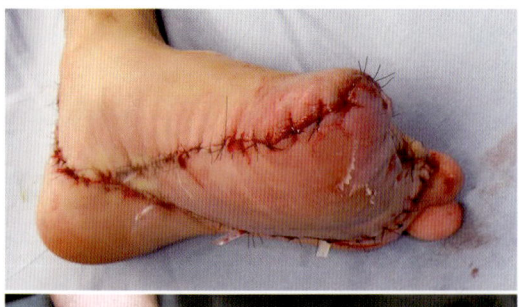

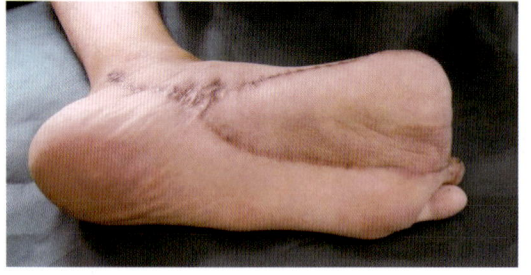

皮弁を縫合する。

Advice
- 皮弁はこの方法により，5cm末梢へ移動できる。

再建直後の皮弁はいったん無知覚となるが，数カ月かけて次第に知覚は回復する。

通常は3～4カ月でSemmes Weinstein testでpurple，6カ月でblueまで回復する。

著者からのひとこと 足切断端は内側足底皮弁を利用できれば，前足荷重部を知覚皮弁で覆えることとなり，潰瘍ができにくくなる利点がある。

術後6カ月

History & Review

- 下腿開放骨折で使われる重要な分類。
 Gustilo RB, Anderson JT: Prevention of infection in the treatment of one thousand and twenty-five open fractures of long bones; retrospective and prospective analyses. J Bone Joint Surg 58A: 453-458, 1976
- 現在の下腿turn-over fascial flap法を確立した。
 Sarhadi NS, Quaba AA: Experience with adipofascial turn-over flap. Br J Plast Surg 46: 307-313, 1993
- 実際の手術手順をわかりやすく図解している。
 平瀬雄一：17章 アキレス腱部再建5. Reverse turn-over fascial flap. やさしい皮弁（初版），pp325-326，克誠堂出版，東京，2009
- 逆行性短趾伸筋弁移行術の方法をわかりやすく示した論文。
 Hirase Y, Kojima T, Fukumoto K, et al: Indication and practice of reverse flow extensor digitorum brevis muscle flap transfer. Ann Plast Surg 51: 273-277, 2003
- 内側足底皮弁の歴史的論文。
 Morrison WA, Crabb DM, O'Brien BM, et al: The instep of the foot as a fasciocutaneous island and as a free flap for heel defects. Plast Reconstr Surg 72: 56-65, 1983

第2章 手足の外傷・変形

4. 爪の損傷

福本恵三

Knack & Pitfalls

爪の外傷
◎爪床，爪母の損傷は適切な初期治療を行わないと爪変形を来たす
◎かぎ爪変形は掌側の組織欠損によって二次的に引き起こされるので，掌側斜切断では皮弁での一期的再建が望ましい

陥入爪，巻き爪
◎手術的治療，フェノール療法，超弾性ワイヤーによる治療などが行われている
◎手術を選択する場合には不必要な抜爪を避け，侵襲の少ない術式を愛護的操作で行う

診断のポイント

■臨床所見

爪の外傷には爪甲下血腫，爪根脱臼，爪床損傷，爪母損傷などがある。爪根脱臼には末節骨骨折，骨端線損傷を伴うことがある。爪床，爪母の損傷では単なる裂傷なのか，欠損を伴うのかを判断する。

陥入爪，巻き爪は異なる疾患である。陥入爪は爪の辺縁が側爪郭に食い込んで疼痛や炎症を起こすもので，爪甲全体が弯曲することはない。巻き爪は爪甲全体が弯曲し，側爪郭部での疼痛や炎症は必ずしも伴わない。

■画像診断
● 単純X線検査

爪の外傷では末節骨骨折や骨端線損傷，末節骨欠損の有無を確認する。巻き爪では末節骨側面像で末節骨先端の背側への突出の有無を確認する。

治療法の選択

新鮮爪損傷

爪甲下血腫は圧迫のため強い痛みを伴うので，爪甲に18G針，熱したクリップなどで開孔し，血液を排出し除圧する。爪根脱臼は，爪甲に水平マットレスで掛けた糸を後爪郭部に枕木縫合するシラー法で整復固定する。この手技で合併する末節骨骨折も同時に整復され，安定する。

爪床，爪母の裂傷は6-0，7-0の細い吸収糸で丁寧に縫合する。特に爪母の縫合は精密に行わないと，爪甲に段差が生じる分裂爪となるので注意が必要である。爪母，後爪郭部の縫合時には爪甲があればこれを戻し，なければシリコンシートなどを代用して爪母と後爪郭が癒合しないようにしておく。爪床の欠損がある場合には人工真皮や創傷被覆材を貼付して上皮化を待つか，肉芽組織形成後に遊離植皮術を行う。

かぎ爪変形

■手術適応

爪の掌側への弯曲のため物をつまみにくい場合，整容的改善をのぞむ場合。

■インフォームド・コンセントの要点
・末節骨欠損が大きい場合には十分な改善が得られない。

■手術方法

伝達麻酔下にターニケットを使用する。

掌屈した爪床を矯正し，キルシュナー鋼線を用いたアンテナ法で保持する。掌側皮膚の欠損を掌側前進皮弁や逆行性指動脈島状皮弁で再建する。

陥入爪

■手術適応

まず側爪郭に陥入する爪甲を切除する。これで痛みはとれ，側爪郭部の炎症や肉芽は軽快することが多い。再発する場合には超弾性ワイヤー法，炭酸ガスレーザーによる治療，フェノール法，手術療法を行う。それぞれの治療法の利点，欠点を

163

第2章 手足の外傷・変形

理解して治療法を選択する。
■**手術時期**
　肉芽形成がある場合には趾ブロック下に肉芽の削除，爪甲部分切除を行って，炎症が軽快してから手術を行う。
■**インフォームド・コンセントの要点**
・再発や囊腫形成の可能性がある。
・爪甲の幅がわずかに狭くなる。
■**手術方法**
　趾神経ブロック下に行い，ゴムバンドによる止血帯を使用する。
　陥入部の爪甲に一致する爪母を切除する。爪母切除によって陥入部の爪甲が生えなくすることが目的である。術式には爪甲，爪母，側爪郭を一塊として切除する鬼塚法，爪母のみを切除する児島I法などがある。フェノール法は爪母のみをフェノールによって変性させるものである。

巻き爪
■**手術適応**
　側爪郭への陥入や履物による圧迫で痛みが強く，変形が高度な場合に，超弾性ワイヤー法または手術療法を行う。
■**インフォームド・コンセントの要点**
・超弾性ワイヤー法は痛みがないが，ワイヤーを外すと再変形を来たす。
・手術療法では術後の痛みがある。爪甲の幅がやや狭くなる。
■**手術方法**
　趾神経ブロック下に行い，ゴムバンドによる止血帯を使用する。
　爪床，爪母を末節骨から挙上して，末節骨背側の骨隆起を切除した後，爪甲，爪床，爪母を矯正する方法が行われる。爪母の部分切除を追加する児島法，先細りとなった爪床先端の幅を広く形成し，爪甲と爪床を剝離しない林法などがある。

I かぎ爪：掌側前進皮弁による再建

KEY POINTS
- 指末節背側は指動脈の背側枝によって栄養されているため，両側の神経血管茎で皮弁を挙上する場合は片側で2，3本の背側枝を温存しないと末節背側の血行を阻害する
- 片側の血管茎を皮弁に含めずに指に残しておき，片側血管茎として挙上する場合は皮弁に含める側の指動脈背側枝を切離してもよい

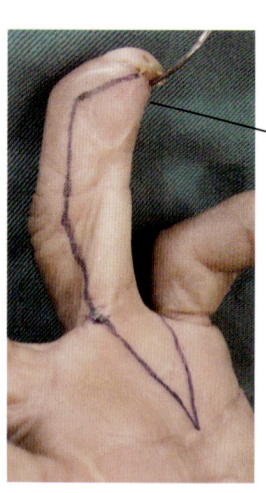

掌側皮膚の不足によるかぎ爪変形

64歳，男性，指腹部欠損保存治療後のかぎ爪変形

〈評価と治療方針〉
　末節部掌側の皮膚は保存療法によって上皮化しているが組織量が不足していた。そのためかぎ爪変形とDIP関節の屈曲拘縮を生じていた。爪床を矯正し，アンテナ法で保持し，掌側の皮膚を皮弁で再建する。

❶ 皮膚切開のデザイン
　指尖のfish mouth状から両側の正中線に沿い，手掌部では手掌皮線を頂点とするV型とする。
Advice
・基節基部ではやや掌側に寄せ，前進した時に指基部が太くならないようにする。

❷ 皮弁の挙上

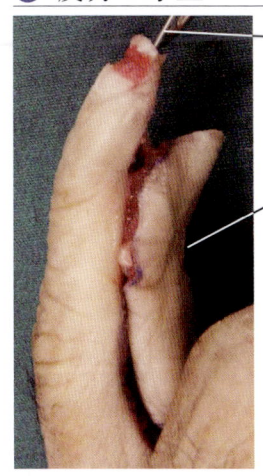

- アンテナ法で爪床を矯正
- 挙上した皮弁

抜爪後，指尖部に fish mouth 切開を加えて掌屈した爪床を起こした後，2, 3本の 0.8 mm キルシュナー鋼線で爪床の矯正位を保持する。

掌側前進皮弁を片側血管茎として挙上する。

Advice
- 手掌の切開で指神経血管茎を確認し，皮弁には太い方の血管を含める。指に残す側では神経と血管の間を剥離し，指神経のみを皮弁に含める。

❸ 皮弁の末梢への移動

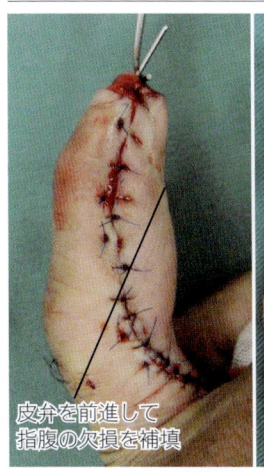

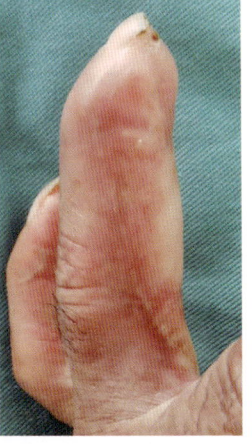

皮弁を前進して指腹の欠損を補填

矯正によって生じた欠損を掌側前進皮弁で補填する。

Advice
- 本皮弁は約 15 mm 前進できる。過度に前進すると PIP 関節の屈曲拘縮を来たす。欠損がより大きい場合には逆行性指動脈島状皮弁など他の皮弁を選択する。
- 掌側皮膚欠損を保存療法で上皮化させるとかぎ爪変形を来たすことが多いので，初期治療の段階で皮弁で被覆することを勧める。

術後 8 カ月
爪甲はやや短いが，かぎ爪変形は修正されている。

II 陥入爪：児島 I 法による再建

KEY POINTS
- 術後の疼痛や創治癒の遷延を防ぐため，爪母の切除辺縁にメスで切り込みを入れてから剥離剪刀で切除する

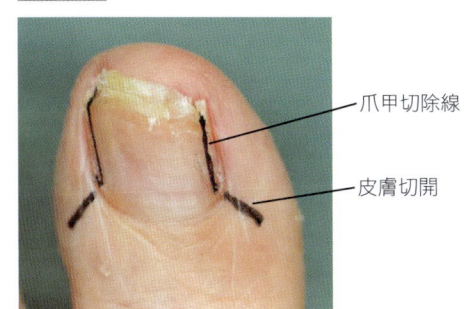

- 爪甲切除線
- 皮膚切開

〈評価と治療方針〉

両側の爪甲辺縁が側爪郭部に陥入し，疼痛があった。炎症は軽度で肉芽形成はなかった。爪甲辺縁の側爪郭に当たる部分に相当する爪母を手術的に必要最小限切除して，同部の爪甲が生えないようにした。

❶ 皮膚切開と爪甲切除範囲のデザイン

後爪郭と側爪郭の境界部に約 5 mm の斜切開を加える。爪の切除は側爪郭から 1 mm 程度とする。

Advice
- 爪甲の切除は必要最小限でよい。

第2章 手足の外傷・変形

❷ 皮膚切開と爪甲切除

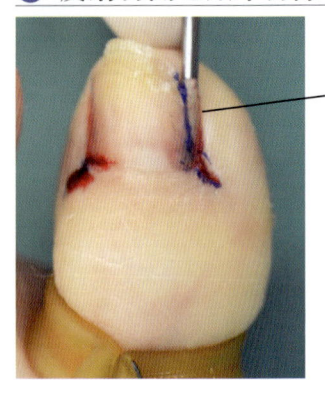

爪甲剥離子で陥入部の爪甲を爪床から剥離した後，爪甲を切除する。

——爪甲剥離子で剥離する

Advice
・爪甲剥離時に爪床を傷つけないよう愛護的に行う。

❸ 爪母の切除

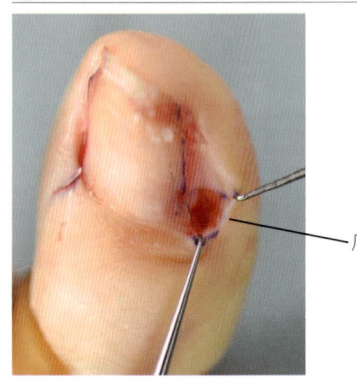

陥入部の爪甲に一致する爪母を必要最小限鋭的に切除する。

切除部の辺縁をNo.11メスで切開しておく。切開は爪床と爪母の間，切除する爪母の辺縁，後爪郭の裏側の爪上皮と爪母の間に加える。この後に爪母を鑷子で把持しながら剥離剪刀で切除する。

——爪円切除

Advice
・はじめから剥離剪刀で切除すると爪母の切除範囲が不明確となる。爪母の取り残しを恐れて鋭匙で削除するような粗雑な手技は，術後の疼痛や創治癒の遷延，出血をまねく。

❹ 皮膚縫合

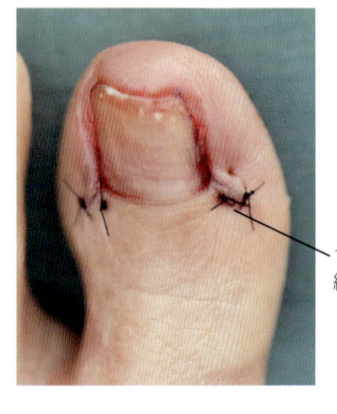

双極性凝固器で止血の後，5-0ナイロン糸で縫合する。圧迫包帯を巻く。

Advice
・双極性凝固器での皮膚の熱傷に注意し，圧迫止血を併用する。創縁がinvertしやすいのでマットレス縫合を行う。

——1針マットレス縫合する

術後約5日で創処置を行う。その後は創を洗うことを許可し，約10日で抜糸する。

著者からのひとこと
- 肉芽形成がある場合には爪甲部分切除を行って，肉芽が軽快した後に爪母の切除のみを行う児島Ⅰ法を行っている。
- 必要最小限の爪母のみを切除するこの術式は術後の痛みも少なく，創治癒も早い。

III 巻き爪：児島法による再建

KEY POINTS
- 爪床，爪母の変形を矯正する
- 爪甲の切除は術後の疼痛につながるので最小限とする

❶ 爪甲分割と皮膚切開のデザイン

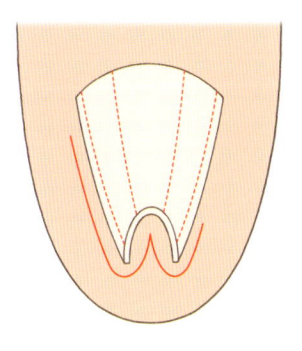

Advice
・趾尖部は弯曲に合わせて山型となる。

❷ 爪甲剝離と分割，爪甲側縁の切除

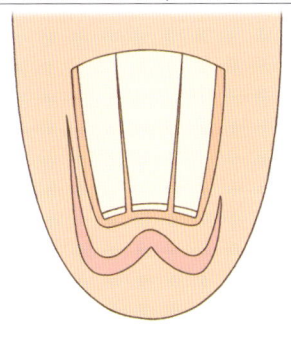

爪甲剝離子を用いて爪甲を爪床から剝離する。
爪甲を爪甲剪刀で爪母直上まで3ないし4分割し，爪母切除を行う側の爪甲側縁も1mmほど切除しておく。弯曲の強い側の側爪郭から趾尖，反対側の側爪郭にかけてLまたはJ型の皮膚切開を加える。

Advice
・爪甲剝離時に爪床を損傷しないよう注意する。

❸ 爪床の挙上，末節骨平坦化と爪床の矯正

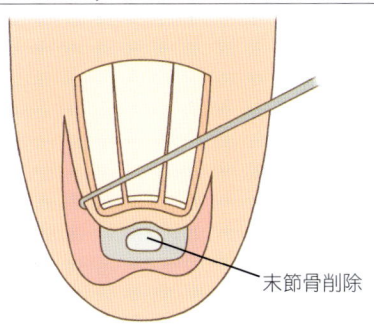

爪床を弁状に末節骨から爪母付近まで挙上する。末節骨背側の突出変形があればリュエル鉗子で削除し，骨やすりで平坦としておく。弯曲した爪床弁を広げ，簡単に平坦とならない場合には裏側から2，3カ所縦に割を入れて矯正する。

末節骨削除

Advice
・末節骨末梢の平らな部分では末節骨と爪床の間は線維性に強く連続しているので，剪刀やメスを用いて鋭的に剝離する。この操作でも爪床を損傷しないよう注意する。

❹ 皮膚のトリミングと爪母の切除

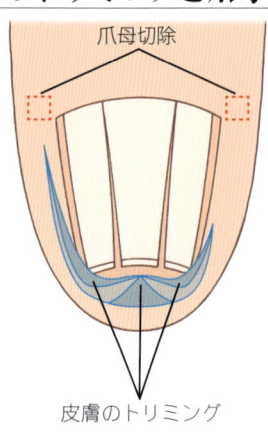

側爪郭と趾尖の皮膚をトリミングし爪床が適度な緊張を持って末節骨上に平坦に広がるようにしておく。後爪郭と側爪郭の境界線に斜切開を加えて爪母切除を行う。

Advice
・皮膚切開は行わずに爪母のみを切除してもよい。

❺ 爪甲の平坦化と創縫合

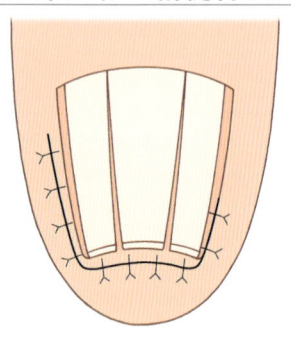

分割した爪甲の彎曲を矯正する。止血帯を除去して止血を行う。爪床弁を平坦となるように側爪郭，趾尖部の皮膚に縫合し，分割した爪甲は爪床上に戻してテープで固定する。ガーゼを当て圧迫包帯を行う。

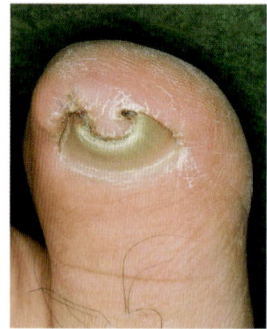

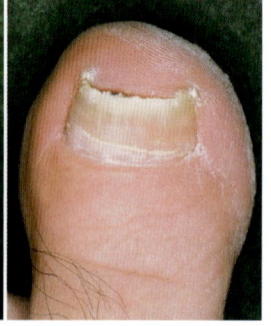

Advice
・爪甲を爪床上に戻してみて互いに重なり合うようなら一部縦に切除する。爪白癬を合併する場合には抜爪し，爪甲の代わりにシリコンシートを爪床上に貼付する。

❻ 術後処置

1～2日間の安静を指示する。術後1週間程度で初回の術後処置を行い，2週頃抜糸を行う。爪甲は安定するか脱落するまで剥がれないようテープで保護しておく。

術前　　　術後2年

著者からのひとこと
・超弾性ワイヤー法は侵襲が少なく良い方法だが，ワイヤーを外せば再発する。
・手術を選択する場合には，侵襲の少ない術式を愛護的に行って術後の疼痛を軽減する配慮が必要である。

History & Review

● かぎ爪変形を含めた爪変形の手術的治療を紹介。
　福本恵三：外傷性爪変形の治療．PEPARS 44: 27-34, 2010
● キルシュナー鋼線を用いた鉤爪変形の爪床矯正法の報告。
　Atasoy E, Godfrey A, Kalisman M: The "antenna" procedure for the "hook-nail" deformity. J Hand Surg Am 8: 55-58, 1983
● 児島法による陥入爪手術の報告。
　児島忠雄, 後藤昌子：われわれの陥入爪の手術法．手術 45：1971-1974, 1991
● 児島法とフェノール法の術後疼痛, 創治癒の期間などを比較している。
　小泉正樹, 福田慶三, 梅本泰孝ほか：陥入爪に対する治療法の検討；楔状切除術と児島I法とフェノール法の比較．形成外科 41：251-257, 1998
● 児島法による巻き爪手術の報告。
　福本恵三, 児島忠雄, 内田満ほか：巻き爪の手術的治療．形成外科 54：1247-1253, 2011
● 超弾性ワイヤーによる巻き爪の治療の報告。
　塩之谷香：巻き爪・陥入爪．関節外科 28：867-873, 2009

5. 手・足の変形

福本恵三

> **Knack & Pitfalls**
>
> ヘバーデン結節
> ◎ DIP 関節の固定角度は女性では整容面を考慮しほぼ 0°とする
> Dupuytren 拘縮
> ◎指では spiral cord によって指神経が正中に偏位することがあるので神経損傷に注意する
> ばね指
> ◎皮膚切開が小さいので鉤を引く助手が必要である．特に母指では神経損傷に注意する
> 外反母趾
> ◎外反が軽度から中等度の場合には第 1 中足骨遠位骨切り術を，高度な場合には近位骨切り術を選択する

診断のポイント

■臨床所見

外傷を除く手の変形には変形性関節症，リウマチなどの関節変性疾患，ばね指で屈筋腱が腱鞘部で通過障害を来すために見られる PIP 関節屈曲拘縮，手掌や手指の腱膜が原因の Dupuytren 拘縮などがある．変形性関節症では手指 DIP，PIP 関節の腫脹，疼痛，変形があり，粘液嚢腫を合併することもある．リウマチでは関節の腫脹，疼痛をみるとともに，MP 関節の尺屈や PIP 関節の過伸展と DIP 関節の屈曲を同時に来たすスワンネック変形を呈す．ばね指では指の屈伸時に痛みとばね現象，A1 腱鞘部に圧痛をみる．Dupuytren 拘縮では手掌から指掌側に線維性の結節や索状物が存在し，進行例では指の屈曲拘縮を伴う．多くは環・小指に見られる．

足の変形には外反母趾，hammer toe，claw toe などがある．外反母趾は母趾が第 1 中足趾節関節（MTP 関節）で外反，内転する．母趾 MTP 関節部の痛み，第 1 中足骨頭の内側隆起，第 2，3 中足骨頭下や第 II 趾背側の痛みや胼胝の形成をみる．

■画像診断（単純 X 線検査）

変形性関節症では関節裂隙の狭小，骨棘など変形性関節症変化を認める．Dupuytren 拘縮では長期罹患例で PIP 関節の変形を見ることがある．外反母趾では外反母趾角，第 1-第 2 中足骨間角の増加を認める．

治療法の選択

Dupuytren 拘縮

■手術適応

MP 関節は 30°以上，PIP 関節は軽度でも伸展制限があるもの．伸展制限がなくとも結節や索状組織（cord）の切除を希望する場合には手術を行う．

■インフォームド・コンセントの要点

・術後のリハビリテーションを必要とする．
・PIP 関節の完全伸展は得られないことが多い．
・術後 3 カ月程度は皮膚の瘢痕が硬くなる．
・複合性局所疼痛症候群（CRPS）を合併する可能性がある．

■手術方法

全身麻酔または伝達麻酔下で行う．
● 皮膚の扱いについて

直線状切開に Z 形成術を加えるもの，Bruner のジグザグ切開，V-Y 伸展皮弁を連続的に行うもの，横切開に開放療法と併用するもの，小さな弧状切開を数カ所行うもの，皮膚とともに腱膜切除術を行って植皮で被覆するものなどが行われている．索状組織，腱膜の処置についてはほぼ完全な腱膜切除術（subtotal fasciectomy），分節的腱膜切離術，皮膚腱膜切除術が行われ，拘縮の原因となる索状組織のみを切除する subtotal fasciectomy が最も広く行われている．PIP 関節拘縮は索状組織切除後に他動伸展して解除するが，屈曲拘縮が残存する場合には関節授動術を追加する．

ヘバーデン結節のDIP関節固定術

■手術適応
テーピング，NSAIDs外用や内服，ステロイド（トリアムシノロン）関節内注射など保存療法に抵抗する強い疼痛や高度の変形。

■インフォームド・コンセントの要点
- 骨癒合まで約2カ月かかり，その間手を使う重作業やスポーツはできない。
- DIP関節が固定されるので細かい作業は行いにくい。
- 感染の危険性。

■手術方法
指ブロック下に行う。通常DIP関節背側の切開を加え，伸筋腱を切離して関節を開放する。骨棘を切除し，軟骨面を削除して固定面を形成する。固定面の形成には平坦切除，凸凹，山形切除などの方法がある。固定材料もキルシュナー鋼線，軟鋼線，ヘッドレスコンプレッションスクリューなどが用いられる。

ばね指の腱鞘切開術

■手術適応
3回程度腱鞘内注射を行っても改善がないか再発をみる，指の伸展制限がある場合には手術を行う。

■インフォームド・コンセントの要点
- 術後約3カ月は瘢痕が硬く，圧痛がある。
- PIP関節の拘縮が残る場合にはリハビリテーションやステロイド関節内注射を行う。

■手術方法
局所麻酔下に小皮切でA1腱鞘を切開する。

外反母趾のMann法

■手術適応
保存療法を3カ月以上行っても改善しない母趾の痛みがある，外反母趾が原因で他趾の痛みや歩行障害がある場合。

■インフォームド・コンセントの要点
- 術後2週で足底板を付けて全荷重できるが，骨癒合までは約2カ月を要する。

■手術方法
全身麻酔または脊椎麻酔下に第1中足骨近位の骨切りと遠位軟部組織の処置で母趾MTP関節の外反を矯正する。

I Dupuytren拘縮：ほぼ完全な腱膜切除術とZ形成術による解除

KEY POINTS
- 手指の正常腱膜と病的索状組織の解剖をよく理解する。指では神経が索状組織によって中央に偏位していることがある
- 皮膚と索状組織間の剥離はなるべくメスで鋭的に行う

❶ 皮膚切開のデザイン

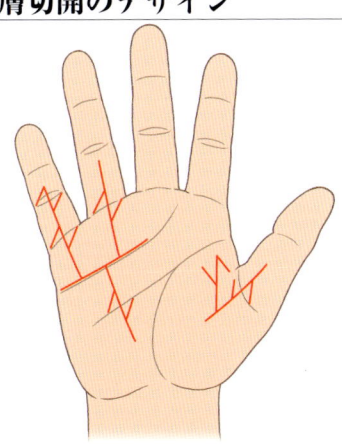

皮膚切開は索状組織上の直線状切開と遠位手掌皮線に沿った横切開，正中皮線に平行する直線状切開を組み合わせ，手掌指皮線，近位指節間皮線，遠位手掌皮線を横切る部位にはZ形成術を追加する。

❷ 皮膚と索状組織（cord），結節（nodule）の剥離

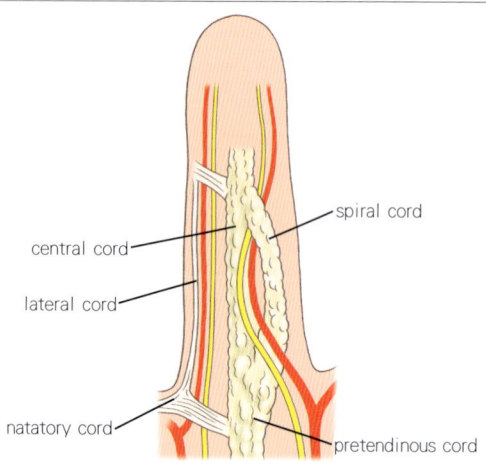

皮膚と索状組織，結節の間を必要最小限剥離する。

Advice
・線維性に結合しているのでなるべくメスを用いる。剥離剪刀などで鈍的に行うと皮膚を損傷しやすい。皮膚が薄くなり血行不良とならないよう注意する。

Dupuytren 拘縮における病的索状組織
Spiral cord によって神経血管束が中央に偏位している。

❸ 病的索状組織の切除

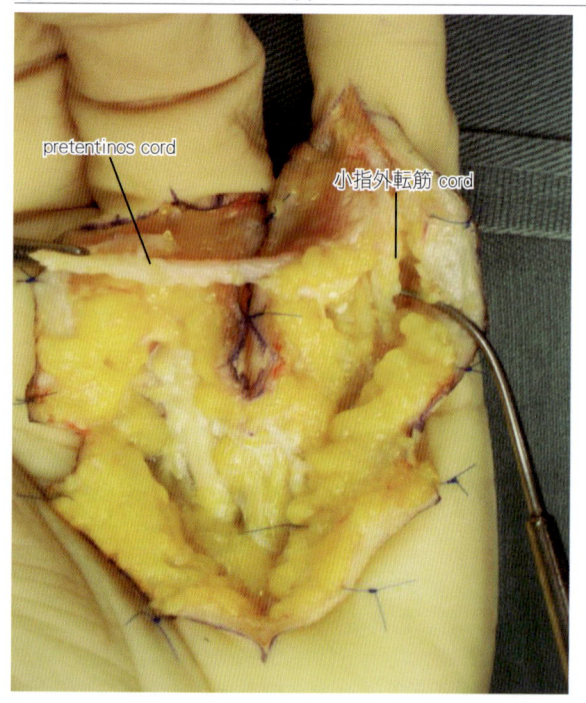

手掌部で神経血管束を確認し，末梢に向かって剥離温存しながら索状組織を剥離し，中枢から末梢に向かって切除する。小指では小指外転筋索状組織が存在することが多い。PIP 関節拘縮は索状組織切除後に他動的に伸展し解除する。屈曲拘縮が残存する場合には手綱靭帯，側副靭帯の切離を追加する。高度の屈曲拘縮例では血行障害を来たさない程度までの伸展に留める。

Advice
・手掌部では神経血管束は索状組織，手掌腱膜の深部に存在するので損傷する危険性は少ない。指基節部では spiral cord によって，神経血管束が中央に偏位していることがある。

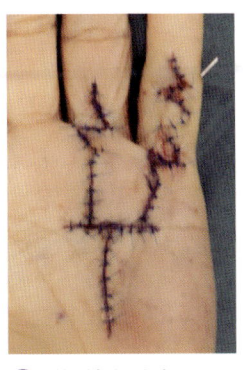

❹ Z 形成術を追加する

拘縮解除後に改めてデザインし，Z 形成術を追加する。ターニケットを解除して双極性凝固器で止血を行う。皮下に陰圧吸引型のドレーンを留置して，再度ターニケット下に皮膚縫合を行う。MP・PIP 関節伸展位でシーネ固定を行う。

Advice
・Z 形成術は指では 1 辺約 8〜10mm，手掌では約 10〜12mm が適当である。

❺ 術後処置

術翌日もしくは 2 日目にドレーンを抜去し，術後 5 日から自他動運動を中心としたリハビリテーションを開始する。症例により夜間伸展位スプリントを 3 週程度装用する。

Advice
・治療成績は MP 関節屈曲拘縮については良好だが，PIP 関節は完全伸展を得られることは少ない。術後のリハビリテーションも重要である。

II ヘバーデン結節：DIP 関節固定術（Lister 法）

KEY POINTS
- サージカルワイヤーの締結が強すぎると骨が切れてしまうので注意する
- 固定肢位はほぼ伸展位が整容的に望まれる

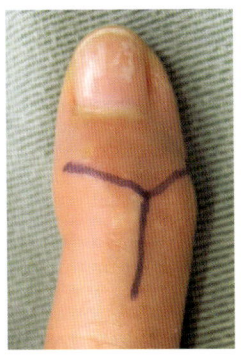

〈評価と治療方針〉
DIP 関節の腫脹，可動域制限，橈屈変形をみた。テーピング，NSAIDs 内服，ステロイド関節内注射による保存的治療を行ったが，疼痛が強く，整容的な完全の希望もあり関節固定術を選択した。

64 歳，女性，ヘバーデン結節による DIP 関節変形

❶ 皮膚切開のデザイン

指ブロック下に指基部にゴムバンドを止血帯として用いる。DIP 関節の背側に Y 型の皮膚切開を加える。

Advice
・局所麻酔薬は塩酸ロピバカイン（アナペイン）など長時間作用するものがよい。

❷ DIP 関節の開放

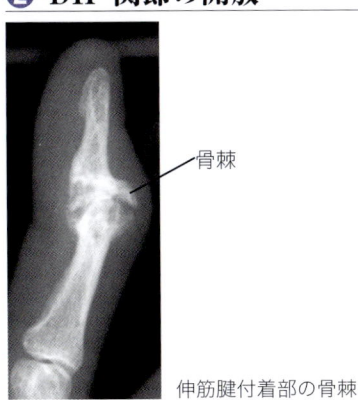

皮下を剥離し，皮静脈を凝固止血する。伸筋腱を付着の 2mm ほど中枢で切離し，中枢に翻転しておく。側副靱帯を切除して DIP 関節をショットガン様に開放する。伸筋腱付着部などに骨棘があれば切除する。

Advice
・骨棘や側副靱帯を切除することで関節を細く形成することができる。

骨棘

伸筋腱付着部の骨棘

173

❸ 関節面の切除

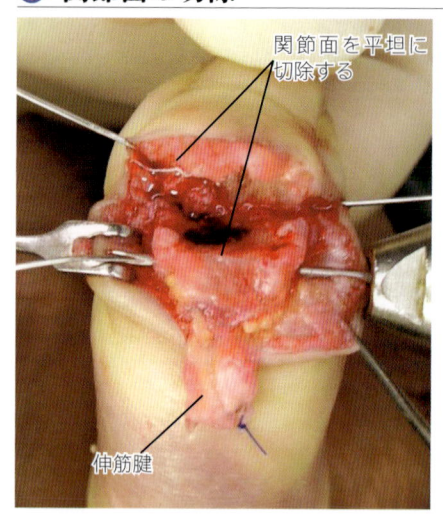

ボーンソーを用いてまず中節骨の関節面を平坦に切除し，続いて末節骨関節面も同様に切除する．固定肢位がわずかな屈曲位となっているか，指の外観とイメージで確認する．生食水で洗浄する．

Advice
・末節骨側は骨長軸に直角となるように削除し，屈曲角度は中節骨側で調整するとよい．骨切除は海綿骨が露出するまでの最小限とし，骨陥凹がある場合は固定面に一部陥凹が残ってもよい．

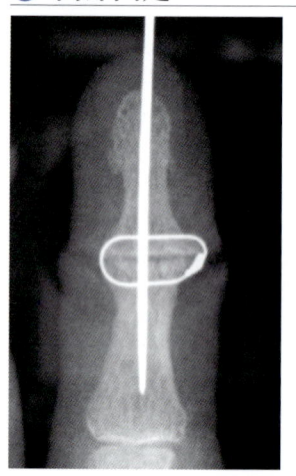

❹ 関節固定

径1.0または1.2mmのキルシュナー鋼線を指尖から末節，中節骨の髄内に刺入し，No.24またはNo.26のサージカルワイヤーで末節骨と中節骨を水平方向に締結して圧迫固定する．

Advice
・サージカルワイヤーを通す骨孔は19G注射針のコネクター部を外したものでドリリングし作成すると，ワイヤーを注射針の中を通せるので便利である．キルシュナー鋼線は末節骨に逆行性に刺入して，指尖に引き出してから中節骨に刺入する．

❺ 皮膚縫合，術後処置

伸筋腱をトリミングして5-0吸収糸で縫合する．余剰の皮膚をトリミングし，5-0ナイロン糸で縫合する．キルシュナー鋼線は屈曲して短く切り，皮下に埋入する．外固定は行わず，約1週後から軽い手の使用を許可する．約2カ月で骨癒合が得られる．キルシュナー鋼線は骨癒合後抜去し，サージカルワイヤーは通常抜去しない．

Advice
・固定角度は整容的な要望に沿えば10°程度がよい．ほぼ伸展位でも機能的な不自由を訴えることは少ない．

著者からのひとこと　ヘバーデン結節の患者の多くは女性であり，関節固定術は除痛のみでなく，整容的な改善も得られる．

III ばね指：腱鞘切開術

KEY POINTS
- 指神経損傷を避ける
- 鉤を引いてくれる助手が必要である
- ばね指に対する腱鞘切開術は比較的容易な手技であるが，神経損傷などの合併症に十分注意する

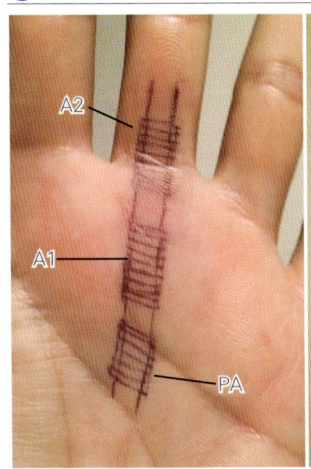

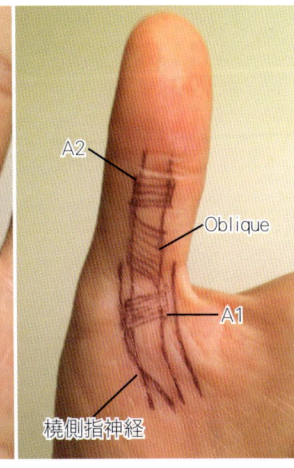

❶ 腱鞘の位置

ばね指に主として関与するのは A1 腱鞘で，指ではまれに A2 腱鞘や PA 腱鞘も関与する。A1 腱鞘の位置は中指，環指では指の長軸上にあるが，示指，小指では長軸より中央よりに存在する。A1 腱鞘の中枢端は中指，環指では遠位手掌皮線のやや末梢，示指では近位手掌皮線のやや末梢，小指では遠位手掌皮線に一致し，末梢端は手掌指皮線を越えることはない。

A1，A2 腱鞘の境界ははっきりしないことも多い。母指では A1 腱鞘は母指手掌指皮線の直下に存在する。

❷ 皮膚切開のデザイン

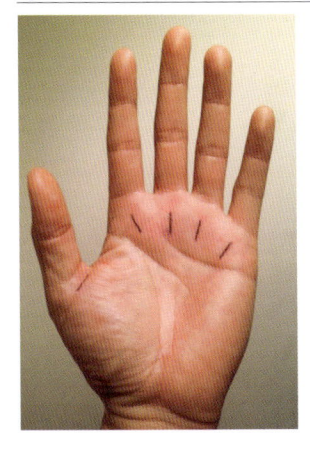

指については A1 腱鞘上の皮膚の細い皮線に沿った 1～1.5 cm の縦ないし斜切開をデザインする。母指では母指手掌指皮線（中枢側の太い方）に沿った 1～1.5 cm の横切開をデザインする。

Advice
- 母指は手掌面に対して母指掌側面は平行でないため，切開線が橈側によりがちであり，母指橈側指神経を損傷することがあるので注意する。

(写真は，福本恵三：外来で行う小手術手順＆テクニック腱鞘炎関連（1）ばね指に対する腱鞘切開術．整形外科サージカルテクニック 3 vol2: 194-198, 2013 より引用)

❸ 腱鞘の展開

皮膚切開の後，剥離剪刀で皮下を横方向に剥離し，腱鞘を展開する。

Advice
- 術者自身が小さな神経鉤を用いて皮下組織を横方向に鈍的に分け，指神経，指動脈を橈尺側によけておくとよい。

第2章 手足の外傷・変形

❹ 腱鞘切開

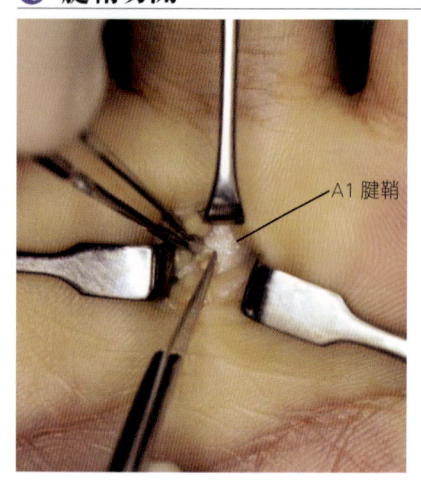

11番メスで縦方向に腱鞘に小さな切開を加え，腱を損傷しないよう鑷子で腱鞘を持ち上げながらメスや剥離剪刀で腱鞘を切開する．A1腱鞘が完全に切離されたら腱を引き出して状態を確認する．ステロイド注射を繰り返し受けていた症例などでは腱に損傷をみることがある．指を自動屈伸させ，弾発現象がないことを確認する．

Advice
・母指では中枢側で橈側指神経が長母指屈筋腱上を横切るので，盲目的に腱鞘切離すると神経損傷を起こす危険が高い．A2腱鞘の広範囲の切離はbowstringを来たすので手掌指皮線を越えないようにする．

❺ 止血と縫合

ターニケットを解除してバイポーラー凝固器で止血を行い，5-0モノフィラメント糸で皮膚縫合する．

Advice
・包帯は指を自由に動かせるように巻く．

❻ 術後処置

術直後から指を動かすよう指導し，日常生活での手の使用は許可するが重作業は禁止する．3，4日後に創処置を行い，創をテープのみで保護し手を濡らすことを許可し，約1週間で抜糸する．

Advice
・術後にPIP関節の伸展制限が残存することも多い．他動伸展を指導し，改善しない場合にはステロイド関節内注射を行うとよい．

IV 外反母趾：第1中足骨近位骨切り術（Mann法）

KEY POINTS
- 母趾MTP関節で外反を矯正するだけでなく，第1中足骨末梢骨片を外反して第1—第2中足骨角を減少させる
- 第1中足骨末梢骨片は外転も加え，母趾の内転を矯正する

❶ X線計測法

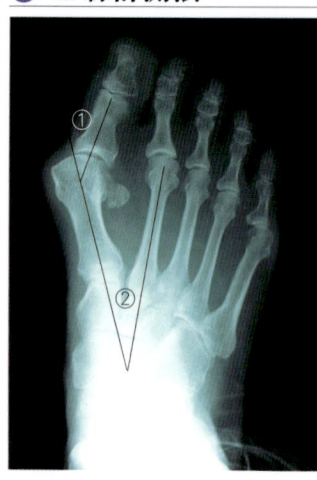

荷重時の正面像で計測する．外反母趾角は母趾基節骨と第1中足骨骨軸のなす角度で，正常平均値は10～16°である．外反母趾の程度は外反母趾角20～30°未満が軽度，30～40°未満が中等度，40°以上が高度と分類される．第1-第2中足骨角は第1中足骨骨軸と第2中足骨骨軸のなす角度で，正常平均値は9～10°である．外反母趾角と第1-第2中足骨角は正の相関がある．

①：外反母趾角
②：第1—第2中足骨間角

❷ 骨切りと内転筋，種子骨の処理

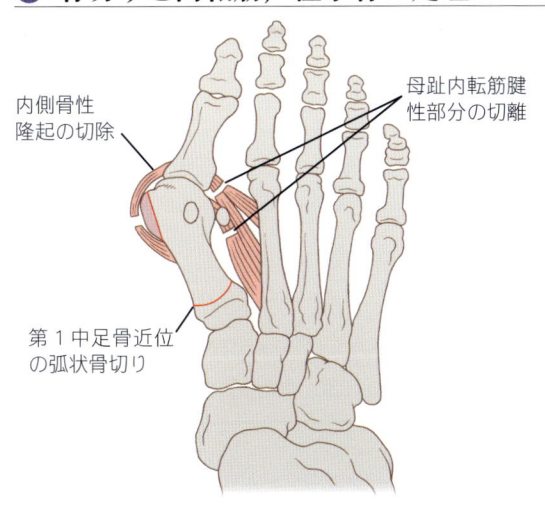

母趾 MTP 関節内側側正中，第 1—第 2 中足骨骨頭間背側，第 1 中足骨近位から第 1 足根中足（TMT）関節に至る背側の 3 カ所におのおの約 3cm の皮膚切開を加える。母趾 MTP 関節内側では第 1 MTP 関節の内側関節包を，側副靱帯を含めて末梢を茎とする V 型に挙上して関節を開放する。第 1 中足骨内側の骨性隆起を関節面の形状を損なわない程度に切除する。

母趾 MTP 関節外側では外側種子骨と基節骨基部に付着する母趾内転筋の腱性部分とその深部の深横中足靱帯を切離する。外側種子骨の背側の関節包に縦切開を加えて脱臼した種子骨が整復されるようにする。第 1 中足骨基部の骨膜を剥離し，第 1 TMT 関節から 1.5cm 遠位でカーブしたボーンソーで弧状に骨切りする。

内側骨性隆起の切除
母趾内転筋腱性部分の切離
第 1 中足骨近位の弧状骨切り

Advice
・伏在神経や深腓骨神経など皮神経を温存する。カーブしたボーンソーがなければキルシュナー鋼線でボーリングした後，細いノミで骨切りするとよい。

❸ 外反矯正と骨固定

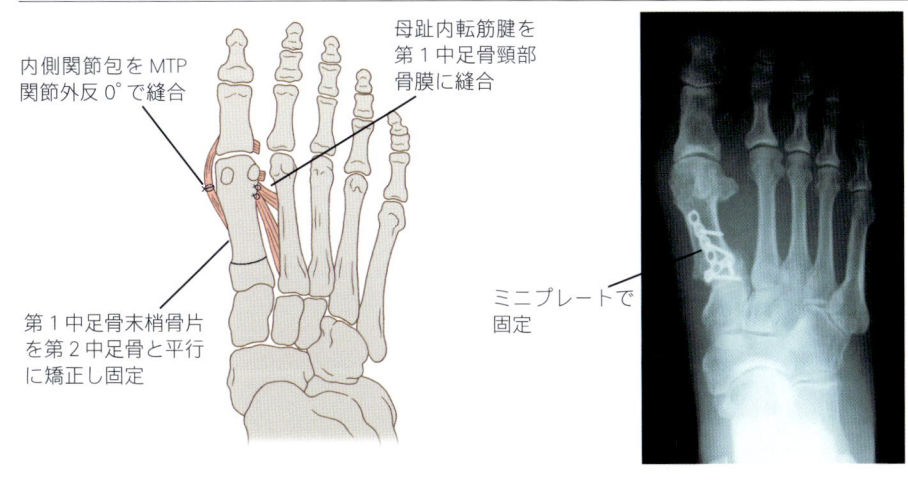

内側関節包を MTP 関節外反 0°で縫合
母趾内転筋腱を第 1 中足骨頸部骨膜に縫合
第 1 中足骨末梢骨片を第 2 中足骨と平行に矯正し固定
ミニプレートで固定

術後 X 線所見

第 1 中足骨の末梢骨片が第 2 中足骨に平行となるよう外反，回外してミニプレートまたはキルシュナー鋼線で固定する。切離した母趾内転筋腱を第 1 中足骨頸部の骨膜に縫合する。内側関節包は第 1 MTP 関節が外反 0°，回旋 0°となるよう矯正した位置で縫合する。矯正位を保持するようテーピングし，足底ギプスシーネで固定する。術後 2 週で硬性足底板を装用し部分荷重歩行，3 週から MTP 関節の自他動運動，4 週からアーチサポートを装用して全荷重歩行を許可する。

Advice
・第 1 中足骨固定時には中枢骨片を内反しておく。長母趾伸筋腱の緊張が外反矯正の障害となる場合には腱延長を行う。

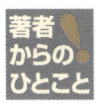

著者からのひとこと
外反の程度に応じて手術法を選択する。近年では局所麻酔下に施行できる distal lineal metatarsal osteotomy（DLMO）法も報告されている。

History & Review

- Dupuytren拘縮治療の進歩に最も貢献した人物による総説。
  McFarlane RM: The current status of Dupuytren's disease. J Hand Surg 8: 703-708, 1983
- 索状組織上の直線状切開にZ形成術を組み合わせたデザイン。
  Skoog T: The transverse elements of the palmar aponeurosis in Dupuytren's contracture. Scand J Plast Surg 1: 51-63, 1967
- キルシュナー鋼線とサージカルワイヤーによる簡便な関節固定法。
  Lister GD: Intraosseous wiring of the digital skeleton. J Hand Surg 7: 427-435, 1978
- 一度読んでおきたい，ばね指の総説。
  Wolfe SW: Trigger digits. Green's Operative Hand Surgery (6th ed), pp2071-2077, edited by Wolfe SW, et al, Elsevier, Philadelphia, 2010
- ばね指術後のPIP関節拘縮に対するステロイド関節内注射。
  森澤妥，仲尾保志，亀山真ほか：弾発指に合併したPIP関節拘縮の治療．日手会誌　22：221-223, 2005
- Mann自身による第1中足骨近位骨切り術（Mann法）の長期成績。
  Mann RA, Rudicel S, Graves SC: Repair of hallux valgus with a distal soft-tissue procedure and proximal metatarsal osteotomy; a long-term follow-up. J Bone Joint Surg 74A: 124-129, 1992

形成外科治療手技全書 III

創傷外科

第3章 熱傷

p.179

第3章 熱傷

1. 熱傷

1) 全身管理

菅又 章

Knack & Pitfalls
◎熱傷の深度と面積を的確に判断し重症度を算定して治療方針を立てる
◎輸液量を算出し，適正な輸液管理が必要である
◎気道熱傷がある場合，気管内挿管と呼吸管理が必要である
◎体幹・四肢の減張切開は初期治療の一環として行う
◎デブリードマンは層状切除を原則とし，まれに広範囲熱傷では筋膜上切除も考慮する

治療のポイントと手術適応

■病態生理

熱傷受傷直後の病態の基本は，熱による皮膚の損傷と，それに引き続いて生じる炎症反応である。熱傷が広範囲の場合は，炎症性サイトカインや活性酸素などの各種のメディエーターが産生され，全身性の炎症反応（systemic inflammatory response syndrome：SIRS）による多臓器障害を引き起こすことで，心収縮力の低下や急性呼吸不全を生じる。さらに，SIRSにより，全身性の血管透過性亢進が生じるため，血漿成分は血管外に漏出し，有効循環血液量の低下が起こり，放置すると熱傷ショックに至る。熱傷受傷直後のこれらの病態に対する最も効果的な対処法は，減少した循環血液量を補うための適正な輸液療法である。輸液剤は細胞外液に組成が近似した乳酸加リンゲル液を用いるが，これに循環血液量の維持を目的とするコロイド製剤を併用する。

熱傷受傷後48～72時間になると，SIRSや血管透過性亢進は消退し，組織間に非機能化して貯留していた血漿成分が血管内に戻ってくるrefilling期に入る。この時期には，循環血液量が増加するため，中心静脈圧は上昇し大量の利尿が起きる。この循環血液量の過剰な状態を制御できないと，肺うっ血や肺水腫が生じるため気管内挿管と人工呼吸器による呼吸管理が必要になる。特に高齢者では，心肺の予備能力が低下していることが多く，これらの臓器不全を起こしやすい。

Refilling期の終了から熱傷創面の閉鎖までの時期は，壊死した組織に細菌感染が生じるため感染期と呼ばれる。この時期は，基礎代謝の亢進により酸素消費量は増加し，体蛋白の異化が亢進するため，低蛋白，体重減少，尿中の窒素排泄の増加などが起きる。手術によって創面の減少を図ると同時に，十分な栄養管理を行って創傷治癒の遅延を防止する必要がある。これらが円滑に進まないと，敗血症による多臓器不全（multiple organ failure：MOF）に至り，生命予後が悪くなる（表1）。

■熱傷深度の判定

熱傷深度の分類にはUSA分類を用いるのが一般的である（表2）。実際の臨床においては，Ⅰ度熱傷（epidermal burn：EB），浅達性Ⅱ度熱傷（superficial dermal burn：SDB）とⅢ度熱傷（deep burn：DB）の治療方針は原則的に決定していると考えてよく，熱傷部位や患者の年齢によって治療方針が異なる深達性Ⅱ度熱傷（deep dermal burn：DDB）をSDBやDBと鑑別すること，また，それが手術を優先するべきか保存的に扱うべきものなのかを判断することが最も重要となる。

● Ⅰ度熱傷（EB）

熱の傷害が表皮にとどまり真皮に至らないもので，局所の発赤，熱感，疼痛が主症状である。これらの症状はステロイド軟膏の外用のみで2～3日の経過で改善する（図1）。

● 浅達性Ⅱ度熱傷（SDB）

熱による組織損傷が真皮の浅層にとどまる熱傷である。水疱はⅡ度熱傷に最も特徴的な症状であ

表1 各病期と起こりやすい合併症

	ショック期 (48時間以内)	Refilling期 (48〜72時間)	感染期 (72時間以降)
循環器系合併症	循環血液量減少（熱傷ショック） 心機能障害（SIRS）	心不全（循環血液量の増加）	心機能障害 （敗血症性ショック）
呼吸器系合併症	肺水腫，換気障害（気道熱傷） ARDS（SIRS）	肺水腫 肺うっ血（循環血液量の増加）	肺炎 ARDS（敗血症）
その他	ヘモグロビン尿 末梢循環不全（四肢の全周性Ⅲ度熱傷） 組織間水分量増加 ACS		創感染 MOF（敗血症） 低栄養

表2 熱傷深度別の症状と治癒過程

	傷害が及ぶ組織	皮膚の外観	症状	経過・手術適応
Ⅰ度熱傷 (EB)	表皮	発赤・紅斑	灼熱痛	2〜3日で治癒 一過性色素沈着
浅達性Ⅱ度熱傷 (SDB)	真皮浅層	水疱形成（基底赤色）	強い疼痛 知覚過敏	2週以内で上皮化 時に色素沈着・脱出 瘢痕形成（−）
深達性Ⅱ度熱傷 (DDB)	真皮中層〜 真皮深層	水疱形成（基底白色）	疼痛軽度 知覚鈍麻	上皮化までに3週以上 瘢痕形成（＋） 時に要植皮
Ⅲ度熱傷 (DB)	皮下組織	蒼白〜褐色 乾燥	知覚脱出	創面からの上皮化なし 小範囲以外は要植皮

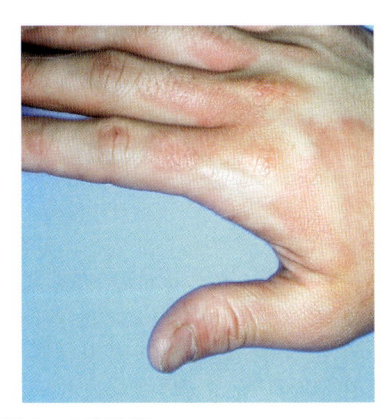

図1 Ⅰ度熱傷
発赤，灼熱感を呈するが水疱は形成しない。
2〜3日たつと茶褐色の薄い痂皮となる。

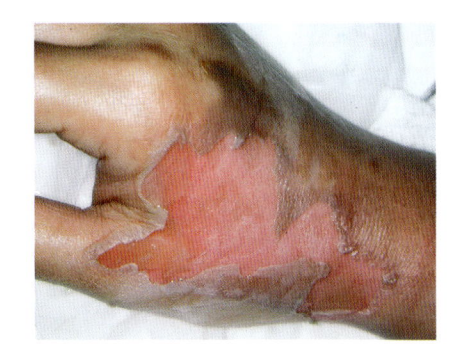

図2 浅達性Ⅱ度熱傷
水疱基底は真皮血行が残るため赤みを帯びている。
2週間以内に上皮化し瘢痕はほとんど形成しない。

るが，SDBでは真皮深層の血行が保たれており，水疱基底部の真皮色調がピンク色や赤色を呈する。真皮内の知覚神経受容体が刺激されるため極めて疼痛が強い。上皮化の起点となる毛根，脂腺，汗腺などの皮膚付属器が多数温存されるため，保存的治療により2週間以内にほとんど瘢痕を残さず上皮化する（図2）。

●深達性Ⅱ度熱傷（DDB）
　熱による組織損傷が真皮の深層に至る熱傷である。真皮の血行が障害されるため，水疱下の創面は白色を呈する。知覚神経受容体も損傷されるため，知覚は減退し疼痛も少ない。温存される皮膚付属器が少ないため，上皮化までに3週以上を必要とし，治癒後に肥厚性瘢痕を形成する（図3）。

DDBの治療では，生命予後に影響を与える広範囲DDBと，肥厚性瘢痕による機能障害が懸念される手や顔などの特殊部位には採皮部を要することを考慮したうえで手術療法を選択する。

●Ⅲ度熱傷（DB）

熱による損傷が皮膚全層に及んだ熱傷で，創面皮膚は乾燥し，灰白色～黄褐色を呈する。知覚は消失する。DBでは創面自体からの上皮化は生じないため，ごく小範囲の創面以外では，壊死組織の切除と植皮が必要である（図4）。

■熱傷面積（% total body surface area：%TBSA）の算定

熱傷患者が搬入された場合，熱傷の重症度や初期輸液量の決定のために%TBSAの算定が必要となる。算定の対象となる熱傷創面はⅡ度熱傷とDBである。

標準体形の成人における最も簡便かつ一般的な%TBSA算定法は，手掌全体の面積を1%として算定する「手掌法」や，片側上肢全体の面積を9%として，体の各部位をその倍数として計算する「9の法則」である。一方，小児では，小児の体型の面積比率を考慮した「5の法則」や，体表を細かく区分し年齢による面積補正を行った「Lund and Browderの図表」を用いて概算する（図5）。

■重症度（予後指数）

受傷早期に熱傷患者の重症度を予後予測指数により算定することは，搬送医療機関の選定や治療方法の選択に必要である。また，予後予測指数を一定とした母集団を用いることにより，治療法の評価や治療施設の評価が可能となる。

熱傷による純粋な重症度を，その受傷面積と深度を基準にすることが一般的で，Ⅱ度熱傷とDBを合計した%TBSA，最も侵襲の高いDBのみの面積に換算して表現するburn index（BI），%TBSAに年齢的要因を重症度の評価因子として加えたprognostic burn index（PBI）が知られている。最近，これに気道熱傷の有無と程度，性別などを勘案したprognostic scoring systemにより熱傷患者の予後を推定し，より高いエビデンスを求めるものが多い。

●Burn index（BI）

熱傷の重症度をDBの面積に換算して判定する。計算式は，

BI=1/2 Ⅱ度熱傷面積 + Ⅲ度熱傷面積

となる。

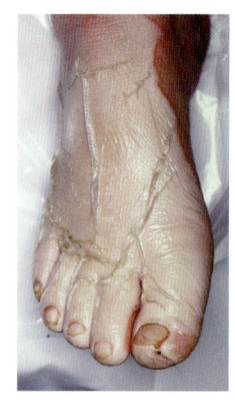

図3 深達性Ⅱ度熱傷
水疱基底の真皮血行がないため白色を呈し，知覚は鈍麻する。上皮化に3週以上を要し，治癒後に肥厚性瘢痕を形成する。

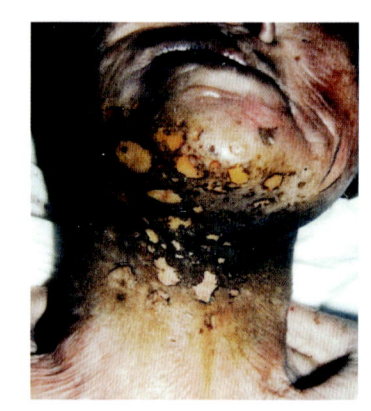

図4 Ⅲ度熱傷
創面は乾燥し，白色～茶褐色を呈する。
広範なⅢ度熱傷は植皮が必要となる。

BIが10～15以上を重症とするが，治療法の進歩により，BIで表される重症度評価は変化している。例えば，東京都熱傷協議会施設の統計では気道熱傷のない熱傷患者のLD$_{50}$を示すBIは1983～1986年では約43であるが，1999～2002年では約48に上昇している。

●Prognostic burn index（PBI）

BIに患者の年齢因子を加えた指数で，下記で算出される。

PBI= 年齢 +BI

PBIも熱傷死亡率と高い比例相関を示すとされ，LD$_{50}$を示すPBIは110前後である。しかし，乳幼児や小児では年齢と熱傷死亡率は逆相関を示すためPBIの適応はできない。

●Prognostic scoring system

予後予測する因子として，年齢と熱傷面積以外に気道熱傷の有無，性別などをscore化して加え

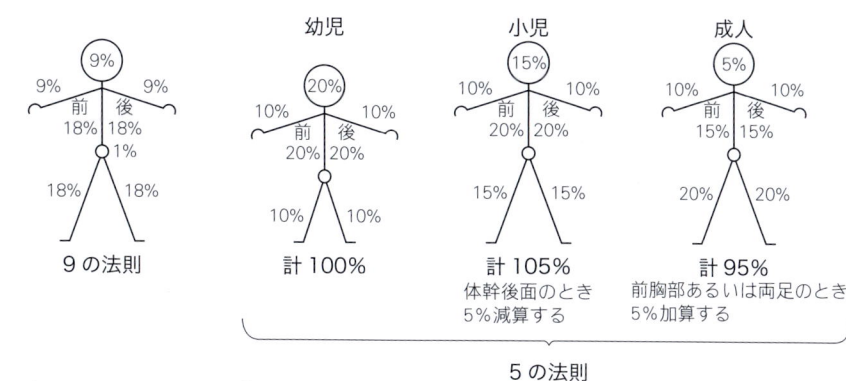

図5 熱傷面積算定法（Lund and Browderの図表）

年齢による広さの換算

		年齢					
		0歳	1歳	5歳	10歳	15歳	成人
A	頭部の1/2	9 1/2	8 1/2	6 1/2	5 1/2	4 1/2	3 1/2
B	大腿部の1/2	2 3/4	3 1/4	4	4 1/4	4 1/2	4 3/4
C	下腿部の1/2	2 1/2	2 1/2	2 3/4	3	3 1/4	3 1/2

るものもある。Scoring systemによる評価はより精度が高いとされるが，計算が煩雑であることや，気道熱傷の判定にバイアスがかかる危険性があることなどが欠点である。

■ **手術適応**

創面からの上皮化が期待できない広範なDBと保存的に治療した場合に生命予後に悪影響をもたらす可能性のあるDDBが手術の適応となる創面である。また保存的治療を行った場合に肥厚性瘢痕などにより著しい機能障害を残す特殊部位の熱傷も手術の適応となる。

● **救命的早期植皮手術**

Artzによる熱傷患者の搬入先の選定基準(表3)では，熱傷専門施設に搬入すべきものとして30%以上のⅡ度熱傷，10%以上のDBとしている。これらの熱傷では，特殊な技術を要する救命的な初期植皮を必要とする場合が多い。これに年齢的な要因を加え，乳幼児や高齢者では10%以下の深達性熱傷（DDB〜DB）でも初期手術の対象となる場合が多い。

表3 Artzの重症度指標

重症熱傷 （熱傷センターなどの熱傷専門施設をもつ総合病院に入院）
1. 30%以上のⅡ度熱傷
2. 10%以上，もしくは顔面，手足などの特殊部位のⅢ度熱傷
3. 気道熱傷，広範囲軟部損傷，骨折などの合併症を伴う
4. 電撃傷
中等度熱傷 （形成外科のある一般総合病院に入院）
1. 15〜30%のⅡ度熱傷
2. 10%以下のⅢ度熱傷（顔面，手足を除く）
軽度熱傷 （形成外科を有する外来治療施設）
1. 15%以下のⅡ度熱傷
2. 2%以下のⅢ度熱傷

入院施設は現状に合わせ改変

全身管理の実際

■気道熱傷の処置

閉所での火災や爆発により受傷することが多い。火災によりCOや有毒ガスが発生すると意識障害を生じ，気道熱傷を受傷しやすい。顔面の熱傷で，鼻腔や口腔に煤を認めたり，嗄声，過呼吸，呼吸困難などを呈する時は気道熱傷を疑う。診断には気管支ファイバースコープが有効である。

統計によると，気道熱傷の合併により，％TBSA換算で約10％リスクが高くなる。

●診断

気管支ファイバースコープの所見では，急性期に，煤の付着や分泌物の増加のほかに，気管粘膜部の浮腫，紅斑，出血，潰瘍，壊死などが見られる。

重症例では，受傷後5〜6日頃から損傷した粘膜の脱落と気管支の閉塞所見が見られるようになる。

●治療

咽頭，喉頭の浮腫により気道閉塞の危険性がある時，気道内の分泌が多く排出が困難な時，換気機能の低下により呼吸管理が必要な時などは，気道確保が必要である。気道の確保は数日から1週間程度なら経口や経鼻挿管で十分管理可能であるが，重度の気道熱傷で2週間以上の気道確保が必要であると思われる場合は気管切開の適応を考慮する。気道を確保した後は，気管チューブの吸引，ファイバースコープを用いたトイレッティングなどで分泌物や壊死脱落した粘膜の排出を促し，無気肺を回避する。

人工呼吸器は，PaO_2，$PaCO_2$，ファイバースコープ所見などを参考に，1回換気量，呼吸数，酸素流量，PEEP値などを設定する。

気道熱傷を合併した症例の輸液管理は，体表面の熱傷のみの症例よりも多量の輸液が必要であるとする意見が多い。十分なモニター下に必要かつ最小限の輸液量を投与するように管理する。

■減張（圧）切開

●四肢の全周性のDB

熱傷に伴う体液の血管外移動が生じても，硬い痂皮の存在により浮腫とならず，皮下組織や筋区画（コンパートメント）の内圧が徐々に上昇する。これに伴い血管や神経が圧迫され，末梢の循環不全や圧迫性神経障害が起こる。筋の虚血壊死が生じた場合はミオグロビンが放出され腎不全を起こす。また，手指は終末動脈が2本であり容易に指尖の虚血性壊死に至る。熱傷後の四肢の全周性のDBには，搬入時に予防的に減張切開（減圧切開とも言う）を行うが，組織内圧が30mmHg以上である場合はより緊急性が高くなる。

●頸部や胸部の広範囲DB

吸気時の胸郭の拡大が阻害されるため，換気不全が生じる。レスピレーター装着時は肺胞内圧の上昇を来たし，気胸の原因となることもある。このような場合も頸部から胸部に減張切開を行う。

●腹部の広範囲DB

腹腔内の腸管浮腫，腹水貯留などが起きても腹壁の伸展が困難なために，腹腔内圧の上昇を来たす。腹腔内圧は膀胱内圧と相関するが，膀胱内圧が30cmH₂Oより上昇すると横隔膜の挙上などにより心拍出量が低下し，循環不全を生じる。胸郭の拡大も抑制され換気不全も併発する腹部コンパートメント症候群（abdominal compartment syndrome：ACS）を来たす。また，腹部灌流圧低下による腹腔内臓器障害が生じやすくなり，高度の腸管浮腫はbacterial translocationの原因にもなる。

減張切開は四肢・体幹の長軸方向に沿って行う。手背は中手骨間を切開し，手指では側切開とする。四肢の場合，皮膚と皮下組織の減張切開で神経障害や末梢の循環障害が改善しない場合は，コンパートメント症候群を疑い筋膜にも切開を追加する。上肢で正中神経障害が強い場合は手根管の開放術も行う。ACSを疑う場合は，胸部の減張切開を腹部まで延長する。膀胱内圧が低下しない場合には減張切開を腹壁深層まで行うことがある。

■輸液

％TBSAが15％（小児では10％）を越えるとSIRSを引き起こし，hypovolemic shock（熱傷ショック）に至る危険性があるため，輸液が必要である。

近年，輸液の過剰がACSを引き起こし，呼吸，循環系に障害を与えることや，局所血流にも悪影響を与えることから，輸液公式が再検討され，2010年のAmerican burn life support（ABLS）の指針でBaxterの公式の変法として成人2ml/体重（kg）/％TBSA，小児3ml/体重（kg）/％TBSAを総輸液量とし，尿量を0.5ml（小児1.0ml）/体重（kg）/hを維持することとされている。十分なモニター管理を行ったうえで，過剰輸液の防止に努める必要がある。

表4 輸液公式

輸液公式	最初の24時間	次の24時間	投与速度
Baxter (Parkland) 小児・成人	乳酸リンゲル (4.0ml) ×体重 (kg) ×%TBSA 小児は1日水分維持量を加える	コロイド (0.3～0.5ml) ×体重 (kg) ×%TBSA ＋5%グルコースで血清 Na135～145mEq を保つ	尿量 50～100ml/h 初日は1/2を最初の8時間，残り1/2を次の16時間
Revised Brook 小児・成人	乳酸リンゲル (2～3ml) ×体重 (kg) ×%TBSA 循環導体に応じて調節	コロイド (0.3～0.5ml) ×体重 (kg) ×%TBSA ＋適正尿量を得るのに必要な5%グルコース	尿量 30～50ml/h 循環の安定
Shriner (Galveston) 小児用	5%デキストロース加乳酸リンゲルに 12.5g/l のアルブミンを加えた液 5,000ml×熱傷面積 (m²) ＋ 2,000ml×体表面積 (m²)	コロイド 3,750ml×熱傷面積 (m²) ＋5%グルコース 1,500ml×体表面積 (m²)	初日は1/2を最初の8時間，残り1/2を次の16時間

● 輸液量の算定と投与速度

1日の輸液量の計算式は，Baxter's Parkland formula や Galveston Shriner's formula が一般的である（表4）。計算量の1/2を最初の8時間，残りの1/2を後の16時間で投与する。1ml/体重 (kg)/h の尿量を維持するように投与速度を調節する。

● 輸液の質

電解質液として乳酸加リンゲル液を使用する。コロイドは高張アルブミン製剤を用いる。小児はグリコーゲン蓄積量が少なく低血糖を来たしやすいので受傷後2日目から糖質液を補給する。

■ 栄養管理

広範囲熱傷の resting metabolic rate (RMR) はホルモンや，炎症性サイトカイン，フリーラジカルの増加，不感蒸泄の増加などにより著しく上昇する。

RMR の上昇は，創面の閉鎖まで継続し，この時期に十分かつ適切な栄養摂取が行われない場合，体蛋白の崩壊が持続する。

● 必要カロリー量

- Curreri の公式
  - 16～59歳　25kcal/体重 (kg) ＋40kcal/%TBSA
  - 60歳以上　20kcal/体重 (kg) ＋65kcal/%TBSA
- 小児の Curreri の公式
  - 0～1歳　Basal metabolic rate (BMR) ＋15kcal/%TBSA
  - 1～3歳　Basal metabolic rate (BMR) ＋25kcal/%TBSA
  - 4～15歳　Basal metabolic rate (BMR) ＋40kcal/%TBSA

Curreri の公式は，40%TBSA 以上の広範囲熱傷になると計算値では過剰投与となることが指摘されており，注意が必要である。

- Demling の公式

安静時基礎代謝量（basal energy expenditure：BEE）を計算し，その1.5～2.0倍のカロリーを投与する。

　BEE × 1.5（20%TBSA）～2.0（50%TBSA）
男性：BEE (kcal/day) =66+13.7×体重 (kg)
　　　＋5×身長 (cm) －6.8×年齢
女性：BEE (kcal/day) =665+9.6×体重 (kg)
　　　＋1.7×身長 (cm) －4.7×年齢

- 間接熱量計による呼気分析で安静時の消費熱量（resting energy expenditure：REE）を実測し，この1.2～1.5倍の熱量を投与する方法も推奨される。

● 栄養の質

栄養の質として窒素1gに対し，非蛋白熱量の比率 Cal (kcal)/N は110が適正とされる。投与する糖質の全体のカロリーに対する比率は60%前後が理想とされ，グルコースが最も直接的に利用される。耐糖能の低下した状態ではインスリンを併用して積極的に血糖管理を行う。経腸的に投与する場合は，単糖では浸透圧が上昇するので，オリゴ糖と併用するか，スクロースやデキストリンを用いる。n-3脂肪酸が免疫賦活に有効とする説があり，脂質を含む経腸栄養剤が望ましい。

特殊栄養素として，グルタミンはストレス時の腸管の機能維持に重要で，十分に投与することで bacterial translocation による菌血症を防止する。アルギニンは免疫機能の維持や創傷治癒に有効とされ，ビタミン A，C や亜鉛，食物繊維などの投与も，創傷治癒や腸管機能維持に必要とされる。

栄養の投与経路として，腸管機能の維持されている熱傷患者では積極的にこれを利用する。前述の各種栄養素を含んだ経腸栄養剤を熱傷初期より投与し，カロリーなどの不足がある場合に経静脈的に補う。

■デブリードマン

広範囲熱傷の初期治療として，壊死組織のデブリードマンは救命のための重要な処置である。その手技には連続切除術（sequential excision）と筋膜上切除術（fascia excision）がある。連続切除術は，皮下脂肪組織が温存され植皮後の機能的・整容的効果が得られるため，各施設で汎用されている。しかし，出血点の止血操作を慎重かつ的確に行わないと出血が多量となるので，留意する。

筋膜上切除は，痂皮と皮下組織を筋膜上で一塊として切除するため，術後の機能的・整容的効果に劣る欠点はあるものの，切除時の穿通血管が直視下に確かめられるため止血が容易となり出血量も少なくなる。広範な DB 創面のデブリードマンが選択されることがある。

特殊なものとして，手背の DDB に対し，受傷後 3～5 日目に壊死組織の切除と薄めの分層植皮を行うことにより，早期の手機能の回復を目的とする術式を tangential excision と呼ぶ。

■創閉鎖

受傷後 48 時間以内に手術を行う超早期手術，受傷後 3～7 日に手術を行う早期手術，それ以後の晩期手術に分けられる。熱傷面積，患者の年齢，基礎疾患の有無，合併症などを総合的に判断して手術時期を決定する。

受傷後 1 週間以上が経過してからの晩期手術は，手術時期が感染期と重なるため，基礎疾患や合併症の存在によって，超早期手術や早期手術が不可能であった場合以外は第 1 選択とならない。晩期手術ではベッドサイドでの小範囲の焼痂切除を繰り返す方法も考慮する。

●超早期手術

受傷後 48 時間以内の熱傷ショック期に手術を行う。

・高度な周術期の管理を要する。
・感染が成立する以前に焼痂を切除するため，細菌感染に関連する合併症を低下させる。
・術中の出血量が少なく，最終的な創閉鎖が他の術式より早い。
・高齢者の超早期手術では，基礎疾患や合併症の評価が不十分になるリスクがある。

●早期手術

受傷後 3～7 日目に手術を行う。

・循環導体が安定し，周術期管理が安全に行える。
・基礎疾患の把握が十分行える。
・創感染が高度に成立する前で，感染に伴うトラブルが比較的少ない。
・長時間の手術や採皮により生命維持に対するリスクが上昇する場合は，手術室での操作を痂皮切除のみにとどめ，全身状態が安定してから新たに植皮を行うか，病棟で小範囲の植皮を繰り返す。

■リハビリテーション

熱傷患者に早期からリハビリテーションを行うことで，酸素摂取量が増大し，筋力の維持や関節可動域の改善が得られるため ADL の向上につながり，退院後の QOL が良好になる。特に，手の熱傷の患者では，受傷による機能損失を評価し，再建可能な目標を設定したうえで，有効な治療手技を選択するとともに，作業療法士とチームを形成してリハビリテーションを行う。また，高齢者では，mental status の回復が重要となるため，医療スタッフとの会話，新聞，雑誌，テレビなどを活用して精神面でのリハビリテーションを行う必要がある。

I 減張切開

KEY POINTS
- 頸部〜胸部の広範な DB は換気障害の原因となる
- 腹部の広範な DB は腹部コンパートメント症候群（ACS）を起こすことがある
- 四肢の全周性 DB では末梢の循環障害や神経障害を生じる

❶ 頸部・体幹の減張切開の部位

通常，全身麻酔下に行う。

頸部の側切開から鎖骨下を通り，胸郭の側部の焼痂を電気メスを用いて切開する。健常な皮下脂肪組織はあえて切開する必要はない。腹部にも創面があればこれを側腹部下方まで延長する。体幹に沿った減張切開だけでは胸郭の拡張が不十分であれば正中切開や横方向の切開を加える。

切開後，レスピレーターの圧や換気量が改善するのを確認する。換気量が改善しない場合は，脂肪組織内の浅筋膜，次いで深筋膜，さらに筋膜へと換気量が改善するまで切開を進める。

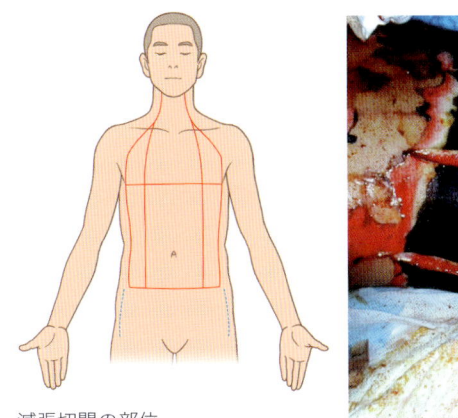

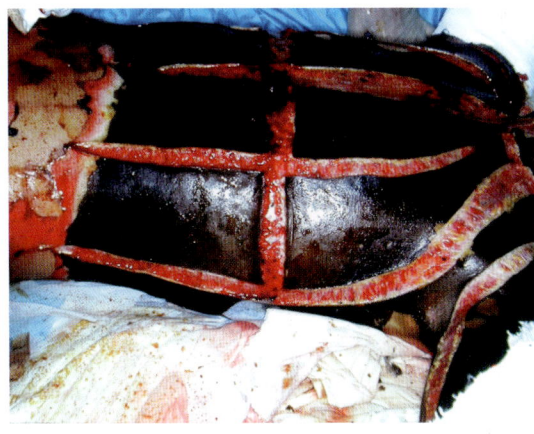

減張切開の部位

Advice
・電気メスの凝固モードを用いて切開すれば出血を少なくできる。大きな血管を損傷した場合，電気メスだけでは止血が困難なこともあり，結紮止血が行えるように止血鉗子を必ず準備しておく。背部の減張切開は必要ない。

❷ 切開後の創面の止血と処置

切開終了後はすべての創面を注意深く観察し，出血点があれば切開に用いた電気メスで凝固止血を行う。凝固では止血が困難な血管からの出血がある場合は，止血鉗子を用いて確実に結紮・止血を行う。止血後の創面に対してはワセリン基剤の軟膏などを厚く塗布し，吸収パッドやガーゼを厚くあてがったうえで，テープや弾性包帯などを用いて被覆固定する。

熱傷初期では創面からの滲出液が多いのでドレッシングは頻繁に交換する。小範囲の創面であればアルギン酸塩などの被覆材を用いてもよいが，広範囲な場合は感染を増悪させる場合があり注意が必要である。

Advice
・減張切開は emergency room における初期緊急処置の一環として行う。広範囲熱傷患者の挿管や輸液などの救命操作が終了した時点で速やかに行える準備をしておく。なお，減張切開やデブリードマンを行った後に後出血を来たす場合があるので，ベッドサイドでの止血操作が可能なようにバイポーラを準備しておくとよい。

II デブリードマン（連続切除，筋膜上切除）

KEY POINTS
- 早期に壊死組織を切除することが広範囲熱傷患者を救命するキーポイントである
- 連続切除術は，DDB～DB創面に対して最も汎用されているデブリードマン手技であるが，出血量に留意する
- 筋膜上切除術は，機能的・整容的に劣るが出血が少ないので，生命リスクの高い広範なDB創面が適応となる

● 連続切除（sequential excision）

フリーハンドダーマトームを用いて層状に焼痂切除を繰り返す。出血点を目安として切除を進める。しかし，切除層の脂肪組織の血流が維持されていても血管周囲の脂肪組織が熱や浮腫の影響によりviabilityを失っている場合がある。その創面で切除を終了すると植皮の生着が不良となることがある。出血点が存在しても表出した脂肪の色調が光沢に乏しい時は，肉眼的に正常な色調の脂肪組織が表出するまで切除を繰り返す。

切除が完了した創面の出血点は電気メスやバイポーラを用いて止血する。その後，10万倍のエピネフリン添加食塩水を浸み込ませたガーゼを貼付し，10分後にガーゼを除去して止血操作を追加する。

Advice
- 連続切除術の欠点は出血量が多いことである。四肢などでターニケットが装着できる場合は，これを利用してもよいが，出血点が目安とならないため，術中に圧の解除を繰り返して適切な切除層かを確認する。術中の血圧を低めに管理することも出血量の減少には有効であるが，血圧の回復による術後出血に注意が必要である。

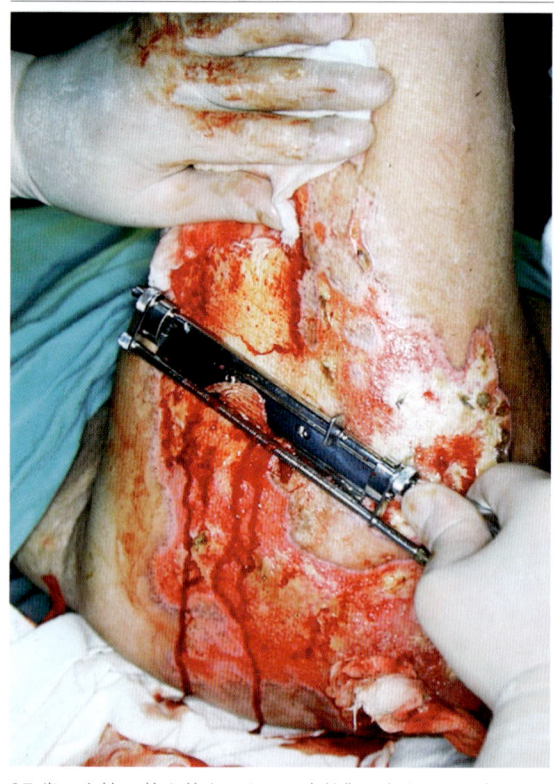

85歳，女性，着衣着火によるⅢ度熱傷，右大腿～殿部

● 筋膜上切除

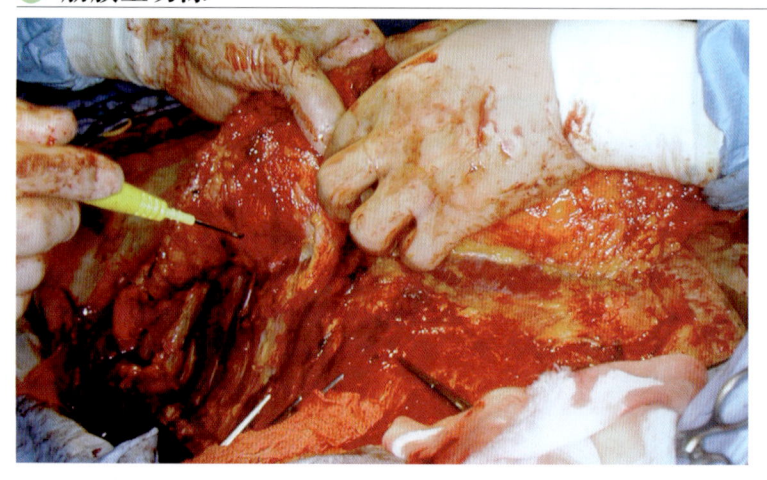

まず，切除を予定した焼痂の範囲をマーキングし，最初にマーキング線の焼痂のみに切開を入れる。これにより健常部まで剥離してしまう危険性を減少できる。次に，電気メスを使い，皮下脂肪組織を筋膜に至るまで切開し，焼痂と一塊として，筋膜上で剥離切除を行う。筋膜上ではある程度まで用手的に剥離し，抵抗のある部位を電気メスで剥離する。穿通血管は確実に凝固もしくは結紮してから切離する。広範囲な創面の切除では１方向のみからではなく周囲から均等に剥離を加える方が，術野が深くならないため操作が容易となる。

Advice
・広範囲の創面に筋膜上切除術を行う場合，２方向から複数の術者が操作を進めることで時間の短縮が得られる。切除後，自家皮膚が不足する場合は種々の代用皮膚を活用する。

History & Review

●最も基本的な熱傷の教科書。
　Herndon DN: Total burn care（3rd ed）. Saunders, Philadelphia, 2007
●熱傷に対する外科的手技の教科書。
　Sood R, Achaner BM: Burn surgery. Saunders, Philadelphia, 2006
●本邦の最新の熱傷専門書。
　田中裕（編）：熱傷治療マニュアル．中外医学社，東京，2013
●熱傷の全身管理の要点をQ&A形式で簡潔に説明。
　上村昌史，松村一（編）：Q&Aとケーススタディで学ぶ重症熱傷の初期治療．救急・集中治療 Vol. 19, No9-10, 2007
●Tangential excisionの手技。
　平瀬雄一，矢島弘嗣（編）：四肢再建手術の実際．克誠堂出版，東京，2013

第3章 熱傷

1. 熱傷

2) 局所管理と手術

仲沢弘明

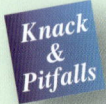

Knack & Pitfalls
- ◎正確な熱傷面積の算出と深達度の診断を行う
- ◎Ⅱ度熱傷では，bFGF製剤トラフェルミンの併用が効果的である
- ◎Ⅲ度熱傷に対する感染予防目的には，サルファダイアジン銀クリームを使用する
- ◎熱傷創の感染に十分に注意し，感染兆候が疑われた場合には，毎日の創面を観察する
- ◎熱傷創面の監視培養を行い，burn wound sepsisを見落とさない
- ◎小範囲の熱傷であっても，burn wound sepsisが疑われた場合には手術を行う

治療法の選択

Ⅲ度熱傷に対しては，サルファダイアジン銀クリームを2〜3mmの厚さで塗布し，感染予防を図る。また，同剤はクリーム基剤のため，組織への浸透力が強く，焼痂組織の融解を促進する。小範囲のⅢ度熱傷には，ブロメライン軟膏や幼牛血液抽出物軟膏を塗布し，壊死組織の薬理学的デブリードマンを図る。受傷後1〜2週間で焼痂組織の融解が始まり，前述の薬効とともに焼痂は脱落し潰瘍化が進行する。小範囲で瘢痕として治癒が期待できる場合には軟膏治療を継続するが，関節部など瘢痕拘縮による機能障害が危惧される場合には植皮術を行う。

Ⅱ度熱傷は，原則として，創部感染に注意しながら創傷被覆材や軟膏による保存的治療を行う。深達性Ⅱ度熱傷で，上皮化が遅れて肥厚性瘢痕や瘢痕拘縮が問題となりそうな場合には植皮術を検討する。浅達性Ⅱ度熱傷の場合には，創傷被覆材を使用してもよいが，感染の有無に注意する。

■保存的治療

Ⅱ度熱傷は，原則として保存的治療を行う。湿潤環境を保つため，ワセリン軟膏基剤を基本とし，熱傷創面の範囲と深達度を考慮して主剤（抗生剤，ステロイドなど）を選択する。また，bFGF製剤（トラフェルミン）の併用も上皮化促進に効果的である。

また，最近の創傷被覆材は，適度な湿潤環境を保持し，上皮化の促進を促すだけでなく，創面に固着しないため包帯交換時の疼痛が少ないなどの利点があり，Ⅱ度熱傷に対して有効である。しかし，被覆材で創面を覆うと，創面の観察ができないため，感染の有無に注意が必要である。

●Burn wound sepsis

組織学的および細菌学的に熱傷組織1cm³（1g）あたりの細菌定量により10^5/cm³以上の菌が認められ，かつ隣接正常（非熱傷）部位へも菌が侵入していった状態をいう。このような状態における全身状態は，体温の上昇，血圧の降下，意識障害，白血球数増加などを認め，敗血症状態に陥ることが多い。Burn wound sepsisが疑われる場合は，熱傷創面を厳重に観察し，可及的早期のデブリードマンと植皮術を行う。

■手術療法：植皮術の種類と適応
●シート植皮（sheet graft）

整容的に優れた植皮であるが，熱傷面積と同量の採皮を要するため，採皮部位が制限される。広範囲熱傷では，関節部位，手背部，足背部，顔面，頸部など，機能的・整容的に問題となる部位が適応となる。

●網状植皮（mesh graft）

少ない採皮量で広範囲を植皮する方法である。伸展する率により網目の隙間が大きくなり，小さな植皮片で大きな面積を覆うことができるが，隙間が大きいほど上皮化に時間がかかり，生着後は網目状の瘢痕を呈することから整容的に問題となる。衣服などで隠れる部位が適応となる。関節部，顔面，手足には原則として使用しない。市販

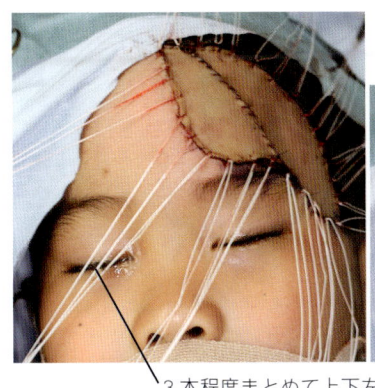

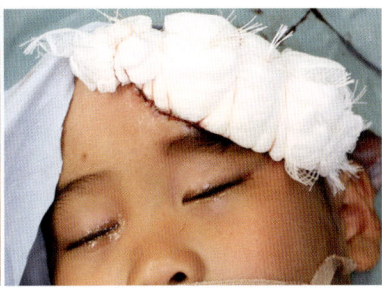

3本程度まとめて上下左右均等になるように束ねる

(a) 糸を用いたタイオーバードレッシング
植皮の面積が小さい場合には，45cmの糸を使用し，大きい場合には60cmの糸を使用する。糸の長さが均等になるように結紮する。

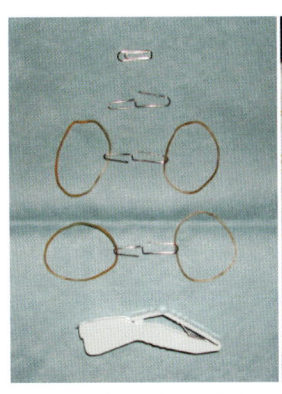

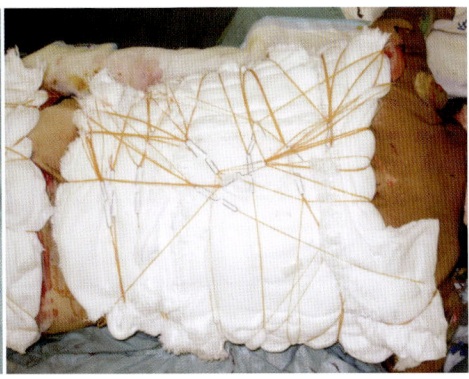

(b) 輪ゴムと事務用クリップを用いたタイオーバードレッシング
広範囲熱傷で植皮面積が大きくなると糸によるタイオーバードレッシングは煩雑で時間と手間がかかる。事務用クリップはS字状に開くと輪ゴム同士がひっかかりやすくなる。

図1　タイオーバードレッシング

の器械の網目の倍率は，1：1，1：1.5，1：3，1：4，1：6など何種類か用意されている。一般に1：3か1：4が用いられることが多い。

●パッチ植皮（patch graft）

切手大（2×2cm）の分層植皮片を一定の間隔をおいて並べて植皮する方法である。高齢者の重症例や合併症のため全身麻酔が困難な症例に対し，ベッドサイドで局所麻酔下に行える利点がある。タイオーバーなどの特殊な固定法も必要とせず，生着率も比較的良好で，繰り返し行うことができる方法である。

●同種植皮（allo graft）

他人から採取した皮膚を移植する方法である。自家皮膚移植のように永久生着はせず，拒絶反応により移植後1〜2週間で脱落する。重症熱傷患者は免疫能が低下しているため，拒絶反応は比較的遅くなり，移植後3週間ほど脱落せず密着していることも多い。一時的にせよ「皮膚」として機能することで，患者の全身状態の回復や創傷治癒を早めることが期待できるため有効な方法である。新鮮同種皮膚移植とは，健常者から採皮してただちに熱傷患者に移植するが，皮膚提供者の採皮部位に瘢痕を残し，一度に大量に採皮できないことなど，本法の適応は十分な考慮が必要である。

広範囲重症熱傷例では，採皮部位が制限され創閉鎖のための皮膚が不足する。この問題に対し，一般社団法人日本スキンバンクネットワーク（JSBN）が設立され，現在，全国の熱傷施設に凍結保存同種皮膚の供給が可能となり，広範囲重症熱傷患者の救命率の向上に大きく貢献している。小児の重症熱傷例においては，両親からの新鮮同種皮膚移植が一般的であったが，スキンバンクか

らの同種皮膚移植により採皮の犠牲を強いることなく，生着率も新鮮同種皮膚移植と同等である。また，長期間の観察でも優れた結果を得ている。

● 混合植皮（intermingled graft）

広範囲熱傷例では，熱傷が広範囲であるほど自家の採皮部位が極めて少なくなる。限られた健常部位から分層採皮した自家植皮片を網状またはパッチ状にして移植した上に，同種植皮を重ねる植皮術である。現在，スキンバンクから凍結保存された同種植皮を用いることができる。同種皮膚が脱落した後，自家植皮片からの表皮再生が速やかに起こるため，比較的早期の創閉鎖ができ，極めて有効な植皮術である。

■ 手術療法：植皮片の固定

植皮片が生着する条件は，移植床との適度な密着であり，通常はタイオーバードレッシングを行う。比較的小範囲の植皮では，糸を用いたタイオーバードレッシング（図1-a）が容易である。しかし，重症熱傷では手術創面が広くなるにつれて，通常の糸を用いた固定は時間と労力がかかり煩雑である。これに対して，糸の代わりに輪ゴムと事務用クリップを用いたドレッシングが有用である。植皮部位の周囲に2～3本の輪ゴムを1つとして約3cm間隔にステープラーで留め，植皮片上にのせたガーゼをこの輪ゴムで固定する（図1-b）。このドレッシングにより創面には適度な平均した圧が加わり，手術時間の短縮につながる。

■ インフォームド・コンセント（IC）の要点

● 熱傷における一般的なIC
・植皮片の生着不良の可能性
・生着した場合でも，textureやcolor matchが悪いこと
・採皮部位も瘢痕となること

● 超早期手術のIC
・不利な点
・術中に心停止の可能性
・数回の手術を行うこと
・今回の手術が必ずしも救命につながらない可能性があること
・利点
・本法による救命の可能性
・罹病期間の短縮など早期手術の利点や利益
・機能的・整容的に従来法より優れる

患者の意識がない場合は家族の同意が必ず必要である。さらに，JSBNからの同種皮膚移植を行う場合にはそれに対するICも必要である。

広範囲熱傷に対する早期手術

感染源となる焼痂組織を感染期前に，可及的早期に切除して創閉鎖することを目的とした方法である。遅くとも受傷後2週間以内には目的を達成するよう綿密な手術計画が必要である。初回手術では，最低20% TBSA程度をデブリードマンしスキンバンクからの凍結保存同種皮膚移植や人工真皮などで創閉鎖する。

適応となるのは，30% TBSA以上の広範囲熱傷患者で，重篤な合併症や既往歴がないことを確認する。高齢者や気道損傷（熱傷）の合併した熱傷患者については，心肺機能を評価して判断する。その手術時期については，受傷後48時間以内に行うか，1週間以内で行うかは施設の判断と体制による。熱傷診療ガイドラインが推奨する2週間以内に創閉鎖を完了するためには，遅くとも受傷後3日以内に施行するのがよい（超早期手術）。

2回目以降の手術は，残存する熱傷面積と部位を考慮して，2週間以内にtotal or near total escharectomyが完遂できるように準備する。混合植皮を施行した部位は，術後2週間程度で同種皮膚は脱落し，その下で自家植皮片が周囲へ伸びて上皮化が進んでいる。凍結保存同種皮膚移植を施行した部位でも，同様に拒絶反応による脱落が始まるが，生着が良好であれば表皮のみ脱落し真皮は生着することが多い。生着した真皮上に自家植皮を行うか培養表皮移植を行う。

2週間以降は，残存する熱傷潰瘍部位に対して，自家の網状植皮やパッチ植皮を積極的に行い創閉鎖を進めていく。患者の全身状態が不良の場合は，ベッドサイドで局麻下にパッチ植皮を行うのがよい。この時期は，移植床の管理が大変重要であり，不良肉芽にならないよう，適宜，ステロイド剤含有軟膏などを使用して，「良性肉芽」の状態を保つようにする。これにより，上皮化が促進されるだけでなく，植皮を施行する際にも，デブリードマンなしで，すなわち，過剰な出血をすることなく，パッチ植皮を行うことができる。

■ 術前管理

十分な量の輸液が投与されているか，循環動態を評価する。時間尿量だけでなく，中心静脈圧の計測や，可能であれば心拍出量の経時的計測により，正確な循環動態を把握することが望ましい。また，低体温に注意する。深部体温36℃以上に

1. 熱傷—2）局所管理と手術

なるように保温器具などを積極的に用いて保温を心がける。

■術中管理

効率よく短時間で手術を行うために，事前に使用する機材を用意しておく。また，患者に使用する消毒剤やリネン類は温めておく。

手術室の温度は，患者が入室する前から30℃に設定し，術中も低体温に注意する。手術時間は2〜3時間以内を目安とする。効率よく広範囲の熱傷創をデブリードマンするとともに，術中出血をできるだけ少なくすることが重要である。広範囲に手術する場合は，患者の左右や上下に分かれて2組（術者1名，助手1名）で行う。

■術後管理

患者が帰室した後も加温輸液を継続し低体温の予防を図る。1時間ごとのバイタルサインのチェックを行う。超早期手術後は明らかなrefilling期を認めないことが多いので，時間尿量から輸液の投与量を調節する。また，血圧の低下を認めた場合には手術部位からの出血が危惧されるため，ガーゼに浸出してきた血液の範囲を油性のマジックインキでマーキングし，その後の出血斑の増大を観察する。明らかに増大傾向にある場合には躊躇なくガーゼを開放して創部を観察し，出血部位が確認できたら止血を行う。

I 自家植皮：網状植皮

KEY POINTS
- 薄めの分層採皮（12/1,000インチ程度）を行う
- 網状の倍率は一般に3倍程度で倍率が大きくなるほど上皮化が遅れる
- 網状にした皮膚を部分的に固定（anchoring suture）する

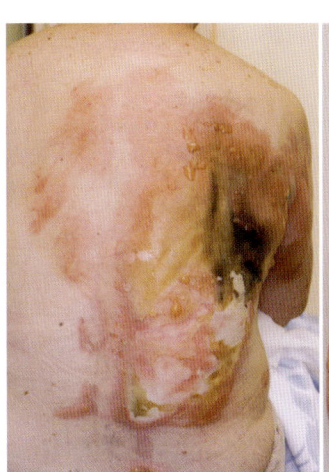

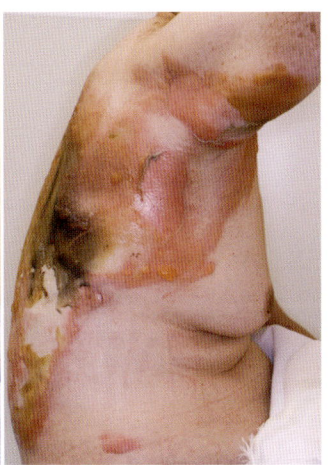

〈評価と治療方針〉

ガスレンジの火が着衣に移り右上肢と背部を受傷したが，右腋窩には一部健常な皮膚が残存していた。

受傷後7日，熱傷創に対し，右大腿部より採皮し，網状植皮術を行う方針とした。

62歳，女性，右上肢，背部10%（DDB〜DB）TBSAの熱傷例

第3章 熱傷

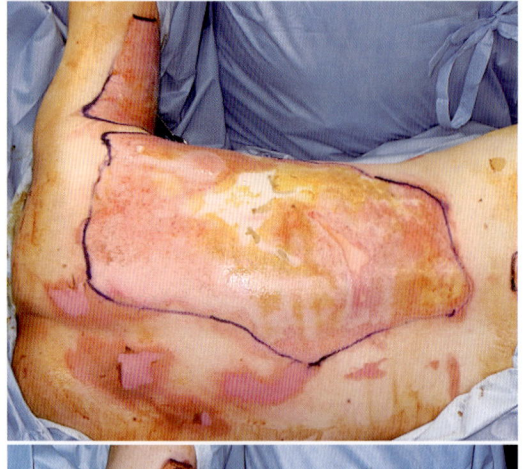

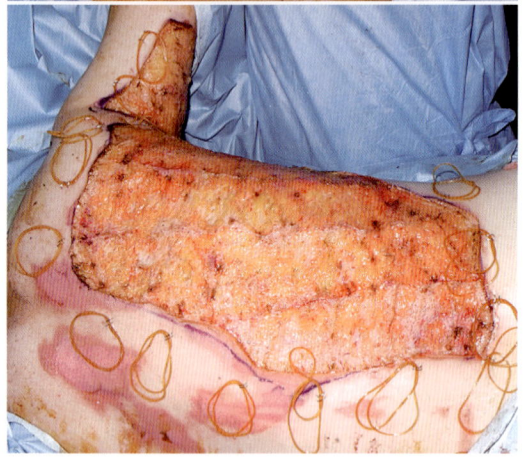

❶ デブリードマン

デブリードマンする部位をマーキングし，フリーハンドダーマトームを用いて，良好な出血が認められる部位まで連続切除術（sequential excision）を行う。デブリードマン後，創面に5,000倍希釈ボスミン液を浸したガーゼをあてて止血を行う。タイオーバー用の輪ゴム（2～3本）を創面周囲の皮膚にステープラーで固定する。

Advice
- 筋膜上切除術は過剰な組織切除となるだけでなく，術後の著しい陥凹変形を来たすため行われることは少ない。

❷ 網状植皮片の作成

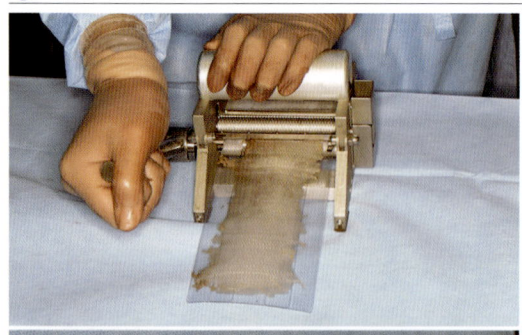

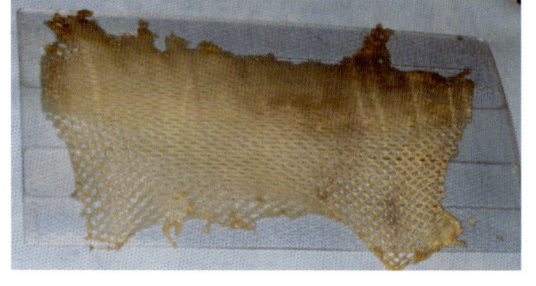

ダーマトームを用いて分層皮膚（12/1,000インチ程度）をシート状に採皮する。しわができないように皮片を伸展してキャリヤー（凹凸面が表）にのせる。皮片に生理的食塩水を含ませるとキャリヤーに固定しやすくなる。刃に皮片が絡まないように注意を払いながら，ゆっくりとメッシュダーマトームのハンドルを回しキャリヤーを進める。

Advice
- 網状にするメカニズムは，使用する器械によって異なり，網状の倍率も異なる。一般的に，3倍程度が上皮化の点で最も効率がよい。キャリヤーを使用する器械の場合には，表皮面をキャリヤーの凹凸面にのせ，真皮面を表にして作成すると，キャリヤーごと植皮片を移植部位へ運び，そのまま，網状植皮片を乗せることができる。薄い分層採皮片は，表皮側と真皮側がわかりにくくなるため，植皮の際に裏表に注意する。

❸ 網状植皮片の移植

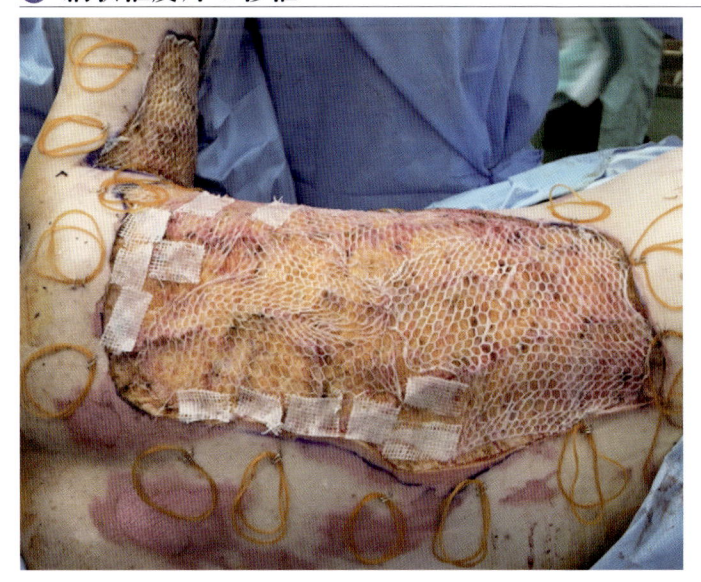

植皮片の周囲を3〜5cm程度の間隔でステープラーにて固定し十分に伸展しながら，デブリードマンした創面を被覆していく。植皮片が創面から浮かないように，所々にステープラーで固定を行う。植皮片上に創傷被覆材（ハイドロサイト）を貼付し，その上に綿ガーゼをのせてタイオーバードレッシングを行う。

❹ 術後管理

術後1週にタイオーバー除去を行う。しかし，熱発など感染徴候が危惧される場合は，それ以前に行う。

II 自家植皮：パッチ植皮

KEY POINTS
- 薄めの分層皮膚を採皮（10〜12/1,000インチ程度）する
- キャリヤーとして軟膏ガーゼを使用する
- 2×2cm程度の分層植皮片とし，1〜2cmの間隔をあけて移植する

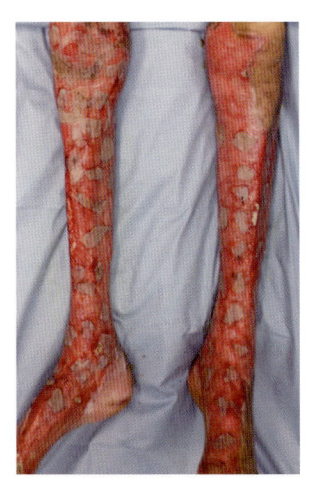

〈評価と治療方針〉

他院にて治療後，受傷後3カ月に当院へ転院した。前胸部，背部，両上肢，両下肢に約30％の熱傷潰瘍創を認めた。散在する熱傷潰瘍創に対して，全身麻酔下に2回パッチ植皮を施行した。植皮片は生着し熱傷潰瘍創は10％に縮小した。カテーテル感染により敗血症ショックとなったため，手術室での植皮は困難と判断し，残存する両下腿の潰瘍に対して，腹部より採皮してベッドサイドでパッチ植皮を施行することとした。

Advice
・ベッドサイドでパッチ植皮を行う際には，移植床を良性肉芽になるよう整えておくことにより，デブリードマンの必要がなく，過剰な出血を防ぐことができる。

35歳，男性，60％（DDB〜DB）TBSAの熱傷例

第3章 熱傷

❶ 移植皮片の作成

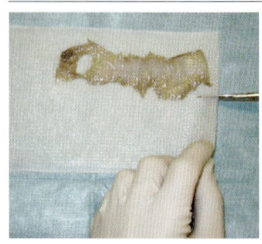

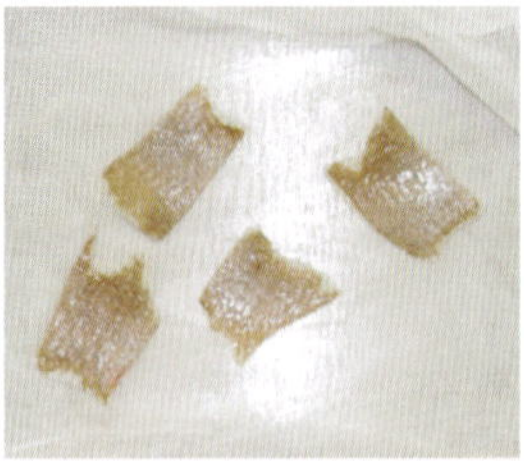

局所麻酔下に，健常皮膚から安全カミソリを用いて薄めの分層植皮片を採取する．軟膏ガーゼ（チュールガーゼ）に真皮を上にして貼り付ける．2×2cm程度の大きさに細分する．

Advice
・採皮は薄いほどよく，厚くなるほど生着は不良である．

❷ パッチ植皮

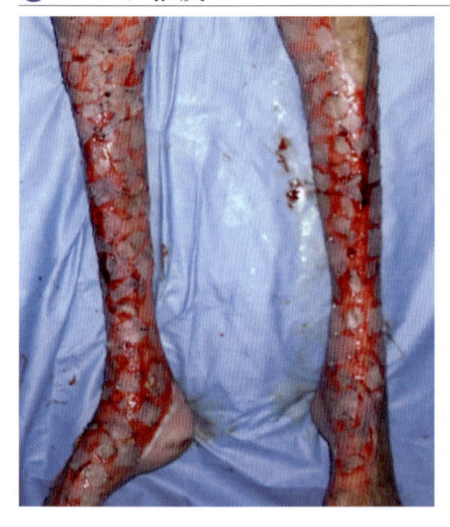

良性肉芽が形成されているため，デブリードマンせずに，1～2cm程度の間隔をあけて，細分した皮片を軟膏ガーゼに付けたまま創面に均等にのせていく．のせるだけでよく，縫合などの植皮片の固定は必要ない．

この症例ではドレッシングは植皮部位全体を軟膏ガーゼ（チュールガーゼ）で覆い，弾性包帯を巻きながら軽度圧迫固定した．初回のドレッシング交換は術後1週に行う．

Advice
・最近では，軟膏ガーゼよりシリコンメッシュガーゼなどの創傷被覆材の方が植皮片の固定や上皮化の点で優れている．

III 混合植皮

KEY POINTS
- 広範囲熱傷患者を対象とする
- 日本スキンバンクネットワークの凍結保存同種皮膚を準備する
- 救命のために行う超早期または早期手術時に適応すると真価が示される
- 残り少ない健常部位からできるだけ自家皮膚を採取する

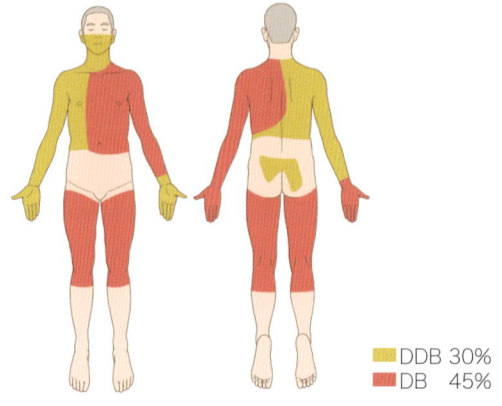

〈評価と治療方針〉
　自宅火災にて受傷した．救命目的にて，熱傷超早期手術を行うことにし，スキンバンクへ連絡した．受傷後16時間に，創面のDB約45% TBSAをデブリードマンし，創傷被覆材で創閉鎖した．第2病日，残りのDDB 30% TBSAをデブリードマンし，初回手術で創傷被覆材で被覆した創面（背部）に混合植皮を施行する．

■ DDB 30%
■ DB 45%

43歳，女性，75%（DDB～DB）TBSAの広範囲熱傷例

❶ 同種皮膚の準備

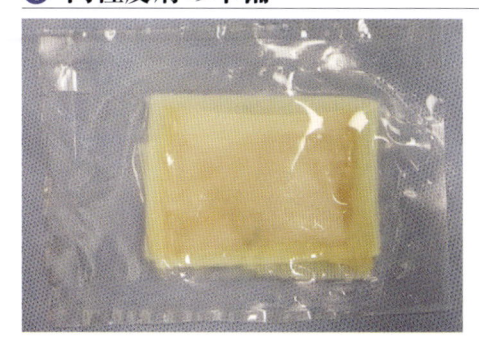

スキンバンクネットワーク事務局に連絡し，凍結保存同種皮膚を宅配便で配送してもらう。凍結された皮膚を温生理食塩水で解凍する。

❷ 混合植皮

網状にした同種皮膚　パッチ植皮　術後3週：上皮化が進んだ状態

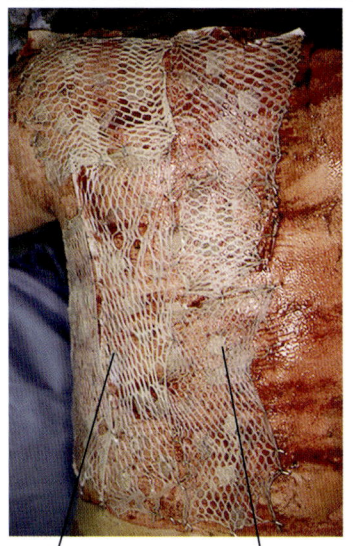

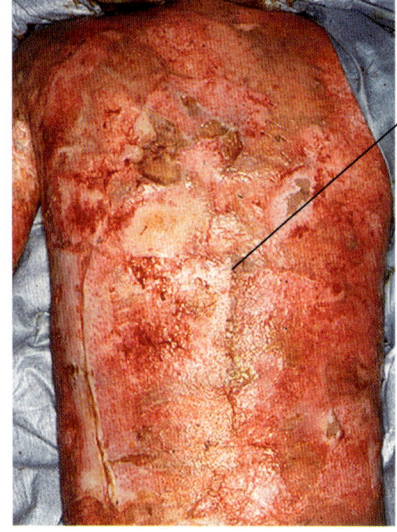

同種皮膚は拒絶反応により脱落したが，自家パッチ植皮は生着し周囲へ上皮化が進んでいる

　解凍した同種皮膚を3～6倍の網状植皮片にする。薄めの自家分層皮膚を採皮し，パッチ植皮用に細片化する。第2病日，超早期手術においてデブリードマンし創傷被覆材を貼付した背部熱傷創に対して混合植皮術を施行した。

　数cmの間隔ごとに自家パッチ植皮片を置いていく。その上に，網状にした同種皮膚を重ねてステープラーで固定する。植皮片上に軟膏ガーゼ（チュールガーゼ）を貼付し，輪ゴムと事務用クリップを用いてタイオーバードレッシングを行う。

　同種皮膚の下のパッチ植皮が生着し，同種皮膚が脱落するころには，生着したパッチ植皮から周囲へ上皮化が進んでいる。

History & Review

- 最も基本的な熱傷の教科書。
  Herndon DN: Total burn care (3rd ed). Saunders, Philadelphia, 2007
- 熱傷に対する外科的手技の教科書。
  Sood R, Achaner BM: Burn surgery. Saunders, Philadelphia, 2006
- 本邦の最新の熱傷専門書。
  田中裕（編）：熱傷治療マニュアル．中外医学社，東京，2013
- 熱傷の全身管理の要点をQ&A形式で簡潔に説明。
  上村昌史，松村一（編）：Q&Aとケーススタディで学ぶ重症熱傷の初期治療．救急・集中治療 Vol. 19, No9-10, 2007

第3章 熱傷

1. 熱傷

3）顔面・頸部

竹内正樹

Knack & Pitfalls
- ◎顔面熱傷の初療時には，まず気道，眼球・角膜，鼓膜などの合併損傷の有無を確認する
- ◎保存的治療：油脂性基剤軟膏を用いて，顔面では半閉鎖療法，頸部では閉鎖療法を行う
- ◎眼瞼熱傷では，兎眼には早期に対応し，瞼板縫合を併用しながら植皮術を行う
- ◎鼻翼部熱傷では，軟骨露出に対して早期手術を行う。初回のデブリードマンは控えめにする
- ◎口唇熱傷に対する植皮術では，タイオーバー固定と術後の経口摂取制限で創部の安静を図る
- ◎耳介熱傷では容易に軟骨膜炎を生じるので，漫然と保存的治療を継続せず，早期に植皮術を考慮する
- ◎頸部熱傷の手術では，デブリードマン後に厚め分層植皮を行い，長軸縫合はジグザグ状とする

診断のポイント

■初療時所見

　顔面熱傷の初療時に念頭におくことは，気道損傷および眼球・角膜損傷の合併の有無である。顔面熱傷受傷後は，急激に腫脹を来すことが多い（図1）ので，火炎や爆発などの受傷機転で気道損傷が疑われる症例では，気道確保と気管支鏡検査を躊躇せずに行う。眼瞼に熱傷を有する症例では，腫脹を来たして開瞼できなくなる前に眼科専門医による評価を受け，眼球・角膜の損傷の有無を確認する。また，コンタクトレンズの有無の確認，爆発による受傷例では眼内異物の有無に関しても確認する必要がある。特に，小児や乳幼児では臨床症状のない場合でも眼球の損傷を有している場合があり，注意を要する。また，まれに爆風や高温液体流入による鼓膜損傷の合併もあるので，必要に応じて耳鼻咽喉科医の診察も依頼する。

治療法の選択

顔面熱傷

■保存的治療

　顔面皮膚は血行が良好で汗腺，皮脂腺，毛包などの皮膚付属器に富むので，創の治癒は比較的良好である。しかし，DDBやⅢ度熱傷（deep burn：DB）では適切な時期に手術治療を行わないと高度の肥厚性瘢痕や瘢痕拘縮を来たす。特に遊離縁を有する眼瞼や口唇では，兎眼や開口制限などの機能障害により患者のQOLの低下を招くので慎重な治療計画が必要である。

　保存的治療法には開放療法と閉鎖療法がある。従来，Ⅱ度熱傷では，流涙，鼻汁，流涎などのため，開放療法が推奨されてきたが，創傷治癒の観点からは創面を湿潤環境に保った方が有利である。それゆえ最近は油脂性（ワセリンなど）基剤抗生剤含有軟膏を創洗浄後に創面が乾かないように頻回に塗布する半閉鎖療法が行われることが多い。また，感染予防のために頭髪は短く刈り，頻回に洗顔を行う。市販のキュプラ不織布（フェイスパック®）に軟膏を含浸させて顔面全体に貼付し1日に数回交換するのも，湿潤環境を保ちやすく良い方法である。DDBが疑われる場合には，

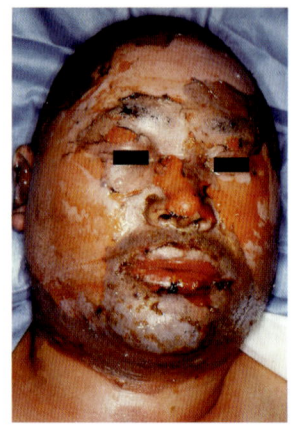

図1　顔面熱傷受傷後の腫脹（受傷後2日）

塩基性線維芽細胞増殖因子（bFGF）含有溶液のスプレーを油脂性基剤軟膏と併用する。しかし，すでに真皮表層の組織壊死が生じている場合には，眼瞼を除いて，DBと同様にサルファダイアジン銀クリームを用いて感染を防御し，壊死組織の除去を行う。

■ 手術時期と治療方針

● 小範囲のDB

エステティック・ユニット内の範囲に留まる小範囲のDBの場合は，原則として受傷後7〜10日間は，軟膏療法を行う。ある程度，壊死範囲の分画（demarcation）がついた段階で軟膏療法と併用しながら，融解した焼痂（eschar）を少しずつ切除していく。感染を併発しそうな場合には，麻酔下に一期的に焼痂全切除を行う場合もある。焼痂切除後のDBの創治癒は，創収縮を伴いながら瘢痕治癒に至るので，その部位や大きさにより，拘縮が起こる可能性があるか，肥厚性瘢痕のコントロールが可能であるかを考慮して，受傷後3〜4週間程度で植皮術施行の是非を検討する。たとえば頬部の限局したDBでは，下眼瞼や口唇に拘縮などの影響がなければ，そのまま瘢痕治癒させて植皮による閉鎖術を要さないことも多い。

● 広範囲のDB

受傷直後にDBと明らかに深度判定できないことが多く，1週間程度は軟膏療法を行うことが推奨される。ただし明らかなDBと判断できれば，エステティック・ユニットを超えた広範囲，特に顔面半側以上さらに頭部・頸部に及ぶ広範囲のDBでは，組織損傷の創感染やより深部への波及を回避するために，受傷後数日以内の早期手術を行う（図2）。過度のデブリードマンを恐れて，漫然とした保存治療で手術時期を逃さないようにする。

● SDBとDDBの混在

原則として，油脂性基剤軟膏を用いた保存的外用療法で経過をみる。DDBが疑われる部位では，bFGF含有溶液のスプレーを併用する。受傷後3〜4週間以降でも上皮化しない範囲が大きい場合には手術を考慮する。肉芽創が散在する場合は，保存的に瘢痕治癒させることが多い。

● ほとんどがDDBの場合

まずは油脂性基剤軟膏とbFGF含有溶液スプレーを併用して保存的に治療を行う。焼痂の下に膿があれば，洗浄とサルファダイアジン銀クリームの外用を頻回に行って，焼痂を少しずつ除去していく。焼痂が脱落して肉芽創となってから3〜4週間以降に上皮化が得られない最小限の範囲に植皮術を行う（図3）。

■ インフォームド・コンセントの要点

・上皮化が遅延する部位の創閉鎖および肥厚性瘢痕や瘢痕拘縮の予防を目的とする手術である。
・採皮部位は，分層植皮の場合は面状瘢痕，全層植皮の場合には線状瘢痕として残る。頭皮は目立ちにくくなるが，まれに禿髪を生じる。
・感染などで植皮が生着不良となった場合，再手術が必要になることがある。

■ 手術方法

一般に全身麻酔下で行われるが，特に鼻部，口唇部の場合には，気管内挿管チューブの固定が問

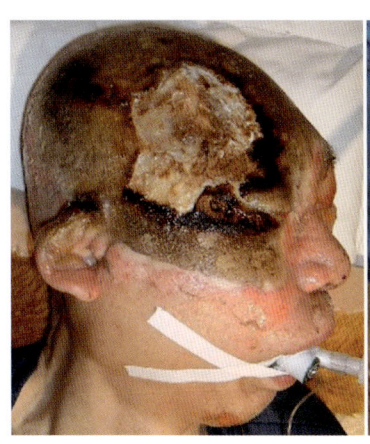

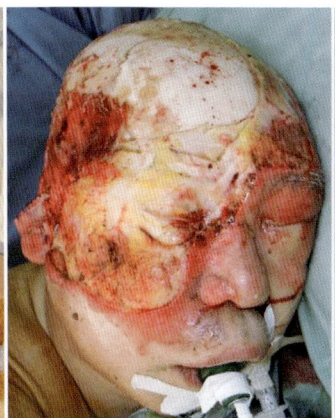

| 初診時所見 | 受傷後1日
デブリードマン，創閉鎖（皮弁・植皮）を施行した。 | 術後2カ月
遊離広背筋皮弁移植および分層植皮術を行った。右眼球は摘出されている。 |

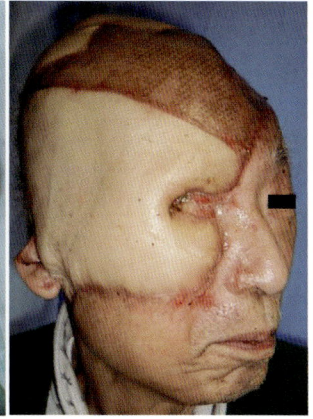

図2　頭部・顔面のDB例

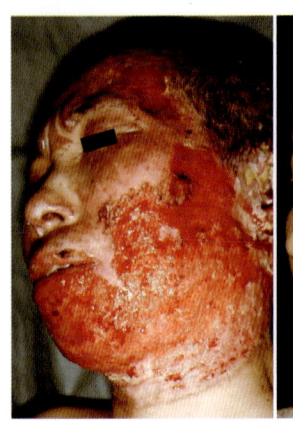

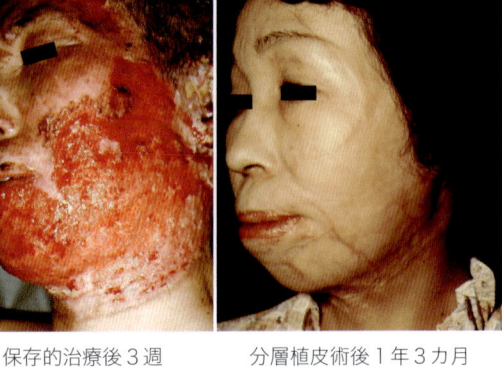

保存的治療後3週　　　分層植皮術後1年3カ月

図3　顔面のDDB例

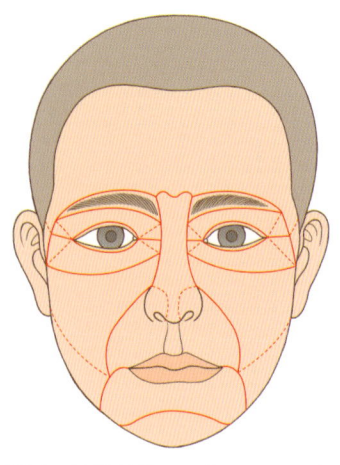

図4　エステティック・ユニット

題になる．経口挿管でもワイヤーなどを用いて上顎歯牙（第1小臼歯など）に固定すれば，テープ固定などによる熱傷創部への影響は少なくなる．

　血行の良い顔面にデブリードマンを行う際，出血のコントロールが大きな問題となる．まず，焼痂の下にアドレナリン添加生理食塩水（10〜20万倍希釈）を十分局所注射する．焼痂切除は，マーキング線に15番メスで軽く刻みをつけた後，皮膚に緊張をかけてカミソリかメスで良好な出血が見られるまで連続分層切除を行う．鼻唇溝や内眼角部のデブリードマンは，15番メスや小曲剪刀が使いやすい．切除の際，真皮浅層を残すと，植皮後に残存した皮膚付属器が埋没し，嚢腫や感染の原因になることがあるので，植皮が前提であれば，一定の深さで付属器も切除する．切除後は，こまめにアドレナリン添加生理食塩水（5千〜1万倍希釈）ガーゼによる圧迫を行い，丁寧な電気凝固による止血操作を心がける．手術部位が広範囲であれば，エステティック・ユニットにしたがって厚め（18〜21/1,000インチ）分層植皮を行い，小範囲であれば欠損の形に合わせて全層植皮を行う．

頸部熱傷

■保存的治療

　初療時，明らかなDBでなければ油脂性基剤軟膏による閉鎖療法を行う．症例によっては創傷被覆材（ハイドロコロイド，ポリウレタンフォーム）を用いた治療も適応される．

■手術時期

　DDB，DBの場合，保存的治療では拘縮を生じやすいため，深度が明らかになれば，早めに（2〜3週間以内）植皮術を考慮する．

■インフォームド・コンセントの要点

　顔面熱傷でのインフォームド・コンセントに加え，術後は肥厚性瘢痕・瘢痕拘縮の予防に対して，圧迫療法と6カ月〜1年間の伸展装具の装着が必要となる．

■手術方法

　一般に全身麻酔下で頸部を過伸展位の状態にして行う．顔面での手術と同様に手術を行う．

熱傷手術におけるエステティック・ユニット

　顔面に植皮術を行う場合には，エステティック・ユニット（図4）に合わせて行うことが原則である．熱傷範囲がユニットに近い形状であれば，辺縁に残存する健常皮膚を切除してユニットに合わせることもある．通常，小範囲であれば，熱傷創に合わせて植皮を行うが，辺縁をrelaxed skin tension lines（RSTLs）に合わせるなどの工夫が必要である．

　いくつかのユニットにまたがる広範囲の顔面熱傷の場合には，各ユニットは，同じ採皮部から植皮しないと色調や質感が一致せず，ちぐはぐになって整容的に不満足な結果になる．そのため，大きな植皮片が利用できるのであれば，植皮片をユニットに分割せず，つなぎ目のない1枚の移植を行うのがよい．ただし，ユニット境界線に相当する部分にキルティング縫合を行う．

1. 熱傷—3）顔面・頸部

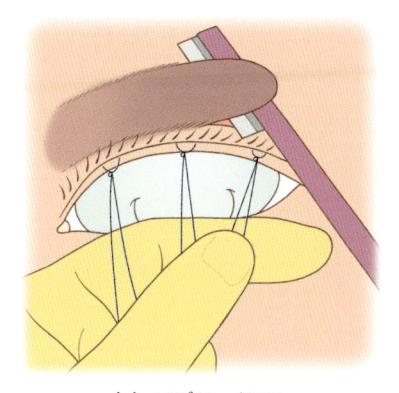

(a) デブリードマン
眼球表面をコンタクトシェルで保護した後，眼瞼縁を牽引して緊張をかけて焼痂を切除する。

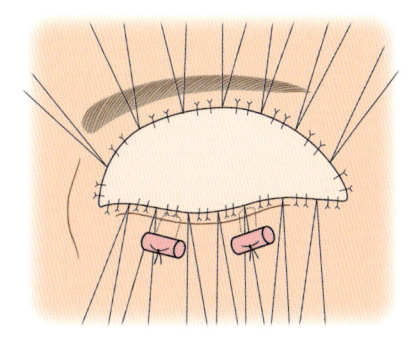

(b) 瞼板縫合
結紮糸が眼瞼皮膚に食い込まないようにシリコンチューブに通して保護する。角膜を傷害しないように眼瞼の内・外側の2カ所で固定する。

(c) 植皮片の縫合固定
ナイロン糸で植皮片を縫着後にタイオーバー固定用に糸での縫合を追加する。

図5　上眼瞼熱傷の治療

各部位ごとの治療

■眼瞼熱傷の治療
●保存的治療

　眼瞼皮膚は人体の皮膚で最も薄く，皮下組織は極めて疎である。また，眼瞼は自由縁であり，可動性が大きい。そのため，浮腫などで眼瞼の外反を来たし角膜が露出することもある。その場合は，眼瞼皮膚側に加え瞼結膜と球結膜間に油脂性基剤抗生物質含有の眼軟膏を十分量塗布し，眼球を保護する。

　眼瞼は顔面のほかの部位に比較して拘縮が受傷後早期に顕著になる。兎眼を放置すれば角膜の乾燥により角膜潰瘍を来たし，失明に至ることもある。そのため，拘縮により兎眼症状が明らかとなれば躊躇することなく早期に（受傷後2～3週以内）手術（全層植皮）を行う。

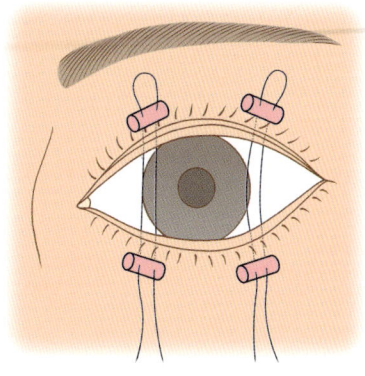

●デブリードマン

　眼球保護目的にシリコン製のコンタクトシェルを挿入する。眼瞼縁の2～3カ所に牽引用の6-0ナイロン糸をかけて，これを把持しながら，眼瞼皮膚に緊張をかけてカミソリまたはメスで焼痂を連続分層切除する（図5-a）。眼輪筋に注意し，損傷した眼輪筋部分は切除し，止血を確実に行っておく。

●瞼板縫合

　デブリードマン後，植皮面積の保持と眼瞼の安静を保つために，6-0ナイロン糸でgray lineを合わせる瞼板縫合（tarsorrhaphy）を行い，一定期間，上下眼瞼を接合する。ナイロン糸はシリコンゴムチューブなどを通して，結紮部が皮膚に食い込まないようにする。角膜を傷害しないよう糸は眼窩の内・外側の2カ所で固定する（図5-b）。

●全層皮膚の採取

　通常，耳介後部，鎖骨上窩または上腕内側から全層皮膚採取する。

●植皮術（図5-c）

　除脂肪した全層皮膚をデブリードマン後の創部に縫着する。皮膚の採取部位に制限がある場合は，瞼板前部（pretarsal）または眼窩隔膜前部（preseptal）は全層植皮とし，その周囲は厚めの分層植皮術（18～21/1,000インチ）を行う。また，下眼瞼に優先して全層植皮術を適用することもある。

●タイオーバー固定

　5-0糸で行う。植皮片上にメッシュガーゼまたは非固着シリコンガーゼを置き，油脂性基剤軟膏

201

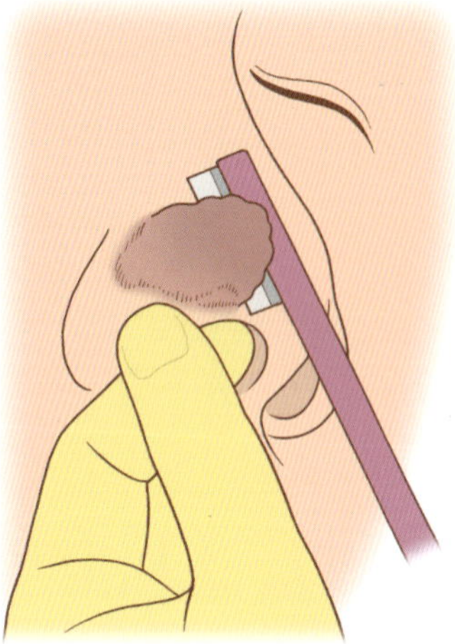

(a) デブリードマン
カミソリなどで焼痂の連続分層切除を行う。

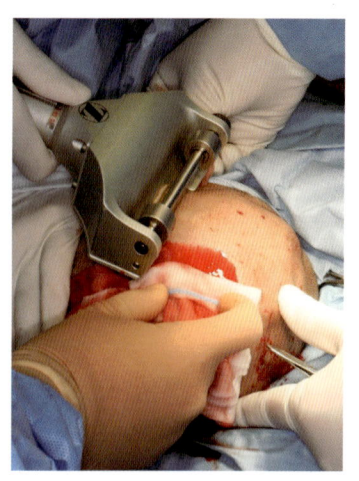

(b) 頭皮からの分層皮片採取

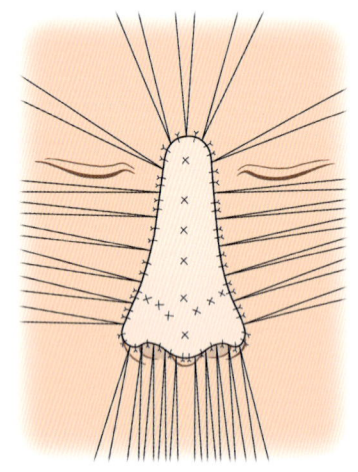

(c) 植皮片の縫合固定
鼻背側壁，鼻梁，鼻翼溝部分は
キルティング縫合を行う。

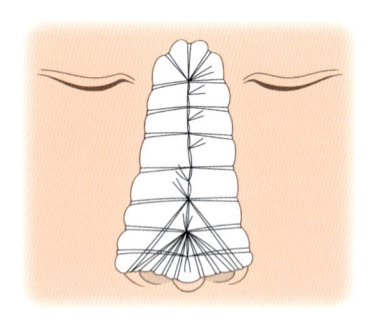

(d) タイオーバー固定
鼻孔にレティナ®などを挿入して，鼻翼部の
支持とした後にタイオーバー固定を行う。

図6　外鼻熱傷の治療

を塗布した後，生理食塩水に浸漬した綿花を重ねて置き，その上に乾燥さばきガーゼを植皮片全体より一回り大きく均一になるように重層して形を整える。縫合糸をモスキートペアンで数本ずつ束ね，植皮片の相当する縫合糸を中央部から順にガーゼ上で結んでいく。その際，植皮片辺縁で固定糸の立ち上がりの角度が鈍角になるようにタイオーバーのガーゼを調整する。タイオーバードレッシングは，通常6〜7日頃に除去する。

■**外鼻熱傷の治療**
●保存的治療
　外鼻は皮膚が厚く，皮膚付属器が豊富なことから治癒しやすい部位である。しかし，重度の熱傷の場合，鼻孔内から裏面にも熱損傷が及び，軟骨の露出，乾燥，壊死が生じやすく，変形の原因となる。外用薬は，油脂性基剤軟膏を使用するが，DDBではbFGF製剤の使用も考慮する。鼻孔縁に及ぶ熱傷創には，鼻孔の狭小化を予防するためレティナ®などを使用する。経鼻胃管，経鼻気管内挿管チューブによる圧迫を回避するにはポリウレタンフォームなどの創傷被覆材を介在させる。

1. 熱傷—3) 顔面・頸部

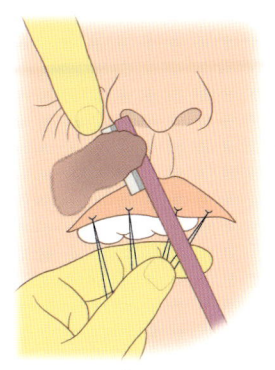

(a) デブリードマン
口腔前庭にガーゼパッキングを行い，赤口唇縁に牽引糸をかけて，焼痂の連続分層切除を行う。

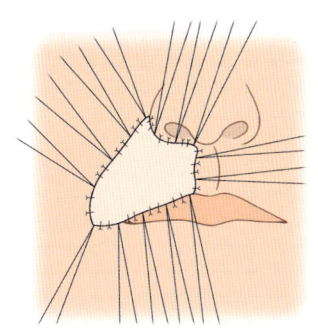

(b) 植皮片の縫合固定
人中稜では，キルティング縫合を行う。

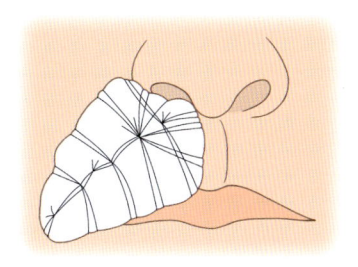

(c) タイオーバー固定
術後5～7日間，経口摂取を制限し，タイオーバー固定の汚染を予防する。

図7　上口唇熱傷の治療

● デブリードマン
　鼻背部は，鼻骨および外側鼻軟骨の支持性があるので，通常通り，カミソリまたはメスで焼痂を連続分層切除する。ただし，鼻尖および鼻翼部の場合，軟骨炎がなく，健常組織との見極めが難しい場合は温存し，最小限のデブリードマンにとどめる（図6-a）。デブリードマン後は，電気凝固またはアドレナリン添加生理食塩水ガーゼで止血する。

● 植皮術
　頭皮から16～18/1,000インチ厚の分層皮片を採取する（図6-b）。分層皮片は1枚をそのまま外鼻にあて，周囲を縫着するが，鼻背側壁，鼻梁，鼻翼溝部分は，植皮片上から数カ所キルティング縫合により下床に固定する。ナイロン縫合糸の間に糸をかけ，タイオーバー固定用とする（図6-c）。

● タイオーバー固定
　鼻孔に綿球または滅菌したレティナ®を挿入して，鼻翼部の支持とした後，タイオーバー固定を行う（図6-d）。

■ 口唇部熱傷の治療
● 保存的治療
　外用薬として，油脂性基剤軟膏を使用する。
　口唇は遊離縁を有しているので，容易に瘢痕による拘縮，特に小口症や下口唇外反を来たし，摂食障害や構音障害ならびに歯科治療や経口気管内挿管に支障を来たす。そのため，明らかなDDBからDBの場合には手術を行う。

● デブリードマン（図7-a）
　口腔前庭にガーゼパッキングを行い，赤唇縁に4カ所，糸をかけて牽引し，緊張をかけながらカミソリまたはメスで焼痂を連続分層切除していく。上口唇では，人中稜および人中窩は，明らかな壊死でない限り切除を控え，できるだけ組織を温存する。

● 植皮術（図7-b）
　頭皮から16～18/1,000インチの分層皮片を採取する。分層皮片は，5-0または6-0糸で縫合するが，糸の間に4-0または5-0糸をかけ，タイオーバー固定用とする。また，人中稜および人中窩やおとがい唇溝にあたる部位には，5-0または6-0糸でキルティング縫合を行う。

● タイオーバー固定（図7-c）
　眼窩のタイオーバーに準ずる。

■ 耳介熱傷の治療
● 保存的治療
　耳介は顔面より突出しているために損傷を受けやすい。また，薄い皮膚の直下に軟骨があり，熱傷が深達性となり軟骨膜炎を生じやすく，軟骨の吸収や壊死・脱落を来たすと耳介の変形や欠損となる。初期治療の段階から，周囲の頭髪を剃毛して清浄化を図り，軟らかいドレッシングで閉鎖する。さらに小円座などを利用して，チューブ固定用の紐や枕による圧迫を避ける配慮が必要である。II度熱傷では，清拭し，油脂性基剤軟膏で保護し，二次的な深度進行を予防する。DDBの場合は，bFGF製剤の併用も行うが，DBが疑われる場合は，サルファジアジン銀クリームの使用を考慮する。しかし，漫然と保存的治療を継続せず，軟骨膜炎を起こす前に植皮術を行う判断も必

203

●DBで感染を伴っていない場合

排膿など感染徴候がなければ，感染予防と壊死組織の融解目的に，1日3～4回サルファダイアジン銀クリームを厚めに塗布する。壊死組織の融解とデブリードマンにより，壊死組織が除去され，肉芽増生および軟骨膜上の血行が保たれていればパッチ植皮や網状植皮など分層植皮で閉鎖する。露出軟骨の壊死を認める場合は，同部を切除する。小範囲であれば，断端縫合や楔状切除縫合を行う。広範囲であれば，耳介後部皮下に軟骨露出部を埋め込み二期的再建をするか，耳介軟骨が大部分残せる場合には，側頭頭頂筋膜弁で軟骨露出部を被覆し，分層植皮片で覆う選択肢もある。

●感染を伴った場合

熱傷創に伴い，耳介が感染微候を示す場合は，切開および洗浄を行い，露出した軟骨壊死部を切除し変形を最小限とする。炎症が広範囲であれば，後面の耳輪縁に沿った切開を加え，耳介軟骨を剥離・露出して軟骨膜炎または壊死軟骨部を切除する。

術後管理

・口唇部の植皮術後は，安静と汚染予防のため5～7日程度経口摂取を制限し，経管栄養または経静脈栄養とする。植皮の生着後は，拘縮予防目的に口角スプリントを装着する。

・保存的治療で治癒した創部でも，瘢痕の色素沈着を予防目的に遮光を指示し，ワセリンやヘパリン類似物質軟膏などで瘢痕の保湿を保つ。また，圧迫療法などにより肥厚性瘢痕の発生を予防する。

・創閉鎖後，植皮部および辺縁瘢痕が落ち着くまでの数カ月間，圧迫療法（スポンジ，シリコンシート，ガーメントを使用）を行い，肥厚性瘢痕の発生を予防する。

・頸部の植皮術後は肥厚性瘢痕・瘢痕拘縮の予防を目的に，スポンジ圧迫と6カ月～1年の伸展装具を装着させる。薄い植皮が行われた場合は瘢痕拘縮による変形を生じやすいため，後日全層植皮，有茎皮弁，遊離皮弁による治療が必要になることが多い。

I 顔面広範囲熱傷：焼痂切除と植皮

KEY POINTS
- 受傷直後は，まず油脂性基剤軟膏による保存的外用治療を行う
- 広範囲の場合，明らかなDBであれば早期手術を計画する
- 焼痂は連続分層切除する。耳介軟骨が露出した場合は，側頭頭頂筋膜弁で被覆する
- 可及的にエステティック・ユニットに沿った植皮術を行う
- 早期植皮には，頭部や大腿からの厚め分層植皮を選択する

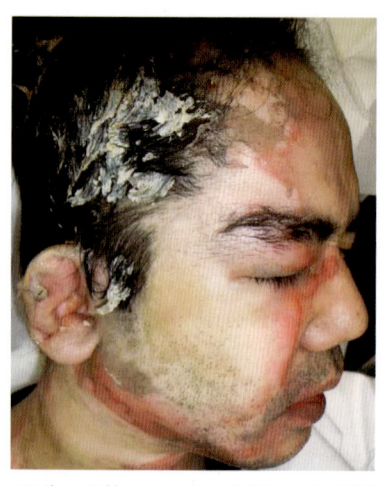

〈評価と治療方針〉

眼瞼熱傷を認めたが，眼科診察で眼球損傷は認めなかった。

右頭部，上下眼瞼，耳介，頬部から頸部に至る熱傷（DB）であり，感染を併発する前に焼痂の切除および分層植皮術を計画した。顔面は可及的にエステティック・ユニットに沿った植皮術を行ったが，熱傷創が頭部，頸部を含む広範囲であるため，二次修正も念頭に置き，大腿からの分層植皮を施行した。

49歳，男性，てんかん発作により調理用鉄板に顔面から倒れ，右頭部，顔面，頸部に受傷した

❶ 搬送時の処置

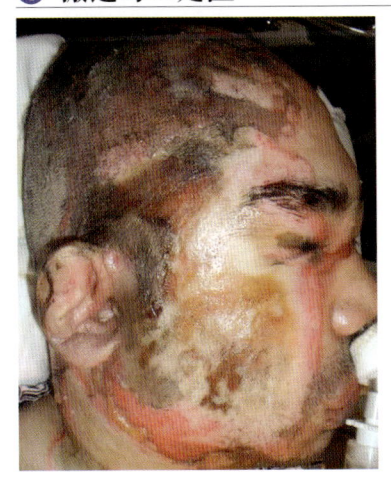

油脂性基剤軟膏（ワセリン）の外用を行う。しかし，本症例では創部辺縁のみが DDB で，創面のほとんどは羊皮紙様の DB と診断し，受傷後2日目に超早期手術（48時間以内）を施行した。

❷ 焼痂の切除

眼輪筋

耳介軟骨が露出している

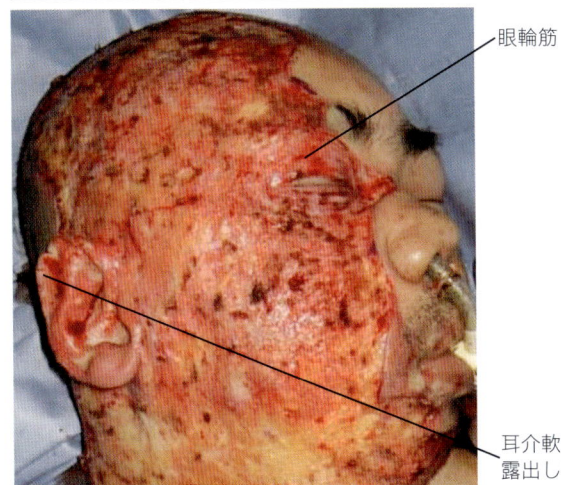

創縁のマーキング線に15番メスで軽く切開を加えた後，良好な出血が見られるまでカミソリで焼痂を連続分層切除する。切除後は，アドレナリン添加生理食塩水（5千〜1万倍希釈）ガーゼによる圧迫と電気凝固による止血を行う。

デブリードマン後，頭部は帽状腱膜・側頭頭頂筋膜，眼瞼は眼輪筋，頬部は SMAS，下顎〜頸部は広頸筋上の皮下組織が露出した。右耳介は，耳輪および対耳輪軟骨が露出した。

❸ 側頭頭頂筋膜弁による耳介軟骨露出部の被覆

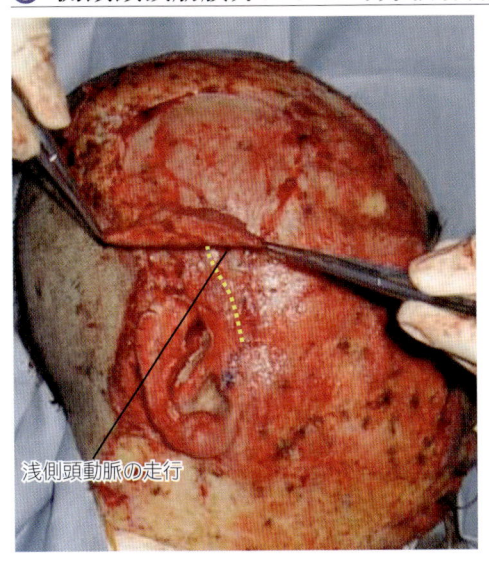

浅側頭動脈の走行

術前に耳前部から側頭部にかけて浅側頭動脈の走行を確認する。帽状腱膜の延長で側頭頭頂筋膜を上縁から切開し，下方へ翻転しながら筋膜後面の剥離を行い，深側頭筋膜の間の疎性結合織（innominate fascia）を鈍的に剥離していく。この時，筋膜内を走行する動脈の拍動を触診で確認する。

筋膜弁の剥離は露出軟骨を被覆できる範囲で十分であり，血管茎を露出する必要はない。植皮片に影響がないようにモノフィラメント糸で筋膜弁裏面から軟骨との anchor suture を行う。

Advice
・筋膜弁の前縁を切開する場合，顔面神経側頭枝の損傷を回避するため，側頭枝の走行線（外耳道孔と眉毛の外側縁の上方1.5cm を結ぶ線）を越えないように注意する。

❹ 植皮と固定

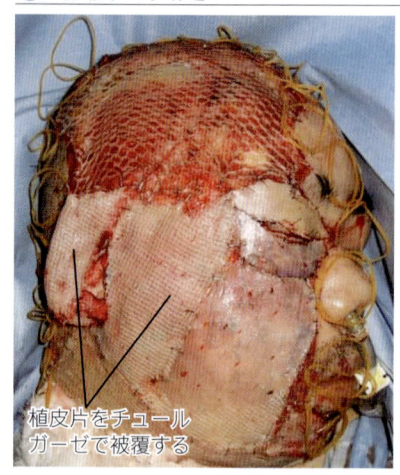

顔面は，エステティック・ユニットに沿って分層皮片（16/1,000インチ厚）を移植する。

本症例では，眼瞼および耳介は5-0および6-0モノフィラメント糸で縫合した。角膜保護および眼瞼の安静保持目的で瞼板縫合を6-0ナイロン糸とシリコンゴムチューブで行った。他の部位は頭部の網状植皮部位を含めてステープラーによる植皮部固定を行った。

右頭部，顔面全体には輪ゴムを利用したタイオーバー固定を行った。

植皮片をチュールガーゼで被覆する

❺ 術後管理

タイオーバー固定は術後5日に除去する。植皮生着後，保湿および圧迫療法を行う。

必要に応じて，瘢痕拘縮や整容的改善を目的とした二次手術を計画する。

本症例では，耳介は側頭頭頂筋膜弁と植皮を行った。

下眼瞼は鎖骨下部からの全層植皮，頬部は前胸部からの全層植皮，頭部は，expanded scalp flapで被覆した。

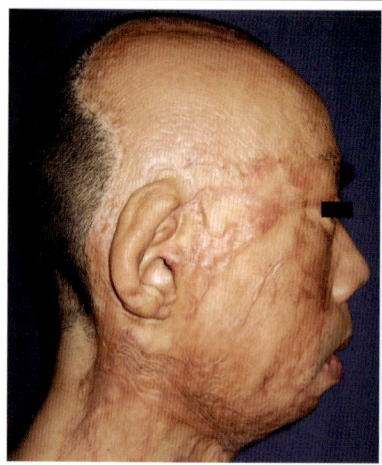

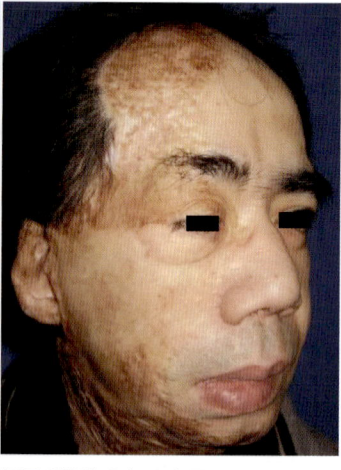

早期植皮術後6カ月　　　初回手術後2年6カ月

> **著者からのひとこと**　顔面の広範囲植皮では，エステティック・ユニットに沿った大きな植皮片が必要であり，DBに対する早期植皮の場合，まず頭部や大腿からの厚め分層植皮を選択する。顔面皮膚とのcolor much・texture muchが良い前胸部皮膚は，後日の瘢痕拘縮や整容的改善を目的とした二次手術のために温存しておく。

II 頸部熱傷：減張切開とデブリードマン・植皮

KEY POINTS
- 創閉鎖後の瘢痕拘縮の発生をできる限り予防する
- 植皮は，厚めの分層植皮片を用いる。長軸創縁の縫合は，拘縮予防のためにジグザグ状縫合とする
- 均一な圧がかかるようにタイオーバー固定を行い，頸部の安静を図る

〈評価と治療方針〉

鎖骨上から前頸部，おとがい部にかけて熱傷を認めた。特に頸部では半周以上に厚い焼痂を認めた。

気道熱傷を併発しており，気道確保が長期になることが予想され，気管切開を行うこととした。そのため，受傷後1日に超早期切除を行った。

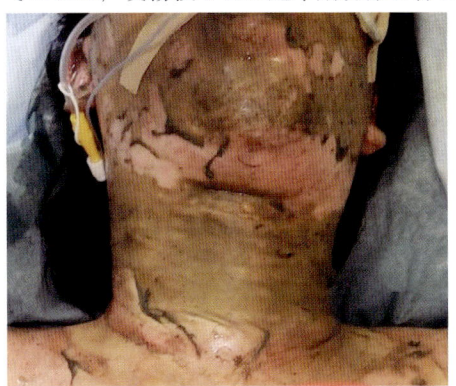

❶ 減張切開

頸部半周以上が厚い焼痂に覆われていたため，受傷同日に減張目的で広頸筋上までの切開を2カ所に加えた。

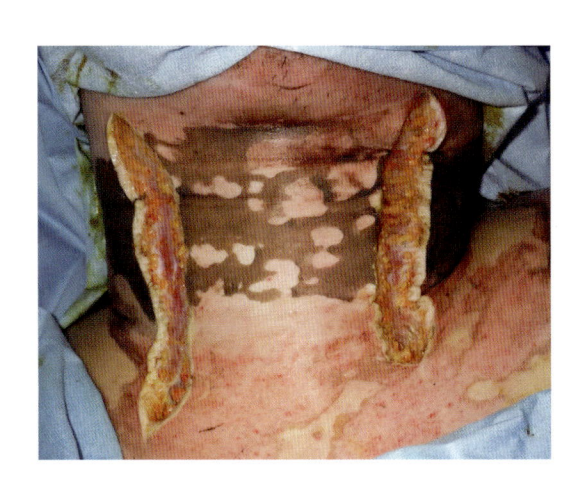

20歳，男性，火災による熱傷

❷ デブリードマン，分層植皮

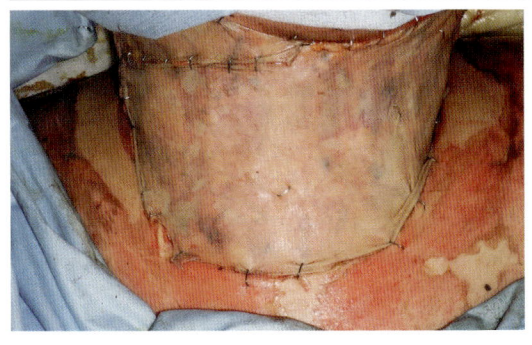

明らかなDBであり，受傷後1日に超早期切除術を行った。両肩部に枕を入れて頸部を過伸展位の状態にする。皮膚に緊張をかけてカミソリまたはメスで焼痂を連続分層切除する。また，長軸に一致する両側外側創縁は，ジグザグ状に切開する。デブリードマン後は，十分に止血し，生理食塩水で洗浄する。

大腿などから厚め（18〜21/1,000インチ）の分層皮膚を採取する。

植皮片はそのままシート状とし，必要があれば11番メスで小さなドレナージ孔を数カ所開ける程度とする。植皮片をステープラーまたは5-0，4-0ナイロン糸で縫着する。頸部長軸創縁は，デブリードマンでのジグザグ切開線に合わせて植皮片を適宜小剪刀でトリミングしながら縫合する。

Advice
- 植皮片と縫合する両側外側縁の健常皮膚に余裕があれば，さらにZ形成術を追加することもある。おとがい部にかかる部分がある場合には，移植床の脂肪を一部切除して，植皮片上から4-0ナイロン糸でキルティング縫合を数カ所行う。ナイロン縫合糸の間に60cm長の3-0非吸収性の編み糸（絹糸など）をかけ，タイオーバー固定用とする。

❸ タイオーバー固定

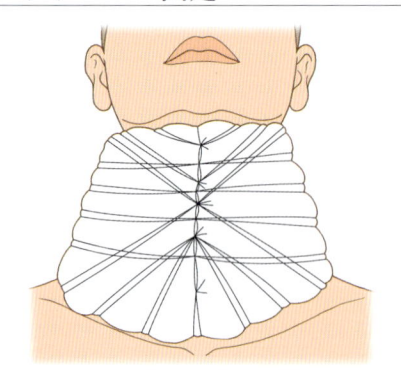

植皮片上にメッシュガーゼまたは非固着シリコンガーゼを置き，油脂性基剤軟膏を塗布した後，生理食塩水に浸漬した綿花を植皮片の凹凸に応じて重ねて置き，平坦化していく。その上に乾燥さばきガーゼを重層して形を整える。縫合糸をモスキートペアンで数本ずつ束ね，中央部から順にガーゼ上で結んでいく。

Advice
・その際，植皮片辺縁で固定糸の立ち上がりの角度が鈍角になるようにタイオーバーのガーゼを調整する。

固定糸を結紮後，タイオーバー縫合周囲にさばきガーゼを巻いて，辺縁の浮き上がりを防止し，全体を平ガーゼで被覆し，ずれのないように弾性包帯を巻く。

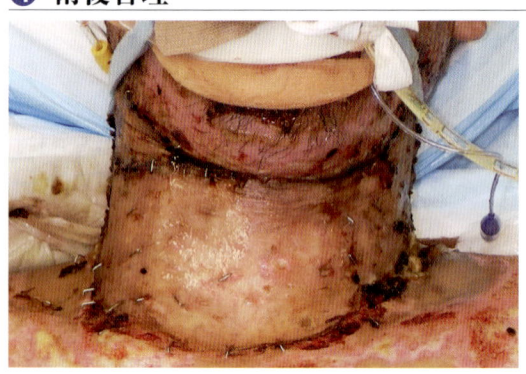

❹ 術後管理

頸椎カラーを装着して，頸部を固定する。タイオーバードレッシングは，通常6～7日頃に除去する。

History & Review

●顔面熱傷の急性期治療から再建まで顔面各部位の手技について詳述されている。
　Engrav LH, Donelan MB: Acute care and reconstruction of facial burns. Plastic Surgery, edited by Mathes SJ, pp45-76, Philadelphia, Saunders Elsevier, 2006
●顔面熱傷の急性期から瘢痕期までの局所療法について概説されている。
　Leon-Villapalos J, Jeschke MG, Herndon DN: Topical management of facial burns. Burns 34: 903-911, 2006
●顔面熱傷に対する保存的治療から手術治療，瘢痕ケアまで急性期治療が総合的に網羅されている。
　Dziewulski P, Villapalos J-L: Acute management of facial burns. Handbook of Burns, edited by Jeschke MG, et al, pp291-302, Springer, 2012
●重症顔面熱傷の植皮術後の評価と治療戦略についての研究。
　Philp L, Umraw N, Cartotto R: Late outcomes after grafting of the severely burned face; a quality improvement initiative. J Burn Care Res 33: 46-56, 2012
●顔面熱傷の特徴と広範囲重症熱傷患者における治療および熱傷後後遺症の治療について概説されている。
　横尾和久：顔面熱傷．熱傷 27：1-11, 2001

第3章 熱傷

1. 熱傷

4）四肢・手（低温熱傷を含む）

横尾和久

Knack & Pitfalls
◎四肢の3/4周から全周に及ぶ深達性熱傷は，コンパートメント症候群を念頭に置き，末梢血行が確認できない場合，ただちに減張切開を行う
◎手背や足背の熱傷に対しては，tangential excisionが原則である
◎手掌や足底の熱傷は，まず保存的治療を行う
◎手部の遊離植皮後は，圧迫やリハビリテーションなどの後療法が重要で，特に小児では，長期間の経過観察が重要である
◎四肢の深達性熱傷で腱や骨・関節が露出する場合には，皮弁による被覆が必要となる
◎低温熱傷は一見浅そうに思われても，深達性のことが多い

診断のポイント

■受傷機転と臨床所見

火炎によるものか高温の液体によるものかなど，受傷原因の把握は深達度の診断に必要である。前者の場合，後者に比べてより深い熱傷となりやすい。幼児は高熱の物体や蒸気に触れて手掌に熱傷を負うことが多く，深達性となりやすい。創閉鎖後に瘢痕拘縮を来たしやすい。四肢の熱傷は労働災害が原因となる場合も多く，画像診断で骨折などの合併損傷の有無を確認することも大切である。

火炎などが原因で四肢の3/4周～全周性に深い熱傷が及んでいる場合，厚くて固い焼痂の下で浮腫が亢進し，神経や血管・筋肉を圧迫する恐れがある（コンパートメント症候群）。末梢側のしびれや疼痛，退色反応の消失が初期の症状である。患者の意識がなかったり，患肢が煤などで汚染されていたりする場合には，これらの症状がはっきりしないことがある。ドップラー・聴診器による動脈音のモニターが診断の有用な補助となる。CPKの高値は筋肉の損傷を疑わせる。

通常では熱傷の原因とならない程度の温度の物体に，圧迫を伴って長時間接触することにより生じる損傷を低温熱傷と呼んでいる。電気あんかなどの暖房器具によることが多い。熟睡，泥酔，麻痺などの要因が関与する場合が多い。受傷早期には，水疱形成や紅斑程度の所見で，一見すると浅い熱傷と思われることも多い。経過とともに壊死が明らかとなってくる（図1）。損傷が皮下脂肪から筋膜近くにまで及ぶことも多い。ごく小さい範囲の場合を除いて，外科的処置の適応となる。糖尿病性神経障害，末梢動脈疾患，運動麻痺などを基礎疾患として有する場合は，骨や腱の露出に至る場合もある。

治療法の選択

■減張切開

コンパートメント症候群の徴候が見られれば，ただちに減張切開を行う。その際，下肢では伏在静脈や総腓骨神経，上肢では橈側あるいは尺側前腕皮静脈や橈骨神経浅枝など比較的浅く走行する血管や神経を損傷しないよう注意する。

■デブリードマン

実施時期：四肢を含む全身熱傷の場合は，救命のために壊死組織の量を減少させることが最も重要とされる。何回かに分けてデブリードマンと植皮を予定する場合，躯幹や下肢が優先され，上肢は後回しとされることが多い。しかしながら，手部，特に手背は機能的に極めて重要な部位であり，可及的に受傷後早期に手術することが望ましい。手背に対する理想的な手術時期は，受傷後3～5日とされる。

方法：手背は手掌に比べて軟部組織が薄く，伸筋腱や関節が露出しやすい。デブリードマンは，tangential excisionが原則である。駆血帯を使用して，出血量の抑制に留意する。駆血野では，壊死組織と健常組織の区別をより慎重に行う必要が

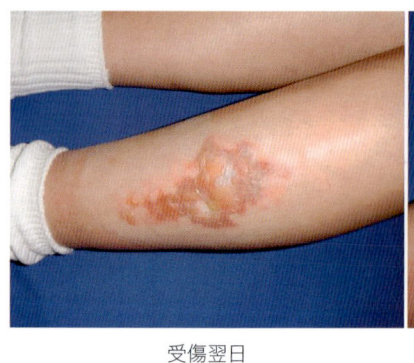

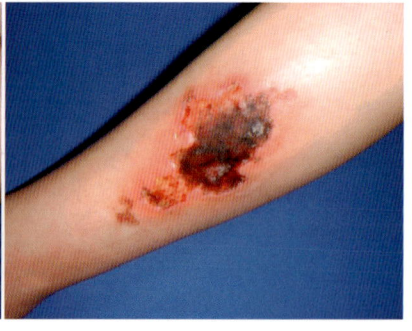

図1 低温熱傷の臨床経過
当初は浅達性Ⅱ度熱傷の外見を呈したが，時間経過とともにⅢ度熱傷と判明した。

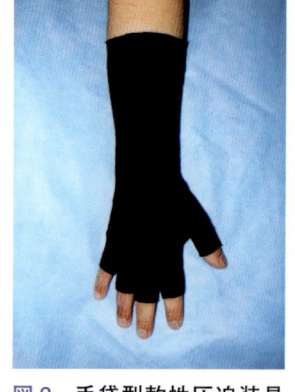

図2 手袋型軟性圧迫装具による手背部植皮の後療法
植皮の生着後早期から装用し，6カ月間継続する。

ある。水圧式ナイフ（VeresaJet®）を用いたデブリードマンも有用である。

手掌や足底は皮膚付属器が豊富で軟部組織も厚いため，毎日の洗浄および外用剤の塗布による保存的デブリードマンがまず選択される。

手部，足部以外の四肢では，熱傷面積と出血量を効果的に減少させるために，筋膜上で健常な皮下脂肪を含めて壊死組織を切除する場合がある（escharectomy）が，整容的には劣る。

■遊離植皮と皮弁移植

採皮部が確保できる場合は，手背にはシート状の植皮を行う。高熱のプレスに手を挟まれるなどの受傷機転では，損傷が伸筋腱に及んだり，関節や骨が露出したりする場合がある。薄い皮弁による被覆が必要となる。露出した腱や骨は，乾燥すると壊死に移行する。皮弁による被覆までの期間，人工真皮や同種皮膚などで被覆しておく必要がある。

■後療法とリハビリテーション

四肢に熱傷を受傷した患者では，受傷初日からリハビリテーションを開始し，全治療期間を通じて継続するのが理想的である。早期の離床と歩行訓練，関節運動範囲を維持するための他動運動などを，チーム医療として実施する。上肢に受傷している場合は，急性期から創閉鎖完了までの全期間，患肢を挙上位に保ち，浮腫の軽減を図る。受傷の早期から，シャワー浴の際の手指屈伸運動や，理学療法士の指導によるリハビリテーションを開始する。外用療法後に包帯を巻く場合には，良肢位に保たれるようにする。また，手指の自動運動を制限しない。

熱傷瘢痕は硬くて脆弱であるが早期には可塑性に富む。肥厚性瘢痕の抑制には，創閉鎖後早期からの圧迫療法が有効である。一方，過圧迫による潰瘍発生や血流障害には注意を要する。遊離植皮術を実施した場合でも，術後の安静期間は最小限（おおむね5日間）とし，リハビリテーションを早期に再開するとともに，植皮の圧迫装具を作成する（図2）。

幼児の手掌部熱傷は，上皮化後早期に拘縮が進行する場合が多い。拘縮予防の装具を作成するとともに，瘢痕の沈静化を待って瘢痕拘縮形成術を施行する。

低温熱傷に対する治療法の選択

■手術適応

比較的小範囲の場合を除き，低温熱傷は植皮の適応となる。糖尿病性神経障害や，麻痺，末梢動脈疾患などの基礎疾患を有する場合には，低温熱傷がさらに深達性となることがある。骨の露出などがあれば，皮弁移植の適応となる。

I 減張切開

KEY POINTS
- コンパートメント症候群が疑われれば，ただちに施行する
- 浅く走行する静脈や神経の位置を避けて長軸方向に切開する

❶ ドップラー・聴診器による末梢血流の確認

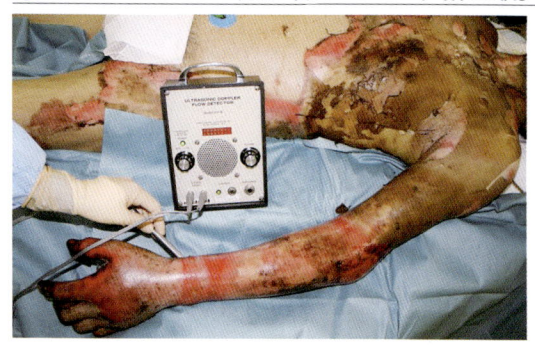

90歳，男性，火炎によるⅢ度熱傷

橈骨動脈や尺骨動脈，各指の固有動脈などで，血流音が聴取可能かチェックする。浮腫は，時間の経過とともに進行するため，末梢血流の確認は搬入直後だけでなく経時的に繰り返す必要がある。

Advice
・深達性熱傷の場合，皮膚の色調や退色反応だけで末梢循環を判断することは困難である。

❷ 上肢の減張切開

胸郭コンプライアンス低下のため，側胸部にも減張切開がなされている

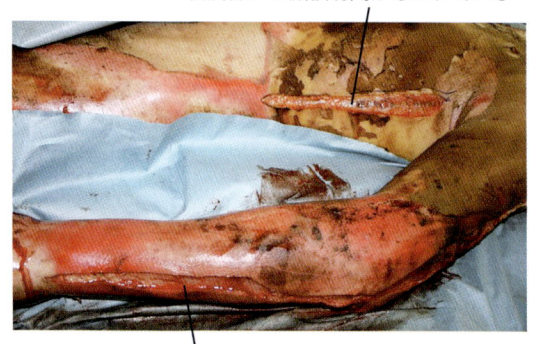

上肢の減張切開線

減張切開は緊急性の高い処置であるが，一気に筋膜に達するまで切開するのではなく，健常な皮下組織を直視できるまで，mid-lateral line に沿って徐々に切開を深くしていく。

切開を実施したら，目的とする血流再開が得られたかどうか再度ドップラー・聴診器で確認する。血流再開とともに健常組織からは出血があるので，凝固止血をする。

Advice
・尺側および橈側皮静脈や，橈骨神経浅背側枝などの走行を念頭に置き，これらを損傷しないよう注意しながら実施する。

❸ 手背および指の減張切開

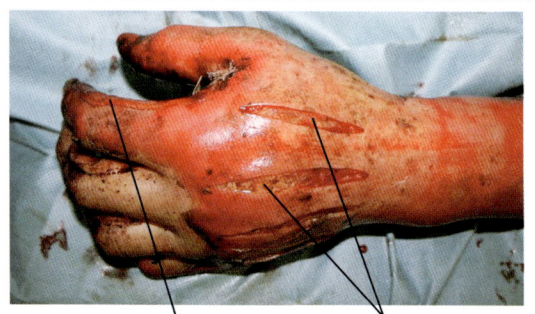

指の減張切開線　　手背の減張切開線

指においては，切開線を mid-lateral におく。
手背の減張切開は，複数の箇所で行う。焼痂を切開すると浮腫を伴った皮下組織が露出してくる。健常組織が見えるまで，徐々に切開を深くする。血栓形成のない皮静脈はできるだけ温存し，また，伸筋腱を損傷しないよう注意する。実施後は，指尖部において皮膚の色調などから血流再開の確認を必ず行う。

❹ 手・上肢・下肢の減張切開線

　上肢および下肢における減張切開線は，mid-lateral line におく．切開に際しては，浅く走行する神経や脈管を損傷しないように注意する．

手背や指背では，伸筋腱を損傷しないように注意する

指では，mid-lateral line に切開線をおく

尺骨神経
橈骨神経
橈側前腕皮静脈
大伏在静脈
総腓骨神経
後脛骨動静脈
小伏在静脈
腓腹神経

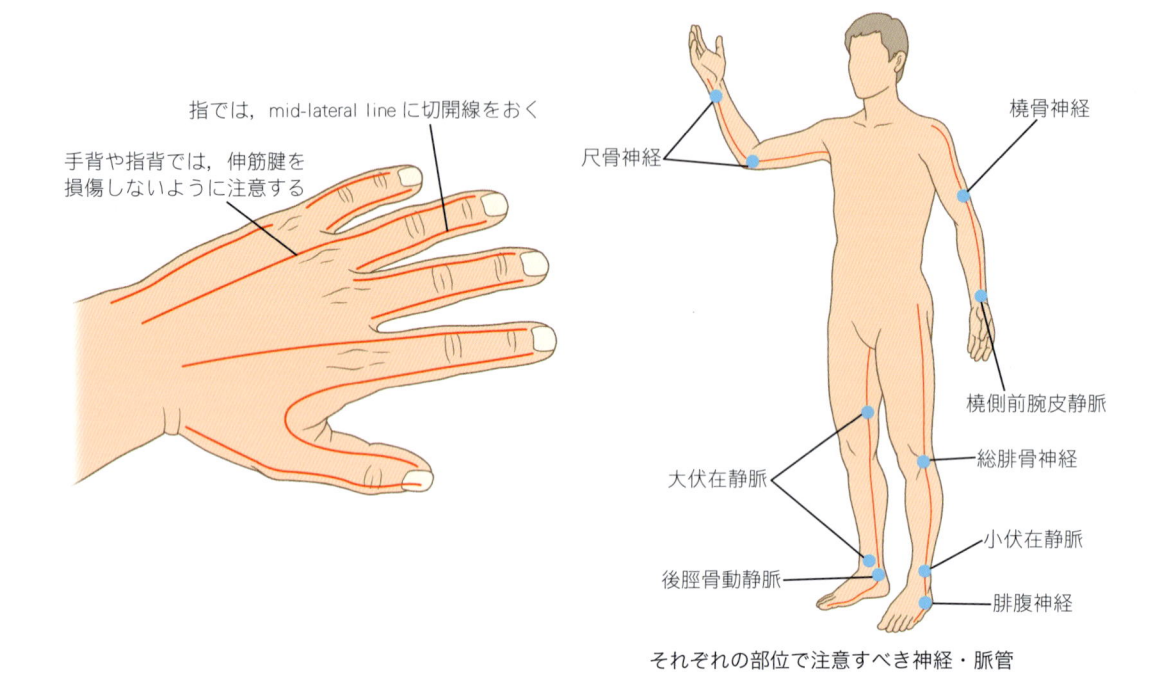

それぞれの部位で注意すべき神経・脈管

著者からのひとこと

- 四肢の減張切開の場合，ターニケットが装着できる状態であれば，装着下に行うことで出血をコントロールできる．
- 手根管切開の判断基準となる正中神経麻痺は，手掌の熱傷が浅い場合は，触角や痛覚，自覚的なしびれ感などを参考にする．手掌の熱傷が深く知覚検査ができない時や，患者との意思疎通が不可能な時は周囲の創の状態から適応を検討せざるを得ないが，多くの場合，予防的に手根管切開を行っておく方が安全である．

II 四肢広範囲熱傷：デブリードマン・植皮

KEY POINTS
- 駆血帯や tumescent 法による局所麻酔を併用することで，出血量の抑制に努める

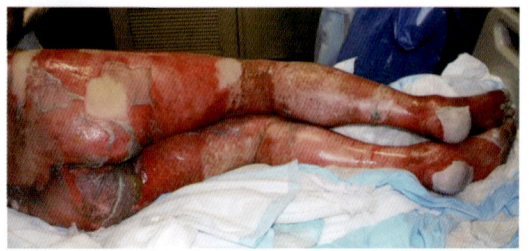

38歳，男性，硫酸による受傷

〈評価と治療方針〉

　殿部から両下肢全体にかけての30％熱傷で，大部分が DDB と考えられた．

　広範囲熱傷では手術を数回に分ける．初回手術として，20％ BSA を指標にデブリードマンを施行する．本症例では両側の大腿・下腿・足背に行った．

　デブリードマン後は，自家および他家から採取した皮膚をパッチ状に混合移植する．

❶ デブリードマン

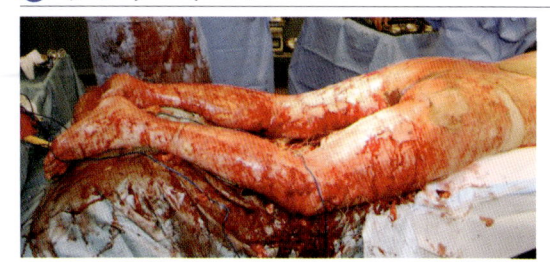

駆血帯（エアーターニケットあるいはエスマルヒ）を用いる。フリーハンドダーマトームや電気メスを使い，健常な皮下脂肪組織が露出するまで壊死組織を除去する。露出した細静脈に血栓形成があれば，まだデブリードマン不足である。結紮あるいは電気メスで十分に止血した後，10万倍エピネフリン生食に浸したガーゼを創面に貼付し，圧迫包帯を巻いて，植皮の準備に移る。

Advice
- 術後の機能や整容面を考慮し，健常組織は可能な限り温存する。駆血帯や tumescent 法を用いれば，筋膜上での escharectomy を行わなくても出血量の抑制が可能である。

❷ 植皮と固定

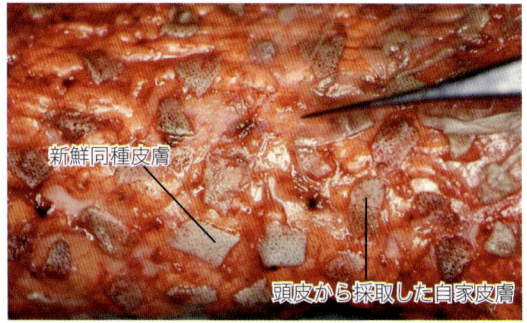

部位に合わせ，シート状，メッシュ，パッチ植皮を行う。自家組織が不足する場合，同種植皮（新鮮あるいは凍結保存）を追加する。固定は圧迫包帯にて行うが，副木あるいはギプスによる患肢固定が必要である。

新鮮同種皮膚
頭皮から採取した自家皮膚

自家および新鮮他家由来のパッチ植皮を行った状態
植皮後はチュールガーゼで被覆し，ガーゼを重ねて包帯を巻く。

❸ 術後管理

植皮術後5～7日間は，原則として包帯交換をしない。ただし熱発や悪臭，過度の滲出液，出血があれば早めにドレッシングをはずし，創面をチェックする。植皮の生着が確認できれば，以降軟膏療法やシャワー浴を継続し，パッチ植皮周辺への表皮伸展を促す。

創閉鎖が得られてからも，肥厚性瘢痕の抑制と拘縮予防のため，圧迫包帯を継続する。

Advice
- 殿部や肛門周囲に熱傷が及ぶ場合，創部汚染を予防するために，排便用直腸留置カテーテルが有用である。

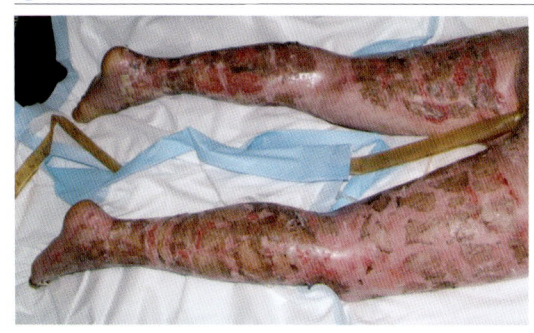

術後3週
移植した他家皮膚の大半は脱落しているが，自家皮膚からの表皮の伸展が見られ，上皮化が進行している。

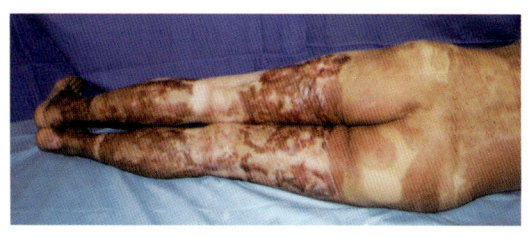

著者からのひとこと　筋膜上で健常組織ごと壊死組織除去を行う escharectomy は，できれば避けたい術式である。

受傷後6カ月

III 手背熱傷：Tangential excision・植皮

KEY POINTS
- デブリードマンは tangential excision が原則である
- 駆血帯を用いて，出血量の抑制を図る

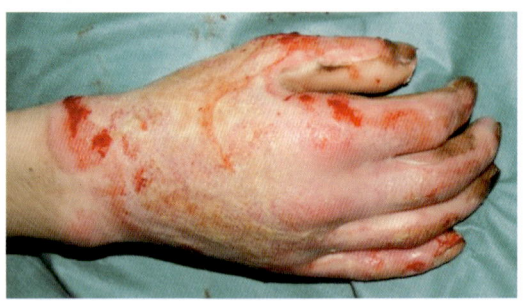

〈評価と治療方針〉

深達性Ⅱ度熱傷と考えられた。機能温存のため，受傷後5日目に手術を計画した。Tangential excision を行い，伸筋腱や関節包の露出がなければ遊離植皮を行う方針とした。

54歳，男性，火炎による手背の深達性Ⅱ度熱傷

❶ Tangential excision

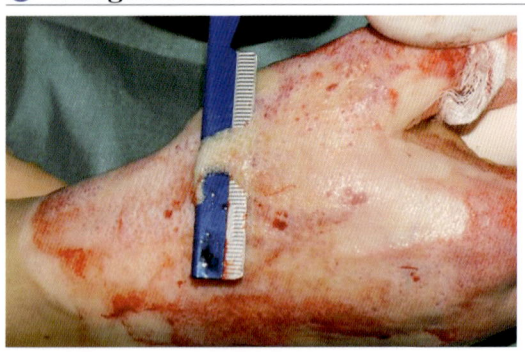

カミソリ型採皮刀を用いたデブリードマンを駆血下に行う。

接線方向に点状出血が見られるまで，壊死組織を切除する。

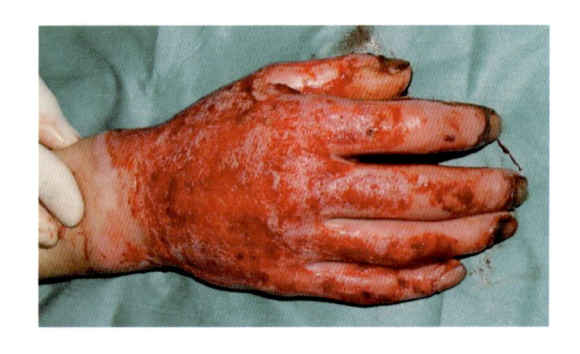

駆血帯を解除し，駆血下でわかりづらかった残存壊死組織を追加切除する。

Advice
・手背熱傷のデブリードマンに際しては，健常組織を最大限残すことが重要である。伸筋腱や関節包などの露出は極力回避する。

❷ 植皮の縫着と固定

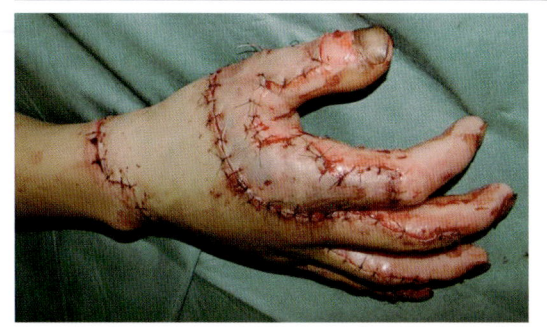

手背に対しては，厚め（12/1,000インチ以上）の分層植皮を行う。

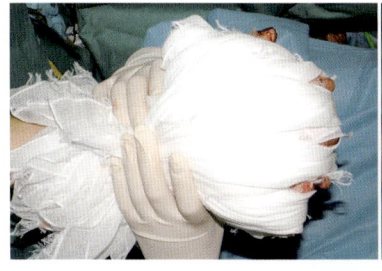

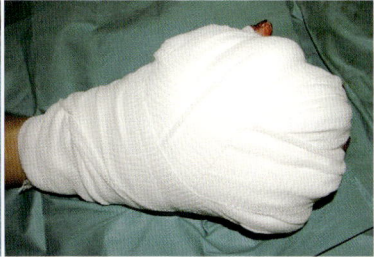

厚さ15/1,000インチの分層植皮の縫着を終了したところ

大量のガーゼを指間に挟み，併せて手背も圧迫されるようにする。手は，良肢位を保つようガーゼの量を調節する。

指間から手関節にかけて，弾性包帯を巻く。指先は隠さないで，常に血流を観察できるようにしておく。

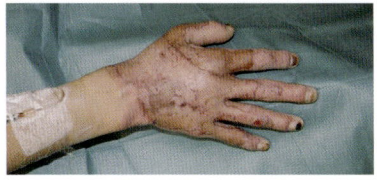

術後1カ月
手袋型の軟性装具を用いた圧迫療法とリハビリテーションを術後1週から開始する。

Advice
・感染予防の意味からも，鋼線刺入による手指の固定は推奨できない。ガーゼと包帯だけを用いたbulky dressingで十分な固定が得られる。
・手背に対して，薄すぎる（10/1,000インチ以下）分層植皮は，術後の拘縮により機能障害を来たす。

IV 手背熱傷：遊離大網弁による再建

KEY POINTS
・露出したままの腱や骨は，乾燥により壊死が進行する。早急に皮弁での被覆を行うことが重要である。大網の解剖学的特性から，複数指にまたがる損傷でも一期的再建が可能である

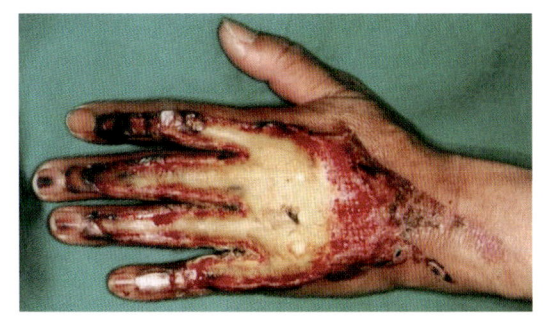

〈評価と治療方針〉

140℃のクリーニング用プレス機械に10秒以上挟まれたという受傷機転から，手背から指背にかけてのⅢ度熱傷と思われる。

受傷後16日初診で，受傷後18日に手術を予定した。皮弁による被覆が必須と考えられる。

53歳，女性，高温のプレス機械による圧挫熱傷

❶ デブリードマン

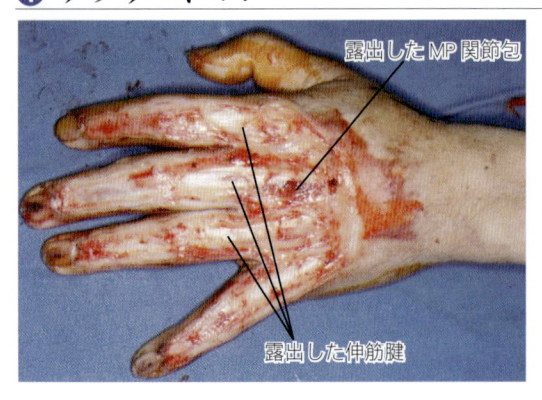

ターニケット駆血下にtangential excisionを行う。

Advice
・駆血により，壊死組織と健常組織の判別が困難となることがある。一時的に駆血を解除して判断する。

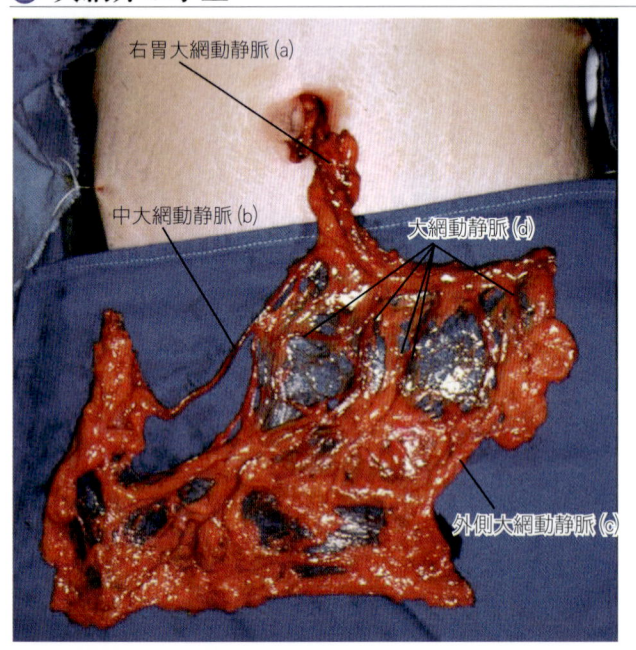

（画像ラベル：露出したMP関節包、露出した伸筋腱）

❷ 大網弁の挙上

通常，消化器外科医の協力を得て行う。胃の大弯側から短胃動脈を結紮切離，右胃大網動静脈（a）を血管茎として，中大網動静脈（b）から外側大網動静脈（c）までの領域の大網を採取する。胃大網動静脈からは数本の大網動静脈（d）が分岐するため，これらがそれぞれの指背を被覆するよう周囲脂肪組織を必要量だけ含めて挙上する。それぞれの大網動静脈の間は，分割可能である。

Advice
・複数ある短胃動脈の大弯からの切離には，ハーモニックスカルペルの使用が便利である。

（画像ラベル：右胃大網動静脈(a)、中大網動静脈(b)、大網動静脈(d)、外側大網動静脈(c)）

❸ 大網弁の移植とメッシュ植皮による被覆

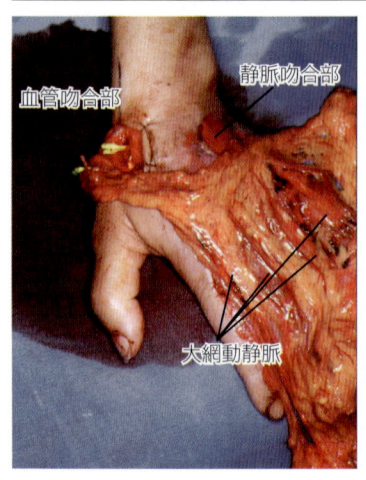

右胃大網動静脈を，橈骨動脈浅背側枝および伴走静脈と吻合し，さらに，大網内を走行する静脈を手背の皮静脈に吻合する。

深達性の損傷を受けた指はそれぞれ，大網動静脈と周囲脂肪組織を含めた動脈皮弁で被覆される。

大網弁は最初から分割やトリミングが可能である。

（画像ラベル：血管吻合部、静脈吻合部、大網動静脈）

1. 熱傷—4）四肢・手（低温熱傷を含む）

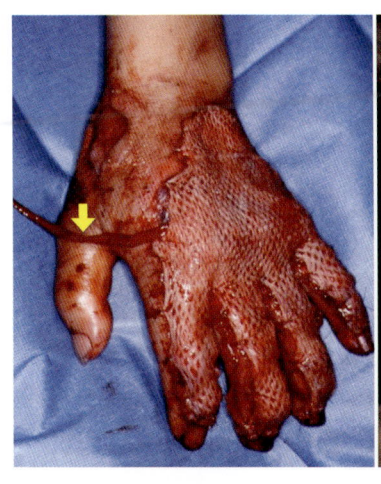

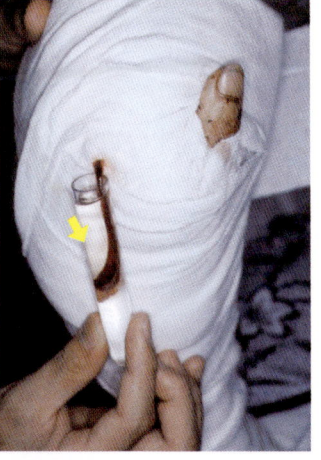

さらに，大網皮弁の上に網状植皮を移植する。網状植皮は，大網弁の上に良好に生着する。1.5倍メッシュをほとんど伸展せずに用いる。過圧迫で大網の血流を妨げないように注意する。

Advice
・大網動脈は必ず複数本存在する。余分に1本採取して生理食塩水中に浮遊させておけば，拍動を直視でき術後の血流モニターとして使用できる（⇨）。

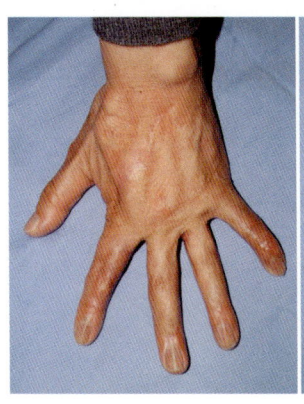

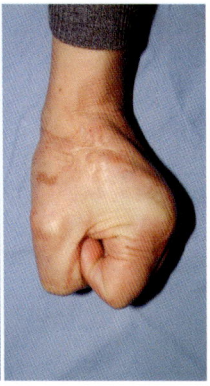

術後6カ月
手背の皮膚は柔軟で，機能的にも良好である。

V 低温熱傷：デブリードマン・植皮

KEY POINTS
- 低温熱傷は，受傷初期には深達度が不明のことが多い
- 一見浅そうに見えても，損傷が筋膜近くにまで達していることがある

〈評価と治療方針〉

受傷後1カ月で受診した。壊死組織の周囲に発赤があり，疼痛を伴う。早急なデブリードマンが必須と思われた。

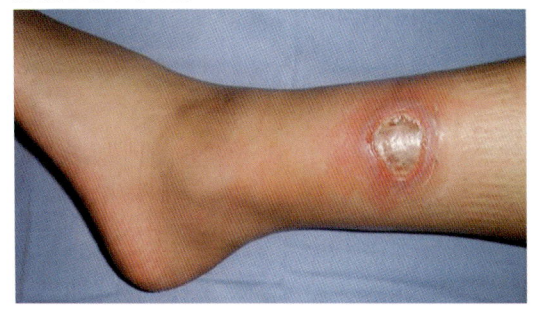

23歳，女性，あんかによる下腿の低温熱傷

① デブリードマン

点状出血を伴う健常組織が見られるまで，十分なデブリードマン（sequential excision）を行う。

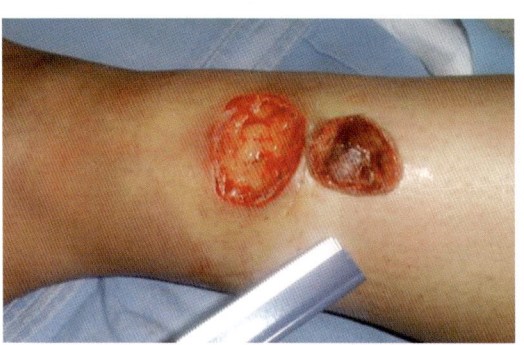

217

❷ 分層植皮

パッチ状に，薄めの分層植皮を行う。

Advice
・血腫を予防するためには，シート状の植皮よりも安全である。

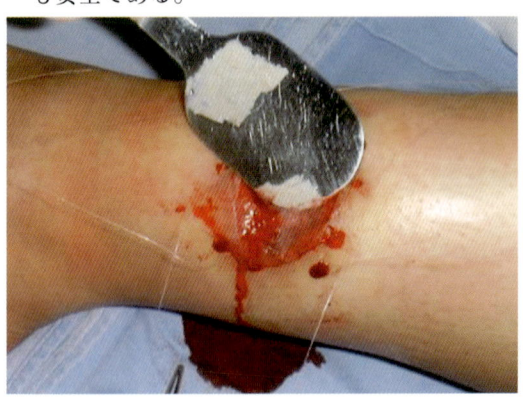

❸ 植皮の固定

タイオーバー法で植皮を固定し，さらにテープで軽度圧迫しておく。その上から弾性包帯を巻く。

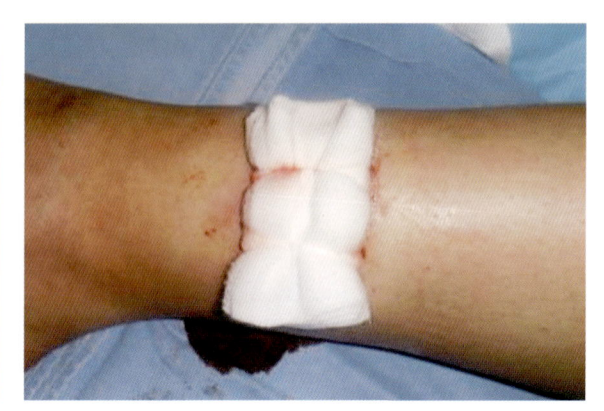

❹ 術後の管理

歩行は制限しない。術後5〜7日で開創する。

Advice
・植皮生着後6カ月間，肥厚性瘢痕予防のための圧迫をする。

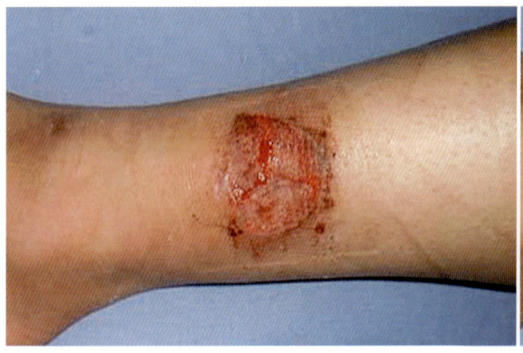

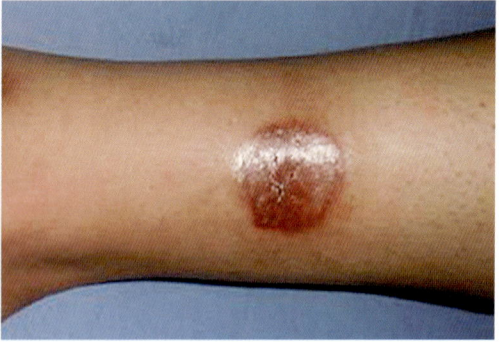

術後1週　　　　　　　　　　　　術後1カ月

著者からのひとこと
・低温熱傷は下腿外側に多い。肥厚性瘢痕の好発部位ではなく，通常は薄めの分層植皮で目立たない瘢痕となる。
・外来処置で可能な低侵襲手術である。

History & Review

●コンパートメント症候群と減張切開について詳述されている。
　Borghese L, Masellis A, Masellis M: Extremity burn reconstruction. Plastic Surgery (3rd ed), edited by Neligan PC, Vol 4, pp435-455, Elsevier, 2013
●Tangential excision の原著。
　Janzekovic Z: A new concept in the early excision and immediate grafting of burns. J Trauma 10: 1103-1108, 1970
●手背熱傷の手術時期について，詳しく論考されている。
　小川豊：手背熱傷における手の機能温存と手術；早期手術か待期手術か．熱傷 30：135-142, 2004
●低温熱傷を発症する温度と接触時間の関係を初めて報告した。
　Moritz AR: Studies of thermal injury, the pathology and pathogenesis of cutaneous burns, experimental study. Am J Pathol 23: 915-941, 1947

第3章 熱傷

1. 熱傷

5）体幹・外陰部

浅井真太郎

Knack & Pitfalls

体幹熱傷
◎胸郭のコンプライアンス上昇による呼吸障害を認めた場合，減張切開を考慮する
◎背部熱傷では空気流動ベッド使用がよい

外陰部熱傷
◎創汚染を来たしやすい部位であるため，創を清潔に保つ
◎特殊部位の熱傷であり，熱傷センターなど熱傷専門施設での治療が望ましい
◎形状が複雑な部位であり，タイオーバー固定は細かく分けて行う

診断のポイントと治療法の選択

体幹熱傷

■臨床所見

体幹は他部位に比べ皮膚が厚いため，熱傷深度の判定が困難な場合がある。特に背部は視診のみで熱傷深度の判定は困難で，退色法やpin prick testなどを併用し，色調のみでなく創部の血流や神経損傷の程度などを総合的に判断する。また，時間をおいて診察することも必要である。

Ⅲ度熱傷の場合，硬く伸展性に乏しい焼痂と皮下の浮腫などが原因で，胸郭コンプライアンス上昇による呼吸障害が生じる。

減張切開の適応は，呼吸困難やチアノーゼなどの所見が認められ，減張切開によりそれらの所見の改善が見込まれるものである。必ずしも体幹の全周性のⅢ度熱傷とは限らず，体幹全面半周程度のものや，深達性Ⅱ度熱傷の場合もある。

■手術適応

他部位と同様に深達性Ⅱ度熱傷以上の場合は皮膚移植術の適応となる。ただし，体幹部の手術には広範な採皮部が必要なことが多いこと，時間をかけて保存的治療を行い将来的に肥厚性瘢痕が残っても，非露出部であることなどから皮膚移植術の手術適応は慎重に判断する必要がある。

■手術時期

広範囲熱傷患者で感染を伴い早期に広範な焼痂切除が必要な場合は，1回で広範囲の面積の手術が可能な体幹が第1選択部位となる。

一方，小範囲であったり全身状態が安定している症例では，体幹部より四肢などの機能部位の治療を優先することもある。

■インフォームド・コンセントの要点

・呼吸障害を予防する目的で減張切開が必要な場合がある。
・非露出部であるため，保存的な治療が優先されることもある。

■手術方法

体幹の皮膚移植術は通常，分層植皮術を行う。顔面や手指と異なり，整容面や機能面よりも1回の手術で広範囲を被覆することが重視されるため，通常は1.5倍の網状植皮術が，広範囲熱傷の場合は3〜6倍の網状植皮術が施行される。

ただし，思春期前の女児の胸部熱傷の場合，乳腺の発達を考慮する必要があり，網状植皮術の倍率は可能な限り低い方が望ましい。

手術の際，四肢のようにターニケットなどの駆血帯が使用できず，また包帯などによる圧迫止血も十分にできない部位である。手術中の止血操作は電気メスを使用し慎重に行う必要があるが，さらにエピネフリン含有ガーゼや各種止血剤などを使用し出血量を減らす工夫が必要である。手術面積が広い場合や出血量を減らしたい場合は電気メスにて筋膜上で切除する場合もある。手術時間も短縮でき出血量も軽減できるが，術後の瘢痕拘縮は高度となりやすい。

また，包帯が巻きにくくガーゼを固定しにくいため，皮膚移植術をする際はタイオーバー固定が

必要となる。さらにタイオーバー固定の上に圧迫テープを貼付し，その上から胸帯，腹帯で固定するとよい。

■術後管理

背部の熱傷はガーゼがずれやすく，また創面の過剰な浸軟化や創感染を予防する目的で空気流動ベットを使用するとよい。

タイオーバー固定除去後の創処置は基本的には他の部位と同様，創の洗浄および軟膏や創傷被覆材にて行うが，四肢などに比べて包帯が巻きにくいため，胸帯や腹帯を併用すると便利である。

外陰部熱傷

■臨床所見

外陰部は形状が複雑なため臨床所見が観察しにくい部位である。しかし，排尿，排便機能などの重要な器官が集中している部位であるため慎重な観察が必須である。

色素沈着部位であり，しわや襞，陰毛があるため熱傷の深度判定や受傷部位の判定が困難な場合がある。少なくとも，尿道口，肛門括約筋，女性の場合は膣口の熱傷の範囲と深度の観察は不可欠であり，これらに損傷が及んでいる可能性があれば早急に専門科を受診する。

■手術適応

外陰部は他部位と比較して血流が豊富なため，深達性Ⅱ度熱傷でも適切な創管理を行えば上皮化が期待できる。可能な限り保存的に治療し，潰瘍化した部分にのみ皮膚移植術を施行するのがよい。なお，従来，保存的治療法として開放療法が行われたが，欠点もあり現在はあまり行われていない。

■手術時期

前述の理由もあり，手術を急ぐ必要は少ない。広範囲熱傷の場合は他部位の手術を優先すべきであり，外陰部は後回しにすることもある。

■インフォームド・コンセントの要点

・自然に上皮化が期待できる部位であり，保存的治療がまず適応となる。
・排尿，排便だけでなく性交，分娩，股関節の可動域制限などの機能障害が残ることがある。
・将来的に各種機能障害に対する再建手術が必要になることがある。

■手術方法

減張切開は股関節外転位で行い，両下肢は挙上すると操作が容易である（図）。

保存的治療を行っても創閉鎖しない部位や，明らかなⅢ度熱傷創のみ手術を施行する。体位は仰臥位で股関節外転位，かつ下肢は天井から挙上して行うと創面が展開でき操作が容易である。

小範囲の熱傷創の場合は，術後の拘縮などを予防する目的で厚めの分層植皮術や全層植皮術が望ましい。

血流が豊富な部位のため手術の際は慎重な止血操作が必要である。デブリードマンの深度は必要最小限とし，不十分と判断されたらこれを繰り返す。壊死していない尿道や肛門括約筋などを損傷しないよう注意が必要である。また，形状が複雑な部位であるため，タイオーバー固定は領域を考慮して細かく分けて行う。

■術前・術後管理

外陰部の熱傷は排尿，排便などにより創汚染を

側正中線に沿って切開を加える。
大伏在静脈の走行に注意し，会陰部の近くまで切開を加える必要はない

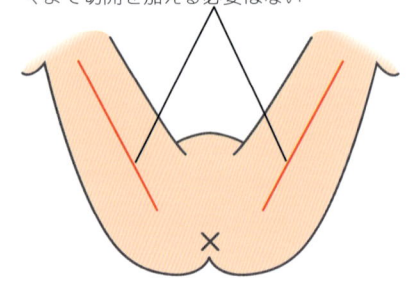

尿道や肛門周囲を損傷しないよう注意する

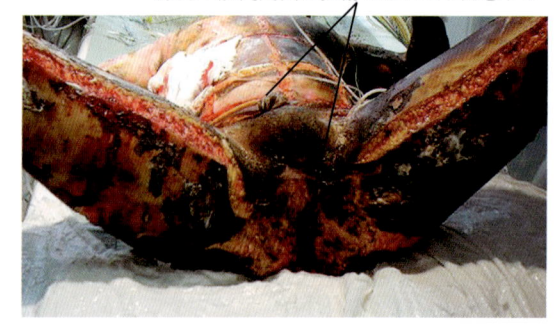

広範囲熱傷に伴う外陰部のⅢ度熱傷。大腿，腹部は受傷直後減張切開が施行された。

図　減張切開

来たしやすい部位であるため，創を清潔に保つことが重要である。尿による汚染を予防するために尿道カテーテルの挿入は必須で，便による汚染を予防するために直腸用カテーテルを挿入することもある。手術を行う場合は，便汚染を予防する目的で手術前から低残渣食に変更し，また手術直前には浣腸をし，排便を促す。また直腸用カテーテルを挿入する場合は軟便にしておく必要があり，適宜緩下剤を使用するとよい。ただし，直腸用カテーテルは1週間を目途に抜去する。

従来，保存的および手術後の創部の安静を保つ目的で行われていた骨格牽引（skeletal suspension）は創管理や排便管理などが容易であったり，拘縮予防に有用であるが，現在では特殊な器具が必要であったり，感染の発症や患者の苦痛を考慮してあまり用いられていない。また，外陰部の便汚染を予防する目的での人工肛門の造設術は，手術が必要なこと，閉塞などの合併症を併発する可能性があること，各種直腸用カテーテルの発達などの理由で行われなくなってきている。なお，外陰部は特殊部位であり，術後だけでなく術前から患者の心理面に対する医療従事者の配慮が必要である。

外陰部熱傷：デブリードマン・植皮

KEY POINTS
- 尿や便によるガーゼ汚染を予防する工夫が必要である
- 便汚染を予防する目的で，低残渣食を処方する
- 開創後は可能な限り洗浄，温浴を行う

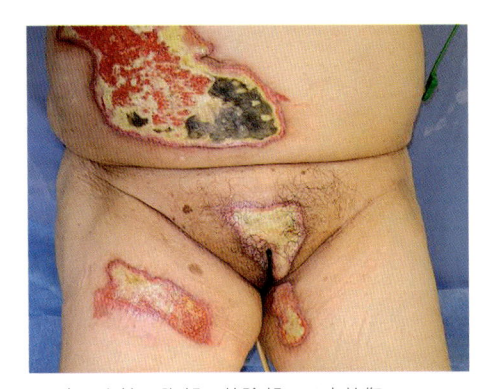

〈評価と治療方針〉

熱湯で受傷した。約2週間にわたり軟膏療法で保存的治療を行ったが，上皮化に至らず潰瘍が残存した。

汚染や感染に強い分層植皮を選択した。右大腿より分層植皮を採取し，1.5倍網状植皮片を作成し移植することにした。

72歳，女性，腹部・外陰部のⅢ度熱傷

❶ 術前

便汚染を予防する目的で手術前から低残渣食に変更し，また手術直前には浣腸をし，排便を促す。便バルーンを挿入する場合は軟便にしておく必要があり，適宜緩下剤を使用する。手術終了時には，手術後の便によるガーゼ汚染を予防する目的で便バルーンを挿入・留置する。

❷ デブリードマン

採皮用カミソリなどを使用し，希釈したエピネフリン含有ガーゼにて圧迫をしながら壊死組織を切除する。デブリードマンをする際は，損傷されていない尿道や肛門括約筋などの主要器官は温存する必要がある。血流が豊富な部位であり，術後出血を来たしやすい部位であるため電気メスによる慎重な止血操作を行う。

❸ 植皮

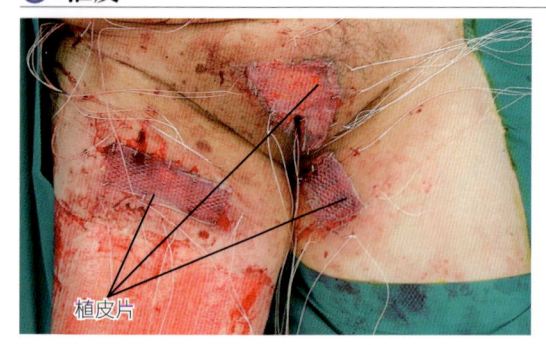

小範囲の場合は，厚めの分層植皮術や全層植皮術が望ましいが，広範囲の場合は汚染や感染に強い薄めの分層植皮術を選択する。

デブリードマン後，電気メスにて止血し，その上に1.5倍分層網状植皮術を施行した。植皮片はステープラーにて固定し，非固着性ガーゼにて被覆する。

❹ タイオーバー固定と直腸用カテーテルの挿入

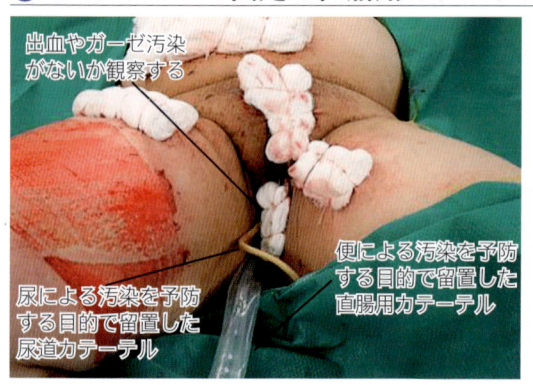

外陰部は形状が複雑な部位であるため，細かく分けたタイオーバー固定をし，その上にさらに圧迫テープなどを貼付し固定する。

Advice
・直腸用カテーテルを長期間留置すると患者の不快感もあり，また直腸用カテーテル挿入部周囲より便が漏れることもあるので，1週間をめどに抜去する。
・開創後は最低1日に1回は洗浄や温浴することが望ましい。

History & Review

●肛門内留置型の排便管理チューブ（便バルーン）の有用性につき記載。
　日本熱傷学会編：熱傷診療ガイドライン．p61, 2009
●温浴療法の長所と短所につき解説。
　日本熱傷学会用語委員会編：熱傷用語集．p65, 1996
●空気流動ベッド（エアーベッド）の長所と短所につき解説。
　日本熱傷学会用語委員会編：熱傷用語集．p65, 1996
●開放療法の利点と欠点につき解説。
　日本熱傷学会用語委員会編：熱傷用語集．p64, 1996
●全米熱傷学会が提唱する，熱傷専門施設への紹介基準。
　American Burn Association and American Collage of Surgeons: Guidelines for operation of burn centers. Resources for optimal care of the injured patients 2006, Chapter 14, pp79-86, Am Col Surg, 2006
●会陰部の熱傷病態について端的にまとめられている。
　江頭通弘：熱傷の病態 d）特殊部位の熱傷 Q13 会陰部熱傷．救急・集中治療 19：1138-1141, 2007

第3章 熱傷

1. 熱傷

6) 培養表皮，人工真皮ほか

春成伸之

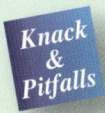

Knack & Pitfalls

- ◎同種皮膚，培養表皮を使用した治療は，採皮部が限定される熱傷症例に適用される
- ◎本邦でのスキンバンクの供給量は限定されているため，使用の際には綿密な計画が必要である
- ◎人工真皮は，植皮術に対する良好な移植床の形成を期待する場合に使用する
- ◎培養表皮は，少ない採皮で広い範囲の表皮が得られるが，真皮の再構築が必要で，その生着率も自家分層植皮術に劣る

治療法の選択

同種皮膚

■特徴
- 自家皮膚で被覆できない範囲を一時的に被覆する。
- 抗原性の高い表皮が拒絶されても同種真皮成分は残存し，移植床を提供できる。
- 人工真皮や培養表皮に比べ感染に強い。
- 自家皮膚と併用すると生着率が向上する。
- 組織移植であり感染の危険性がある。

■熱傷への適応

　自家皮膚移植だけでは被覆できない広範囲熱傷が適応となる。同種皮膚移植を行うことにより死亡率と合併症の減少と，入院期間の短縮が報告されている。また，Ⅱ度熱傷創面に同種皮膚を貼付することにより，上皮化が促進されることも報告されている。本邦では，屍体からの凍結同種皮膚を日本スキンバンクネットワークが供給している。スキンバンクからの凍結同種皮膚の供給量は限定されているため，手術時期，自家分層の採皮部，手術部位，採皮創の上皮化の時期などを熟考した綿密な手術計画が必要である。一方，小児の広範囲熱傷では，供給が限定的な同種皮膚でも被覆できる面積が相対的に増加することから，救命には同種皮膚移植は絶対的適応となる。

■インフォームド・コンセントの要点
- 広範囲熱傷の救命目的に同種皮膚を使用する。
- 組織移植であるため感染症の危険がある。
- 同種皮膚は一時的な創傷被覆目的に使用し生着しないが，救命に対して効果が認められている。

人工真皮

■特徴
- 人工真皮は，皮膚全層欠損創に対して真皮様組織を再構築する目的で開発され，下層のコラーゲンスポンジと上層のシリコーンフィルムの2層構造となっている。
- 人工真皮を全層皮膚欠損創へ適用すると，創縁・母床からコラーゲンスポンジに線維芽細胞や血管が侵入し，約2～3週間で真皮様組織に置換される。
- 人工真皮により提供される組織により植皮片の生着は良好となり，創閉鎖後の植皮部は柔らかで拘縮の少ない優れた質感を得ることができる。
- 欠点としては，人工真皮は基本的に生体にとっては異物であるため，感染に弱い。すでに感染した創面へは適応とならないことなどが挙げられる。

　人工真皮は，現在本邦では3つの製品が使用できる。それぞれコラーゲンスポンジの材料，保存方法，使用法が異なるため，使用に際してはその製品の取り扱いについて熟知しておく。3つの製品の違いについて示す（表）。

■熱傷への適応
- 真皮様組織を構築することにより植皮片の生着

223

第3章 熱傷

表　人工真皮の種類

	テルダーミス®	ペルナック®	インテグラ®
コラーゲンの種類	ウシ由来 アテロコラーゲン	ブタ由来 アテロコラーゲン	ウシ由来 不溶性コラーゲン
架橋	熱脱水架橋	熱脱水，化学架橋	化学架橋
グリコサミノグリカン	添加なし	添加なし	添加
性状	スポンジ	スポンジ	ゲル
真皮再構築時の色調	淡赤色	淡赤色	バニラ

率を上げ，薄め分層植皮術でも，機能的・整容的に優れた効果を期待して用いる。
- 広範囲熱傷症例で，感染期以前の焼痂切除後の一時的な創閉鎖に用いる。
- 培養表皮移植のための移植床を形成するために用いる。

■インフォームド・コンセントの要点
- 皮膚全層欠損創に対して，単に皮膚移植だけで治療するより質の良い創痕を得るため，または採皮ができるまでの一時的な創閉鎖に使用する。
- 創閉鎖まで人工真皮の移植と分層植皮術の2回の手術が必要である。
- 人工真皮は異物であるので感染しやすい傾向がある。

培養表皮

■特徴
- 日本においては，2009年に広範囲熱傷治療用の自家培養表皮シート（cultured epidermal autograft：CEA）であるジェイス®が市販された（図）。
- ジェイス®の場合，2～7cm²の全層皮膚を採取し，これを培養することにより，年齢にも依存するが約3～4週間後に8×10cm四方の培養表皮シート20枚が得られる。
- 欠点として，皮膚全層欠損創に対してはCEA単独では生着せず，真皮を再構築した移植床が必要であることが挙げられる。
- 自家植皮と比較すると感染に対しては極めて弱い。

■熱傷への適応
ジェイス®の保険適用は，「自家植皮のための恵皮面積が確保できない重篤な広範囲熱傷で，かつ，受傷面積として深達性Ⅱ度熱傷創およびⅢ度熱傷創の合計面積が体表面積の30%以上の熱傷」と規定されている。この保険適用は，皮膚全層欠損創に対して真皮再構築してからの移植を前提としているため，前述のとおりCEAの生着は自家分層植皮より悪い。

近年，CEAと6倍自家分層網状植皮とを併用することで，良好な上皮化が得られることが示されてきた。このことは，広範囲熱傷の治療戦略では，自家分層植皮術，同種皮膚移植術，人工真皮，CEAを効果的かつ多様に組み入れることで優れた治療成績が得られることを意味している。また，保険適用とはされていないが，自家真皮が残存する広範囲深達性Ⅱ度熱傷に対してもCEAは十分効果が期待できる。

■インフォームド・コンセントの要点
- 広範囲熱傷の救命目的に，自家分層植皮術より生着率はよくないが，自家植皮片が十分に得られないため使用する。
- 自家組織であるが，特定生物由来製剤と同等のリスクがある。
- 培養期間が3～4週間必要で，その期間を準備として同種皮膚または人工真皮による真皮再構築を行う。
- 生着後は外力には脆弱なので剥離する危険がある。

1. 熱傷—6) 培養表皮, 人工真皮ほか

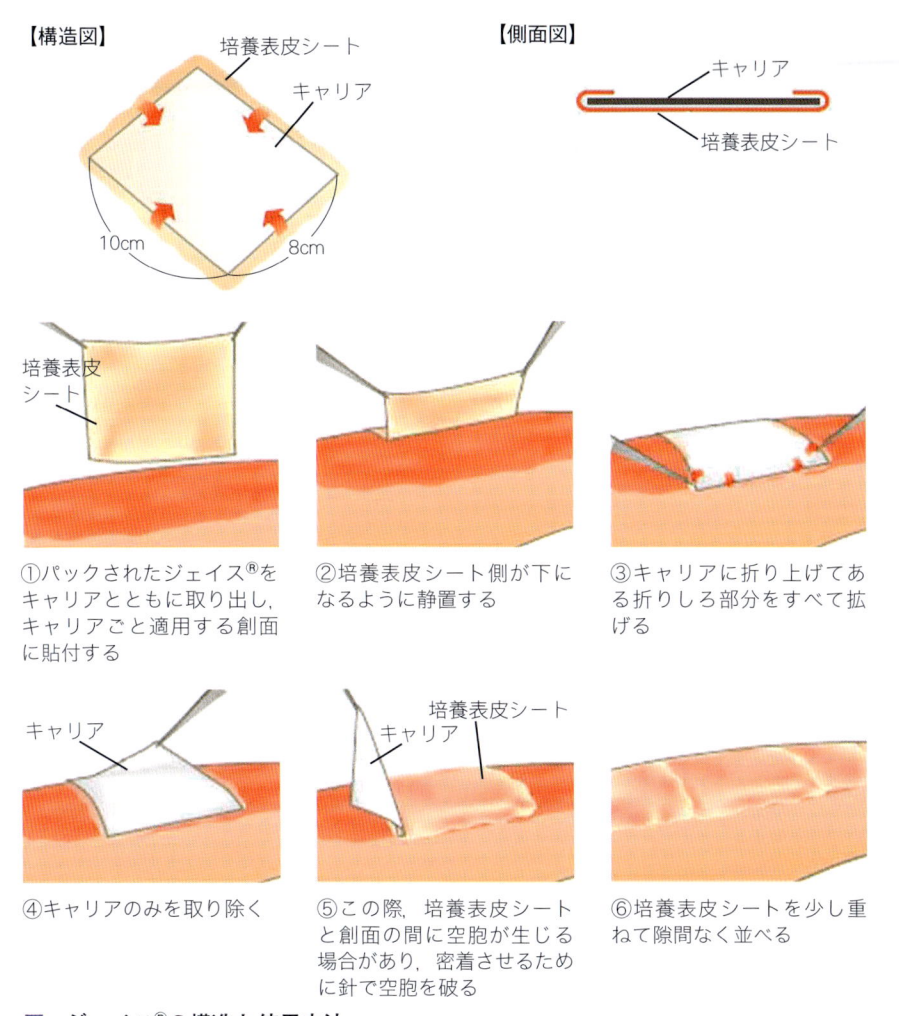

【構造図】培養表皮シート／キャリア／10cm／8cm

【側面図】キャリア／培養表皮シート

①パックされたジェイス®をキャリアとともに取り出し,キャリアごと適用する創面に貼付する

②培養表皮シート側が下になるように静置する

③キャリアに折り上げてある折りしろ部分をすべて拡げる

④キャリアのみを取り除く

⑤この際,培養表皮シートと創面の間に空胞が生じる場合があり,密着させるために針で空胞を破る

⑥培養表皮シートを少し重ねて隙間なく並べる

図　ジェイス®の構造と使用方法

I 同種皮膚移植：自家分層植皮術と併用する方法

KEY POINTS
- 同種皮膚を使用する部位, 範囲, 時期について優先順位を決めておく
- 自家分層採皮量により, 自家分層植皮片を高倍率の網状かパッチにするかを決める

❶ 同種皮膚の準備

　同種皮膚を使用する際には, 日本スキンバンクネットワークに使用する日時, レシピエントとなる患者の受傷状況・状態, バンクスキンの届け先などについて連絡する。バンクスキンは液体窒素の入ったタンクの中に凍結保存された状態で配送されてくる。タンクの蓋を開けると金属棒があり, それを上に引き上げると金属製の容器がタンク内より現れ, その中にパッキングされたバンクスキンがある。この状態では凍結されているため, 急速解凍が必要で, 著者は新鮮凍結血漿製剤を解凍する機械（FFPのパックを37℃の湯に入れて緩やかに振盪させるもの）にバンクスキンのパックを入れて解凍している。解凍後, パックを開封する。中に透明なパックがあり, それらを清潔操作で取り出しパックを開封して, 非固着性メッシュガーゼではさまれているバンクスキンを取り出し, 生理食塩水で洗浄する。

225

❷ 同種皮膚移植適用部位に優先順位をつける

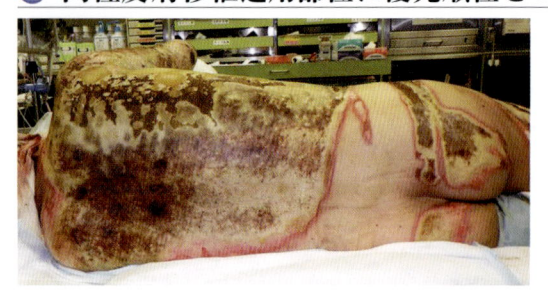

70歳，男性，火炎による広範囲熱傷
このような感染創に同種皮膚移植を適用する。

〈評価と治療方針〉

背部は感染により深達化した。採皮部が限定されている。救命のため，少ない自家分層皮片で広範囲の感染創を効果的に被覆できる同種皮膚移植と高倍率自家分層網状植皮術を併用する方針とした。

スキンバンクネットワークからの供給量は 7.5 × 15cm を 1 単位として，15 単位となっている。適用する範囲，部位に制限があるため，適用部位に優先順位をつける。同種皮膚が感染に対して強いという特徴を考慮し，背面，殿部，大腿内側を局所処置でも感染制御が困難な部位として優先的に同種皮膚を適用する。

❸ 同種皮膚と自家分層植皮の移植

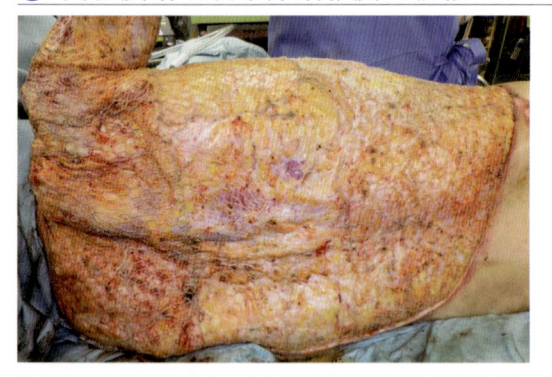

6倍自家分層網状植皮の上に3倍網状同種皮膚移植を行っている。

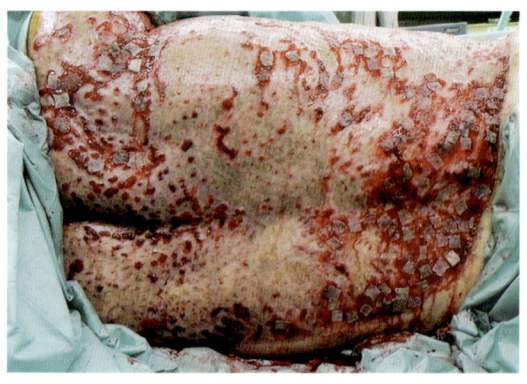

混合植皮施行後 42 日
6倍網状自家分層植皮片より上皮が広がってきているのがわかる。

自家分層植皮と併用する混合皮膚移植（intermingled skin graft）である。自家分層のパッチまたは 6 倍以上の高倍率の網状植皮片をデブリードマン後の創面に移植し，その上より 3 倍程度の網状同種皮膚をのせて，スキンステープラーにより移植床に固定する。移植片上に非固着性メッシュガーゼを貼付してスキンステープラーにより固定し，その上から軟膏基剤を薄く塗り，抗菌薬含有の厚めのガーゼを置き，圧迫のためにナイロン綿をその上に置き，弾性包帯を巻く。

最初の開創時に，同種皮膚移植片の一部が脱落している可能性がある。その部分の感染所見，血腫・壊死組織があれば，可及的に除去する。開創後は，感染所見がなければ隔日ごとに，感染所見があれば毎日洗浄処置を行うが，移植後約 2 週間経過すると同種皮膚移植片の表皮が脱落してくる。これは抗原性の強い表皮が拒絶されるもので，同種真皮は残存する。また同時に自家分層植皮片から周囲へ上皮が伸展している現象も認められる。この伸展は，分層植皮片単独のものより早い。

Advice

・少ない自家分層採皮量の場合は，パッチにして広い面積に移植し，ある程度の採皮量があるのであれば，6 倍の網状にして同種皮膚と自家分層植皮で被覆する範囲を合わせる。

II 同種皮膚移植：同種皮膚のみを移植する方法

KEY POINTS
- 同種皮膚のみでは創閉鎖できないため，次の自家分層植皮術の予定をたてておく
- 同種皮膚が創傷被覆機能を有する期間は約2〜3週間である

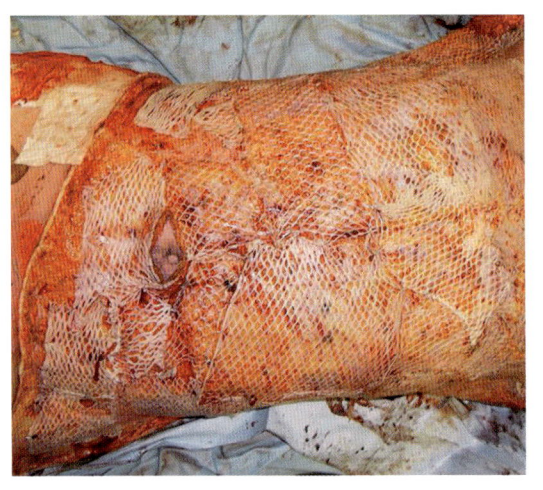

〈評価と治療方針〉

　広範囲熱傷において早期焼痂切除後に自家植皮で被覆できない広範囲の開放創が生じた。採皮創の再上皮化の間の一時的な被覆として同種皮膚移植を行う。

● 同種皮膚のみの移植

　自家分層植皮で被覆できない部分に3倍網状同種皮膚移植を行う。2〜3週後に拒絶された表皮が脱落してくるため，鋭匙などで同種皮膚の表皮や，網状間隙より萌出している肉芽の表面を削り取り，洗浄後に再上皮化した採皮部より再び薄め分層採皮を行い，同部位に植皮する。

Advice
- 同種皮膚移植が生着せず感染した場合は，デブリードマン・洗浄処置を行い，範囲が広い場合は，同種皮膚移植術を再度計画する。

腹部全面に3倍網状同種皮膚移植のみ施行した。

III 人工真皮移植：整容的効果を期待する場合

KEY POINTS
- 顔面，四肢，頸部が主な対象部位である
- 人工真皮を適用する直前の創面は十分に洗浄する必要がある
- 人工真皮はドレーン孔タイプを使用する。なければシート状の人工真皮を網状に加工する

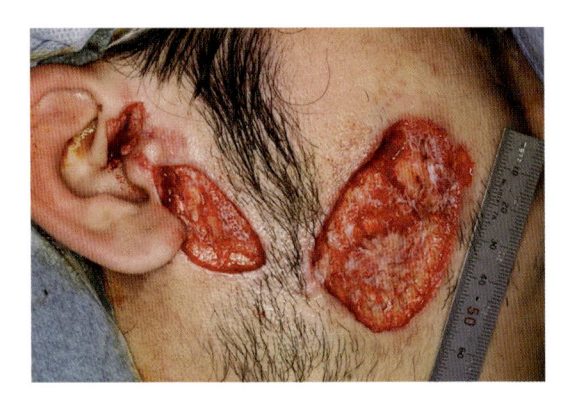

〈評価と治療方針〉

　顔面の電撃傷に対して確実なデブリードマンが行えなかったため，一期的な植皮術とせず経過観察目的に，かつ整容的な効果を期待して，人工真皮を移植した。

❶ デブリードマン

　顔面の電撃傷であるために，進行性の壊死も考慮して，人工真皮移植を施行して，経過観察する方針とした。可及的にデブリードマンを施行して，創面を十分に生理食塩水で洗浄した。

第3章 熱傷

❷ 人工真皮の移植

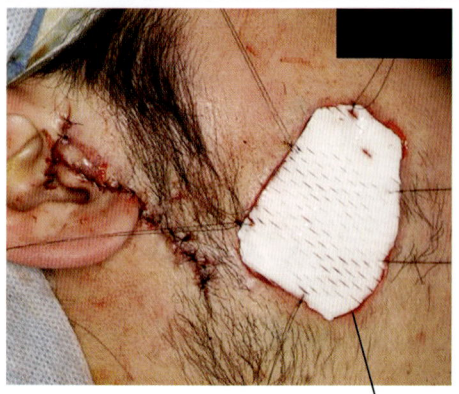

人工真皮を移植する。ここで適用する人工真皮は，ドレーン孔タイプを使用する。ドレーン孔より滲出液や血液が貯留することなく排出されることや，ドレーン孔より毛細血管の侵入がドレーン孔のないものより早いためである。また，血管新生を促進させる目的に塩基性線維芽細胞増殖因子（bFGF）を噴霧する場合，このドレーン孔より薬液がコラーゲンスポンジに浸透しやすくなる。貼付後は通常の分層植皮術と同様に，縫合糸またはスキンステープラーにより人工真皮を創面に固定して，非固着性メッシュガーゼ，抗菌剤含有ガーゼまたは綿などでドレッシングして，タイオーバー固定または弾性包帯を使用して軽く圧迫をかける。

ドレーン孔タイプ

❸ 移植後の管理

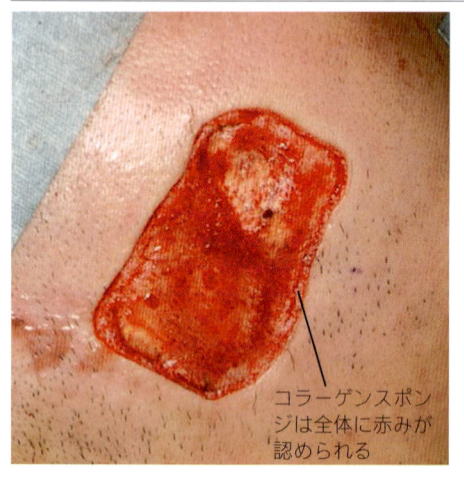

初回の開創を術後3〜5日に行う。開創時，血腫や滲出液で人工真皮が母床より浮いていれば，人工真皮に小切開を加えて血腫・滲出液を圧出して母床と密着させる。シリコン膜下に滲出液を認めた場合はシリコン膜に小切開を加えて排出する。コラーゲンスポンジが感染して，圧迫し膿性滲出が認められれば，その部分の人工真皮は切除し，洗浄する。通常2週間を経過する頃には，コラーゲンスポンジは全体に赤みが認められるようになる（インテグラ®の場合は淡赤色，黄色ないし橙色である）。このような状態になれば植皮が可能となる。コラーゲンスポンジの赤みが不十分で分層植皮の生着に不安がある場合，シリコン膜を除去してbFGFを散布して，血管新生を促す。この場合の欠点は，人工真皮の表面に肉芽様の凹凸が生じることと，感染の危険が増大することである。

コラーゲンスポンジは全体に赤みが認められる

人工真皮移植後2週

❹ 植皮

真皮様組織の表面を軽くガーゼで擦り，生理食塩水で十分に洗浄する。その後，薄めの分層植皮片（8〜10/1,000インチ）を移植する。
ドレッシング，術後管理は通常の分層植皮術と同様である。

Advice
・インテグラ®以外の製品での分層植皮術のタイミングは，人工真皮が全体的に淡赤色となった時点で行う。分層植皮前の期間が長くなるほど感染の危険性が増し，いったん感染すると通常の肉芽創と変わらない組織になり，術後に目立つ瘢痕を生じることになる。

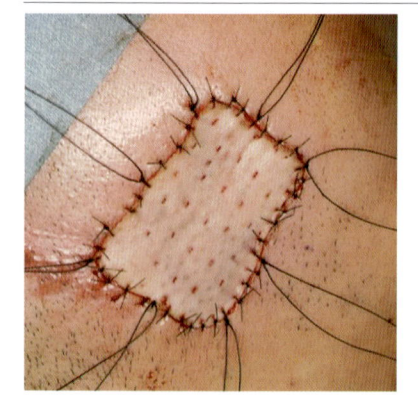

シート状の薄め分層植皮片を移植し，タイオーバー固定とした。

Ⅳ 人工真皮移植：分層植皮術で被覆できない創面へ貼付する場合

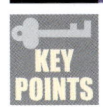

KEY POINTS
- 局所処置で感染をコントロールできる部位に適用する
- 手術は，創感染を生じる前の受傷後1週間以内に行う
- 確実に壊死組織を除去する

〈評価と治療方針〉

広範囲熱傷患者で感染期前の2回目の手術である。1回目の手術で大部分の恵皮部より採皮し，デブリードマン後の創面を自家分層植皮で被覆することができないため，採皮創が上皮化するまでの良好な移植床形成目的に人工真皮を移植する。

● デブリードマン後，人工真皮の移植

手術時期は，創感染を生じる前の受傷後1週間以内に行う。デブリードマンは，sequential または fascial excision で確実に壊死組織を除去する。デブリードマン後は洗浄を行うが，この洗浄は念入りに行う。人工真皮はドレーン孔タイプを用いる。人工真皮が不足する場合，シート状の人工真皮を1.5～3倍の網状に拡大して移植することで対処する。被覆面積を可及的に広くしようとして，ドレーン孔タイプを網状植皮片と同じように引き伸ばそうとすると，このタイプは引き伸ばす力には耐えられないため破損する可能性があるので注意する。注意点は感染であり，分層植皮術より早めに開創して状態を観察した方がよい。開創時の処置については前述と同様である。

Advice
- 人工真皮を適用した際に発生するさまざまな事象に対するQ&A集が作成されており，参考にするとよい（後述）。
- 感染徴候を認めた場合は，必ず開創して人工真皮の状態を確認する。広い範囲で感染を認めた場合は，人工真皮は除去し，洗浄処置を行う。その部位はすでに感染創であるため，再び人工真皮は適用できない。同種皮膚移植を検討すべきである。

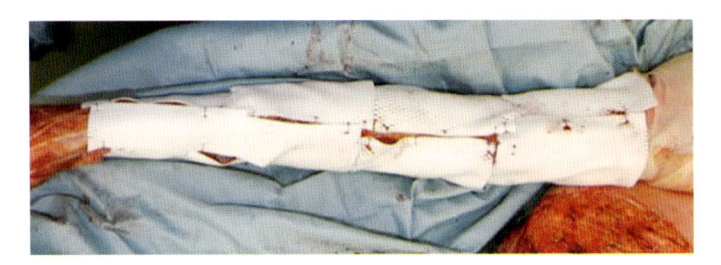

人工真皮が足りなかったため，シート状のものを3倍網状にして移植した

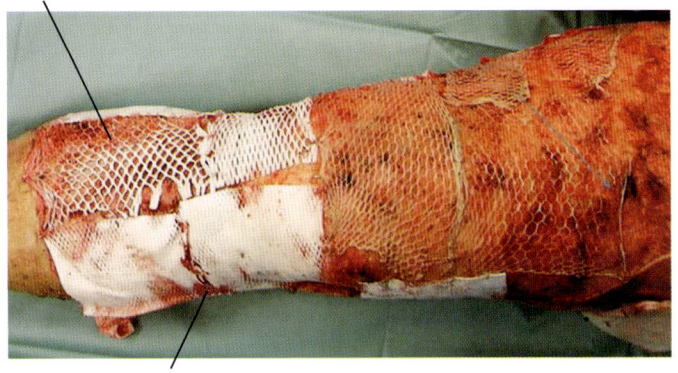

ドレーン孔タイプのものを移植した

第3章 熱傷

V 培養表皮移植

KEY POINTS
- 培養表皮の生着には，真皮が再構築された移植床の状態に依存する
- 培養表皮の生着は不安定であり，救命の決定的治療手段とはならない
- 確実な創閉鎖を期待するならば，自家分層植皮との併用を行う

〈CEA の準備〉

 まず，「受傷面積として深達性Ⅱ度熱傷創および Ⅲ度熱傷創の合計面積が体表面積の30％以上の熱傷」であることを確認する。CEA を使用することの同意を得られたら，直ちにジャパン・ティッシュ・エンジニアリング社（以下 J-TEC）に，患者情報，培養のための採皮の時期，CEAの必要枚数，CEA 移植予定日，移植回数について連絡する。採皮の時期としては，約3〜4週間の培養期間が必要であるため，可及的早期がよい。採皮時は J-TEC の担当者に来院してもらい，採皮量，培養期間，CEA の移植手術日について協議する。採皮は受傷を免れることが多い，腋窩部や下腹部の有毛部で，全層皮膚を採取する。

● 人工真皮により真皮を再構築する場合

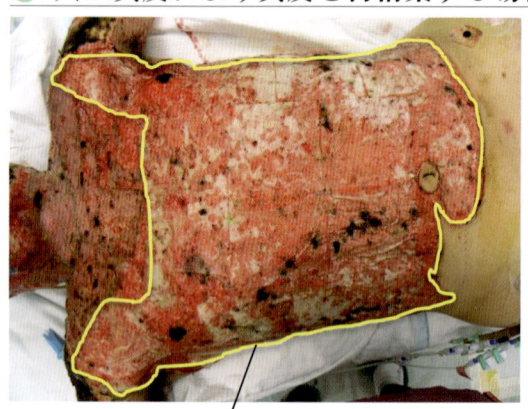

黄色の枠線内に人工真皮を移植して真皮を再構築した

20歳，男性，火炎による広範囲熱傷，墜落による骨盤骨折，腰椎破裂骨折，アセトアミノフェン中毒を合併した症例

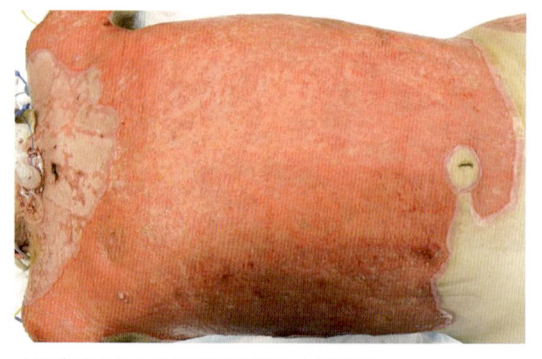

人工真皮のみで真皮を再構築した移植床

〈評価と治療方針〉

 採皮部位が骨折受傷部位と重なり，採皮量が限定されるため，培養表皮を移植する方針とした。移植部位は体幹前面となるため，感染制御が容易であると判断した。真皮再構築には人工真皮を適用する。

①人工真皮移植前後の手技と管理

 壊死組織を完全に切除する（sequential/fascial excision）。自家分層植皮で創閉鎖する場合は，人工真皮を適用してから約2週間で植皮するが，CEA の場合，培養期間が約3〜4週間であるため，上皮で被覆されない期間が長い。3〜4週間であれば人工真皮は十分に赤みのある真皮様組織に置換されているが，反対に感染のコントロールが難しくなる。この間，少しでも感染所見が認められたら洗浄処置を行い，抗菌薬含外用剤を塗布していく。

②人工真皮で真皮再構築後に培養表皮を移植する

 シリコン膜がまだ付いているならば剥がし，真皮様組織の表面をガーゼで擦り，止血を確認する。次に生理食塩水による念入りな洗浄を行う。著者は，パルスイリゲーションシステムを使用して洗浄している。

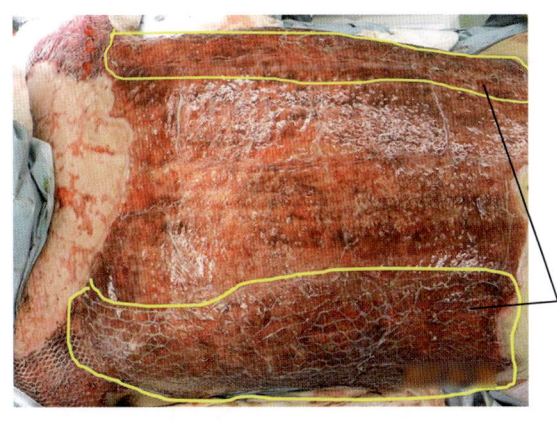

1. 熱傷—6）培養表皮，人工真皮ほか

　CEA 単独での移植は生着率が不良であることから，ジェイス®移植前に6倍網状自家分層植皮片を創面に適用する。

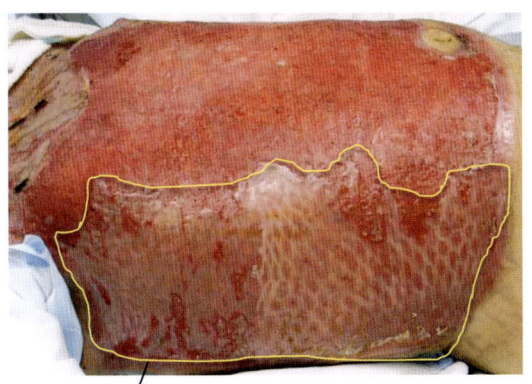

6倍網状自家分層植皮と培養表皮を併用している部分

③ドレッシングと術後管理
　術後1週間はこの状態を維持し，その後，非固着性メッシュガーゼを除去する。CEA が非固着性メッシュガーゼに固着しているようであれば，生理食塩水をかけて丁寧に CEA と非固着性メッシュガーゼを剥がしていく。剥がし終えたら，刺激の少ない泡状石鹸で洗浄し，生理食塩水で泡を洗い流す。水をガーゼで愛護的に拭き取り，再び非固着性メッシュガーゼを貼付する。この処置を週2～3回の頻度で行っていくと，ゲル状の CEA が乾いた創面に変化していくのが認められる。この状態が生着したと考えられる状態である。しかし，生着はしてもまだ外力には非常に脆いので，チューブ帯などの被覆保護が必要である。

人工真皮で真皮を再構築し，6倍網状自家分層植皮と培養表皮を移植した部分の2週間後
ほぼ上皮化が完了している。

● 同種皮膚で真皮を再構築する場合

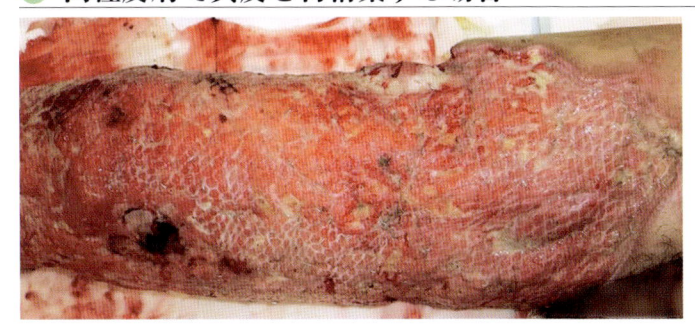

〈評価と治療方針〉
　広範囲熱傷で，当初は人工真皮で真皮を再構築する方針としたが，経過中人工真皮が感染したため，人工真皮ごと感染創をデブリードマンした後に，同種皮膚移植を行い真皮を再構築することとした。真皮再構築後は培養表皮のみを移植する。

同種皮膚移植後2週
すでに表皮は拒絶され，白い真皮組織が認められる。網状間隙より肉芽組織が膨隆してきているのを認める。

①デブリードマン
　同種皮膚の表皮を削り，同種真皮組織を露出させる。同種皮膚移植後2週間では，表皮が拒絶反応で脱落する時期と一致するため，鋭匙で容易に除去できる。表皮の除去とは，単に同種真皮組織を移植床として露出させることである。通常のデブリードマンのように出血が認められる

231

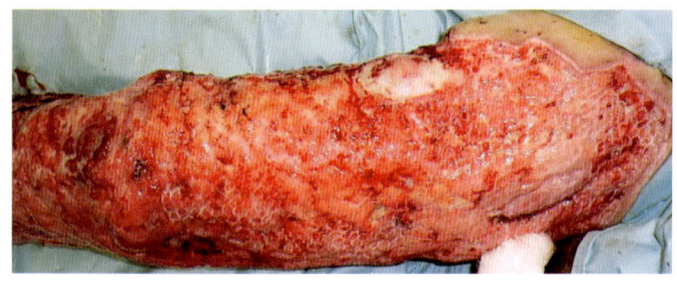

第3章 熱傷

鋭匙で同種皮膚の表皮と網状間隙の膨隆した肉芽組織を削った後の状態
白い同種真皮組織が網状に残存しているのがわかる。

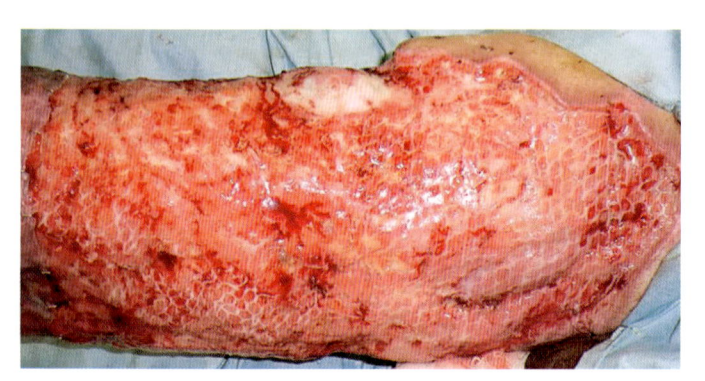

同種真皮組織上にCEAを移植した直後
ゲル状のCEAが創面全体に貼付されている。

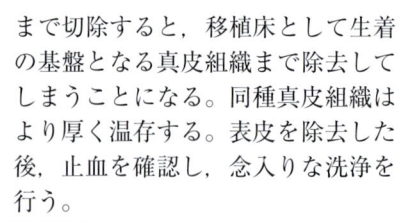

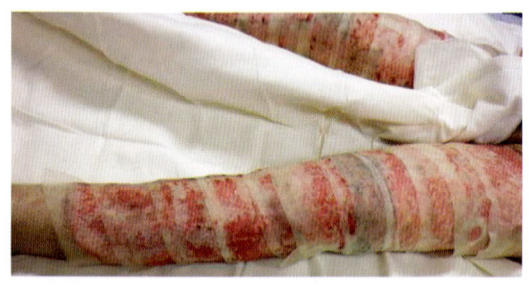

移植後1日以降は，ジェイス®直上の非固着性メッシュガーゼのみとする。

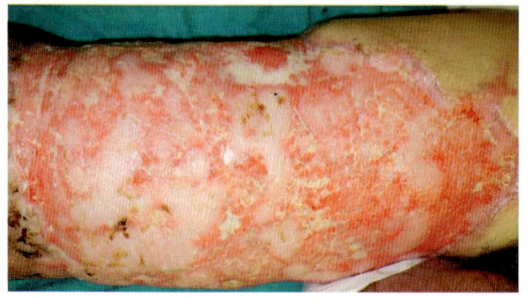

同種皮膚移植で真皮を再構築し，培養表皮のみ移植後4週間経過した部分。約7割の上皮化が認められる。

まで切除すると，移植床として生着の基盤となる真皮組織まで除去してしまうことになる。同種真皮組織はより厚く温存する。表皮を除去した後，止血を確認し，念入りな洗浄を行う。

Advice
・最近認可された水圧式ナイフ（バーサジェット®）は，表皮を削り取るのに効果的である。洗浄も同時に行っているので極めて有用である。

②培養表皮の移植
　同種皮膚の場合，CEA単独でも生着する可能性がある。しかし，確実な創閉鎖を期待するのであれば，人工真皮の場合と同様に，6倍網状自家分層植皮術を併用すべきである。

③ドレッシングと術後管理
　CEA移植後は，非固着性メッシュガーゼをCEAがずれないように貼付していく。固定はCEAを移植していない部位でスキンステープラーを使用する。術直後のみ非固着性メッシュガーゼの直上に生理食塩水を浸したガーゼを，圧迫の目的で置き，その上に乾ガーゼをあてて包帯を巻く。翌日には生理食塩水で浸したガーゼを除去し，CEAの直上の非固着性メッシュガーゼのみの状態として，空気暴露をさせて，可及的に外力が加わらないように管理する。

Advice
・CEAは高価であり，術後も繊細な管理が必要であるため，最初の適用症例については，管理しやすい部位と範囲を選択し，自家分層植皮を併用して，確実な生着率を確保し，CEAの使用法に習熟することが重要である。

History & Review

●東京都のデータで広範囲熱傷において同種皮膚移植により死亡率が低下したことを示している。
Kobayashi K, Ikeda H, Higuchi R, et al: Epidemiological and outcome characteristics of major burns in Tokyo. Burns 31 (Suppl 1): S3-S11, 2005

●Ⅱ度熱傷創に同種皮膚移植と開放療法とを比較した RCT の論文で，上皮化率において同種皮膚移植が有意に優れていることを示した。
Leicht P, Muchardt O, Jenseu M, et al: Allograft vs. exposure in the treatment of scalds; a prospective randomized controlled clinical study. Burns Incl Therm Inj 15: 1-3, 1985

●同種皮膚の真皮組織上に CEA を移植することで良好な生着を得ることを初めて報告した論文。
Cuono C, Langdon R, McGuire J, et al: Use of cultured epidermal autografts and dermal allografts as skin replacement after burn injury. Lancet 1 (8490): 1123-1124, 1986

●Cuono の同種皮膚による真皮再構築の方法により，CEA の良好な生着率を報告している。
Sood R, Roggy D, Zeiger M, et al: Cultured epithelial autografts for coverage of large burn wounds in eighty-eight patients; the Indiana University experience. J Burn Care Res 31: 559-568, 2010

●本邦で CEA と 6 倍自家分層網状植皮の併用が，真皮再構築と上皮化に有用であることを初めて報告した論文である。
日原正勝，楠本健司，富野敦稔ほか：自家培養表皮の使用とその応用．PEPARS 47: 50-60, 2010

●同種皮膚移植と自家分層植皮を組み合わせて広範囲熱傷創を被覆する方法を示した代表的な論文。
Alexander JW, MacMillan BG, Law E, et al: Treatment of severe burns with widely meshed skin autograft and meshed skin allograft overlay. J Trauma 21: 433-438, 1981

●人工真皮を使用する際に生じるさまざまな事象に対する具体的な対策が掲載されている実用的 Q&A 集。
真皮欠損治療研究会監：真皮欠損治療 Q&A-Ⅰ；人工真皮について（第1版）．オリンパステルモバイオマテリアル，東京，2010

2. 化学損傷

仲沢弘明

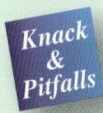

Knack & Pitfalls
- ◎酸によるものか，アルカリによるものか，原因物質とその濃度を同定する
- ◎原因物質と接触した時間を聴取する
- ◎流水による十分な洗浄を行う（除外対象あり）
- ◎中和剤は特殊な場合を除いては使用しない
- ◎特殊な物質による化学損傷ではインターネットなどで情報を得る

診断のポイント

酸・アルカリなどの化学物質が，皮膚や粘膜に付着・接触して発生する組織損傷を化学損傷という。主な原因物質として大別すると，酸，アルカリ，腐食性芳香族，脂肪族化合物，金属と金属塩，非金属元素とその化合物などである。これらに含まれる代表的な薬品を示す（表1）。

これらの化学物質が皮膚・粘膜に直接作用して障害するほかに，薬品の濃度と量，皮膚・粘膜との接触時間，薬品の温度などによって障害の程度が異なる。それぞれが大きくなるほど障害の程度も重篤になる。

■酸による損傷

酸は皮膚に触れると，遊離されたHイオンが蛋白質と結合して凝固壊死を来たす。酸および形成された acid-albuminate の強い吸水性により硬い乾性壊死となるため，深部への浸透性は弱く皮下脂肪組織まで障害が及ぶことは少ない。

■アルカリによる損傷

アルカリの吸水作用により細胞内脱水を生じ，細胞死を招来する。さらに，アルカリの鹸化作用により皮下脂肪が変質し，その際に生じる熱により周囲組織が傷害される。また，蛋白質との反応から，alkaline-proteinate が形成されるが，これは可溶性で水酸基イオンを含んだ状態のまま，より深部組織へと浸潤し組織傷害を拡大する。アルカリの濃度が1％以上，またはpH 11.5以上の場合には不可逆性変化を生じる。高濃度では皮膚との接触が数分以内に刺激を感じるが，低濃度の場合には麻酔作用が先行し刺激を感じるまで数時間を要することがあり，治療の開始が遅れることがあるので注意を要する。

表1 化学損傷の原因となる化学薬品

酸	塩酸，硫酸，硝酸，フッ化水素，リン酸
アルカリ	水酸化ナトリウム，水酸化カリウム，水酸化カルシウム
芳香族化合物	石油，コールタール
腐食性芳香族	フェノール（石炭酸），フェニルヒドロキシアミン，フェニルヒドラジン
脂肪族化合物	ホルムアルデヒド，イソシアネート，酸化エチレン，エチレンイミン，三塩化酢酸
金属とその化合物	ナトリウム，酸化カルシウム，塩化亜鉛，四塩化チタニウム，炭酸ナトリウム，次亜塩素酸ナトリウム，ベリリウム塩，バリウム塩，マグネシウム，水素およびその化合物
非金属とその化合物	リン，リン化合物，硫化水素，塩化硫黄，二酸化硫黄，過塩素酸，フッ素化合物，四塩化炭素，臭素

治療法の選択

■初期治療

●診察のポイント

問診の際，化学物質の種類と濃度，接触した時間を詳しく聴取する．職場で受傷した患者の場合には原因物質は簡単に特定できることが多く，また，簡単な応急処置が施されていることが多い．家庭内の事故では受傷した状況を詳しく聴取することが重要である．原因となった化学物質の添付文書から情報を得ること，さらに詳しい情報を得るために公益財団法人日本中毒情報センター（Japan Poison Information Center：JPIC）に問い合わせることも有用である．

●初期治療

原因となる化学物質の除去が重要で，流水による十分な洗浄を行う．化学物質によって洗浄する時間は多少異なるが，少なくても1～2時間は洗浄し，局所の疼痛や熱感が収まるまで洗浄する．酸よりアルカリの方が長時間の洗浄を必要とする．広範囲に及ぶ洗浄の場合は低体温に注意し，低体温が危惧される場合には，微温湯による洗浄を行う（表2）．

中和剤は特殊な薬品を除いて原則として使用しない．その理由は，中和反応の熱により組織がさらに傷害される可能性があるからである．

■特殊な処置を必要とする化学損傷

●フッ化水素（hydrofluoric acid：HF）

HFは25℃では気体で，その水溶液はフッ化水素酸と呼ばれる．フロンガス，フッ素化合物の原料となるほか，ガラスの艶消し，半導体のエッチング，金属の酸洗いなど，工業的に広く用いられている．弱酸であるが，強い腐食性があり，その作用は強酸である硝酸や硫酸よりも強い．また，暴露経路にかかわらず，体内に容易に吸収され，フッ素イオンとして低カルシウム血症などの全身症状を引き起こし，死亡する例もあることがよく知られている（JPIC HPより引用）．

HFは，酸としての皮膚への刺激性は弱いため，暴露直後は無症状であることが多いが，組織への浸透性が高いため，フッ素イオンを放出しながら深部組織へと浸潤し組織を破壊していくため，時間とともに激しい疼痛を引き起こす．

治療は，大量の流水にて皮膚の表面に暴露したHFを除去する．次に，組織内へ浸透したフッ化水素イオンに対して，グルコン酸カルシウムで不活化を図る．

軽症例に対しては，グルコン酸カルシウム3.5gと水溶性潤滑ゼリー150ml（141.75g）を混合したものを塗布し，ゼリーを浸透させない手袋をつけ，疼痛が治まるまで約15分程度マッサージし，疼痛が治まるまで再塗布する．

重症例に対しては，10%グルコン酸カルシウム（カルチコール®）を生理的食塩水で5%に希釈したものを，27Gまたは30G針で0.1～0.2ml（0.5ml/cm²）を損傷部位の周囲0.5cm程度まで皮下に注射する（表3）．その他の方法として，本剤の静脈内投与や動脈内投与が報告されているが，有効性は確立されていない．

●石炭酸（フェノール）

農薬，消毒剤，殺虫剤の原材料として，また，高分子工業などで使用される芳香族化合物である．高濃度では蛋白凝固を起こし，低濃度では軽度の疼痛もしくは無痛のまま深部まで浸透し組織損傷を引き起こす．全身的に吸収されると心室性不整脈などの心臓・中枢神経毒を生じる．

治療として，ふき取り前処置の後，大量の流水による洗浄後に，ポリエチレングリコールを中和剤として創面に塗布する（表3）．

●重クロム酸塩（dichromate salts）

染料・皮革・織物の媒染剤として使用される．猛毒であり，皮膚からの吸収は速やかで，血中濃度は5時間までにピークに達するので，可及的早期に傷害されたすべての組織を切除することが第1選択である．

●石灰類（酸化カルシウム）

食品の乾燥材などに用いられている生石灰は，水と反応すると消石灰（水酸化カルシウム）を発生し，アルカリとして作用するが，その際に生じる反応熱により組織傷害を引き起こす．それゆえ，最初から流水による洗浄は禁忌であるため，まずは皮膚表面に付着した生石灰をブラシなどで除去した後，反応熱を冷却できるだけの大量の流水で洗浄する（表3）．

●石油類（ガソリン，灯油など）

皮膚への接触によりびらん，水疱を伴う浅い皮膚損傷を引き起こす．ステロイド軟膏類の外用薬で治癒する．しかし，長時間の接触により炭化水素類が皮膚から吸収されると，呼吸障害を初めとして，多臓器障害を引き起こすことがあるので注意が必要である．

●コールタール

防腐塗料や，芳香族薬品の原料として使用され

表2 化学損傷治療の要点

①原因物質の除去	微粒子および乾燥した原因物質の除去
②希釈	水道の多量の流水による希釈。浸漬ではない
③熱傷深度の評価	視診よりも熱傷深度が深いことが多い
④全身状態の評価 中毒症状の有無	全身的な代謝異常を生じる可能性がある
⑤眼症状の評価	洗浄と同時に眼科へのコンサルトが必要である
⑥気道損傷の評価	エアロゾルによる損傷の場合，気道損傷の合併を生じる可能性がある

Carlotto RC, et al: Chemical burns. Can J Surg 39: 205-211, 1996 より引用

表3 化学損傷治療における重要な例外

①水による洗浄を避けるべき	フェノール	：洗浄前に50%ポリエチレングリコールスポンジによるふき取り
	硫酸，塩酸	：ソーダ石灰もしくは石鹸による洗浄
	Chlorox	：牛乳・卵白もしくは1%チオ硫酸による洗浄後に水による洗浄
	生石灰	：ブラシなどで除去した後，反応熱を冷却できるだけの大量の流水で洗浄
②中和剤	フッ化水素	：疼痛の改善を認めるまでグルコン酸カルシウムを局所に投与する
	白リン	：硫酸銅による洗浄

Carlotto RC, et al: Chemical burns. Can J Surg 39: 205-211, 1996 を一部改変引用

る。黒色で粘稠な油性液体であり，一度皮膚へ付着するとその除去が問題となる。除去する方法として，古くはガソリン，石油，アルコールなどが使用されたが，現在ではワセリン軟膏，界面活性剤，オレンジ油配合洗剤，リモネン含有溶剤などの使用が有効である。

●リン

火薬の製造から，化学肥料の原料，農薬，殺虫剤などに利用される。数種類の同素体をもつが，白リン以外の同素体は安定でほぼ無毒である。白リンは毒性が強く，接触した皮膚に強い疼痛を生じ，壊死性となる。低カルシウム血症，高リン酸血症，不整脈などを引き起こすこともある。

付着した白リンは自然発火する恐れがあるので，速やかに衣類を除去し流水で十分に洗浄する。特殊な治療として，0.5～1.0%硫酸銅の溶液で洗浄し黒色の皮膜（リン酸銅）を形成させることで可視化させ，除去する方法もある（表3）。

●イソシアネート

NCO基を含む有機化合物の総称であり，ポリウレタン製品の原料で，接着剤や塗料などにも使用されている。イソシアネートの一部にイソシアン酸が含まれ，呼吸器や目の炎症，中枢神経障害などを引き起こす危険性がある。汚染部位をイソプロピルアルコールで洗浄し，生体に害の少ないウレタンとして後に水洗する。

History & Review

●化学薬品・物質による中毒事故についての情報を，24時間得ることができる。特殊な化学損傷に遭遇したら，ただちに連絡するとよい。

公益財団法人日本中毒情報センター Japan Poison Information Center（http://www.j-poison-ic.or.jp/homepage.nsf）accessed 30 Jun, 2014

第3章 熱傷

3. 電撃傷・凍傷

村上正洋

Knack & Pitfalls

電撃傷
◎受傷時の状況を把握することで，合併外傷を予測する
◎電流の入口部と出口部を確認することで，体内の損傷部位を予測する
◎深部の損傷を考慮せず，体表のみの熱傷面積で評価すると過小となる
◎再建手術は，壊死範囲が分画される2週間程度は待機する

凍傷
◎受傷現場や搬送中の中途半端な保温は，状態を悪化させるため禁忌である
◎医療機関での温水（40～42℃）による急速解凍が初期治療で最も重要である
◎再建手術は，肉眼的に分画が明瞭となる3～4週以降とする

診断のポイント

診断は受傷機転から両者とも容易につくが，初期の段階で受傷範囲や深度を正確に判定し重症度診断することは一般熱傷に比べはるかに難しい。電撃傷では体内の組織損傷を，凍傷では徐々に病状が悪化する"slow growing necrosis"を評価する必要がある。

電撃傷

■臨床所見

通電することで生じるジュール熱による変性壊死が損傷の主体である。高電圧との接触部である皮膚から入った電流は，分散しながら主に抵抗の低い組織を流れ，再度アースとなる接地部の皮膚で合流して出て行く。生体組織の電気抵抗は高い方から骨，脂肪，腱，皮膚，筋肉，血管，神経の順で，抵抗の比較的高い皮膚では強いジュール熱が発生し深達性熱傷を生じる。また，体内で分散した電流も通電量によっては通過した深部組織に大きな損傷を与え，体表面の損傷に比し重大になることもある。よって，初期の段階で電流の入口部と出口部から体内の損傷部位を予測することが非常に大切である。

電撃傷では，心室細動など心臓への傷害，意識障害や痙攣など中枢神経系への傷害，筋肉の損傷に伴い生じるミオグロビンによる腎臓への傷害など，さまざまな全身症状を来たし，これらを呈する電撃傷を"電撃症"と呼称することがある。局所症状としては，皮膚の深達性熱傷のほか，末梢神経損傷による知覚・運動障害，血管損傷による進行性壊死や形成された動脈瘤の破綻による二次的出血などを来たすことがある。初期の段階から全身，局所の諸症状の観察と対応が重要である。なお，主に四肢に生じる末梢神経障害は通常一過性であるが，ときに遷延や受傷後徐々に発現することもあるので注意を要する。

■診断法

初期に体内の損傷範囲およびその程度を予測し重症度を正しく診断することは極めて難しい（表1）。全身を診査して，電流の入口部と出口部から体内損傷部を予測する。合併する外傷も検索する。ショック症状の有無や四肢の運動性，神経症状などを診る。正確な診断を得るために，以下の画像診断や定量検査を行うが，体内損傷が進行する可能性もあり，経時的に検査を繰り返すことがよい。

●画像診断法

深部臓器損傷の程度が重症度判定に重要であるため，積極的に画像診断を行う必要がある。通常ではCT，MRI，血管造影などが用いられ，各臓器の損傷程度，動脈瘤形成の有無，四肢の切断レベルの判定などに使われる。

●血液生化学検査，尿検査

CPK，GOT（AST），LDH，血中ミオグロビンなどで筋損傷の程度が予測できるが，茶褐色調のミオグロビン尿はそれをより簡便迅速に診断でき，急性尿細管壊死への対応として重要である。

表1　電撃傷の重症度分類

電撃傷	重症	①高電圧による明らかな通電 ②合計で一肢の半分以上に相当する体積の損傷・壊死 ③手首・足首を含む中枢二関節以上の自他動の制限，患肢を持つと重い ④ショック症状（欠くこともある） ⑤茶褐色尿（乏尿・無尿）
	中等度・軽症	①瞬間的通電，低電圧による通電 ②合計で両手掌までに相当する体積の損傷・壊死 ③手首・足首を含む中枢関節の自他動は可能，患肢を持っても重くない ④ショック症状なし ⑤肉眼的な正常尿（乏尿・無尿はない）
電気火傷		大部分が問診で診断可能。2万V以上では電気火傷となることが多く，肉眼的な電流斑はまれ。一般の熱傷と同様に軽症から重症まである

（大橋正次郎：感電・落雷．綜合臨牀　37：1604-1606, 1988 より改変引用）

表2　凍傷の深度分類

浅達性	Ⅰ度	皮膚の発赤，軽度の浮腫	表皮の損傷
	Ⅱ度	透明な水疱，高度の浮腫	真皮に至る損傷
深達性	Ⅲ度	血性の水疱，皮膚壊死，潰瘍	皮下組織に至る損傷
	Ⅳ度	筋肉，骨の壊死	筋肉，骨に至る損傷

●神経伝導速度検査

　末梢神経障害の評価に各種理学的所見とともに有用である。

●筋区画内圧測定

　受傷後2〜3日頃をピークに生じる浮腫が高度の時には，知覚や脈の診察とともに行うことで，コンパートメント症候群の早期診断が可能となる。

　なお，電流の入口部と出口部の熱傷は，通常では黒褐色の乾燥凝固壊死であり視診のみで深達性と診断することは難しくない。また，緊急性を有する重要臓器合併症の早期診断には心電図や時間尿量などの各種のモニタリングが必須である。

凍傷

■臨床所見

　凍傷の発生機序は，凍結による細胞の直接的傷害と末梢循環不全に伴う二次的組織傷害である。これらにより，組織は発赤などの可逆性変化から壊死といった不可逆性変化を生じ，Ⅰ〜Ⅳ度に分類される。ただし，これらはretrospective な分類である（表2）。一方で，現場では初期段階での予後予測が重要であり，なかでもⅡ度とⅢ度の可及的早期判断が望まれる。そのポイントは，Ⅱ度の主症状が透明な水疱形成であることに対し，Ⅲ度ではそれが血液成分を伴った暗紫色を呈し，2週間程度で皮膚壊死へと変化する点である。

■診断法

　急性期に受傷範囲と深度を予測するが，末梢循環不全に伴う二次的組織傷害が進み，損傷域は拡大，深化する傾向がある。経時的に観察を続け，皮膚面の損傷範囲と可動性や疼痛域を調べ，以下の各種検査とともに深度判定を繰り返して診断し，外科的処置を行う判断の基盤とする。

●Pin prick test

　血流の有無を確認する最も簡便な検査である。一般熱傷と同様に，深達性であれば真皮レベルからの出血がなく疼痛も少ない。

●画像診断法

　血管損傷が主な要因である凍傷では，血管造影をはじめMRA，超音波ドップラー検査などが有用とされる。また，晩期における切断部位の判定には，骨シンチグラフィーやMRIが参考になる。

●血液生化学的検査

　特異的な所見はないが，重症例ではCPKやミオグロビンなどの一過性上昇をみる。

治療法の選択

電撃傷

■初期治療

　電撃傷は，一般的には三次救急対応であり，各種のモニタリングによる全身状態の管理が初期治療の基本である。その主体は輸液管理であるが，体表の熱傷面積に従った輸液量では深部損傷への評価が含まれないため不足する傾向があり注意を要する。2日目以降は，動脈壁損傷による動脈瘤，コンパートメント症候群などへの対応とともに，全身状態が許せば，壊死組織のデブリードマンを順次行い，感染予防に努める必要がある。

　一方で，原因がアーク熱傷や衣類への着火による火炎熱傷は，通電で生じる感電事故とは区別でき，一般熱傷の初期治療に準じてよい。また，家庭用電源による小児の口唇や舌の熱傷は，通常は深達性で早期より比較的境界も明瞭であるが，部位的に積極的なデブリードマンおよび再建手術が難しく，また保存的治療によく反応することもあり，早期手術の適応は少ない（図1）。

● インフォームド・コンセントの要点
・見かけ上の損傷以上に重症であり，治療期間が長期に及ぶ可能性がある。
・入院後も重要臓器不全により死亡に至ることがある。
・血管内皮傷害と血栓による進行性壊死を生じることがある。
・筋損傷によるコンパートメント症候群を生じることがある。
・末梢神経障害が遷延する，もしくは遅れて出現することがある。
・動脈瘤破裂による二次的出血を来たすことがある。

■待機的治療（創閉鎖法）

● 手術適応
　皮膚損傷が小範囲でない限り，通常では何らかの手術治療が必要となる。

● 手術時期
　デブリードマンは早期から可能であるが，経時的に壊死範囲の拡大を来たすことが多く，創部を十分に観察しながら頻繁にかつ慎重に行う必要がある。再建は，深部の壊死範囲が分画される2週間程度は待機することが望ましい（図2）。ただし，電撃傷の受傷部位として比較的多くみられる手部は機能温存のため，より早期の再建手術がよい。

● インフォームド・コンセントの要点
・再建手術は複数回に及ぶことがある。
・四肢では機能障害を残す可能性が高い。

● 手術方法
　再建部位とその範囲や深さ，神経，腱，主要血管などの合併損傷など，総合的に考える必要がある。よって，単に植皮や局所皮弁で対応できるものから，指再建に趾移植まで必要となることもある。一方で，切断を選択せざるを得ない状況もしばしばある。

● 術後管理
　通常の形成外科的再建手術の術後管理と同様である。

凍傷

■初期治療

● プレホスピタルケア
　通常は医療機関から遠く離れた場所で発生するため，情報が入った時点での指示は重要となる。そのポイントは，医療機関に搬送する間に意図的に患部を温めることはせず，機械的外力からの保護程度にすることである。緩徐な解凍は組織損傷を大きくし，搬送中に再凍結するとそれがさらに拡大するためである。

● 医療機関での初期治療
・急速解凍
　極めて重要な初期治療であり，40～42℃の温水で患部が完全に解凍するまで急速に温める。爪床のflushing，組織の紫紅色への色調変化や柔軟化が確認できる。一方，温浴開始から15～30分経過してもそれらの確認ができない場合は，深達性の可能性が示唆される。なお，温浴中は自動運動をさせるが，マッサージは禁忌である。

・解凍後の処置
　創面は一般熱傷や皮膚潰瘍の治療に準じて処置する。同時に，解凍した後に生じる進行性壊死を最小限にとどめる処置として，末梢血管拡張剤や低分子デキストランの投与，交感神経ブロック，高圧酸素療法などによる末梢血行改善が行われることもある。

● インフォームド・コンセントの要点
・初期の重症度判定は難しく，診断には時間を要する。
・Ⅱ度以下では，保存的治療で機能的障害を残さず治癒が期待できる。

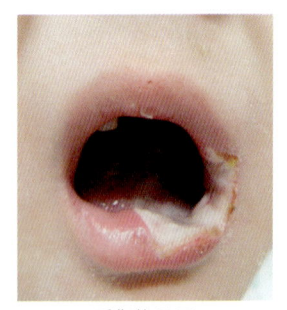

受傷後7日
下口唇〜左口角部および舌にⅢ度熱傷を認める。

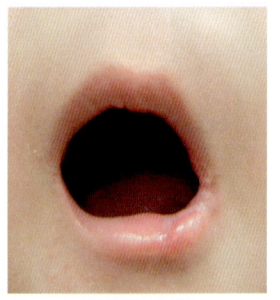

受傷後6週
口角の瘢痕拘縮，下口唇の左方偏位はあるが，高度ではない。

図1　家庭用コンセントによる口唇電撃傷

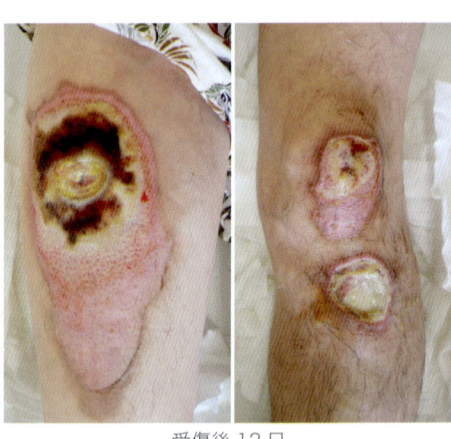

受傷後12日

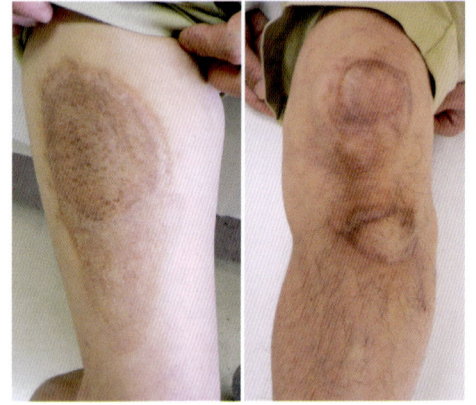

受傷後4カ月

図2　電撃傷の待機的治療
初診時，受傷より12日を経過していた。電流の入口部は右大腿，出口部は左膝であった。Wound bed preparationがほぼ完了する受傷後4週まで待機し，分層植皮で再建した。膝をつくときに加重がかかる左膝下方はのちに局所皮弁による再建を要した。
(村上正洋ほか：下腿・足の再建術における皮弁手術．PEPARS 26: 41-54, 2009 より一部引用)

・Ⅲ度以上では，外科的治療が必要となる可能性が高い。
・再建手術は，壊死範囲の分画が明瞭となるまで待機が必要である。

■待機的治療（創閉鎖法）
●手術適応
　組織壊死を生じるⅢ度以上が手術適応となる。ただし，壊死範囲が小さい場合，または壊死組織の自然脱落をあえて選択する場合は，Ⅲ度以上であっても保存的治療を試みることがある。
●手術時期
　肉眼的な分画が明瞭となる3〜4週以降が望ましい（図3）。

●インフォームド・コンセントの要点
・Ⅲ度以上の凍傷は，機能的・整容的障害を残す可能性が高い。
・再建手術は複数回に及ぶことがある。
・凍傷に罹患した部位は完治しても寒冷に弱いため，予防に配慮が必要となる。
●手術方法
　指趾は断端形成が最も簡単な対処法であるが，少しでも長さを保ちたい場合は，植皮や皮弁による再建が必要となる。耳介や外鼻では，整容的問題があれば移植による再建を行う。
●術後管理
　通常の形成手術と相違ない。四肢の切断では早期からリハビリテーションを行う。

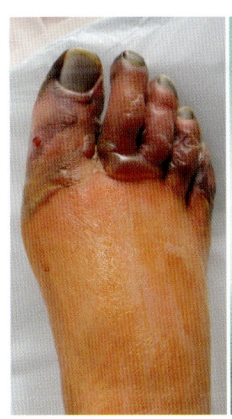

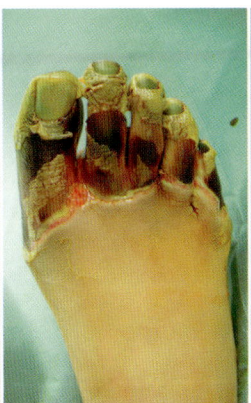

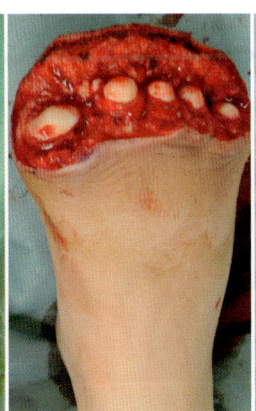

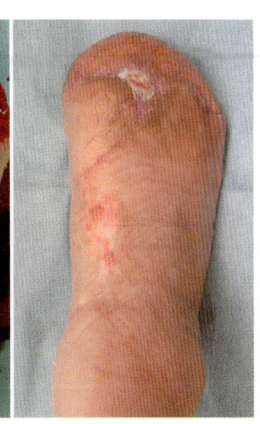

| 初診時 | IV度凍傷 | 中足骨頭レベル切断 | 術後2カ月 |

図3　凍傷の待機的治療
初診時，発症より約4週を経過していた。血性の水疱が残存している。プロスタグランディン製剤の投与を行ったが完全壊死となった（IV度凍傷）。中足骨頭レベルでの切断術を施行した。切断術から1カ月後に遊離鼠径皮弁で再建した。
（東京女子医科大学病院形成外科症例）

History & Review

- 450症例以上の経験を基礎に記載されている。
  大橋正次郎：電撃傷．熱傷 23：65-80, 1997
- 形成外科医の視点からも記載されている。
  宇田宏一，菅原康志：電撃傷．形成外科 51：S90-S93, 2008
  百束比古，小川令：凍傷，しもやけ．形成外科 49：S25-S29, 2006
- 凍傷の病態・分類・診断・治療のすべてに対し詳細に記載されている。
  江副京理，四ッ柳高敏：凍傷．熱傷治療マニュアル，木所昭夫編（初版），pp356-367, 中外医学社，東京，2007

形成外科治療手技全書 III
創傷外科

第4章 感染創

p.243

第4章 感染創

1. 皮膚・軟部組織感染症

1）皮膚感染症

大浦紀彦

Knack & Pitfalls
◎皮膚感染症は，進行すると重篤な深在性の軟部組織感染症へ移行することがある
◎慢性膿皮症などの慢性的な炎症の持続は，有棘細胞癌の発生母地となることがある

◎概説

　体表を覆う皮膚の最表層の角層は，外部からの細菌の侵入を阻止するバリア機能を有する。さらに角層の表面には表皮ブドウ球菌などによる常在細菌叢が存在し，有害な病原菌の定着を防いでいる。皮膚感染症は，このようなバリア機能が低下している"毛包"，"汗腺"，"浸軟部"，あるいはバリアが欠損している"創"から細菌が侵入して生じる化膿性炎症である。起炎菌は黄色ブドウ球菌，A群β溶血性連鎖球菌が主であるが，大腸菌や緑膿菌などのこともある。

　感染が成立し発症するか否かは，菌量，毒性など，細菌側の要因と宿主の防御機構の相対的な力関係による。糖尿病，免疫不全（HIV 感染症）などは防御力を低下させる代表的な基礎疾患である。さらに副腎皮質ホルモンや免疫抑制剤の投与なども免疫力を低下させ感染を起こしやすくする。糖尿病は免疫力が低下するだけでなく神経障害によって足部での発汗が減少し亀裂を生じ，そこから白癬やブドウ球菌の感染が起こる。なお，感染が皮膚にとどまらず，皮下脂肪層，さらには筋膜，筋へと波及したものは軟部組織感染症と呼ばれる。

　表皮・真皮・真皮直下における皮膚感染症に対する治療は，洗浄によって清潔を保つことと抗菌薬の内服である。近年，MRSA などの耐性菌による皮膚感染症も増加しているので，抗菌薬の効果判定を行いながら，抗菌薬を選択することが重要である。水疱や囊胞を形成する皮膚感染症では，破疱し保清するだけで治癒に至ることも多い。皮下に膿の貯留を認めた場合には，切開排膿が第1選択となる。

診断のポイント

　一般に，感染が成立すると感染の4徴（発赤，局所熱感，腫脹，疼痛）が現れる。皮膚感染症では水疱や囊胞，囊腫が認められることも多く，その周囲に発赤，腫脹，膨疹を伴う。これらを注意して観察する。問診では，免疫力の低下した状態である糖尿病，免疫不全，副腎皮質ホルモン剤投与などの聴取が重要である。また，小児の代表的な皮膚感染症である伝染性膿痂疹では，強い感染力が特徴的であるので，同疾患に罹患した幼児との接触について聞いておく。水疱，囊胞，囊腫などを形成したものでは切開を施行した際に細菌培養を行い，感受性を検討し抗菌薬の選択に役立てる。

■付属器関連性感染症
　表皮から真皮層における付属器関連の皮膚感染症である。
●毛包・汗腺感染
　毛包炎は，毛包の炎症が深部へと波及した病態である。単独で，真皮の比較的浅い部位に感染する「せつ」（図1）と，多発し真皮深部まで進行した「癰（よう）」（図2）に分けられる。尋常性毛瘡は，髭剃りなどの外傷により二次的に毛包の感染が生じた病態である。黄色ブドウ球菌による

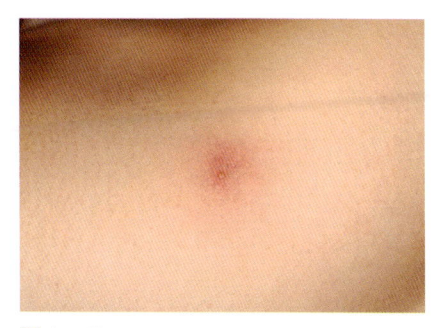

図1 せつ

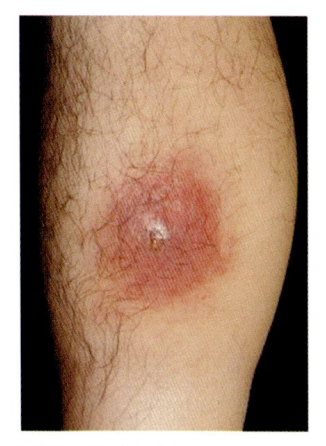

図2 癰（よう）

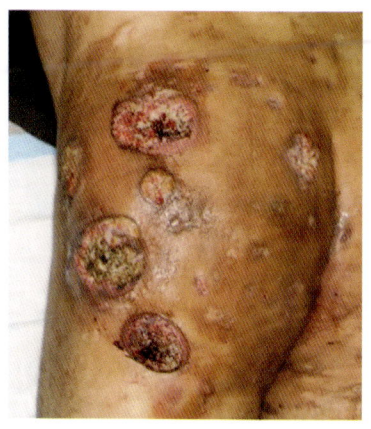

図3 殿部慢性膿皮症から生じた有棘細胞癌
20年以上治癒することなく，炎症が持続し，排膿を繰り返していた。

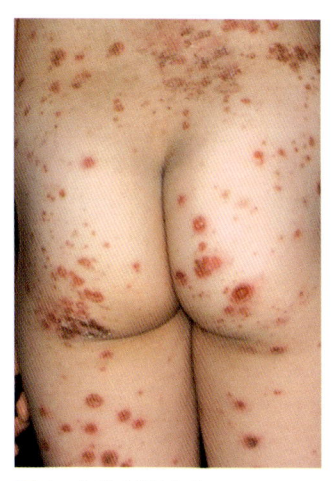

図4 伝染性膿痂疹

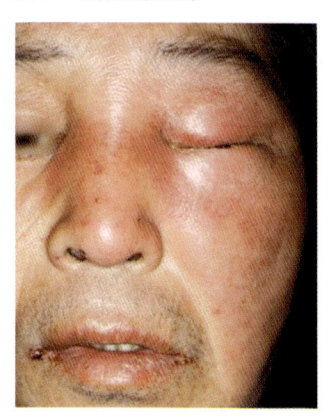

図5 丹毒
（図1，2，4，5は東京医科大学皮膚科学坪井良治先生より提供）

ものが多い。

汗腺感染は，エクリン汗腺膿瘍，化膿性汗腺炎など，汗腺経由で感染が真皮層に波及した病態である。汗腺が未発達である乳幼児に認められ，黄色ブドウ球菌によるものが多い。

●慢性膿皮症（chronic pyoderma）

慢性膿皮症は，多発性の毛包閉塞による慢性炎症，肉芽腫様病変である。初期には毛包炎の臨床像を呈する。皮下において炎症を繰り返しているうちに，瘢痕の中に蟻の巣のような複雑な膿瘍腔を形成，多発する膿疱と硬結を認めるようになる。起炎菌としては，黄色ブドウ球菌，表皮ブドウ球菌，大腸菌などが多い。肛門近傍にも認められるが，通常肛門との交通はなく，外痔瘻との鑑別を要する。慢性膿皮症は，有棘細胞癌の発生母地となることがあり，有棘細胞癌を発症した際の予後は不良である（図3）。

■非付属器関連性感染症
●伝染性膿痂疹

夏に多く，幼児から学童期に好発し，感染力が強く接触感染するため，「飛び火」と言われる（図4）。小児の角質層が菲薄でバリア機能が弱いことに起因し，水疱を形成する。

●丹毒

下肢や顔面に境界明瞭な浮腫性紅斑を生じる（図5）。真皮から真皮下のびまん性炎症であり，排膿を見ることはない。しばしば上気道炎や腎炎を合併し，熱発を認める。血液検査では，白血球数，CRP，赤沈の上昇が見られる。また，起炎菌が主にA群β連鎖球菌であるため，ASO，ASK値が上昇していることが多い。

■鑑別診断

壊疽性膿皮症（necrotizing pyoderma）は，慢性膿皮症と外見上は似ているが異なる臨床像を示す。自己免疫疾患と関係が深くクローン病，潰瘍性大腸炎，大動脈炎症候群，関節リウマチ，SLEなどに合併することがある。病状は特徴的で，初期には潰瘍辺縁が崩壊するように壊死を認め，数週間後には潰瘍辺縁が堤防状に隆起し，激痛を伴う。好発部位は下腿である。病理組織所見は炎症性変化のみで非特異的である。基本的には病変から細菌は検出されないが，経過が長くなると二次感染を起こし細菌が検出され診断を困難にする。副腎皮質ステロイド，免疫抑制剤にて治療を行う。

治療法の選択

皮膚感染症に対する治療は，洗浄によって清潔を保つことと抗菌薬投与である。皮膚は薬剤の移行性が比較的良好であるため，感受性のある抗菌薬を適切に選択することが重要となる。高用量は不要である。通常，ブドウ球菌に対する抗菌薬としてβラクタム系（ペニシリン系，セフェム系）を第1選択とする。これに抵抗するようであれば細菌培養を行い，適宜抗菌薬を変更する。

■毛包感染

黄色ブドウ球菌と嫌気性菌に対する抗菌薬投与が基本である。毛包が埋入している場合には，外科的処置が必要となる。尋常性ざ瘡も毛包炎の1つであり，これにはミノサイクリン，ドキシサイクリンを投与する。

■汗腺感染

黄色ブドウ球菌に対する外用抗菌薬とセフェム系内服薬が第1選択となる。膿瘍に対しては，外科的に切開を行う。慢性化すると慢性膿皮症となる。

■伝染性膿痂疹

手洗い，シャワーなど洗浄は疼痛を伴うため，小児では親が躊躇することが多いが，清潔を保つことが重要であるので，これを徹底させる。薬剤としては，黄色ブドウ球菌に対するテトラサイクリン系の外用抗菌薬とセフェム系内服薬が第1選択となる。黄色ブドウ球菌によるものが多いが，A群β溶血性連鎖球菌やMRSAによる感染も少なくない。

■丹毒

ペニシリン系，セフェム系の抗菌薬の内服・静脈投与を行う。上気道炎，腎炎を伴う場合には，皮膚症状が軽快した後も内服治療を継続する必要がある。

■慢性膿皮症

発赤，疼痛を伴った急性期治療の基本は，切開排膿である。局所麻酔下に切開すると膿が排出され，カプセル内に不良肉芽を認めることが多い。不良肉芽は，鋭匙と剪刀で物理的にできるだけ除去する。

根治術では，膿瘍を切除する際に，膿瘍腔をピオクタニンなどの色素を注入して内腔を染めてから切除すると取り残しを予防できる。広範囲の膿皮症では，脂肪組織と筋膜も含めて切除する。切除後の再建においては，近傍の皮膚も膿皮症を発症しやすい状態にあると考えられるため，局所皮弁術ではなく植皮術を選択した方がよい。黄色ブドウ菌が起炎菌であることが多いので，抗菌薬（抗生剤）はペニシリン系とセフェム系を投与する。

1. 皮膚・軟部組織感染症―1）皮膚感染症

殿部慢性膿皮症：植皮による再建

KEY POINTS
- 明らかな感染を認めない瘢痕化した膿皮症部位も切除する
- 脂肪内の膿瘍を遺残させないため，筋膜また筋膜下で切除する
- 再建術は植皮術が第1選択である

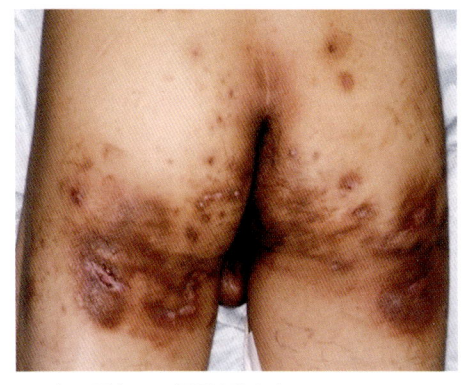

〈評価と治療方針〉

殿部から大腿部において多発性の皮下膿瘍を認め，切開排膿を繰り返していた。

病変は両側にわたっており，瘻孔は多数認められ，1つずつ瘻孔を摘出切除することは不可能であった。瘻孔およびその周囲の炎症を認める部位は 42 × 50 cm の広さであった。

この部位を脂肪層を含めて完全に切除し，再建術として分層網状植皮術を行う方針とした。

32歳，男性，殿部慢性膿皮症

❶ デブリードマン

切除範囲

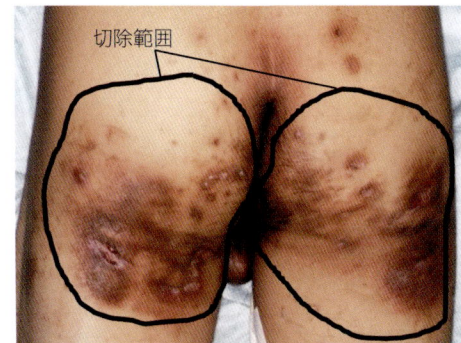

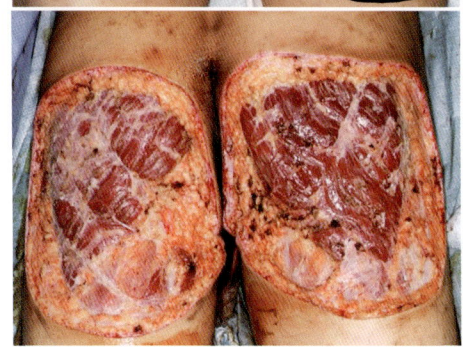

切除範囲は，皮膚表面に炎症による色調の変化を認める部位と皮下硬結（皮下の瘻孔による瘢痕）を認める部位を含めて決定する。殿部の膿皮症が好発する部位は，坐位にて圧力が負荷される部位と一致する。圧力が負荷されない部位にある瘻孔は，再発すれば1つずつ切除する方針とし，切除範囲から除外する。

膿瘍は，アリの巣のように瘢痕組織の中に残存することも多いので，ピオクタニンなどの色素を用いて膿瘍腔を染色してからデブリードマンを開始する。デブリードマンは，電気メスを用いて外科的に行う。

範囲：炎症を繰り返す慢性化した膿瘍の周囲は硬く瘢痕化することにより，瘻孔の出口をふさぎ，排膿ができなくなって感染が瘢痕化した膿瘍は再燃することも多いので，瘢痕化した部位も含めて切除する。

深さ：脂肪内に膿瘍が瘢痕化して存在することが多いので脂肪層は完全に切除し，場合によっては筋膜も含めて十分に切除する。

Advice
・皮膚感染症すべてについて言えるが，抗菌薬の選択のために，術前には滲出液や膿を採取し，細菌検査を行う。肛門周囲の膿皮症では外痔瘻を合併していることもあるので，MRIなどで精査を行うことも重要である。数年以上の経過をもつ症例では，悪性化している可能性も考えて病理組織標本を提出する。

❷ 創閉鎖

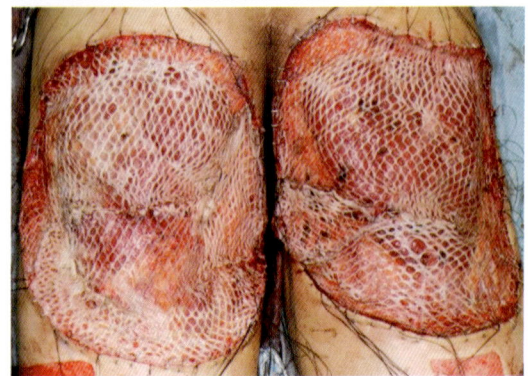

　欠損部に対して分層植皮術を施行する。近傍皮膚を使用した有茎皮弁は欠損が大きいため，採取部の一次縫縮が困難である。近傍皮膚内に膿瘍形成が起こる可能性も考慮し，分層植皮術を選択する。

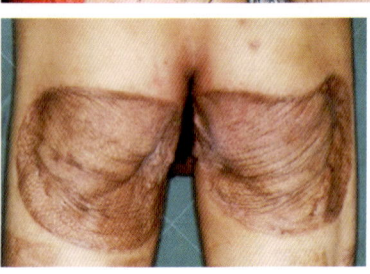

術後1年
植皮部，採取部近傍にも再発は認めない。

著者からのひとこと
- 活動性の膿皮症部位の近傍には，非活動性で瘢痕化した膿瘍が遺残している場合が多い。膿皮症切除後の再建に近傍の皮弁を用いた場合，皮弁内に瘢痕化した膿瘍を含んでしまい，再発の危険性がある。そこで再建術の第1選択は，植皮術である。
- 植皮術の生着率を向上させるために，人工真皮や陰圧閉鎖療法による wound bed preparation を行い，二次的に植皮術を行う方法も用いられる。
- 植皮術には，全層植皮術と分層植皮術があるが，感染の危険性が比較的高い本疾患では，整容的な結果よりも生着率を向上させ，感染を沈静化させることを重視するため，網状植皮術が用いられることが多い。

History & Review

- 皮膚常在菌と皮膚感染症についての皮膚科の見地からの review。
  Chiller K, Selkin A, Murakawa J: Skin microflora and bacterial infections of the skin. J Investig Dermatol Symp Proc ? 6: 170-174, 2001
- 皮膚感染症についての感染症科の text。
  Mandell, Douglas, and Bennett's (2-Volume Set) - Principles and Practice of Infectious Diseases Expert Consult Premium (7th ed.) edited by GL Mandell, et al. p1289, Churchill Livingstone, 2010
- 皮膚感染症に対する具体的な抗生剤治療法。
  JAID/JSC 感染症治療ガイド委員会編：毛包炎　せつ　よう　尋常性毛瘡．JAID/JSC 感染症治療ガイド 2011, pp136-138, ライフサイエンス出版　東京, 2012
- 尋常性痤瘡治療における抗生物質の投与についての review。
  林　伸和，赤松浩彦，岩月啓氏ほか：尋常性痤瘡治療ガイドライン．日皮会誌 118：1893-1923, 2008
- 伝染性膿痂疹の近年の抗菌薬の感受性についての review。
  古村　速，竹川剛史，川崎浩三ほか：小児の伝染性膿痂疹の細菌学的，臨床的検討．小児感染免疫 19：405-412, 2007

第4章 感染創

1. 皮膚・軟部組織感染症

2）蜂窩織炎，壊死性軟部組織感染症

大浦紀彦

Knack & Pitfalls
- ◎蜂窩織炎はリンパ浮腫や静脈うっ滞が原因で発症する場合がある
- ◎蜂窩織炎と壊死性軟部組織感染症との鑑別診断が重要である
- ◎壊死性軟部組織感染症はショックやDICなどを合併することもあるため，集中治療室での管理が望ましい
- ◎壊死性軟部組織感染症では，壊死組織の外科的・物理的除去が必須である（抗菌薬のみの治療は不可能）
- ◎軟部組織感染症は，皮膚感染症と同様に糖尿病や免疫不全状態の患者に発症しやすい

◎概説

　急性化膿性炎症が真皮深層から皮下脂肪層に及んだものを蜂窩織炎と呼ぶ．四肢に多発する（特に下腿）．局所に感染の4徴（発赤，熱感，腫脹，疼痛）が見られるが，皮膚感染症と異なり，紅斑の境界ははっきりしないことが多い．外傷や毛包炎，足白癬の亀裂などから生じ，黄色ブドウ球菌，A群β溶血性連鎖球菌，インフルエンザ菌などが起炎菌となる．侵入経路が不明なことも少なくない．

　多くは軽症で抗菌薬の投与で軽快するが，まれに壊死性軟部組織感染症へと急速に移行する．壊死性軟部組織感染症は高い死亡率を呈する重篤な疾患であり，外科的処置が不可欠である．局所所見に合わないような強い痛みや，皮下組織の異常硬結，あるいは紫斑や水疱・血疱の形成を認める場合には壊死性軟部組織感染症を疑い，早急に鑑別する必要がある．

　壊死性軟部組織感染症とは軟部組織（真皮，皮下脂肪，筋膜，筋肉）に壊死性変化を来たす感染症の総称である．感染部位，起炎菌などからさまざまな分類がなされているが，病態は共通しており基本的治療方針も同じである．壊死性筋膜炎やガス壊疽に代表的される．

　壊死性筋膜炎は感染が筋膜周囲の粗な組織に沿って水平に急速に拡大し，周囲組織が壊死に至る疾患である．多くは軽微な外傷や熱傷など，皮膚を通して感染する．糖尿病や腎不全，動脈硬化症，悪性腫瘍などの基礎疾患を有する中高年者の下肢や陰部に好発する．陰部に発症するものはフルニエ壊疽（Fournier's gangrene）と呼ばれる（図1）．単一菌種で発症する場合と多種類の細菌の混合感染で発症する場合とがある．単一菌種で発症する場合の起炎菌は連鎖球菌や黄色ブドウ球菌であることが多く，特にA群β溶血性連鎖球菌は健常者を早期に死に至らしめることから"人喰いバクテリア"とも呼ばれる．しかし，このように単一菌種で発症することは比較的まれで，糖尿病患者や術後患者，あるいは陰部から発症して

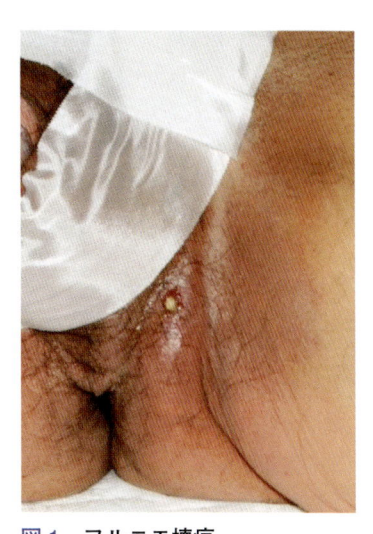

図1　フルニエ壊疽
60歳男性，Ⅱ型糖尿病，維持透析，左鼠径部から陰嚢にかけての発赤，腫脹を認める．

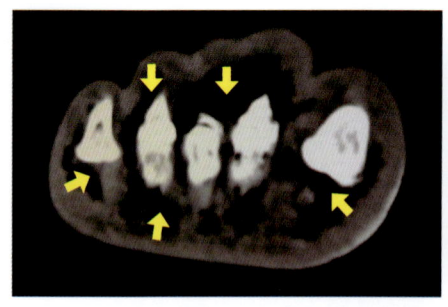

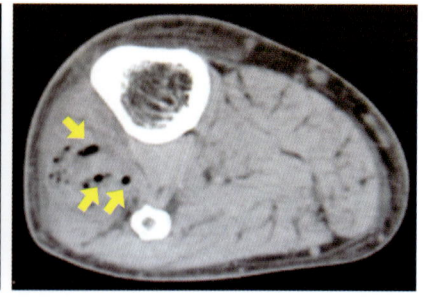

図2 CT所見で判断されるガス壊疽の所見
前脛骨筋内部と足背・足底筋膜下・中足骨周囲にガス像（⇨）を認めた。

いるような患者の場合，多くは腸内細菌などを含んだ混合感染である。

壊死性軟部組織感染症の中で，ガスを産生する細菌によるものをガス壊疽（gas gangrene）と呼称する（図2）。腐臭性のガスを産生しながら急速に軟部組織壊死が進行し，死亡率の高い重篤な感染症である。狭義には地中などに存在するクロストリジウム属の菌が外傷などで軟部組織内に侵入し起きる筋肉炎をいうが，広義には壊死性筋膜炎で起炎菌となっている連鎖球菌や大腸菌などがガスを産生している病態も含まれる。ガス発生の有無は，菌種や病態が関与するものであり，病巣の深さとは無関係である。

診断のポイント

壊死性軟部組織感染症は外科的処置が不可欠であり，早期診断が重要である。しかし，壊死性軟部組織感染症も早期は蜂窩織炎と所見が類似し，その鑑別が難しい。糖尿病や免疫不全などの基礎疾患を有する者，異常に肥満した患者では，壊死性軟部組織感染症の発症を常に念頭に置いて診断にあたる必要がある。

■蜂窩織炎

境界不明瞭な紅斑，浮腫状の腫脹，熱感，疼痛を認める。紅斑を認めるものに皮膚感染症の丹毒があるが，丹毒は真皮のびまん性炎症であるので境界明瞭な紅斑に特徴がある。

■壊死性軟部組織感染症

初期には，蜂窩織炎同様，局所の腫脹，発赤，疼痛が見られる。これらに加え，軽度の頻脈を認めることもある。病状が進むと，発赤の範囲を越えて浮腫が生じ，皮下組織が異常に硬くなる。ガスがあれば握雪感がある。痛みも非常に強く，また皮下の斑状出血，水（血）疱，さらには皮膚壊死が生じる。全身症状も蜂窩織炎に比べ顕著で，頻脈に加え，全身の関節痛，呼吸促進，血圧低下などのショック症状が見られる。

血液検査では白血球数の増加，CRP，クレアチニン値の上昇，ナトリウム，ヘマトクリット値の下降などが見られる。CT，MRIでは多くの場合，筋膜の肥厚が認められ，ガスが産生されていればガス像が得られる。

しかし，このような所見がすべての症例で得られるわけではない。また，所見が揃ってからでは遅すぎる。それゆえ，①抗菌薬に反応しない，②痛みの訴えが異常である，③皮下組織が異常に硬い，④全身症状が著明であるなどの所見があれば，壊死性軟部組織感染症の発症を疑い，積極的に局所麻酔下に小切開を置いて軟部組織を観察し，併せて組織や浸出液を採取，培養した方がよい。壊死性軟部組織感染症であれば，組織は腫脹して灰白色を呈し，淡褐色のさらさらとした滲出液が見られる。また，指を挿入して押すと筋膜に沿って簡単に剥離される（finger test）。なお，血液検査所見をスコア化し重症の蜂窩織炎と壊死性軟部組織感染症の鑑別を行おうとする試みもなされているが，まだ確定診断となり得ていない。

治療法の選択

■蜂窩織炎

治療は，セフェム系の抗菌薬を静脈内投与し，患肢を挙上する。下肢の場合は安静のため臥床とする。脂肪層のびまん性炎症なので，外科的に切開を施行しても排膿されることは少なく効果的でない。リンパ浮腫や静脈うっ滞が原因の場合には，弾性包帯による軽度の圧迫を試みてもよいが，強く巻きすぎると皮膚壊死を生じることがある。リンパ浮腫や静脈うっ滞がある場合，感染の

1. 皮膚・軟部組織感染症—2) 蜂窩織炎, 壊死性軟部組織感染症

沈静後, 再発防止目的の根治的な治療を考慮する。

■ 壊死性軟部組織感染症

早期の壊死組織の外科的除去, 排膿, 創の開放と抗菌薬投与が重要である。デブリードマンは, 全身麻酔下に, できる限り壊死組織を切除する根治的なものを目指す。壊死組織を完全に切除し, 筋膜を切開し, 筋肉の壊死を確認することが重要である。筋間膜も用手的に開放し洗浄する。洗浄に際しては, パルス洗浄器を用いると簡便である。ガス壊疽では, 発赤の範囲を越えて健常皮膚の下にもガスが存在するので, あらかじめCTなどでガスを確認し, 大きく切開する。ガス壊疽の場合, 術後の高気圧酸素療法も有効である。これらの治療を行っても臨床的に改善が認められないようであれば, 再度外科的にデブリードマンを行う（second look operation）。

管理は集中治療室などで行い, 全身状態の増悪に進展しないかどうかを臨床症状と血液検査データから評価する。また, 腎不全に対する血液透析やDICに対する治療などに素早く対応できるように留意する。抗菌薬は試験切開あるいはデブリードマン手術中に採取した組織の培養結果をもとに選択する。全身状態の増悪, 敗血症などを認めた場合には, 躊躇せず救命のため四肢切断術を考慮する。

感染が沈静化した後は, 局所に陰圧閉鎖療法を施行し, 塩基性線維芽細胞増殖因子製剤などを用いた wound bed preparation を行う。肉芽形成が得られれば分層植皮術にて創を閉鎖する。

下腿ガス壊疽：デブリードマン・植皮

KEY POINTS
- 壊死性軟部組織感染症は致死率や切断率が高い疾患である
- 早期診断, 早期治療が大原則である
- デブリードマンが必要である場合には, 手術室で徹底的に行うことが重要である

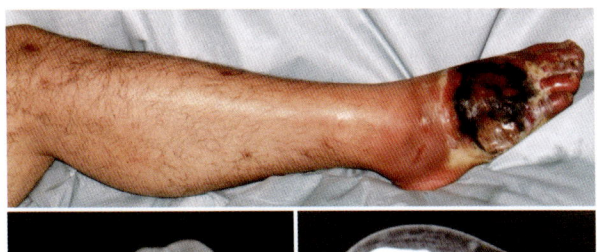

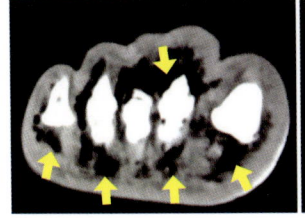

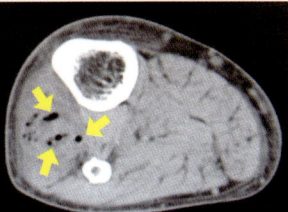

39歳, 男性, 壊死性軟部組織感染症

〈評価と治療方針〉

糖尿病性壊疽が進行した。初診時, 足背部に壊死組織および排膿を認め, 触診上, 下腿前面に握雪感を認めた。

このためCT撮影を行い, 前脛骨筋内部と足背, 足底筋膜下, 中足骨周囲にガス像を認め, ガス壊疽と確定診断された。

緊急手術にて創部のデブリードマンと切開によって閉鎖腔を開放することとした。

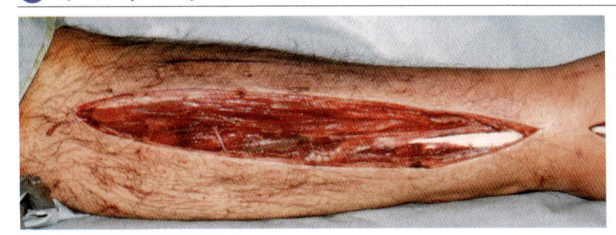

❶ デブリードマン

前脛骨筋筋膜の一部を切除, 切開し, CT上ガス像が認められた筋肉内を開放した。米のとぎ汁状の排膿を認めた。

Advice
・切開およびデブリードマンは, 疑わしい部位は躊躇することなく施行することが重要である。手術翌日に, 感染創が筋膜に沿ってさらに拡大することもあり, その際は連日デブリードマンを行う。

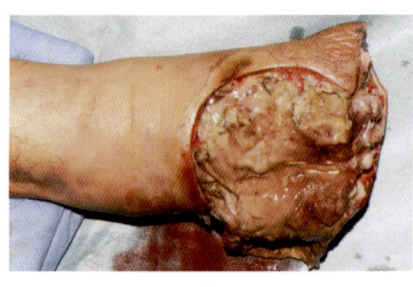

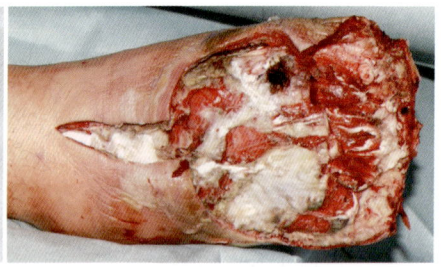

MTP関節で足趾を離断し，足背の壊死組織を切除した．壊死組織と膿の遺残を認めた．足部の膿はクリーム状で，前脛骨筋からの膿と異なっていた．MRSAが認められ，混合感染であることが推察された．壊死組織を丁寧に除去し，パルス洗浄器にて洗浄した．足底・中足骨は温存された．

❷ 抗生剤の投与

抗菌薬としてクリンダマイシンとペニシリンとバンコマイシンの3剤を投与した．さらに高気圧酸素療法を2クール（20回）施行した．局所療法として，ヨード製剤（外用薬）で感染制御した後，陰圧閉鎖療法を3週間施行した．

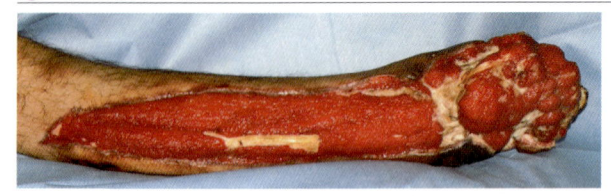

デブリードマンから5週間で，創全体の80%が良好な肉芽組織で被覆された．

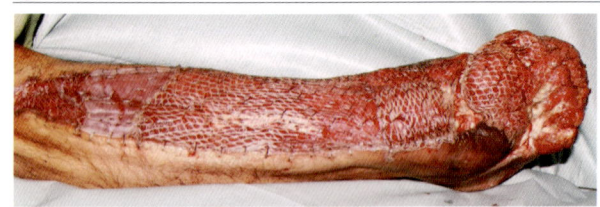

❸ 網状植皮

肉芽形成が認められない部位は，追加の外科的デブリードマンを施行した．大腿部より分層採皮し，網状植皮術を行った．

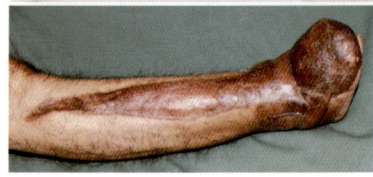

術後1年，足底・踵は温存され，装具を装着し歩行可能である．

著者からのひとこと
- 感染制御を行うためのポイントは，診断後できるだけ早期に，下記の治療を同時に行うことにある．
- 手術室での徹底的なデブリードマン
- パルス洗浄器による大量洗浄水による洗浄
- 高気圧酸素療法
- 早期からの抗生剤投与

History & Review

- 軟部組織感染症（深在性）について感染症科の見地からの診断と分類と治療を記載している．
  青木眞：皮膚・軟部組織感染症；C 深部で急速に伸展する病変（皮下組織，筋膜の感染症）．レジデントのための感染症診療マニュアル（第2版），pp781-790，医学書院，東京，2012
- Necrotizing soft tissue infections に対する米国の感染症科としての診断と治療を記載している．常に update される．
  Stevens DL, Baddour LM: Necrotizing soft tissue infections Up To Date. Official reprint from UpToDate® (http://www.uptodate.com) 2013 This topic last updated: 2 28, 2013
- 壊死性軟部組織感染症に対する高気圧酸素療法の有効性の review．
  井上治，久木田一朗，田村裕昭ほか：文献紹介（ガス壊疽及び壊死性筋膜炎）Clostridium 性ガス壊疽，壊死性筋膜炎，Fournier 壊疽など致死性軟部感染症に対する高気圧酸素療法（HBO）：国内外の主要な文献から．日本高気圧環境・潜水医学会雑誌 45：49-66, 2010
- 壊死性軟部組織感染症に対する日本の感染症科のガイドライン．
  JAID/JSC 感染症治療ガイド委員会編：壊死性筋膜炎 ガス壊疽．JAID/JSC 感染症治療ガイド 2011, pp143-148, ライフサイエンス出版，東京，2012

第4章 感染創

2. 骨髄炎・骨壊死

横田和典

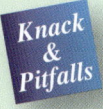

Knack & Pitfalls
◎骨内に細菌の存在を証明すれば診断は確定する
◎細菌培養は診断の確定と抗菌剤を選択するうえで必須の検査である
◎手術は，病巣除去のための手術，持続的な抗菌治療を行うための手術，再建のための手術に分類される
◎慢性骨髄炎では腐骨や骨柩が残存していては根治は期待できない。正確な病巣の除去は治療の必要条件である

◎概説

骨髄炎は太古の昔から重篤な感染症とされ，死に至るような病気であった。治療法の進歩や，予防に対する有効な手段が講じられるようになり発生は劇的に減少してきたとはいえ，骨髄炎は依然治療に難渋する疾患といえる。

骨は外殻である皮質骨とその内部の梁状網目構造の海面骨からなる骨質，骨に覆われ多くの未分化細胞を含む骨髄，および外表面を覆っている結合組織性の骨膜からなる。狭義の骨髄炎とはこの骨髄の感染性微生物による炎症をいうが，実際の骨質，骨髄，骨膜は解剖学的に密接した関係から，臨床的に骨炎，骨髄炎，骨膜炎と3者を区別することは無意味であるばかりか実際的でなく，一般には骨の感染症を広く骨髄炎と称している。

骨髄炎は罹病期間，感染経路，原因菌および宿主の反応などにより多くの基準に基づいた分類がなされている。罹病期間による分類では急性，亜急性，慢性に分けられるのが一般的ではあるが，それぞれの明確な期間は定義されていない。感染経路としては外因性と血行性に分類される。外因性骨髄炎は外傷，特に開放性骨折，骨に対する手術時感染，隣接する軟部組織感染から直接波及することなどが原因となる。糖尿病や閉塞性動脈硬化症による足趾の壊疽から骨髄炎に至るもの，長期の褥瘡から仙骨，坐骨に骨髄炎を来たすものもこれに含まれる。血行性骨髄炎は一次感染巣から菌血症，敗血症を経て骨の感染が成立するものをいう。原因菌および宿主の反応としては化膿性骨髄炎と非化膿性骨髄炎に分類される。

診断のポイント

診断は臨床症状，細菌培養，血液検査，X線，MRI，CTをはじめとする各種画像検査，病理組織検査によりなされるが，骨は本来無菌であるため細菌の存在を証明できれば確定される。

臨床症状としては急性骨髄炎の場合，疼痛，局所の発赤，熱感，腫脹など一般的な炎症所見を認める。時として全身的な発熱も認める。ただし，これらの症状は必発とはいえずほとんど症状がない症例もある。慢性骨髄炎の場合，急性期に見られた症状は乏しくなり，ふだんはほとんど症状がなく，間欠的に症状増悪が起きる。安静や抗菌薬の投与で鎮静化することが多い。

細菌培養は骨髄炎の診断を確定するうえで最も重要な検査であるばかりでなく，治療で用いる抗菌薬を選択するうえでなくてはならない検査である。細菌検査の信頼性を高める意味で検体は可能な限り深部骨病巣から採取する。急性骨髄炎では血行性感染が疑われるため血液培養も同時に実施する。初診時すでに抗菌薬が投与されている場合，細菌培養は陰性を呈するため，抗菌薬投与をいったん中止し1〜2日後細菌培養を行うようにする。また嫌気性菌感染が疑われる場合には，専用容器を使用し速やかに検査室に運ぶ。

画像検査では，単純X線像で骨萎縮，骨膜反応が発症後数週間で出現する。続いて骨吸収，骨

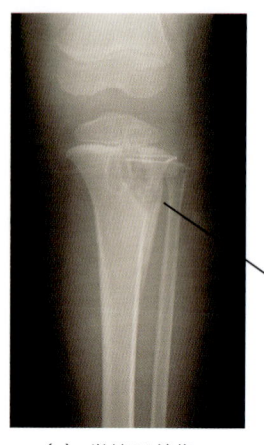

第4章 感染創

(a) 単純 X 線像
中心の溶骨性変化，周囲の骨硬化が認められる。また病変部周囲の骨膜反応も見られる

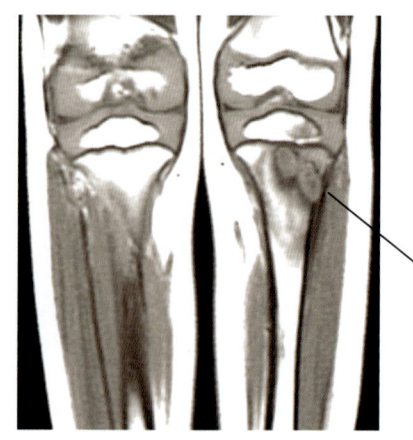

(b) MRI T1 強調像
中心部に低信号域，その周囲に高信号域が見られ，瘢痕組織を示している。さらに外側にはX線でも認めた骨硬化像を認め，その外側には浮腫を示す低信号域を認める

図　小児脛骨骨髄炎

破壊像が出現する（図-a）。慢性化したものでは骨硬化像が顕著となる。MRIは早期からの診断に有用であり，膿瘍，浮腫などが描出される（図-b）。骨シンチグラフィーは早期の炎症と拡がりを描出するため用いられるが，詳細な変化の把握には不向きである。^{99m}Tcリン酸化合物が最も多く使用されるが，^{67}Gaは急性炎症部位に集積するため，病初期の診断に有用である。

治療法の選択

治療は主に抗菌薬投与による保存的治療と手術の併用治療が行われる。病期，感染成立経路などにより優先すべき治療法は異なるが，治療期間中のほとんどで保存的治療は継続される。手術は，主に①病巣除去を目的とした手術（掻爬，郭清，ドレナージ，デブリードマンなど），②持続的な抗菌治療を行うための手術，③再建手術に分類される。

膿瘍形成を伴わない単純な炎症所見のみの急性血行性骨髄炎では，必ずしもドレナージは必要ではない場合もある。膿瘍を伴う場合，外科的ドレナージが必要となる。亜急性血行性骨髄炎では画像診断や血液検査のみでは診断を確定するのが困難である。急速進行性病変では，手術的に切開生検，掻爬が行われることが多い。慢性骨髄炎では腐骨や骨柩が残存していては根治は期待できない。

保存的治療：抗菌薬の使い方

■細菌の同定

抗菌薬の的確な選択は，細菌の同定と，同定された細菌おのおのの抗菌薬に対する感受性が必要となる。

細菌培養に際しては，病変部骨組織から直接検体を採取することが信頼性を高める。骨髄炎に隣接する軟部組織の一部，あるいは瘻孔からの排膿を検体とせざるを得ない場合もあるが，嫌気度などわずかな環境の違いのため異なる細菌が培養される危険性もある。可能な限り深部骨組織から検体を採取すべきである。また，信頼できる培養結果が得られるまで菌検索を繰り返すことも重要である。細菌の同定がなされるまで患者の全身状態，患部の感染症状が許す限り抗菌薬投与を控え，細菌培養を優先する。また，すでに抗菌薬が投与されている場合，抗菌薬を中止後24～48時間あけて検体を採取すべきである。抗菌薬の投与中は細菌培養の結果が，偽陰性となることが少なくない。血行性感染による骨髄炎が疑われる場合，骨髄炎のほか敗血症に罹患している場合には血液培養は有用である。局所の細菌培養と合わせて検証し抗菌薬を選択する。

■抗菌薬の選択

使用する抗菌薬の選択は薬剤感受性，骨組織への移行性の両面から検討されるべきである。薬剤感受性のある抗菌薬が複数存在する場合には抗菌スペクトルの狭いものを選択する。骨組織への移行性はアルベカシン（ABK）では不良とされて

いるが，他の抗菌薬はおおむね良好といえる。したがってABKを除いては高い血中濃度を保っていれば骨組織内濃度は保たれていると考えられる。また，抗菌薬には静菌的に作用するものと殺菌的に作用するものがある。食細胞の数に限りがある骨組織には殺菌的に作用する抗菌薬を選択する方が望ましい。

■ 投与期間

骨組織は構造の特殊性から他臓器より長期間の投与が望ましいとされてきた。静脈内投与は病巣掻爬が完了して1～2カ月が一応の基準となるが，その根拠は明確ではない。臨床症状，炎症を示す血液検査の値が正常化した時点で経口投与に切り替える。完全に経口投与を終了する時期は経静脈投与の2～3倍の期間とするのが一般的であるとされている。慢性骨髄炎は非常に難治な感染症であるため，油断することなく抗菌治療を継続する。

手術療法

■ 一般的な手術療法のアルゴリズム

病巣除去後には死腔を残存したままさらなる感染対策のための治療を行うか，死腔を血行豊富な組織で充填して抗菌治療の効果を上げる手術を行う。感染が制圧できていると判断されれば骨再建のための手術を選択する。

■ 病巣除去を目的とした手術

診断を兼ねて病巣の除去が行われる。急性，亜急性，慢性を問わず治療当初に行われることが多い。抗菌薬投与による保存的治療に抵抗する場合，治療過程で不十分であることがわかった場合など繰り返し行われることもある。病巣除去の目的は病変部から感染源，血行不良組織を取り除き血行豊富な環境を作ることである。感染した軟部組織とともに腐骨や骨瘻を徹底して除去する必要がある。不十分なデブリードマンでは再発率は高い。また，十分にデブリードマンを行えば大きな死腔を生じ，骨欠損による不安定性を来たす。そのため感染制圧後には再建手術は必須となる。

皮膚欠損創が残存した場合，その後行われる手術手技に制約が多くなる。可能な限り一期的に閉鎖することが望まれる。

■ 持続的な抗菌治療を行うための手術

持続洗浄法や抗菌薬含有セメントビーズ充填法が挙げられる。いずれも病巣を掻爬したのち抗菌薬投与のみでは治療が困難な場合に選択される。一定の効果は期待できるものの長期間では効果が減弱することが知られており，同様の方法を繰り返すか，持続洗浄法と抗菌薬含有セメントビーズ法の両方を，時期を変え組み合わせて行う必要がある。

また，持続的な抗菌治療を行うための手術を行った後，感染が制圧されなければもう一度徹底したデブリードマンからやり直すことも検討すべきである。

● 持続洗浄法

流入用チューブと流出用チューブを留置し，洗浄液を一方から注入し，他方から吸入することにより，洗浄，灌流する方法である。洗浄液は生理食塩水を用いるのが一般的であるが，抗菌目的で抗菌薬やヨード剤などの希釈消毒液を含ませることが多い。抗菌薬を用いる場合，点滴による全身投与と併用するため，第1選択薬は全身投与に用い，次に選択される薬剤を洗浄用に用いる。洗浄持続期間は2週間～3カ月程度とされる。抗菌薬の種類を変え長期に継続することは可能であるが，4週間を超えると流入路と流出路が短絡し効果がなくなるとの考えもあり，また患者の自由を奪う管理が必要であるため1カ月程度で他の方法を検討するようにする。

● 抗菌薬含有セメントビーズ充填法

持続洗浄法と同様，十分なデブリードマン後に生じた死腔に対し，さらに徹底した感染対策を行うための手技である。通常，病巣掻爬と同一手術で行われる。本法は感受性のある抗菌薬の粉末を骨セメントに混合してビーズ状にした物を病巣郭清部に充填する方法である。骨セメントをロッド状にして骨欠損部に充填する方法もあるが，表面積の大きいビーズ状にして用いる方が一般的である。

使用する抗菌薬として従来はアミノグリコシドが選択されることが多かった。これは主に重合熱に対する耐熱性によるところからであったが，近年重合熱の低い骨セメントの出現によりさまざまな抗菌薬の使用が可能になった。メチシリン耐性黄色ブドウ球菌（MRSA）骨髄炎に対しバンコマイシン（VCM），テイコプラニン（TEIC）を用いることが可能であるとの報告もある。

■ 再建手術

● 筋弁・筋皮弁形成術

筋弁，筋皮弁移植術は血行のある組織で死腔を隙間なく充填でき，抗菌薬の全身投与を続けることで持続的抗菌効果が期待できる。筋弁，筋皮弁

形成術後に前述の病巣除去を追加することや持続洗浄などを再度行うことはできないため，これらの方法は骨髄炎治療の最終段階といえる。

デザイン：有茎で移動する場合，移動範囲に制限があるため骨内を充填するためあらかじめ十分な計画を立てる。骨欠損を密に充填するためには筋皮弁よりも筋弁の方が有利である。皮膚欠損が大きければ病変部に皮膚欠損創を残さないため筋皮弁として挙上する。その際，筋肉が骨内へ移動するための減張効果によって縫縮が可能になるため縫合閉鎖に苦労することはあまりない。

筋弁の挙上：移植床と採取部が近いため同時進行は難しい。移植床の準備から行う。先行の手術創痕からアプローチして追加のデブリードマンやセメントビーズの抜去を行う。十分に洗浄を行い採取部への細菌の波及がないことを確信したのち，手術創を延長する。筋弁は挙上後体積が小さくなるのでデザインは骨欠損に対し大きめにする。

筋弁の移植，閉創：筋弁の移動に際しては，骨欠損の先端まで筋弁が十分到達することが重要である。余裕をもって充填できるまで茎を剥離する。筋体を骨髄腔に充填する際には隙間なく入れる必要がある。病巣搔爬の際，穿った骨孔から無理に押し込んだのでは髄腔端への挿入は不十分となることが多い。髄腔端まで骨孔を拡大するか，筋体を把持して挿入し，確実に髄腔端まで達するようにする。閉創はできる限り一期的に縫縮するようにする。筋弁，筋皮弁形成術は骨髄炎の制圧はできるものの本来骨がもつべき強度の補充にはならないため，広範囲の骨欠損を伴う場合には骨再建を必要とする。

● 血管柄付き骨移植術

血管柄付き骨移植術は大きな骨欠損を再建する最も理にかなった方法である。血行を伴う骨組織を患部に移動する手技であるため，抗菌薬を患部に到達させることも可能である。しかし，骨組織はその硬さゆえ組織欠損を充填することは難しく，感染が残存する危険性がある際には他の治療法を選択する方が賢明である。その意味からいえば，骨移植は骨髄炎制圧後に行われる骨再建に位置づけられる。

第1選択は血管柄付き腓骨である。骨欠損が大きくなければ腸骨，肩甲骨も選択肢に挙がるが，下肢の場合，同じ長管骨である腓骨が望ましい。有茎で同側の腓骨を移植することも可能であるが，感染の波及がないことが条件となる。

■ インフォームド・コンセントの要点

・治療期間は長期にわたり，その間連続するとは限らないが入院も長期間となる。
・多くは複数回の手術を必要とする。
・慢性骨髄炎では完治しないことも想定される。
・治癒後も整容面では病前に戻ることは難しく，瘢痕や形態異常を残す。

I 病巣搔爬，腐骨処理

KEY POINTS
- 感染した病巣を完全に切除するため，あらかじめ病巣を染色する。特に瘻孔部は意外な広がりがある場合もある
- 丁寧に骨を開窓する。骨膜も切除せざるを得ないこともある。骨治癒遅延を予防する意味で必要以上の骨損傷を来たさないよう開窓に際し十分に注意する

〈評価と治療方針〉

敗血症に左脛骨骨髄炎を合併した。全身の感染は制御されたが，足関節の中枢に潰瘍が出現した。画像上潰瘍は脛骨に達しており，同部に腐骨を伴っていると考えられた。保存的治療のみでは限界であると考え，病巣搔爬，腐骨切除を行うこととした。

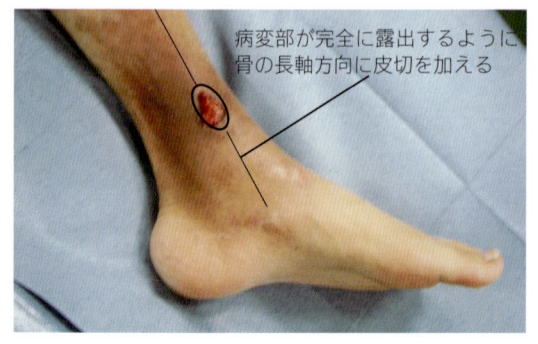

23歳，男性，左脛骨骨髄炎

❶ 麻酔

　部位によらず全身麻酔が多用されるが，手技によっては上肢では腋窩ブロック，下肢では腰椎麻酔，硬膜外ブロックで行われることがある．四肢においては無用な出血を防ぐため空気止血帯を使用するようにする．

❷ 皮切，軟部組織の掻爬

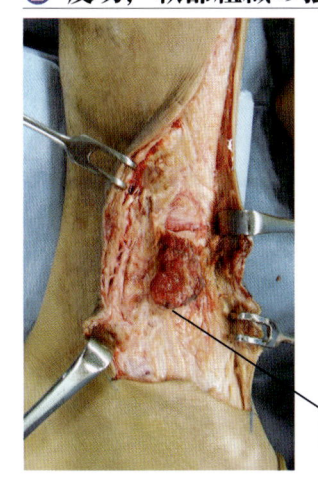

　瘻孔があればゲンチアナバイオレット，メチレンブルーなどの色素を用いてあらかじめ染色し，瘻孔を含め骨病変部が十分に露出するような骨長軸方向の皮切を加える．染色した組織を可能な限り鋭的に切除し，感染した軟部組織を完全に除去する．最も骨変化の強い部位を中心に骨病変部の骨膜を 15～25mm 幅で切除する．

Advice
・軟部組織の感染が広範で広く展開する必要がある場合，直線にこだわらずジグザグ切開を用いるのも有用である．

感染した軟部組織を切除し，骨膜を露出する

❸ 骨の開窓

　幅 10～15mm で短冊状に骨を開窓する．開窓する大きさをマークしたのち辺縁を 5～10mm 間隔で 1.5～2mm 径のキルシュナー鋼線またはドリルを用いて骨皮質に孔を穿つ．孔と孔を結ぶ線分単位に骨ノミを入れ丁寧に開窓する．

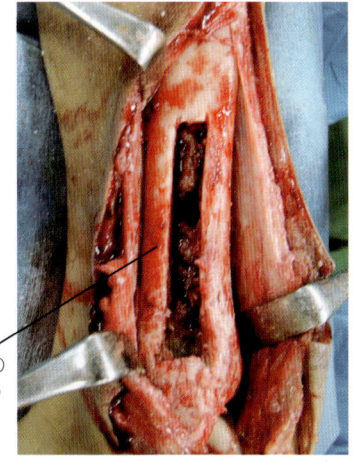

骨ノミを用い開窓の後，病巣掻爬を行う

❹ 病巣掻爬，腐骨処理

　鋭匙，リュエルなどを用い，膿，腐骨，壊死組織，瘢痕組織をすべて掻爬する．十分に除去されたことを確認するため，いったん駆血を解除し出血を確認する．露出した骨から一様に出血が確認できれば腐骨の残存はないことがわかる．

Advice
・病巣のデブリードマンは必要十分だと思う範囲からもう一回り広く行う．病巣の郭清が不十分では感染のコントロールはできない．徹底したデブリードマンを行う．

第4章 感染創

II 抗菌薬含有セメントビーズ充填

KEY POINTS
- 5～10個のセメントビーズを軟鋼線で繋ぎ死腔に充填する
- 2～4週間で取り出す。抗菌効果がなくなればセメントは異物となるため，次の方法を検討する

〈評価と治療方針〉

　他病院で脛骨骨髄炎に対し病巣掻爬，抗生剤投与の治療を受けていたが，持病である膠原病の悪化により中断していた。骨髄炎再燃に伴い，受診した。足関節の中枢に幅2cmの黒色壊死組織がある。抗生剤の投与により皮膚の発赤は改善したが，脛骨骨髄炎の治療を目的として抗菌薬含有セメントビーズ充填法を行うこととした。

❶ セメントビーズの作成，充填

　セメントビーズは可能な限り多く詰める方がよい。そのため径10mm程度のセメントビーズを，5～10個ずつ，さまざまな長さの軟鋼線に繋ぎ用意する。骨欠損部に長くしたビーズから挿入していき，順次短いビーズを用いて隙間を埋めるように充填していく。

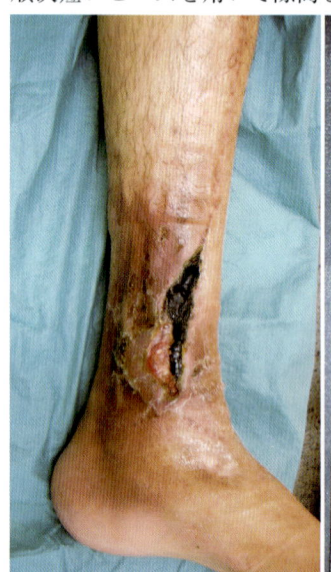

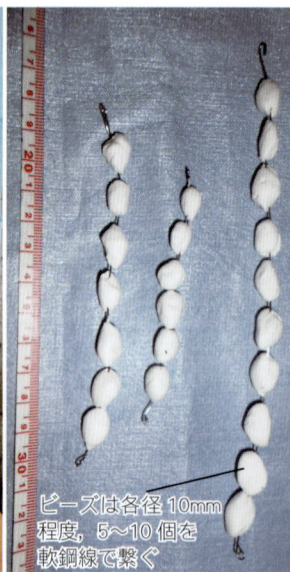

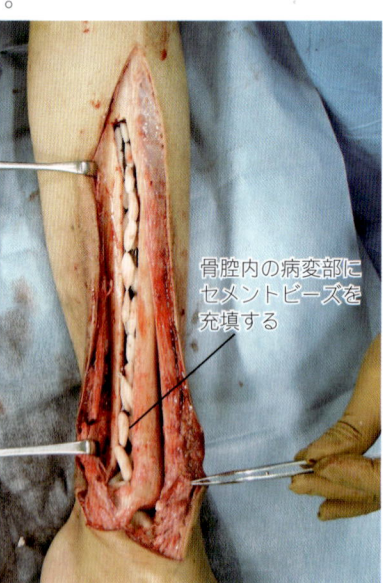

41歳，男性，左脛骨骨髄炎　　作成したセメントビーズ

ビーズは各径10mm程度，5～10個を軟鋼線で繋ぐ

骨腔内の病変部にセメントビーズを充填する

❷ 術後管理

　できるだけ一期的に閉創する。セメントビーズの量が多すぎるため閉創できなければ，挿入する量を減らしてでも一期的創閉鎖は優先させた方がよい。手術終了時，下腿以下のギプスシーネで外固定を行う。下肢の骨髄炎に対しては患肢免荷として管理する。術後必ず一度はX線撮影を行い，セメントビーズ抜去時に残さないようにするため挿入されたワイヤの形状，セメントビーズの数を確認しておく。

著者からのひとこと
- セメントビーズから長期間抗菌剤が徐放されていると考えるべきではない
  抗菌薬含有セメントビーズ充填法は局所の抗菌薬濃度を上げるためには有効な手段ではあるが，局所の殺菌効果が期待できるのは2～4週間であり，その後はただの異物になるため，同一のビーズの貯留を1カ月以上決して続けるべきではない。新しいビーズを用いて同様の手技を繰り返すか，他の方法を検討する。

III 脛骨骨髄炎：筋皮弁，筋弁による死腔の充填

KEY POINTS
- 死腔が十分充填されれば筋皮弁でよいが，皮膚を含む筋皮弁は複雑な形状の死腔に対しては不向きである。複雑な形状であれば筋弁を用いる
- 有茎で用いられる筋弁，筋皮弁は特定の部位に限られる。死腔の充填が不十分にならないよう十分な計画を立てる
- 血管吻合は，病変部から可能であれば離れたところで行う。移植床血管も感染の影響から瘢痕化していることが想定される

脛骨骨髄炎に対する有茎筋弁移植術

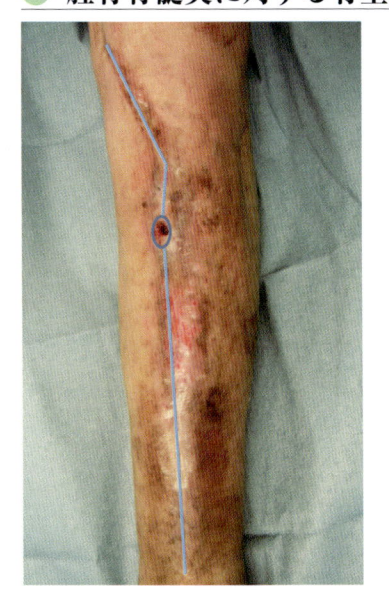

〈評価と治療方針〉

幼少時の外傷から脛骨骨髄炎に至り，以後70年にわたり鎮静，再燃を繰り返していた。1年前の左下腿の軽微な小外傷が治癒せず，感染が拡大した。脛骨骨髄掻爬，抗菌薬セメントビーズ充填法により感染は鎮静している。左下腿前面の皮膚は菲薄化し広範な瘢痕を認める。径1cmの潰瘍があり脛骨に達している。骨髄内の死腔を血行豊富な組織で充填する目的で筋弁形成術を行う。

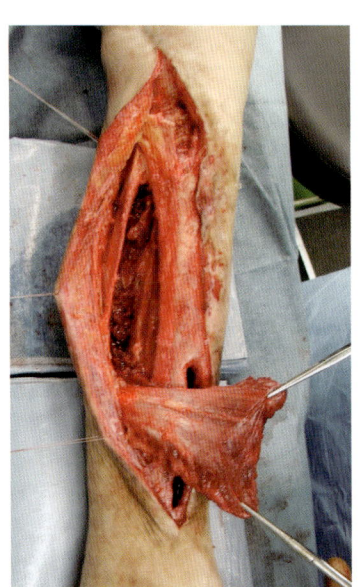

81歳，男性，左脛骨骨髄炎

①筋弁の挙上

左下腿遠位の骨髄炎郭清後の骨腔に対して同側ヒラメ筋弁を遠位を茎として有茎で挙上する。筋弁を挙上すると筋体部は収縮し体積が小さくなるためやや大きめに採取する。逆に大きすぎると骨欠損部先端まで筋体が及ばないことがある。大きすぎるようなら切除し大きさを調整する。筋体を骨孔から押し込むと骨欠損は充填されないため，筋体の端を把持し骨欠損の先端まで確実に到達するよう正確に移動する。

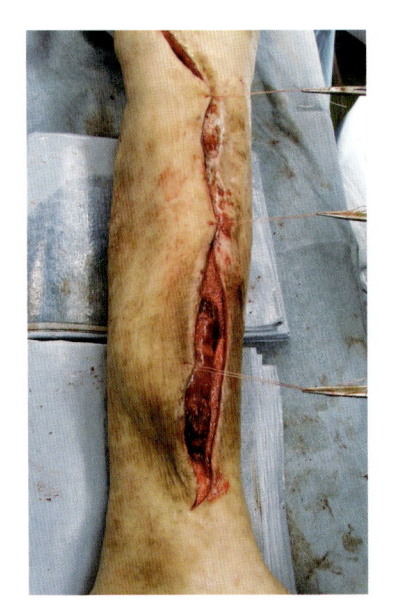

②筋弁の移植と閉創

骨腔内に筋弁を充填し一期的に創閉鎖する。同じ下腿から筋弁を採取しているため少しの皮膚欠損は縫縮可能である。

第4章 感染創

脛骨骨髄炎に対する遊離腹直筋皮弁移植術

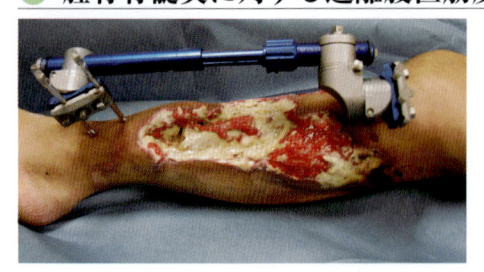

61歳，男性，右脛骨開放骨折後骨髄炎

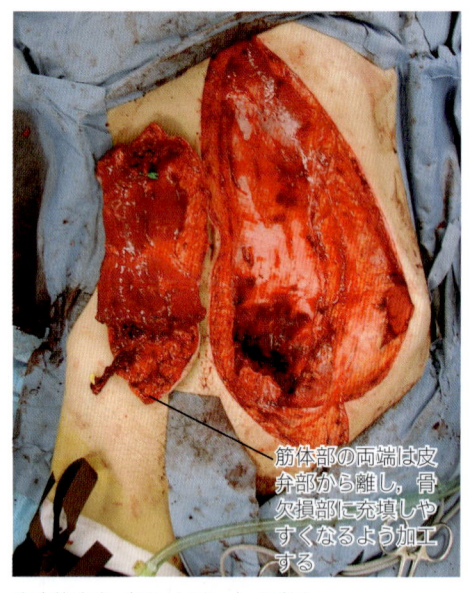

腹直筋皮弁（VRAM flap）の挙上

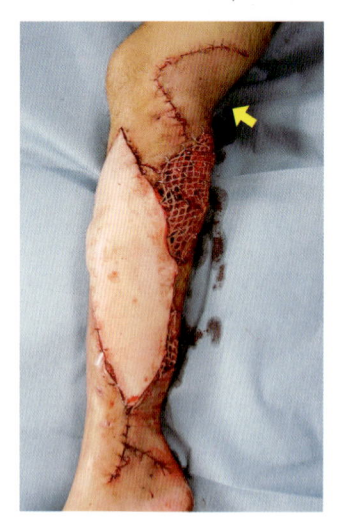

筋体部の両端は皮弁部から離し，骨欠損部に充填しやすくなるよう加工する

〈評価と治療方針〉

単独交通事故により，広範な皮膚欠損を伴う右脛骨開放性骨折を受傷した．他病院で創外固定を受け，来院した．来院時，感染を認めたが2度のデブリードマン，抗菌薬投与により感染は鎮静して来ている．壊死組織切除を追加する必要があり，その際，露出する脛骨を血行豊富な壊死組織で覆う目的で遊離筋皮弁移植術を予定する．

①デザイン，皮弁の挙上

あらかじめドップラーを用いて穿通枝の位置を確認する．皮弁のデザインは原則として病変部の皮膚欠損創の大きさに合わせて行う．すべての皮膚欠損を皮弁で覆う必要はなく，病変以外の皮膚欠損創は植皮を併用することも可能である．皮弁挙上時，筋膜下に穿通枝を確認しつつ筋体の上端，下端を皮弁から剥離しておく．これは骨欠損部に筋体を十分に充填するためには皮弁部と筋体は分離しておいた方が有利であるためである．筋体の骨内への移動に際し傷つけないためにも穿通枝を極端に剥離する必要はない．

②移植部の準備

人数の確保ができれば二手に分かれて採取部と平行して行う．病変部の準備は前述の有茎筋弁の通りである．移植床血管はできるだけ病変部の中枢側，離れたところに求めるようにする．病変部近くは炎症の波及のため，血管トラブルが起こりやすい．

③筋弁の移植と閉創

下腿病変部を被覆する．血管吻合は病変部から離れたところで行う方が安全である（⇨）．本例では動脈は下行膝動脈と下腹壁動脈を，静脈は大伏在静脈と下腹壁静脈をそれぞれ端々吻合した．

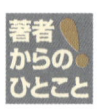

著者からのひとこと

- 遊離に比べ有茎移動術は簡便ではない
  血管吻合を伴う遊離皮弁移植術を，不慣れな術者は避けたくなるものだが，有茎の筋弁で死腔を充填することは容易ではない．勇気をもって遊離皮弁移植術に挑んでほしい．
- 血管吻合はより慎重に行うようにする
  四肢の移植床血管は選択肢が少なく，感染のため使えないものがあるとチャンスは多くない．正確にポジションを整え1回で完結するように心がけたい．

Ⅳ 脛骨骨髄炎・骨欠損：血管柄付き骨移植術による再建

KEY POINTS
- 死腔を十分に充填することは困難なため，感染制御を十分に行ったのちに移植する
- 骨固定は病変部から離れて行う．病変部近くの骨は十分な強度をもたないことがある

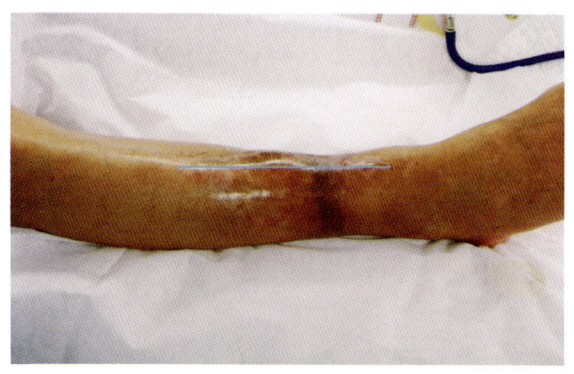

〈評価と治療方針〉

交通事故による脛骨開放性骨折により，骨髄炎となった．病巣掻爬術，抗菌薬含有セメントビーズ充填，抗菌薬全身投与により感染は制御されているものの3cm長の骨欠損があり骨癒合は得られていない．髄腔への血行豊富な組織の移植，骨癒合を期待して血管柄付き骨の選択による血管柄付き骨移植術を計画する．

37歳，男性，右脛骨開放骨折後骨髄炎

❶ 血管柄付き骨の挙上

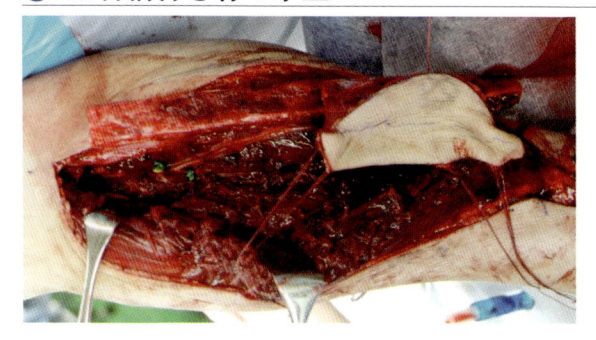

筋弁，筋皮弁移植術と同様，可能であれば二手に分かれて手術を行う．血管柄付き腓骨を利用する場合，病変が反対側脛骨であれば双方の術者，助手の立ち位置が重なり同時手術は困難である．また，採取部と移植床の手術に携わる者が重なると，感染の拡大を招く場合もあるため時間がかかっても同時手術は避けた方がよい．本症例では血管柄付き腓骨皮弁を選択した．病変の無い側の20cm長の左腓骨を14×5cmの皮弁とともに挙上した．

Advice
・仮に皮膚欠損がなくても術後吻合部トラブルを早期に発見できるため小さな皮弁をつけることが望ましい．

❷ 骨固定

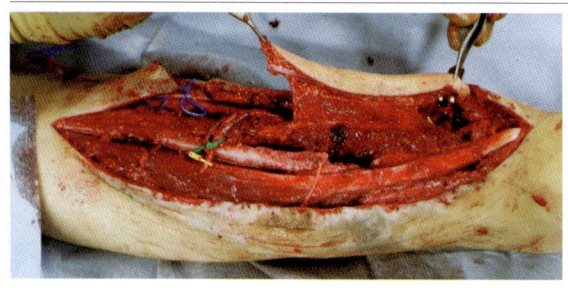

多くは骨溝が残存する部位への移植となるため，inlay graftが標準的である．固定材は十分に強固となるように選択する．プレート固定は従来骨髄炎後には禁忌とされていたが，感染が十分に制圧されていれば問題ない．一般的にはスクリュー固定がなされるが，郭清部近くに金属が留置されるのを回避するのに創外固定もよい選択である．

本症例では，骨を骨溝から挿入して，inlay graftしてスクリューで固定した．

Advice
・骨孔に対して移植骨の径が大きい場合は正確なinlay graftである必要はない．

第4章 感染創

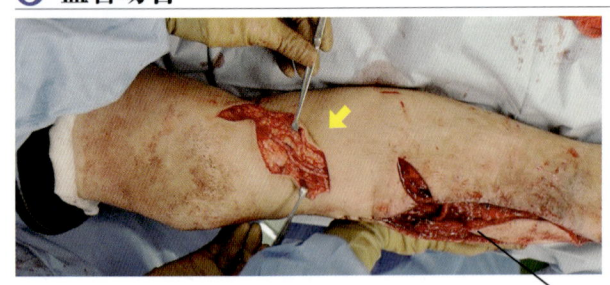

❸ 血管吻合

感染時炎症が波及した危険性のある部位での吻合を避け，血管茎が無理なく届く離れた部位（⇨）で吻合を行う。

移植部

著者からのひとこと

- 骨接合を侮ることなかれ
  四肢は筋力も強く，不十分な骨接合を行うと容易に骨治癒遅延，偽関節となる。そればかりかスペースの残存にもつながるため，骨髄炎治療にも悪影響となる危険性もある。強固な接合を心がけ，不安があれば十分な骨癒合までの外固定をためらわないようにしたい。

History & Review

- 骨髄炎の診断から病期分類を生理学的，解剖学的基準で考案している。
  Mader JT, Shirtliff M, Calhoun JH: Staging and staging application in osteomyelitis. CID 25: 1303-1309, 1997
- 抗菌薬の使い方を丁寧に解説している。
  松下和彦，別府諸兄：臨床医が知っておくべき抗菌薬の使い方．診断と治療 96：95-101, 2008
- 近年増加している MRSA 骨髄炎に対する治療法を示している。
  松下和彦，青木治人：メチシリン耐性黄色ブドウ球菌（MRSA）による化膿性骨髄炎の治療．整形外科 55：1085-1091, 2004
- 抗菌薬含有セメントビーズ充填法をデータとともに解説している。
  浜西千秋：化膿性骨疾患に対する骨ペーストの応用．骨・関節・靭帯 16：519-521, 2003
- 骨髄炎に対する血行再建法の優劣につき言及している。
  Fisher J, Wood MB: Experimental comparison of bone revascularization by musculocutaneus and cutaneous flap. Plast Reconstr Surg 79: 81-90, 1987

3. 胸骨骨髄炎・縦隔炎

守永圭吾, 清川兼輔

Knack & Pitfalls
◎病態の急速な進展を防止するためには, 迅速な診断と治療が不可欠である
◎治療のポイントは, 適切な全身管理, 感染のコントロール, wound bed preparation（良性肉芽の増生）, 外科治療（創の開放, デブリードマン, 洗浄）である
◎関連各科との連携が重要である

◎概説

縦隔は, 腹腔内や胸腔内と異なり, 漿膜をもたない疎な結合組織から構成されており, しかも血管, リンパ管, 胸管, 神経, 気道などの生体にとって極めて重要な臓器が複雑に交差している部位である。このため, 感染が急速に進展拡大し, 重篤になりやすい。

近年は, 心臓外科や胸部外科の著しい発達による開心・開胸術の適応の拡大に伴い, その大多数が術後性胸骨骨髄炎・縦隔炎である。医療の発達によって胸骨骨髄炎・縦隔炎の発生率は低下したものの母体数そのものが増加しているため, 胸骨骨髄炎・縦隔炎を起こす症例の絶対数は減少していないと考えられる。その発生率は諸家の報告で0.36〜5％で, 死亡率は10〜40％である。また, 開心術における縦隔炎は, 死亡率の最も高い危険因子であることがわかっている。

開心術後に胸骨骨髄炎・縦隔炎を起こした症例では, その基礎疾患ゆえに全身状態が悪化する場合がある。このような症例では, まず全身状態の改善が必要である。特に多量の浸出液の漏出がある症例では, 血中蛋白質の十分な補正など栄養状態の改善が不可欠である。さらに, 糖尿病を合併した胸骨骨髄炎・縦隔炎症例に対し周術期の血糖管理は勧められており, 糖尿病における創傷治癒の遷延と感染に対する抵抗力の低下が大きく関与している。また, 術中血糖値が上昇することも一般的であり, その術中の高血糖により感染率も増加する。以上のことにより, 術中からの血糖管理は感染率, 死亡率, 治療コストを減少させると考えられるため, 胸骨骨髄炎・縦隔炎発症後でも開心術と同様に周術期の血糖管理が重要である。

抗生剤に関しては, 細菌培養採取の後, 速やかに開始する。細菌は, グラム陽性菌である黄色ブドウ球菌（staphylococcus aureus）や表皮ブドウ球菌（S. epidermidis）が70〜80％と多く, 混合感染は40％ともいわれている。グラム陰性菌や真菌感染はまれである。培養結果が出ていない間の投薬は, グラム陽性球菌とグラム陰性桿菌に対し広範囲にカバーする必要がある。また, 術後胸骨骨髄炎・縦隔炎の16％にメチシリン耐性黄色ブドウ球菌（MRSA）を認めたとの報告もあり, 疑われる場合にはバンコマイシンの投与を考慮する。そして培養結果が出しだい, すみやかに感受性のある抗生剤に変更する。一方, 抗生剤の長期投与は, 心不全, 消化管出血, 肝障害などを併せもつ患者の状態をさらに悪化することがあり, 治療を困難にするだけでなく救命率を大きく左右する。したがって, 早期発見, 早期治癒が望まれる。

診断のポイント

■臨床所見

胸骨骨髄炎・縦隔炎の初期症状はわかりにくく, 病状が進行するに従って高熱, 頻脈, 胸痛, 手術により離断した胸骨の不安定性, 発赤などの炎症所見および呼吸困難などの症状が出現する。

第4章 感染創

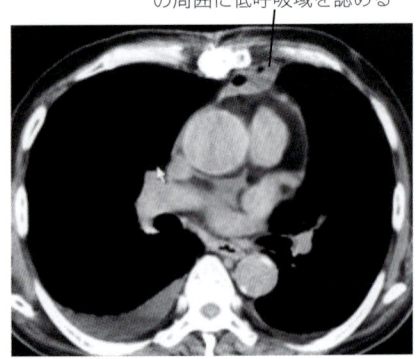

図1 縦隔洞炎のCT所見
前縦隔にガス像を認め，その周囲に低呼吸域を認める

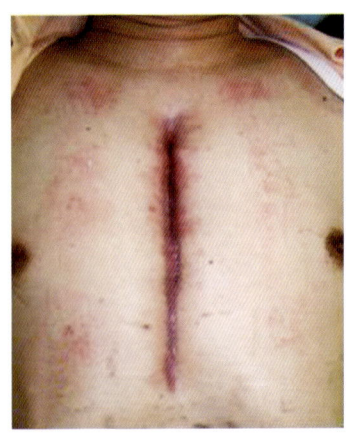

図2 縦隔炎二次治療後の状態
保存的治療後にこのように創の面積が狭く浅くなれば，筋弁を充填することなくwound bed preparation法のみで治癒が得られることもある。

潜伏期間は，術後約2週間が多い。そして，病状がさらに進行し重症になると，菌血症や敗血症の症状が優位になる。ほかに臨床的なサインでは，皮膚を圧迫したときの握雪感や，Hamman's sign（心拍に合わせて同調性に聞かれるガリガリというような音）などがある。

■血液検査所見および培養検査

血液検査所見では，左方偏位を伴った白血球の増加を認める。血液培養の陽性率は6割である。培養検査はなるべく頻回に行い，陰性化後に再建を施行する。また，培養検査は抗生剤使用の良い指標となる。

■画像診断

●単純X線像

胸部X線写真では縦隔の拡大，皮下や縦隔の気腫を認める。

●CTおよびその他の画像検査

炎症と膿瘍の層の広がりを隣接臓器や血管との関係を含めて三次元的に把握することが可能である。また，胸壁皮膚の瘻孔が小さい場合でも，胸骨下には広範囲に膿瘍腔やガス像が広がっていることがある（図1）。さらに，瘻孔より造影剤を注入してのCTはより有効である。しかし，CTは早期の胸骨骨髄炎診断には不向きで，他の評価方法と併用し集学的な評価方法の中で，補助的な使用で推奨されている。一般的に胸骨骨髄炎診断には，シンチグラムやMRIが有用である。さらに，食道破裂が疑われる場合，食道造影による造影剤の漏出の確認や内視鏡による裂孔の確認も必要となる。

治療法の選択

基本的には，可及的早期に創を開放し徹底的なデブリードマンと大量の生理食塩水による洗浄を行う。その後，感染のコントロールがついた段階で，創を治癒させるための手術を考慮する。創閉鎖手術のタイミングとしては，一期的に行うべきか，あるいは適切な創底管理（wound bed preparation）を行うことで良性肉芽の増生を図った後に二期的に行うかは議論のあるところである。

治療の確実性を優先するのであれば，十分な感染のコントロールと良好なwound bed preparationが得られた後に二期的に植皮や筋弁の充填を行う方が安全である。なお，創の状態によっては後述するwound bed preparation法のみで保存的に治癒が得られることもある（図2）。

つまり，治療のポイントとしては早期に診断をつけたのち，①全身管理，②組織移行性の高い抗生剤の投与，③可及的早期の外科的局所処置（創の開放ドレナージとデブリードマン）が重要である。

■保存的治療

●デブリードマン

胸骨骨髄炎・縦隔炎においては，速やかな感染性組織（とくに胸骨）のデブリードマンが必要とされる。デブリードマンの程度は，良好な出血を認めるまで，必要に応じて複数回行う。また，デブリードマンの際には人工物の除去も必要である。開心術後に縦隔に遺残する人工物として，胸骨ワイヤー，骨蝋，フェルト，人工血管などが挙げられる。人工血管やフェルトは除去できない場合もあり，治療の大きな障害となる。また，肋軟骨炎は第6～8肋軟骨に生じやすい。肋軟骨は，

胸骨とは異なりそれ自体に血管を有しないため自己治癒能力がなく，一部に炎症を生じるとそれが全体に及び，自然治癒は期待できない。このため，肋軟骨炎を生じた肋軟骨は，それをすべて抜去する必要がある。

● 洗浄

感染創の治療において，最も重要でかつ有効な方法は創の洗浄である。通常，1日2〜3回の洗浄処置が行われるが，感染をコントロールするには持続的洗浄が最も効果的である。

● 局所陰圧閉鎖療法（negative pressure wound therapy：NPWT）

近年，難治性の創に陰圧をかけることで創傷治癒を促すNPWTが開発され，胸骨骨髄炎・縦隔炎にも応用されている。従来の治療法に比べNPWTの方が，治療期間および入院期間ともに明らかに短縮し，包交回数および二期的手術の回数が減少し，死亡率が低下しているとの報告や，治療中陰圧によって胸骨の安定性が有意に向上するとの報告もある。そのため，NPWTを胸骨骨髄炎・縦隔炎の治療の第1選択としている施設も多く存在する。しかし，NPWTの問題点は，感染のコントロールが困難なことと，直接臓器に陰圧をかけることでその臓器を損傷してしまう可能性のあることである。このため，局所の状態をしっかりと観察し，必要であれば洗浄療法や後述する創内持続陰圧洗浄療法を使用する。

● 創内持続陰圧洗浄療法（intra-wound continuous negative pressure and irrigation treatment：IW-CONPIT）

持続洗浄を行いつつ同時に創面に陰圧をかける方法である。この方法は，前述した持続洗浄法とNPWTを同時に24時間継続して行うことで，それぞれの有する問題点を解決し得た新しい治療法である。

本法には下記のような利点がある。

①持続洗浄と持続陰圧を同時に行うため，相乗効果による創の早期治癒が期待できる
②週1〜2回の交換で十分であり，その分の労働力およびテープやガーゼなどの医療材料の削減となる
③医療コストの大幅な削減が可能である
④手技が簡便で誰でもがあらゆる施設で施行可能である

● 高気圧酸素療法

高気圧酸素療法は嫌気性菌には直接，抑制的に働くが，好気性菌に対しても，白血球の貪食・殺菌能を活性化させ，抗菌効果があるといわれている。そのため，慢性潰瘍領域でも，酸素の毒性を逆用する効果として嫌気性菌その他の感染症，ガス壊疽症に使用されている。しかし，高気圧酸素療法単独による胸骨骨髄炎・縦隔炎の治療は困難であるため，保存的治療法あるいは外科的治療法のさらなる補助的な手段として用いることを推奨する。

■ 保存的治療後の治療法

感染のコントロールと適切なwound bed preparationが施行されると，創部の肉芽の状態が改善され炎症所見も落ち着き，続いて全身状態も改善してくる。この段階で次に創を治癒させる治療法を選択する。治療法の優先順位は創の状態によって決定されるが，なるべく侵襲の少ない治療方法から選ぶ必要がある。

● 二次治癒

創面積が狭い症例では，各種軟膏や創傷被覆剤を使用し保存的に二次治癒させることが可能である。胸骨骨髄炎・縦隔炎に対してヨード製剤は有効であるが，創面からヨードを吸収することでアレルギー，甲状腺機能障害，代謝性アシドーシスなどの副作用が認められることがあるため，使用するヨードの濃度と使用期間に注意する。

● 植皮術

創面積が広く十分な肉芽組織の増殖によって創底が浅い場合には，より早期の治癒を図るために薄めのパッチ状もしくは網状の分層植皮を行う。

● 組織移植による再建術

胸骨骨髄炎・縦隔炎を再発・再燃させないためには創傷治癒能力の高い組織を移植すること，縦隔洞に組織を移植する際，死腔を生じないようにすることが重要である。これらの理由から，よく使用される移植材料は，大胸筋弁，腹直筋弁，広背筋弁，大網弁の4種である（表）。一方，開胸手術ではそれらの移植材料の栄養血管が切断されていたりバイパス手術の移植血管として用いられることが多く，事前に関連各科とのカンファレンスを行っていずれの組織を選択するかを決定する必要がある。

外科領域では，一般的に大網弁を第1選択とする場合が多い。形成外科で大網弁を使用する場合は，消化器外科にバックアップを依頼する。筋弁での再建を行う際には，通常，大胸筋弁，腹直筋弁，広背筋弁の順に選択する。

・大胸筋弁

大胸筋弁を用いる場合，2種類の方法がある。

第4章 感染創

表 移植材料の長所，短所

	大胸筋弁	腹直筋弁	広背筋弁	大網弁
長所	手術手技が簡便	筋体量が多い	内胸動脈が切断されていても使用できる 広い筋体を有する	広い範囲が被覆可能 組織が柔軟
短所	内胸動脈が切断されていたら，胸肩峰動脈を茎とした筋弁を使用できるが，胸骨下半分の被覆が困難	内胸動脈が切断されていたら使用できない（あるいは遊離として使用する） 胸骨上1/3に届きにくい	術中に体位変換が必要である	開腹手術が必要となり，その合併症が危惧される

1つは胸肩峰動脈を栄養血管として挙上する方法である。この方法では到達距離の関係から胸骨の上半分にしか移植できない。もう1つは内胸動脈穿通枝を栄養血管として移植する方法である。この方法では胸骨の下半分に大胸筋弁を移植可能である。しかし，冠動脈バイパス術後の症例では，左内胸動脈が移植血管としてすでに使用されていることが多いため，右側内胸動脈の穿通枝を栄養血管とした大胸筋弁を用いる。

●腹直筋弁

大胸筋弁と同様に，多くの場合で，左の内胸動脈が損傷されているため，右の内胸動脈に連続した上腹壁動脈を血管茎として筋弁を挙上する。腹直筋弁をできるだけ長く採取し，これを翻転させて胸骨部に移植する。しかし，胸骨上1/3には届きにくいという欠点がある。合併症としては，腹壁ヘルニア，腹部弛緩などがある。

●広背筋弁

胸背動静脈を栄養血管として挙上する。欠点として体位変換が必要となる。また，広背筋皮弁は有茎で用いることが多いが，遊離広背筋皮弁でも使用可能である。合併症として，漿液腫を来すことがあるので注意する。

●大網弁

大網動脈を栄養血管として挙上する。面積の広い範囲を覆うことができ，組織が柔軟で確実な死腔の充填が容易に行える。問題点として，開腹の手術侵襲，腹腔内への感染波及の危険性，イレウスなどの開腹操作に伴う合併症の可能性などが挙げられる。

I 創内持続陰圧洗浄

KEY POINTS
- 生理食塩水のボトルを患部と同じ高さにすることで創内を常に陰圧の状態に維持する
- 重要臓器の露出を認める際には，人工真皮などを介して直接スポンジが重要臓器に触れないように工夫する

❶ デブリードマン，洗浄，スポンジとチューブの留置

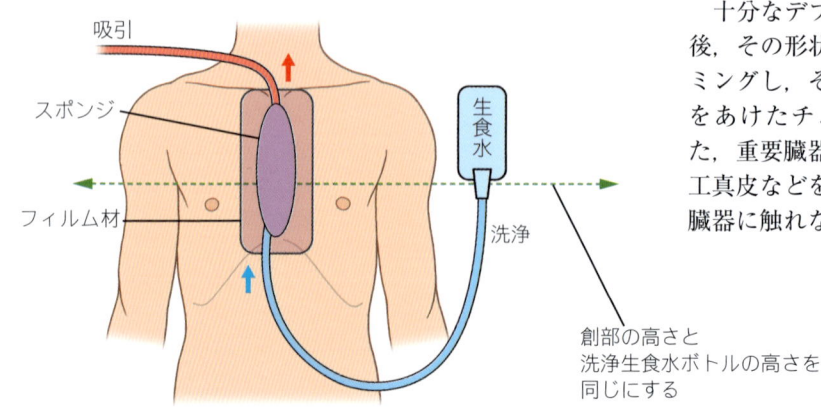

十分なデブリードマンと洗浄を行った後，その形状に合わせてスポンジをトリミングし，その中に埋め込むように側孔をあけたチューブを2本留置する。また，重要臓器の露出を認める際には，人工真皮などを介して直接スポンジが重要臓器に触れないように工夫する。

創内持続陰圧洗浄療法中の状態

❷ 持続吸引療法の開始

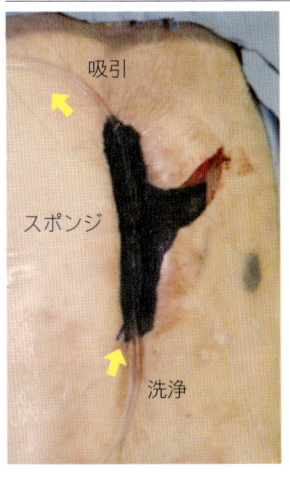

ポリウレタンフィルムで被覆し，完全な密閉腔とする。一方のチューブからは持続吸引器を用いてメラサキュームの最大圧である50cmH₂Oで吸引し，もう一方のチューブからは創の状態に応じて2,000〜7,000ml/dayの生食を送水する。この際，創部の高さと洗浄用生食ボトルの高さを同じにする。これにより創内に陽圧がかかることはなく，吸引圧によって創内は常に陰圧の状態に保たれ，しかもその陰圧に引かれて生食が創内を持続的に洗浄することになる。

❸ 創閉鎖

本法による2〜3週間の治療を行い，創感染の沈静化と肉芽の状態の改善が得られた段階で，必要に応じて筋弁や植皮などの治療法を追加し創を閉鎖する。

創内持続陰圧洗浄療法中の状態

II 筋弁による再建

KEY POINTS
- 死腔を絶対に作らない
- 吸引量が減ったからといって陰圧ドレーンを早期に抜去しない

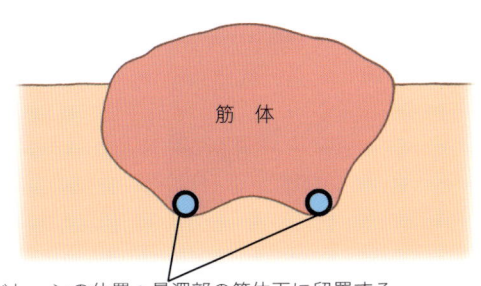

血行の良い組織を移植床に余裕を持って移植する。

最深部の筋体下，筋弁採取部の最低2カ所に複数の陰圧ドレーンを留置する。基本的に陰圧ドレーンは約2週間抜去しない。これは吸引圧によって筋弁を強固に癒着させるためである。

全身状態が許せば，できる限り早期に離床させ，肺塞栓の予防に努める。

ドレーンの位置：最深部の筋体下に留置する

● 大胸筋弁

胸肩峰動脈を茎とした大胸筋弁を挙上する際，第4肋骨より頭側での大胸筋裏面の剥離は指で鈍的に行い，同時に胸肩峰動脈の拍動と位置を確認する。

大胸筋鎖骨部では血管柄のみとし，それより尾側の大胸筋の全域を胸壁より剥離して，筋弁として挙上する。

第4肋骨より尾側での大胸筋裏面の剥離の際は，肋間穿通枝を確実に止血し，剥離した胸壁の皮下にドレーンを挿入する。

術後は，血管茎部分に圧迫や緊張がかからないようにする。

左大胸筋弁（栄養血管：胸肩峰動脈）
右大胸筋弁（栄養血管：内胸動脈第2〜4肋間穿通枝）

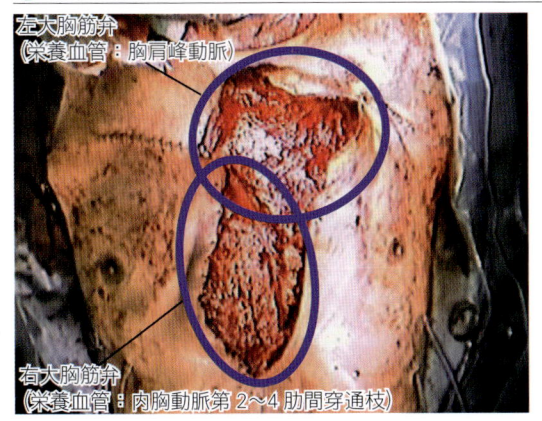

69歳，男性，大動脈瘤に対する全弓部置換後の人工血管露出

第4章 感染創

腹直筋弁

左大胸筋弁
（栄養血管：胸肩峰動脈）

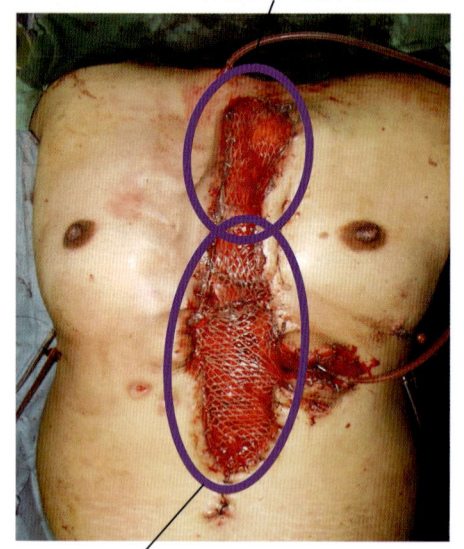

左腹直筋弁（栄養血管：上腹壁動脈）
67歳，女性，急性心筋梗塞に対する冠動脈バイパス術後の縦隔炎

上腹型動静脈を茎とする上茎の腹直筋弁を挙上し，反転して縦隔洞の下2/3に充填する（上1/3には届かない）。

メッシュ植皮は通常，3倍メッシュとし，露出した筋弁上に移植する。

Advice
・通常，臍周囲に太い穿通枝が存在するため，十分に止血の確認を行う。
・肋骨弓近くでは上腹壁動静脈は腹直筋外側を走行することが多いため，これを切断しないように注意する。
・弓状線より尾側では腹直筋の後鞘を欠くため，腹直筋前鞘を温存したりマーレックスメッシュなどの人工補填材を使用してヘルニアを予防する。

広背筋弁

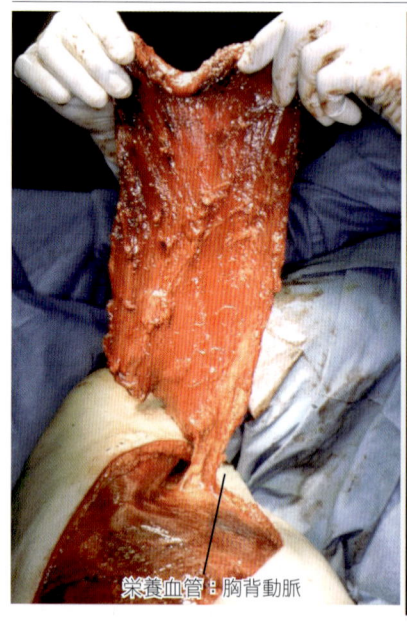

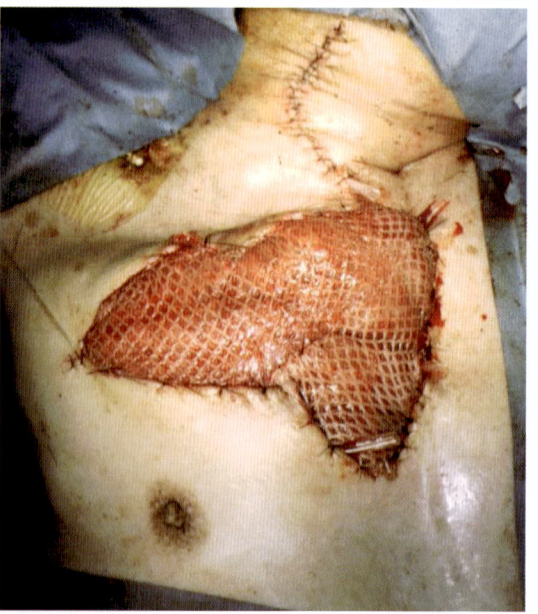

栄養血管：胸背動脈

62歳，男性，大動脈瘤に対する全弓部置換後の人工血管露出

　広背筋弁は筋弁の中で最大の組織量と広さをもつ筋弁である。一側の広背筋弁で縦隔洞のほぼ全域を充填可能である。
　広背筋の尾側は主に腸腰筋から立ち上がる穿通枝によって栄養されているため，安全に挙上できる範囲は第12肋骨下縁までである。

III 大網弁による再建

KEY POINTS
- 消化器外科に採取もしくはバックアップを依頼する
- 大網の栄養血管は冠動脈バイパス用のグラフトとして使用されていることがあるため，事前に確認する

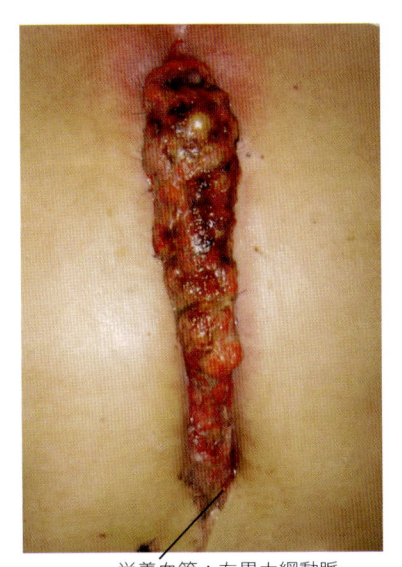

大網は左右の胃大網動静脈により栄養されている。このため，どちらか一方を切離し上方に反転することにより，縦隔洞全域を充填することが可能である。

Advice
・大網弁の利点は，小さな死腔でも確実に充填できることである。血管と血管の間などにも細かく挿入する。

術後の管理では，血管茎の部分を圧迫しないこと，表面が乾燥しないように軟膏処置を行うことが重要である。

栄養血管：右胃大網動脈

58歳，男性，大動脈瘤に対する全弓部置換後の人工血管露出例

History & Review

● 形成外科医が縦隔炎を診ることの重要性を示した。
Wong CHK, Senewiratne S, Garlick B, et al: Two-stage management of sternal wound infection using bilateral pectoralis major advancement flap. Eur J Cardiothorac Surg 30: 148-152, 2006

● 縦隔炎に対するデブリードマンの重要性を示した。
Bryant LR, Spencer FC, Trinkle JK: Treatment of median sternotomy infection by mediastinal irrigation with an antibiotic solution. Ann Surg 169: 914-920, 1969

● 縦隔炎に対して洗浄することの有用性を示した。
Angelini GD, Lamarra M, Azzu AA, et al: Wound infection following early repeat sternotomy for postoperative bleeding; an experience utilizing intraoperative irrigation with povidone iodine. J Cardiovasc Surg 31: 793-795, 1990

● 縦隔炎に対するNPWTの重要性を示した。
Schimmer C, Sommer SP, Bensch M, et al: Management of poststernotomy mediastinitis; experience and results of different therapy modalities. Thorac Cardiovasc Surg 56: 200-204, 2008

● 縦隔炎に対して創内持続陰圧洗浄療法の有用性を示した。
Kiyokawa K, Takahashi N, Rikimaru H, et al: New continuous negative-pressure and irrigation treatment for infected wounds and intractable ulcers. Plast Reconstr Surg 120: 1257-1265, 2007

● 保存的加療のみで治療することより再建することの有用性を示した。
Nahai F, Rand RP, Hester TR, et al: Primary treatment of the infected sternotomy wound with muscle flaps; a review of 211 consecutive cases. Plast Reconstr Surg 84: 434-441, 1989

形成外科治療手技全書 III
創傷外科

第5章 慢性創傷

第5章 慢性創傷

1. 褥瘡

概説

小坂正明

褥瘡の分類法

■急性期褥瘡と慢性期褥瘡

褥瘡が発生した直後は発赤，紫斑，水泡，びらんなど局所状態が刻々と変化するため「急性期」褥瘡と呼ばれ，発生後1〜3週間以上経過して創面が比較的安定した状態は「慢性期」褥瘡と呼ばれる。外見的には健常部と黒色壊死の病変の境界（demarcation）が明らかになってくれば慢性期褥瘡と考えてよい。

■深度による分類

組織損傷の深さによる分類は，Shea分類，Danial分類，IAET（国際ET協会）分類，およびNPUAP（米国褥瘡諮問委員会）分類の4種類ある。1970年代に提唱されたShea分類とDanial分類の特徴は治療を目的としたものでGrade I〜IVに分けられ，わが国の診療報酬はこの分類に基づいている。一方，1980年代に発表されたIAET分類やNPUAP分類の特徴は看護ケアにおいて予防を重視したものでStage I〜IVに分類されている。

一方，より簡略化した深さ分類もある。褥瘡深度が真皮までにとどまる浅い褥瘡と，皮下組織を越える深い褥瘡の2種類に分ける方法である。浅い褥瘡は上皮細胞の供給源である毛胞や汗管などの皮膚付属器が温存されているため早い上皮化が期待できる。深い褥瘡の治癒過程は創底から肉芽組織が増殖し，辺縁からの創収縮による潰瘍面積の縮小，上皮化の各ステップを経て治癒が完了する。

褥瘡の評価

■褥瘡治療中に定期的に行うもの（アセスメントツール）

褥瘡の治癒過程を客観的に評価する尺度がアセスメントツールである。米国で考案されたPSST（Pressure Ulcer Status Tool）やPUSH（Pressure Ulcer Healing Scale），日本褥瘡学会が提唱したDESIGNなどがあり，褥瘡の治癒状況を数量化する目的で使われる。評価項目はPSST 13項目，PUSH 3項目，DESIGN 6項目で構成されている。これらのアセスメントツールの具備条件には，職種ごとの専門性の違いに左右されにくいこと，経験の長短に左右されにくいことが求められるが，項目が多いほど評価に熟練を要し，項目が少なければ多少改善しても点数の変化として現れにくい。そこでDESIGN分類は各項目に重み付けを勘案した評価点数に改良されている（DESIGN-R）。

手術適応・術式の選択

具体的な条件としては，下記が一般的に推奨されている。
・全身状態が安定している
・主たる治療対象が褥瘡である
・保存的治療に抵抗するStage III以上の褥瘡

全身的要件・局所的条件・環境条件すべてに合致する症例なら手術を積極的に考える（図1）。また，脊髄損傷患者では，通院による褥瘡処置は日常生活の制約ともなるため，褥瘡が小さくても手術適応と考えてよい。

術式を選択する際に考慮すべきは，皮弁を第一選択にすべきであるが，場合により植皮も考慮する。

再建術前の外科的処置

■デブリードマン

褥瘡におけるデブリードマンとは，壊死組織・膿苔，感染創など，創傷治癒を妨げる組織を除去する行為を指し，wound bed preparation（創面環境調整）の一環として捉えられる。デブリードマンはその原理から下記の手技に分類できる。

図1　手術を積極的に考える諸条件

麻酔・手術に耐え得る全身状態などの「全身的要件」，深い・広いポケット，骨髄炎の存在などの「局所的条件」，入院にかかわる社会的・経済的要件や再発防止策など治療にかかわる「外的条件」がある。これらの条件すべてに合致する症例なら手術を積極的に考えてよい。

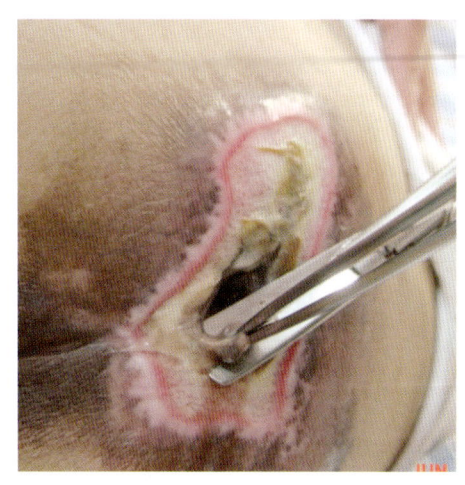

図2　剪刀によるデブリードマン
外科用クーパー剪刀を用いたデブリードマンを示す。バイポーラ凝固装置などの出血対策が必要である。

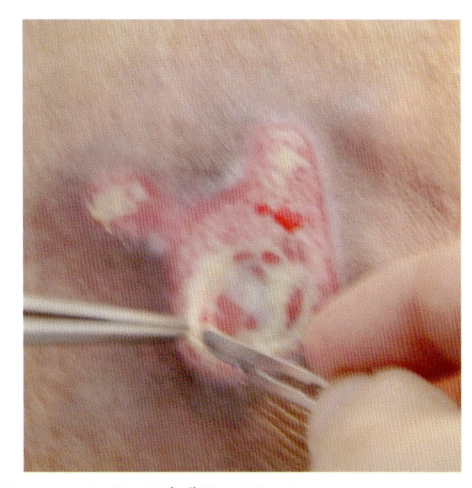

図3　メスによるデブリードマン
厚い壊死組織は外科用クーパーでデブリードマンを繰り返し，細かい部分はメス刃を用いて丁寧に行う。

● 外科的デブリードマン

　剪刀，メス，電気メス，バイポーラなどを用いて壊死組織を正常組織ごと切除する（図2, 3）。他の方法に比べ最も即時的な除去効果が得られる。外科的デブリードマンでは疼痛対策，出血対策，感染対策が不可欠である。特に健常組織と壊死組織が入り組んだ，分画（demarcation）の不明瞭な部分は疼痛を感じやすいので慎重に行う。この場合は薬剤などを用いた化学的デブリードマンや，自己融解的デブリードマンの併用が望ましい。

　分画の明瞭な壊死組織を除去する際は通常クーパー型の外科用剪刀が有用であることが多い。

　穿通枝などの小動脈の損傷の可能性があるため，バイポーラを備えた外科処置室で行うことも安全対策として推奨できる。バイポーラの準備ができないベッドサイド処置では創縁をかがり縫いする。

　深い褥瘡はしばしば細菌感染を伴っているのでデブリードマン後の抗菌対策は必要であることが多い。敗血症のリスクが高い時は抗生剤を使用する。施術後の発赤，発熱，熱感などの局所感染兆候を見逃してはならない。急激な白血球増多，CRP（C反応性蛋白）などの推移も確認しておかなければならない。

● 機械的デブリードマン

　Wet to dry dressing（固く絞った生食水ガーゼを壊死組織上に貼付し，交換時に乾燥したガーゼに固着した壊死組織や異物を除去する方法），高圧洗浄法などがある。

● 外用剤によるデブリードマン

　壊死組織除去作用を有する外用剤は，デキストノマー（デブリサン®），カデキソマー・ヨウ素（カデックス®軟膏），パイナップル酵素を含有するブロメライン（ブロメライン®軟膏）などがある。スルファジアジン銀（ゲーベン®クリーム）も乳剤性基剤の浸透特性により壊死組織の軟化・融解を生じる。感染を伴う壊死組織に用いられる。

● 自己融解 (autolysis) によるデブリードマン
　閉鎖性ドレッシング剤を貼付し自己融解を促進して外科的デブリードマンを促進させる。またドレッシング剤の異形タイプとしてカルボキシメチルセルロース (CMC) を含むハイドロジェル (グラニュゲル®) なども壊死組織に水分を付与し自己融解環境を形成する。

● 生物学的デブリードマン
　医療用のマゴットによるデブリードマンは壊死組織だけを除くだけでなく，創傷治癒効果もある。しかしマゴットの管理，患者の同意，保険適用外など，施行に際しての課題は多い。

■ ポケット切開
　皮弁による再建手術を計画している症例では，ポケット上の皮膚自身を皮弁として利用する可能性も考慮する。したがって皮弁の栄養血管を損傷しないように，ドップラー・血流計で探査してポケット切開の場所を検討する必要がある。手術適応のない患者，再建手術を行えない施設ではポケット切開を躊躇すべきではない。出血傾向の有無，抗凝固剤使用の有無などを確認したうえで止血対策を整えてポケット切開に臨む。

手術時期

以下の目標が達成できれば手術を考慮する。

■ 全身状態
・基礎疾患の治療：特に血糖コントロールが必要である。
・貧血・栄養状態の改善：Hb10～11g/dl 以上，血清アルブミン値は 3.0g/dl 以上が望ましい。
・全身性の感染症状がない。

■ 局所状態
・壊死組織・膿汁分泌が消失するまでデブリードマン，創部洗浄，抗菌剤投与を行い，良好な肉芽が認められる。

History & Review

● 褥瘡ケア全般について解説されている。
　森口隆彦，稲川喜一：手術療法．褥瘡ケア完全ガイド 予測・予防・管理のすべて，真田弘美編，pp115-125, 学習研究社．東京．2007

● 褥瘡手術治療について書かれた総説。
　柏克彦，小林誠一郎：褥瘡治療の基本；褥瘡の外科手術の適応と実際．形成外科 47：S118-S125, 2004

● 褥瘡治療の取り組み方について書かれた。
　大浦武彦，村住昌彦：褥瘡と手術．形成外科 42：629-638, 1999

● 術後結果を予測する因子を検討。術前栄養管理や血糖管理が成功率を改善させる。
　Keys KA, Daniali LN, Warner KJ, et al: Multivariate predictors of failure after flap coverage of pressure ulcers. Plast Reconstr Surg 125: 1725-1734, 2010

● 褥瘡手術効果を患者背景の観点から分析した論文。
　Disa JJ, Carlton JM, Goldberg NH: Efficacy of operative cure in pressure sore patients. Plast Reconstr Surg 89: 272-278, 1992

第5章 慢性創傷

1. 褥瘡

1) 仙骨部褥瘡

小坂正明

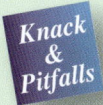

Knack & Pitfalls
◎仙骨部は褥瘡の好発部位の中でも最も頻度が高い部位であるため，再発防止を考慮して手術計画を立てる
◎危険因子のない偶発的な褥瘡では，手術の適応は少ない

診断のポイント

骨突出の程度，褥瘡の横径と短径，ポケットの有無，仙骨や尾骨露出の有無などを，視診・触診から判断する。感染兆候や壊死組織の有無，良性肉芽が認められるかどうかも手術適応を考えるうえで重要である。なお，長期間の褥瘡では悪性腫瘍の報告もあるため，辺縁の不整がないか注意した方がよい。

治療法の選択

植皮，局所皮弁，筋皮弁・筋膜皮弁に大別できる。皮弁による被覆は再発防止の意義も高い。それぞれの特徴を示す。

植皮は，血流の良い平坦な肉芽組織に適応される。治癒が遅延している Stage Ⅱ 褥瘡にも適応できる。

局所皮弁は，中程度の大きさまでの褥瘡に適応できる。多くは局所麻酔で実施可能である（図）。

筋皮弁・筋膜皮弁は，皮膚欠損やポケットが広い褥瘡に適応するが，侵襲が大きい。

●仙骨部褥瘡に適応する皮弁・筋皮弁（カッコ内は栄養血管系）

大殿筋筋皮弁（上殿動脈・下殿動脈），大殿筋筋膜皮弁（上殿動脈・下殿動脈），大殿筋穿通動脈皮弁（上殿動脈・下殿動脈・外側仙骨動脈），transverse lumbosacral back flap（腰動脈穿通枝），後大腿皮弁（下殿動脈下行枝），殿部大腿皮弁（下殿動脈下行枝），intercostal flap（肋間動脈）

一方，薄筋皮弁，ハムストリング筋皮弁，外側広筋弁，前外側大腿皮弁，大腿直筋弁などの大腿部を採取部とした皮弁・筋皮弁は推奨されない。

■島状皮弁の形とするかどうか

再建方法を有茎皮弁にするか，島状皮弁にするかは重要な選択肢となる。比較的小さい褥瘡の場合は1つの有茎皮弁でも十分閉鎖できる。大きな欠損に対して有茎皮弁だけによる再建を計画した場合，複数の皮弁を組み合わせる報告もあるが，これでは殿部全体を剥離することになり，再発時に必要となる再建材料を使いきってしまう欠点がある。大きな欠損の場合は移動性において自由度の高い島状皮弁を選択するのがよい。われわれは欠損径7〜8cm以下を有茎皮弁，それ以上を島状皮弁の適応と考えている。有茎皮弁の利点は手術時間が短く，手技が島状皮弁に比べて簡単であることである。

■手術方法

主として活動性の乏しい，高血圧・糖尿病・動脈硬化症など複数の基礎疾患を有する高齢者が対象となることが多いため，麻酔体位を考慮しなければならない。

●麻酔

小範囲の皮弁であれば局所麻酔でも可能であるが，骨削除など深部の侵襲を伴うため多くは脊椎麻酔以上を要する。認知症や不随意運動を有する患者の場合は，全身麻酔が望ましい場合がある。

●体位

腹臥位は術野が広いが，術中の呼吸管理の面か

275

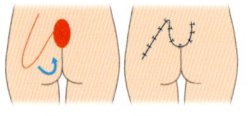

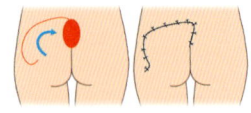

第5章 慢性創傷

図　穿通動脈系を温存した皮弁術式
上段は筋膜皮弁を示すが，作図する際に下段の島状皮弁と同様に穿通血管をドップラー・血流形で聴取し，皮弁を拳上する際に温存しておく。

（筋膜皮弁：Transposition, Rotation）
（島状皮弁：Transposition, Advancement）

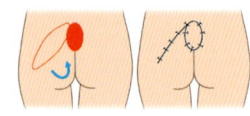

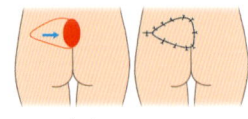

リードマンを終え皮膚欠損範囲が確定した時点で改めて皮弁デザインをし直す慎重さは大切である。また皮弁をデザインしたら閉創できるかどうか寄せてみてシミュレーションしてみる。緊張が強い場合は双葉皮弁に変更したり，さらに別の局所皮弁をデザインして充填するなど，可能な限り一次治癒できるように必要な対策をあらかじめ考えておく。予想以上に緊張が強い場合はドナー部位に植皮する工夫も一法である。

● **手術と術後管理**

仙骨部褥瘡の手術は比較的再発が少ないといわれている。

・骨突出度が高度な症例では術中，骨ノミで骨削除を行っておくが，途中，指で骨削除面を触診して不整な突出がなくなるまで行う。
・術後は高機能型体圧分散マットレスを使用する。体位交換時の牽引の方向や小枕の置き方など細やかにスタッフ教育を行う。
・医師・スタッフ間の意思疎通が不可欠である。手術終了時に執刀医自身が患者の上に手を置き，皮弁周囲の緊張のかけ方や体の支え方，介助時の手の位置などのデモンストレーションを行う。その場面を撮影して共有し，スタッフ全員が共通の体位交換意識をもてるようにしておく。

ら著者は側臥位を好んで用いている。右側臥位／左側臥位の選択は患者の四肢拘縮の程度，転子部褥瘡を有するか否かなどを参考にするが，皮下ポケットが広いほうが上になるようにしている。ポケット上の皮膚を皮弁として利用するため手技が容易であるためである。

● **デザイン**

局所皮弁・筋膜皮弁・穿通皮弁いずれにも共通することは，皮弁の大きさは皮膚欠損と同大，またはそれ以上の大きさが必要なことである。デブ

I　大殿筋筋膜皮弁（有茎皮弁）による再建

KEY POINTS
・穿通動脈を損傷しないこと
・有茎の状態で皮弁を挙上し，移動させてみて緊張やねじれが強い場合は皮膚茎を切断して島状皮弁に切り替える

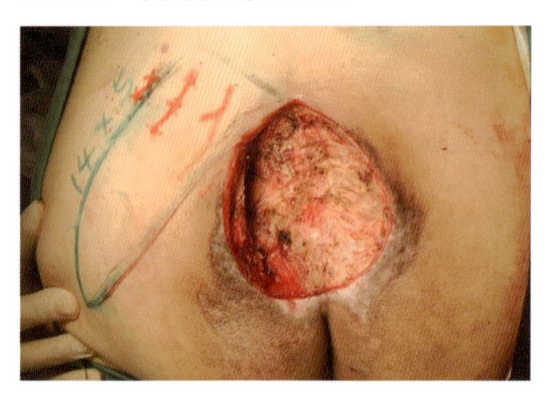

64歳，男性，脊髄損傷

〈評価と治療方針〉

ドップラー・血流計で穿通動脈を2本確認し，これを含む有茎皮弁をデザインした。皮弁の移動性が乏しい場合には，皮弁基部を切断して島状皮弁に変更する計画とした。

❶ 皮弁のデザイン

手術開始時にドップラー・血流計を用いて血管の走行を描いておき，皮弁のピボットポイントを想定してデザインする。図のように褥瘡のデブリードマンが終了して皮膚欠損範囲が確定してから改めて皮弁をデザインする。

有茎皮弁をデザインする際は，褥瘡周囲の瘢痕を避け，できるだけ瘢痕のない場所を選択する方が結果はよい。

1. 褥瘡—1) 仙骨部褥瘡

❷ 皮弁挙上と移動

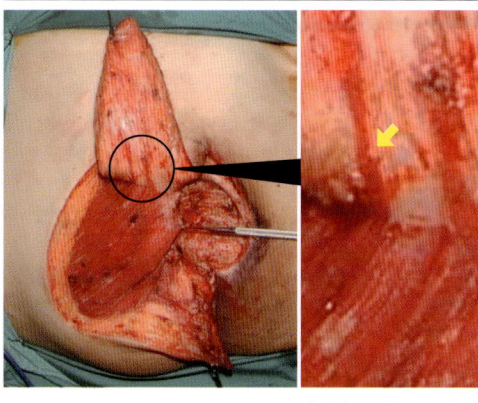

皮弁側に付けた穿通動脈

皮弁先端から挙上を開始する。筋膜を皮弁側に付着させ，メスまたは電気メスで切離していく。ここで皮弁を挙上・移動させて緊張やねじれをチェックする。ねじれ・緊張が強い場合はさらに剥離を進めるが，皮膚茎を切断して島状皮弁に切り替えることも想定して皮膚茎の切断ラインも描画しておく。

❸ 閉創

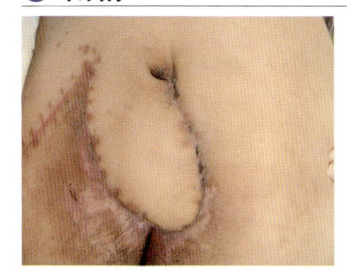

抜糸後1カ月

ドレーンはペンローズドレーンよりも15Fr.ほどの内径を有する吸引式ドレーンが推奨される。皮弁と採取部両方のドレナージができるように配置する。

Advice
・技術的に島状皮弁に慣れていないうちは有茎の形から馴染んでいくことを勧める。皮膚茎があることで，少なくとも"total necrosis"は免れる。先端が壊死になった場合はdelay効果もあり，皮弁を島状皮弁として再挙上して閉鎖できる場合がある。

II 大殿筋穿通動脈皮弁（島状転位皮弁）による再建

KEY POINTS
- 穿通血管をドップラーで確認しながら挙上するが，血管をむき出しにしない
- 血管周囲組織を温存し，皮弁移動時の血管の過緊張や捩れを緩和する

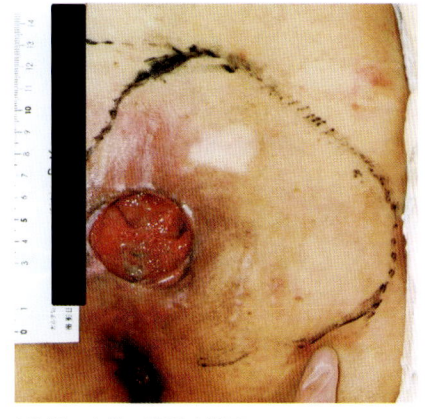

〈評価と治療方針〉

仙骨部に感染を伴う壊死組織を認めた。デブリードマン，NPWTを経て左殿部からの穿通動脈皮弁による再建手術を計画した。

73歳，女性，脊髄空洞症

277

第5章 慢性創傷

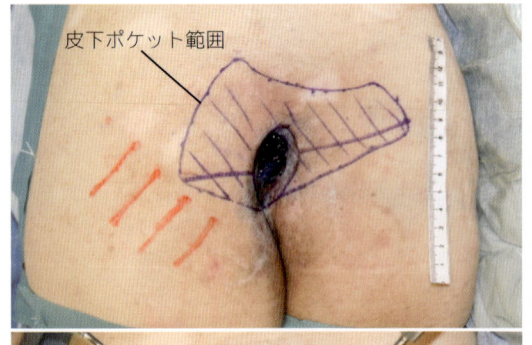

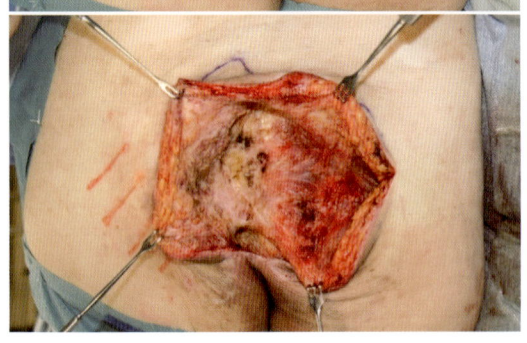

❶ デブリードマン

皮下ポケット範囲

　デブリードマンのためのポケット皮膚切開は十分展開できる方向に設定する。穿通血管を損傷しないように切開線を設定し，ポケット皮膚は皮弁の一部として利用する。結果として皮膚欠損範囲を極力少なくすることで皮弁の必要量を抑えることができる。

　デブリードマン終了時の状態。仙骨上の骨突出部は削除しておく。

❷ 皮弁のデザイン

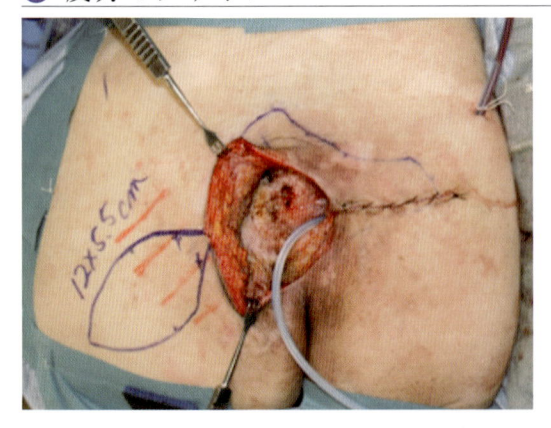

　大殿筋筋膜とポケット皮下を埋没縫合（anchoring suture）し，死腔を閉鎖する。
　最終的な皮膚欠損面積が確定したのち，欠損面積と同大以上の大きさの穿通動脈皮弁を作図する。

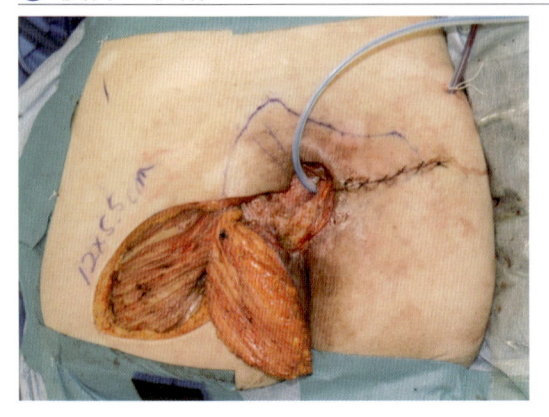

❸ 皮弁の移動

　Perforator近くまで剝離したらドップラー・血流計で血管の位置を確認する。血管をむき出しにせず約2cm程度の軟部組織を残すとよい。
　穿通動脈皮弁を挙上した状態。皮弁を180°反時計回りに回転させ，褥瘡切除後の皮膚欠損を被覆閉鎖する。

1．褥瘡—1）仙骨部褥瘡

❹ 閉創

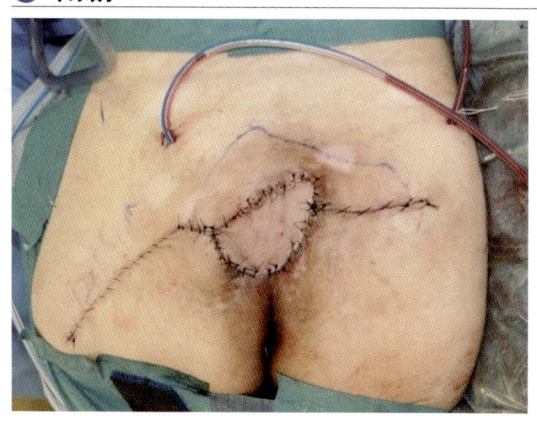

吸引ドレーンを皮下に留置して手術を終える。
術後は血腫・感染・縫合不全などの合併症なく経過し，2週目に全抜糸する。

Advice
・皮弁の血流は極めて安定しているが，術後縫合不全の好発部位は，殿裂に近い，皮弁のコーナーである。
・止血を入念に行うこと，ドレーンの先端の位置など死腔対策が何より大切である。

III　Buried chip skin graft：BCSGによる再建

KEY POINTS
- 先端のとがった異物鑷子などで細片化した植皮片を摘み，表皮側が表になるように2mmほどの深さに刺入する
- 移植ポイントの間隔は5mmおき程度で行う
- 術後のずれ対策，除圧対策も生着率向上に必須である

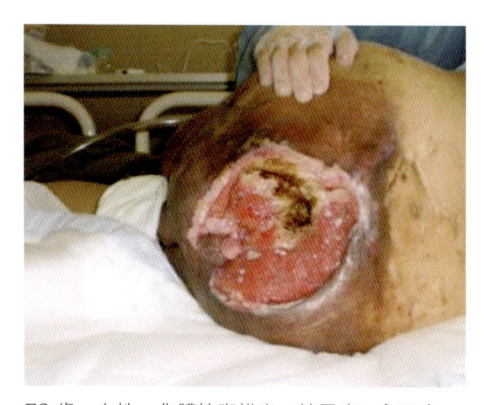

〈評価と治療方針〉
　仙骨部に広範囲にわたる深達性褥瘡を認めた。全身状態が不安定なことから可及的に侵襲の少ない再建手段を検討した。ベッドサイドで施行可能な buried chip skin graft を採用した。

73歳，女性，化膿性脊椎炎，糖尿病，心不全

❶ 採皮

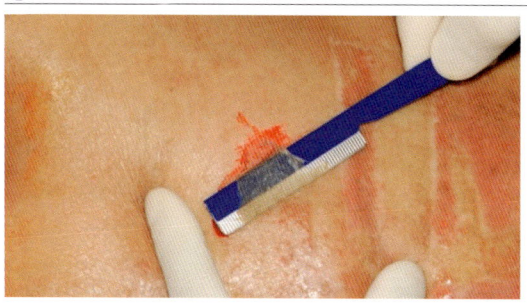

採皮は簡便なカミソリ型の器具が使い勝手がよい。採皮予定部にはあらかじめ表面麻酔テープや麻酔クリームなどを数時間前から貼付・塗布しておけば採皮の疼痛は緩和できる。

❷ 小片の切り出し

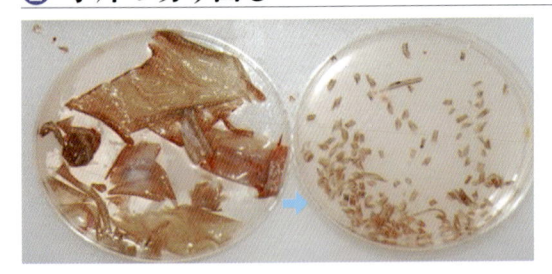

切手大に採取してステープラーで固定したり，2〜3mmの小片にカットし生理食塩水に浸しておく。

❸ 小片の埋め込み

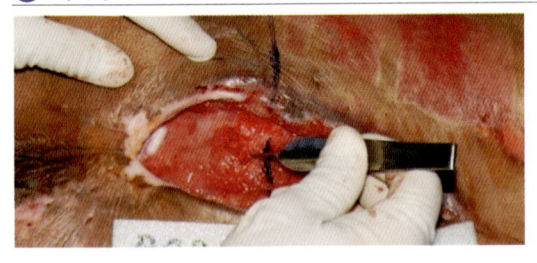

異物鑷子などの先端の鋭利な鑷子で肉芽内に埋入移植する。

❹ 移植を繰り返し，創面積を縮小化する

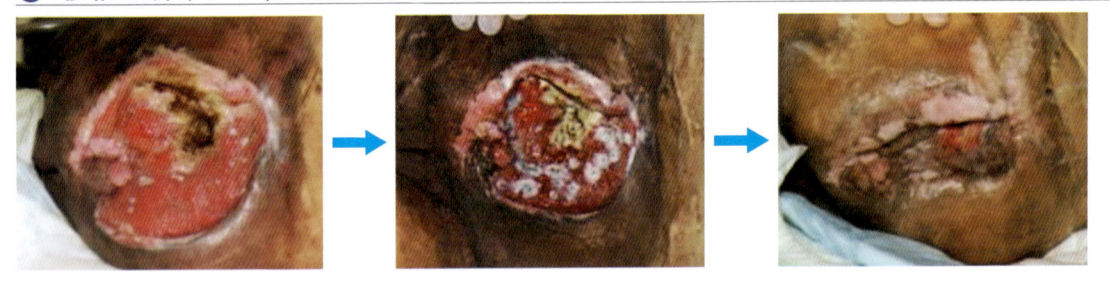

　局所ケアが奏効し良性肉芽となっても患者の全身状態にとっては再建手術が困難な場合もある。徐々に生着範囲が増え，それに伴い体液漏出が減少した。

History & Review

- 穿通動脈皮弁の教科書。
  Koshima I, Moriguchi T, Soeda S, et al: The gluteal perforator-based flap for repair of sacral pressure ulcers. Plast Reconstr Surg 91: 678-683, 1993
- 手術か，保存的治療かの適応について解説。
  岡博昭，森口隆彦，稲川喜一，ほか：仙骨部褥瘡において保存的治療を選択する DESIGN 評価上の因子について．褥瘡会誌 5: 175-179, 2003
- 低アルブミン血症の褥瘡患者での皮弁手術の意義を述べた。
  Estrella EP, Lee EY: A retrospective, descriptive study of sacral ulcer flap coverage in nonambulatory patients with hypoalbuminemia. Ostomy Wound Manage 56: 52-59, 2010
- BCSG に関する最新の工夫が述べられている。
  服部友樹，横尾和久，佐々木真喜子ほか：埋入植皮を施行した褥瘡潰瘍の6症例．褥瘡会誌 14: 68-73, 2012

第5章 慢性創傷

1. 褥瘡

2）大転子部褥瘡

小坂正明

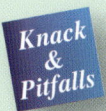

Knack & Pitfalls
◎外側大腿回旋動脈上行枝は上前腸骨棘から8cm下方に存在する
◎皮弁の栄養は膝関節より10cm上まで
◎採取部の縫縮に制限があるため皮弁デザインに工夫を要する

診断のポイント

　大転子部の褥瘡はその解剖学的背景から血流の乏しい深部組織まで壊死が及ぶと極めて難治性である。他の好発部位である仙骨・坐骨と異なり関節に接しているため、適切な処置を講じなければ化膿性股関節炎・大腿骨頭壊死にまで進展し、敗血症から生命の危険に及ぶこともある。関節部やSepsisの場合は創部の細菌培養を繰り返し行い、起炎菌の同定、感受性検査を行い、強力な抗菌療法を要する。さらに創部感染症が長期化すればMRIなどの画像診断で骨髄炎を疑う必要がある。化膿性股関節炎や骨髄炎に対して骨切除を要した場合は、死腔閉鎖のため、よりボリュームの多い筋弁や筋皮弁を選択する。

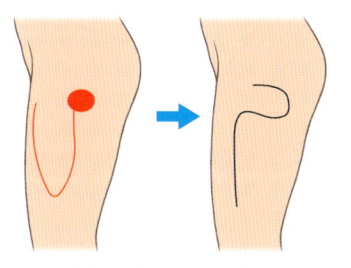

(a) 欠損が小さい症例

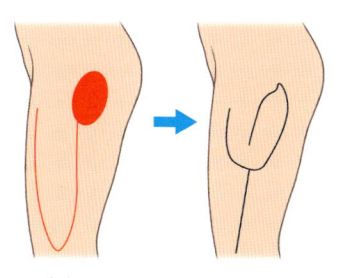

(b) 長軸方向に皮膚欠損が大きい症例

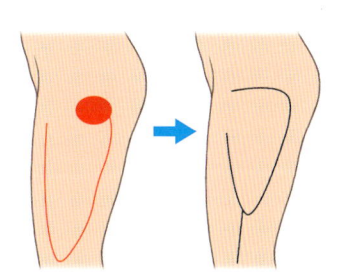

(c) 欠損が大きい症例や、将来再発が懸念される症例
ハムストリング皮弁のように再挙上ができる利点がある。

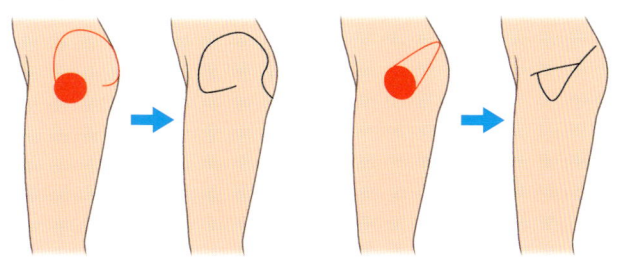

(d) 大殿筋領域からの再建

図　皮弁デザインのバリエーション

治療法の選択

　仙骨部褥瘡や坐骨部褥瘡に比べ，転子部の褥瘡における再建手術の選択肢には植皮以外の，縫縮・局所皮弁・筋皮弁などによる再建が用いられる（図）．

■縫縮

　皮膚欠損面積の小さいStage Ⅲ以上の褥瘡に用いることができる．皮膚欠損を含めて紡錘形に切除し，腱膜を縫合し皮膚を縫縮する．

■局所皮弁

　皮膚欠損が小さく表面上は縫縮や局所皮弁でも閉鎖できそうな場合でも筋弁や筋皮弁など皮下のスペースを充填しなければならない事例は多い．

■筋皮弁・筋膜皮弁

　後大腿皮弁（下殿動脈下行枝），殿部大腿皮弁（下殿動脈下行枝），大腿筋膜張筋皮弁（外側大腿回旋動脈上行枝），大殿筋皮弁（上・下殿動脈），外側広筋弁（外側大腿回旋動脈），前外側大腿皮弁（外側大腿回旋動脈下行枝），大腿直筋弁（外側大腿回旋動脈）などが適応可能である．

大腿筋膜張筋皮弁による再建

KEY POINTS
- 外側大腿回旋動脈上行枝で筋肉を貫く皮膚穿通枝で栄養されている
- 皮弁の遠位端は膝関節から頭側10cm，すなわち大腿の遠位2/3までが安全である．過長な皮弁は先端壊死を招きやすい
- 大きな皮弁や島状皮弁を挙上する際は，外側大腿回旋動脈上行枝周辺の硬い靱帯様組織をドップラー・血流計で探りながら慎重に切離し皮弁の自由度を確保する

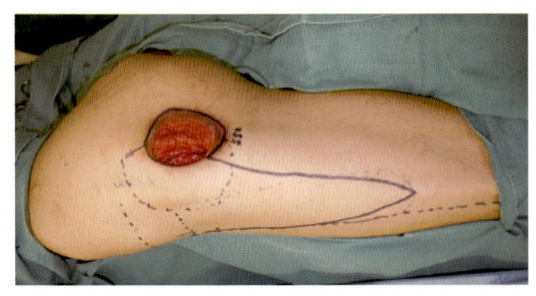

41歳，男性，うつ病

〈評価と治療方針〉

　左大転子部のStage Ⅳ褥瘡．皮膚欠損面積は6×5cmであった．

　外側大腿回旋動脈上行枝は上前腸骨棘から8cm下方に存在すること，皮弁の栄養は膝関節より10cm上までが安全であることを考慮し，右のようにデザインした．

❶ デブリードマン

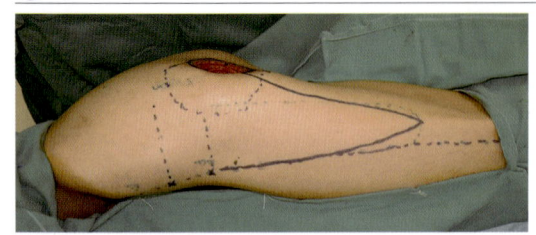

　不良肉芽，壊死組織の取り残しのないように褥瘡内をインジゴカーミン，ピオクタニンなどで染色しておく．電気メスで焼灼しながら深層に至り，bursaを含めて全摘する．

❷ 皮弁の挙上

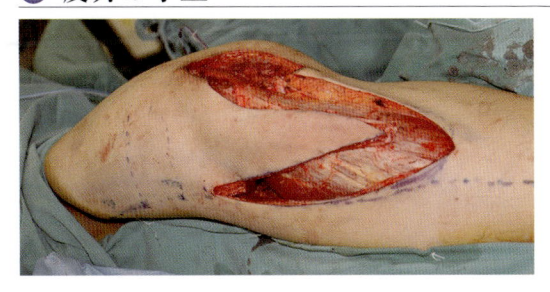

皮弁を切開し，皮膚直下を電気メスで焼灼しながら深層に至り，腸脛靱帯を切開する。

Advice
・皮弁を遠位から挙上する際，皮膚・皮下組織と腸脛靱帯が分離しないように，数cmおきに皮膚と靱帯を縫合固定しておく。

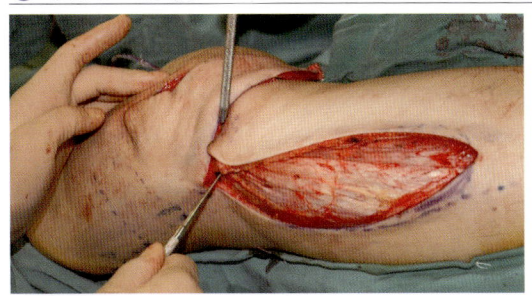

❸ 皮弁の移動

腸脛靱帯直下の粗性結合組織を剥離し，近位まで挙上を続ける。上前腸骨棘から8cmの付近に外側大腿回旋動脈上行枝が走行するのでドップラー・血流計などで確認し，損傷しないよう術前にマーキングしておく。

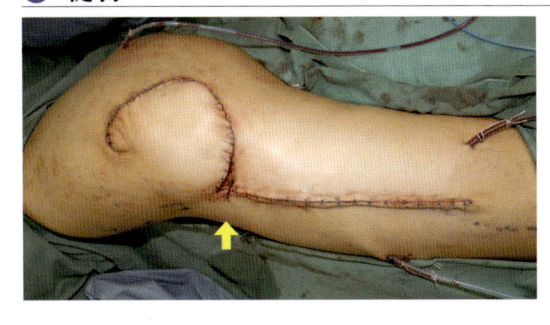

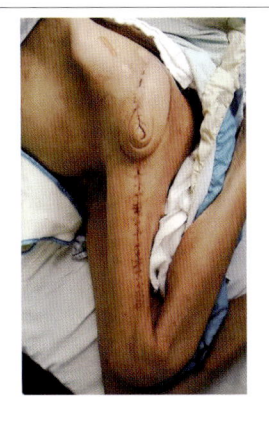

❹ 縫合

(小坂正明：褥瘡の手術治療．形成外科 55：1225-1234, 2012 より引用)

皮弁を褥瘡欠損部に充填し，筋膜と靱帯を縫合する。ドナーを縫縮するが，⇨の部分が最も哆開しやすい。皮弁に小三角弁を併設する工夫も有用である。

縫縮できないほど緊張が強い場合は分層植皮・人工真皮による閉創に切り替える。

Advice
・大腿皮膚が薄く柔らかい高齢者の症例では，180°反転させて皮弁をあわせることで皮弁幅が2倍になり広い欠損にも利用できる。
・さらに大腿筋膜大腿中枢側を切離し，皮弁を約180°反転すれば下腹部〜腸骨棘の軟部組織の再建にも応用できる汎用性の高い皮弁であるといえる。

History & Review

●大転子部褥瘡に対する種々の術式を解説した。
　中嶋英雄，今西宣晶，福積聡：大転子部褥瘡の特徴と外科的治療．形成外科 46: 577-586, 2003
●大腿筋膜張筋皮弁を温存した別のドナーを検討した。
　簗由一郎，中塚貴志，野末睦：大転子部褥瘡に対する大臀筋穿通枝皮弁利用の経験．褥瘡会誌 13: 65-69, 2011

第5章 慢性創傷

1. 褥瘡

3) 坐骨部褥瘡

小坂正明

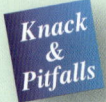

Knack & Pitfalls
◎特に手術後の再発が多い部位なため second choice, third choice を想定しておく
◎将来的な再発に対して対処不能となるような瘢痕を残す手技は選択しない

診断のポイント

■診察体位

通常の褥瘡では患者をうつ伏せにした腹臥位で殿部全体を診察するが，これでは殿部の軟組織と大腿後面が近接し坐骨褥瘡の皮膚欠損面積がせばまる（図1）。手術体位でも同じことが言えるが，皮膚欠損の小さい褥瘡と判断を誤ることにつながる。股関節屈曲位で診察すると正しい皮膚欠損面積が把握できる（図2）。手術結果を左右する最も重要な judgement は正しい診察ポジションにあると言っても過言ではない。

■坐骨結節の状態の診断

瘻孔が複軸にある場合，造影剤を浸み込ませたガーゼなどをポケットに充填して撮影する造影CT，造影3DCTは有用である。しかし坐骨結節自身，指骨のように強固な骨皮質と髄腔の区別がはっきりできるような骨組織ではないため，画像だけで骨髄炎の併発を診断できるものではない。

術前のデブリードマンで検体を組織診断・細菌培養検査に提出して最終診断を待たねばならないが，術中の判断として脆弱な部分のデブリードマンを十分な血流を確認できるまで続けるべきである。

治療法の選択

坐骨褥瘡は最も荷重が加わるため植皮の適応はなく，皮弁手術が適応となる。皮弁手術では皮膚欠損面積と同大，またはそれ以上の大きさの皮弁を選択することが原則である。皮膚欠損面積を正しく把握しておかなければ術後に無用の皮膚緊張を招き，皮膚血流障害，縫合不全，褥瘡の再発につながる。

以下に筋皮弁・筋膜皮弁における各栄養血管を列挙した。

大殿筋筋皮弁・大殿筋筋膜皮弁・大殿筋穿通動脈皮弁（上殿動脈・下殿動脈・外側仙骨動脈），大腿筋膜張筋皮弁（外側大腿回旋動脈上行枝），薄筋皮弁（内側大腿回旋動脈），ハムストリング筋皮弁（大腿深動脈からの穿通血管），殿部大腿皮弁（下殿動脈下行枝），外側広筋弁（外側大腿回旋動脈），前外側大腿皮弁（外側大腿回旋動脈下行枝），大腿直筋弁（外側大腿回旋動脈），後大腿皮弁（下殿動脈下行枝）のほか遊離皮弁も用いられることがある。一方，transverse lumbosacral back flap や intercostal flap の適応はない。

■後大腿皮弁（posterior thigh flap）

皮弁血行は下殿動脈下行枝だけでなく大腿深動脈からの流入も認められるなど安定しており，坐骨褥瘡に対して第1選択にしている術者も多い。

本皮弁を初回に使用して再発した時には，①大殿筋穿通枝皮弁（下殿動脈），②大殿筋皮弁，③ハムストリング筋皮弁などが候補となる。

■ハムストリング筋皮弁

ハムストリング筋群（大腿二頭筋・半膜様筋・半腱様筋などの屈筋群で構成）とそれを覆う大腿後面皮膚をV-Y前進法で坐骨部に移動させる筋皮弁で，大腿深動脈からの穿通血管で栄養され

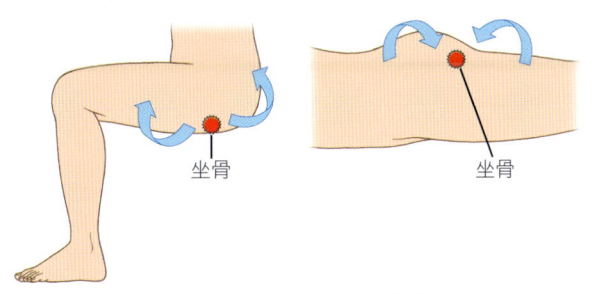

図1 坐骨を中心に見た周辺皮膚の移動方向
坐骨周辺の皮膚は坐位では坐骨からより周辺へと引かれ，腹臥位では坐骨に向かって移動する。

る．豊富なボリュームと皮膚面積を有するため，初回手術時に大きめにデザインすれば再発時には同じ手技で再挙上して再建に用いることができる．

大腿後面のほぼ全域の筋肉を犠牲にするため歩行可能な患者には適用しない．

■坐骨部褥瘡手術の問題点

術中，術後の問題点とその対策法を挙げる（表）．
再建法を選択する際は，再発させない工夫，再発した場合の対策の2点が重要である．

■再発を起こさない工夫

いずれの皮弁を用いても共通することは再発が多い点である．したがって，皮弁デザインは将来的な再発に対して対処不能となるような瘢痕を残す手技は選択すべきではない．

皮弁手術後に再発する原因には，①皮弁の血流が不安定，縫合部の皮膚緊張・血腫・感染など手術手技の問題，②一次治癒後の管理上の問題が考えられる．治癒後の創管理の問題は患者自身の自覚に頼らざるを得ないが，少なくとも術前の段階から患者自身のパーソナリティによく接して，手術後も注意を守ってくれる患者か否かを見極めることが重要である．一方，手術手技の問題としては，皮弁の採取部をどこに求めるかが縫合部の皮膚緊張を予測するうえで重要な判断材料になる．欠損に最も近い採取部は，近接する局所皮弁（limberg皮弁や転位皮弁など）であり，続いて大殿筋を利用する大殿筋皮弁（gluteal island flap）が同じ殿部内で近く，後大腿皮弁やハムストリング筋群皮弁などは最も遠く離れた位置にあるため皮膚緊張は少なくなる．

■再発した場合の対策

一部の縫合不全や局所哆開では局所洗浄や陰圧閉鎖療法（NPWT）などの保存的治療で自然閉鎖させるか，早期であれば再縫合も可能である．治癒が進まない場合は再発原因を分析して対策を

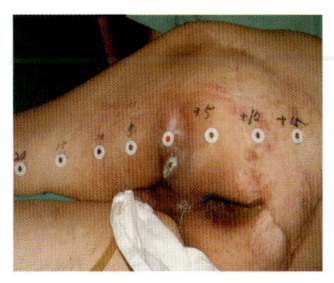

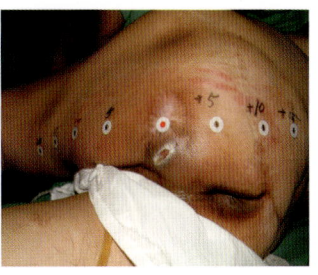

図2 股関節屈曲による坐位シミュレーション
腹臥位の手術では簡単に縫縮可能であるが，実際の伸展度を考慮することが重要である．坐位をシミュレーションすることで皮膚必要量をイメージできる．

表 坐骨部褥瘡手術における問題点と対策

問題点	対策
手術体位が腹臥位	側臥位での手術を実施
皮膚欠損が縫縮可能に見える	坐位をシミュレーションして欠損の真の大きさを把握
縫合創が荷重部に重なる	皮弁充填により縫合部と荷重部を別にする
ずれ力を直接被りやすい	車椅子の調整（背もたれの角度・高さ）．高すべり性皮膚保護剤の貼付

講じつつ，手術治療を検討しなければならないこともある．この場合，①まったく別の部位に採取部を見出すか，②皮弁を再挙上して伸展・閉鎖するか，のいずれかになる．後大腿皮弁やハムストリング筋群皮弁は皮弁が大きいため再発部をトリミングしても②の方法が使える．一方，比較的小さい局所皮弁（limberg皮弁や転位皮弁など）や大殿筋皮弁（gluteal island flap）ではトリミングすると皮弁も小さくなり再挙上が困難で，①しか選択肢がない．したがって局所皮弁や大殿筋皮弁を作図する場合は別の皮弁second flapも作図し，互いが干渉しないように考えなければならない．

第5章 慢性創傷

I 後大腿皮弁による再建

KEY POINTS
- 坐骨結節と大転子の中間点をマークすると，その直下に下殿動脈下行枝が存在する
- 皮弁の遠位部に後大腿皮神経をまず確認し，これを皮弁の中央に含むよう挙上する

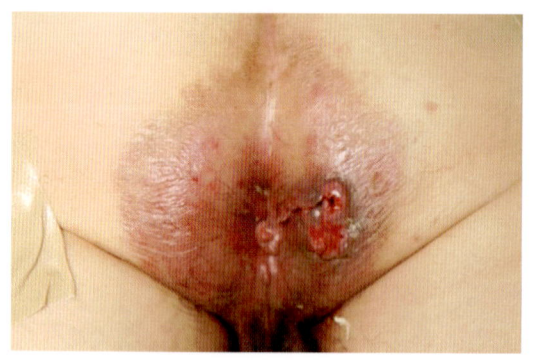

80歳，男性，右坐骨部皮膚潰瘍

〈評価と治療方針〉
　生検結果より扁平上皮癌の診断であった。消化器外科と共同で safety margin を 3cm 確保して単純切除の後に，後大腿皮弁での再建を行うこととした。

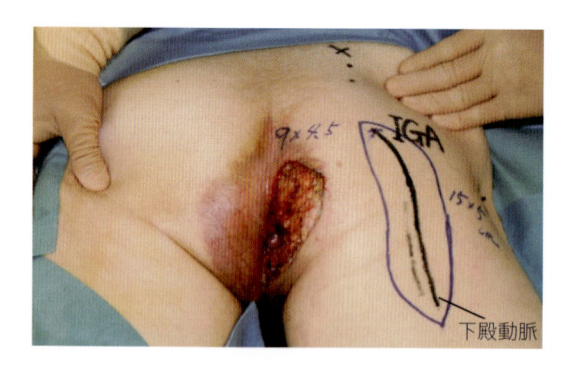

❶ 皮弁デザイン

　下殿動脈は坐骨と大転子のほぼ中間で大殿筋下から皮下に表れ，大腿後面の中央部をまっすぐ下行する。ドップラー・血流計では大殿筋から皮下に出る付近で聴取できるので図のような皮弁デザイン（15×5cm）が描ける。

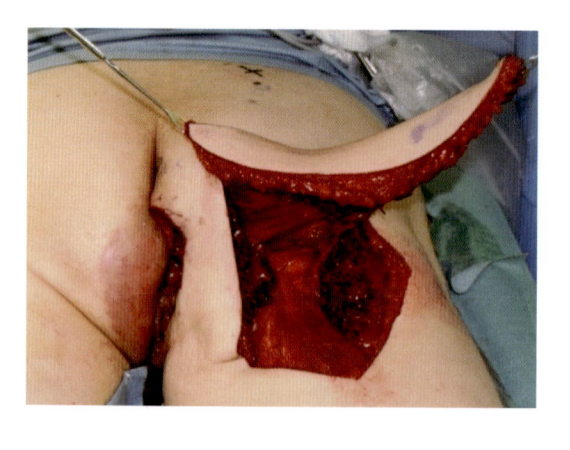

❷ 皮弁の挙上

　皮弁は遠位から，深筋膜を皮弁側に付けて挙上する。

Advice
・大殿筋下を通過する血管を筋膜翻転面からドップラーで確認し，血管を温存するように左右の筋体を電気メス，バイポーラで焼灼・離断すると皮弁の移動性は格段に増大する。

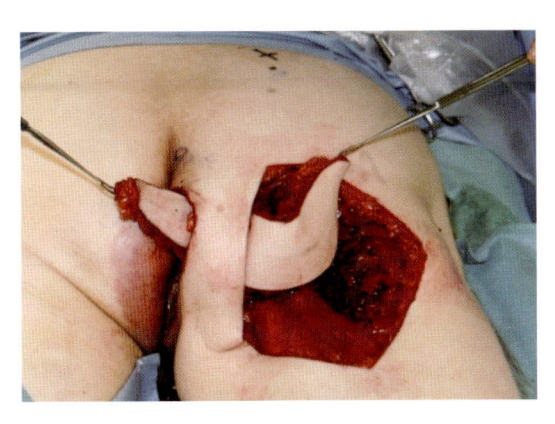

1．褥瘡—3）坐骨部褥瘡

❸ 皮弁の移動
大殿筋を切離し皮弁を移動させる。
Advice
・この際，坐面に縫合部が一致しないように島状皮弁とするのも有用である。

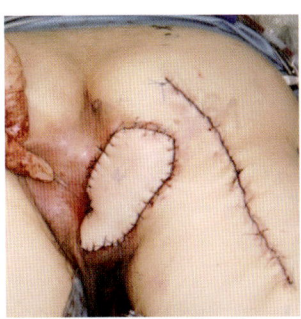

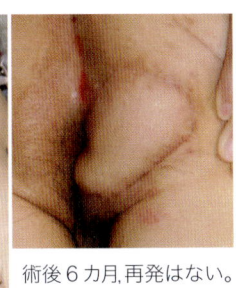

❹ 縫合
皮弁縫合時の状態。会陰部・肛門まで再建できる。

術後6カ月，再発はない。

II ハムストリング筋皮弁による再建

KEY POINTS
・手術体位は，縫合部に及ぶ緊張を正しく評価するため，腹臥位ではなく側臥位またはジャックナイフポジションとする
・皮弁は再利用できるように大きめに設定する

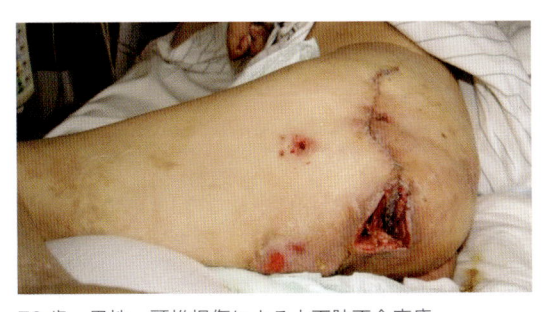

〈評価と治療方針〉
左坐骨部褥瘡に対して左大殿筋皮弁で再建したが，皮弁壊死に至った。壊死部分を切除しハムストリング筋皮弁による再建を計画した。

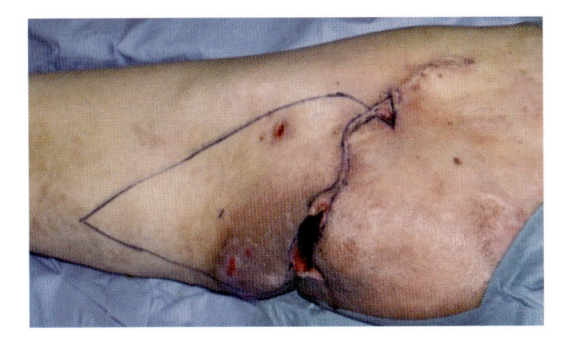

70歳，男性，頸椎損傷による上下肢不全麻痺

❶ 皮弁のデザイン
豊富なボリュームと皮膚面積を有するため，初回手術時に大きめにデザインする。
Advice
・瘢痕はできるだけ皮弁に含ませないようにするが，このように大きめに設定して皮弁を移動させてからトリミングを行ってもよい。

287

❷ 皮膚切開

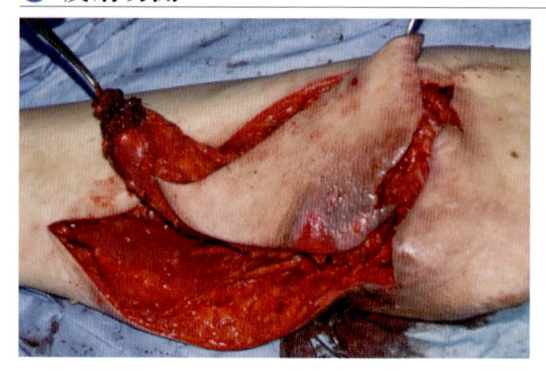

ハムストリング筋群（大腿二頭筋・半膜様筋・半腱様筋など）は起始が坐骨，停止が脛骨にある．栄養血管は大腿深動脈穿通枝と，上殿動脈・閉鎖動脈からの側副血行路からなる．

Advice
・皮弁と筋体が剥がれてしまわないようにところどころに固定糸（stay suture）をかけておくとよい．

❸ 皮弁の挙上と移動

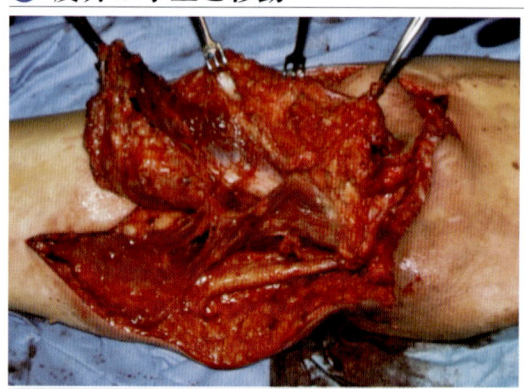

豊富な大腿筋群を利用できるため，坐骨結節の削骨後や股関節の死腔にも充填できる．V-Y前進皮弁として閉創した．

Advice
・筋群の停止部を確実に切断すると移動性は格段に増大する．

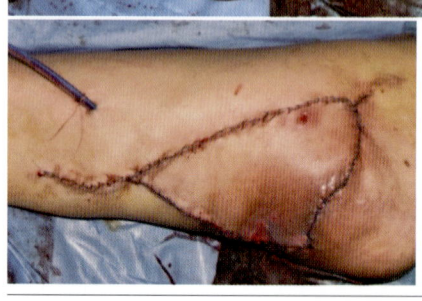

著者からのひとこと
- 手術によりいったん治癒しても，もともとの危険因子までが治癒・消失するものではない．脊髄損傷患者と寝たきり患者では自ずと取り組み方に違いがある．車椅子坐位では15分ごとのプッシュアップ，移乗動作は勢いをつけて"ドスン"ではなくできるだけゆっくりと行う．
- 脊髄損傷患者は何でも自立して行いたいという希望があるためか，なかなか医師の指導を受け入れない患者もいる．患者だけでなく，家族，職場の人々，リハビリやPT，OTとのチーム医療，車椅子用クッションなどの改善など，患者を取り巻く環境から意識改革を図らなければならない．

History & Review

●坐骨部褥瘡手術の周術期管理を解説した．
　田村亮介，牧口貴哉，寺師浩人ほか：当院の坐骨部褥瘡に対する手術治療戦略．褥瘡会誌 14: 587-593, 2012
●坐骨部の解剖学的特徴を踏まえて種々の術式を解説した．
　中西秀樹，清家卓也：坐骨部褥瘡の特徴と外科的治療．形成外科 46: 567-575, 2003
●手術は脊髄損傷患者の健康とQOLを改善させると分析した．
　Singh R, Singh R, Rohilla RK, et al: Surgery for pressure ulcers improves general health and quality of life in patients with spinal cord injury. J Spinal Cord Med 33: 396-400, 2010

第5章 慢性創傷

1. 褥瘡

4) その他の部位の褥瘡

小坂正明

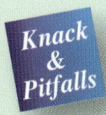

Knack & Pitfalls
◎顔面，頭部，脊柱，四肢でも褥瘡は発生し得る
◎高齢・痩身体型の患者では，顔面・頭部，脊柱，胸部，四肢に好発しやすい

診断のポイント

原因となる因子は，排泄物による影響を受けることのない顔面・頭部，脊柱，四肢は，圧迫・ずれなど直接的な外力により発症する。

治療法の選択

■顔面・頭部

顔面では胃管や経鼻挿管などの食い込み，フェイスマスクによる過圧迫などが生じやすいので，これらを装着する際に褥瘡の予防，早期発見に努める。また骨格の突出部すなわち顔面でいえば頬骨弓（図1），頭部では後頭隆起に褥瘡の発生を見ることがある。硬めの枕や円座など同一姿勢を取り続ければ血流の良い頭皮といえども褥瘡潰瘍を生じ得るため，体位変換の際は頭部・顔面についても観察が必要である。露出部のため早期発見しやすいので被覆材や外用剤などで保存的に対処可能である。

■脊柱・胸郭

円背・側弯を有する，高齢・痩身体型の患者にしばしば見られる。高度の側弯では除圧体位の維持が困難なため時として難治性で深部にまで潰瘍が及ぶ。中には肋骨を損傷し胸腔にまで潰瘍が及ぶ症例もある（図2）。

■四肢

末梢動脈性疾患（PAD）による壊死と鑑別する必要がある。踵部の褥瘡は黒色壊死を来たしていても比較的治りやすいといわれる。踵部は他の部位に比較して厚い角質層を有しており，PADのない症例では外用剤治療に反応しやすい。保存的治療として，カデックス®軟膏やヨードコート®軟膏など吸水性の高い外用薬の塗布により壊死組織は乾燥・硬化する。壊死組織が徐々に硬化し痂皮化すると周辺健常組織との分画が生じてくるので，そのつど除去し続けると褥瘡面積を減じる。

最近では，医療機器による圧迫損傷も褥瘡に関連する問題として注目されつつある。しばしば見られるものに弾性ストッキングによる褥瘡や尖足患者の踵部の褥瘡がある。特に昇圧剤を使用している患者では弾性ストッキングで発生しやすいので，ストッキングのずれ，しわ，極度の食い込みなど入念なチェックが必要である。

ドレナージ用のチューブやバルーンカテーテル

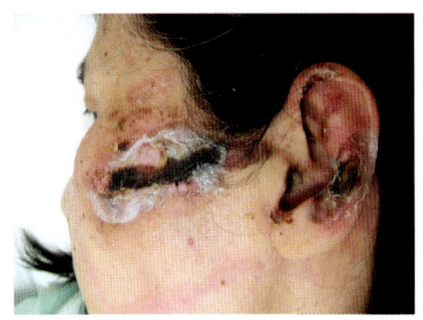

図1 同一体位をとり続けた結果生じた顔面の褥瘡
左頬骨弓のほか，床面と乳様突起の間に挟まれた耳介にも褥瘡を発症している。

第5章 慢性創傷

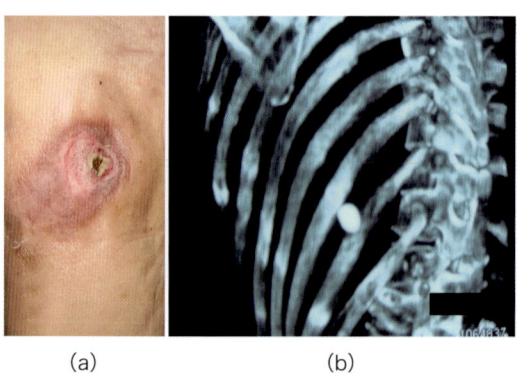

図2 側弯患者に見られた深達性褥瘡の1例
(a) 肋骨の突出した部位に生じた褥瘡
(b) デブリードマンを続けた結果，肋骨にまで潰瘍が及んでいた（画像は造影剤を浸み込ませた込めガーゼを充填して撮影した）。

(図3），胃管や経鼻挿管などの食い込み，フェイスマスクによる過圧迫などにも日々留意しなければならない。

■皮弁・植皮
●広背筋皮弁

広背筋皮弁は形成外科医が頻用する皮弁で，挙上手技も容易である。小範囲であれば側臥位，局所麻酔で1時間程度で手術はできる。円背・高度の側弯では除圧体位の維持が困難なため時として

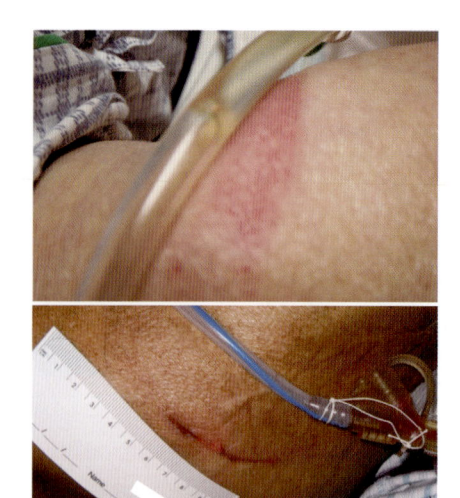

(a) 尿管チューブ
持続する紫斑を呈している。
(b) 吸引ドレーン管
表皮が一部剥離している。

図3 チューブ類による褥瘡の2例

難治性で深部にまで潰瘍が及ぶため積極的に手術を考慮してよい。中には肋骨を損傷し胸腔にまで潰瘍が及んだ症例もあり，早期手術が重要となることがある。

I 踵部褥瘡：外用剤塗布

KEY POINTS
- 尖足にならないように踵を浮かせるなどポジショニングを徹底する

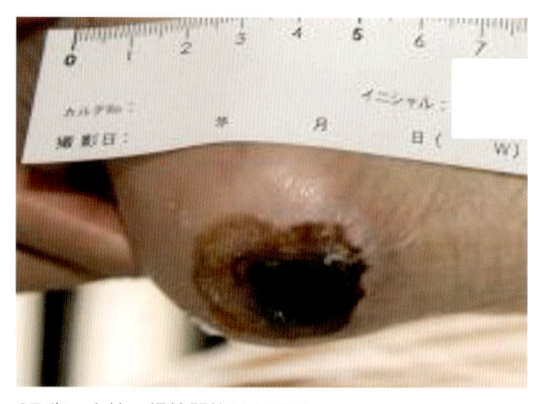

67歳，女性，慢性関節リウマチ

〈評価と治療方針〉
右踵部の黒色壊死。カデックス®軟膏塗布による保存的治療を行い，上皮化を目指した。

1. 褥瘡—4）その他の部位の褥瘡

● **外用剤の塗布**

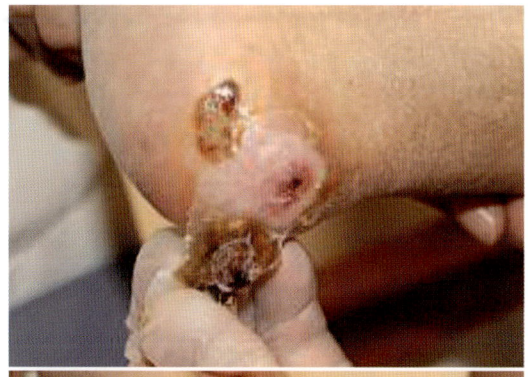

黒色壊死上に吸収性のよい外用剤を塗布する。
Advice
・正常皮膚との分画を形成すると，剥離しやすくなる。

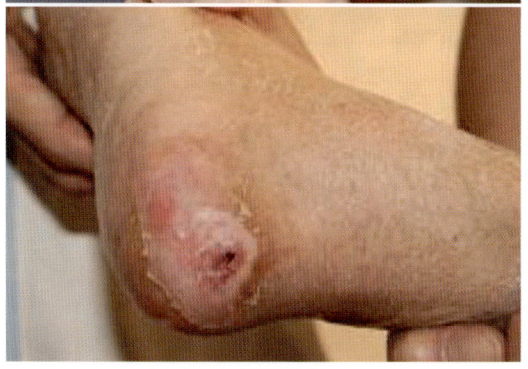

上皮化後は保湿剤などを塗布する。ポジショニングを再考し，再発予防に努める。
Advice
・カデックス®軟膏やヨードコート®軟膏など吸水性の高い外用薬の塗布により壊死組織は乾燥・硬化，感染対策にもなる。徐々に硬化し健常組織との分画が生じてくるのでそのつど除去し続けると褥瘡面積を減じる。黒色壊死だからといって剪除すると治りは遅くなる。

II 背部褥瘡：広背筋皮弁による再建

KEY POINTS
- 円背や側弯患者では，術後再発予防のためのポジショニング・シーティングを吟味してから手術に望むことが第1である
- 広背筋は極めて可動性が良いため，術中に rotation, advancement, transposition など様々な移動様式を検討できる

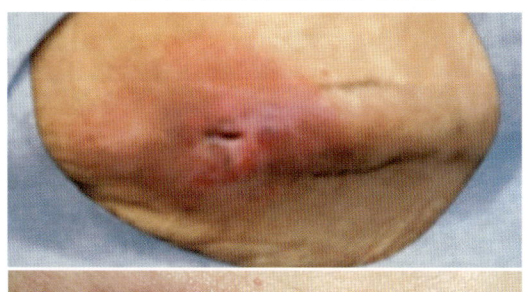

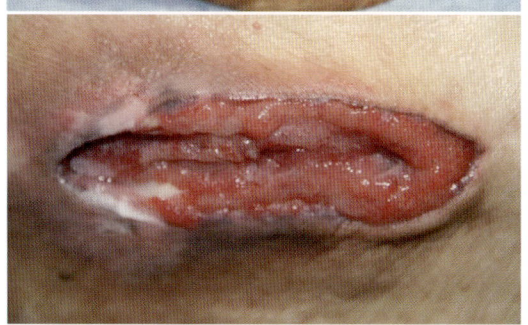

〈評価と治療方針〉

前医で数ヵ月間ピンホール状の褥瘡ポケットに対して洗浄，イソジンシュガーペースト塗布を継続されていた。転院後，局所麻酔下にポケットを切開し，褥瘡内腔を開創した。壊死組織はないが，浮腫状の肉芽が充満していた。Wound bed preparation 後に再建手術を計画した。小範囲であったため局所麻酔で手術を行う。

66歳，女性，高度の円背の患者

❶ 皮弁のデザイン

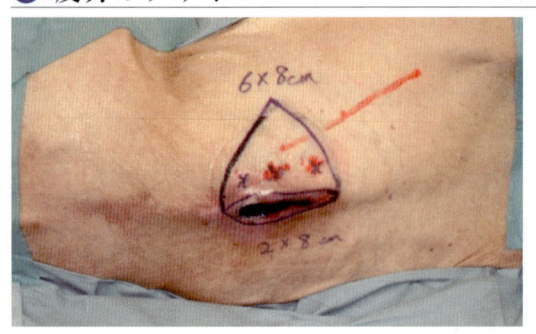

褥瘡内腔を染色した後，2×8 cm の範囲をデブリードマンし，6×8 cm 大の広背筋皮弁をデザインした。広背筋穿通枝を確認し皮弁を挙上した。

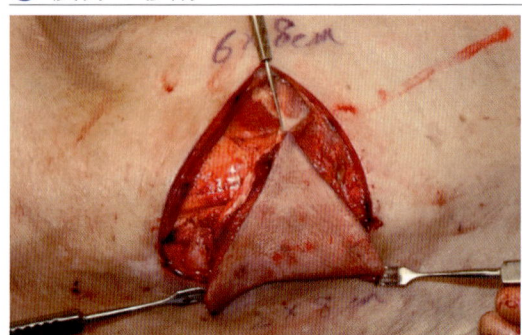

❷ 皮弁の移動

広背筋穿通枝を確認し皮弁を挙上した。
皮弁は緊張なく移動できた。

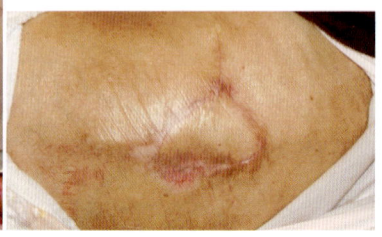

術後3カ月，褥瘡の再発はない。

History & Review

- 三大好発部位以外の褥瘡を解説した。
  百束比古，村上正洋，石丸さやか：仙骨部・坐骨部・大転子部以外の褥瘡と外科的治療．形成外科 46: 587-594, 2003
- 踵部褥瘡に対する術式を病態別に検討した。
  寺師浩人，辻依子，橋川和信ほか：踵部の褥瘡に対する術式の選択．形成外科 51: 1173-1182, 2008

第5章 慢性創傷

2. 糖尿病性足潰瘍と末梢動脈性疾患

1）糖尿病性足潰瘍

寺師浩人

Knack & Pitfalls
◎足に潰瘍を形成している病因と病態を把握することが重要である
◎病因は末梢神経障害，末梢血行障害（末梢動脈性疾患），感染の3つであり，病態はこれらの複合であるためアセスメントを先にしなければならない
◎局所手術においては，血流を遮断させないこと，感染を見きわめること，術後の歩行機能維持を重視することが重要である
◎末梢動脈性疾患を合併していなくても，皮弁手術においては，将来のために重要血管を犠牲にしない選択をすべきである

◎概説

　糖尿病性足潰瘍の病因（原因）は，末梢神経障害，末梢血管障害（末梢動脈性疾患），感染の3つであり，潰瘍を形成しているのはこれらの複合病態であることの認識が重要である。局所手術を潰瘍の深さや大きさのみで選択すると，その病態によっては却って潰瘍を悪化させてしまう。潰瘍が生じた病態の正しいアセスメント（神経障害，血行障害，感染のそれぞれの有無と程度）により適確な病態診断が施され，それぞれの病態を制御した後にようやく創閉鎖法の選択が可能となる。

　末梢神経障害では，褥瘡同様にフットウェアによる荷重圧分散が必須である。また，非可逆的である神経障害の改善は期待できないが，潰瘍発生に至る病態は骨格や腱への予防的手術により改善させうる。末梢血管障害では，患肢の血行動態を把握して適切な末梢血行再建術をまず選択すべきである。感染では，軟部組織感染症と骨髄炎の有無を診断し，その状態に応じた適確なデブリードマンを行えば，創閉鎖は可能となる。

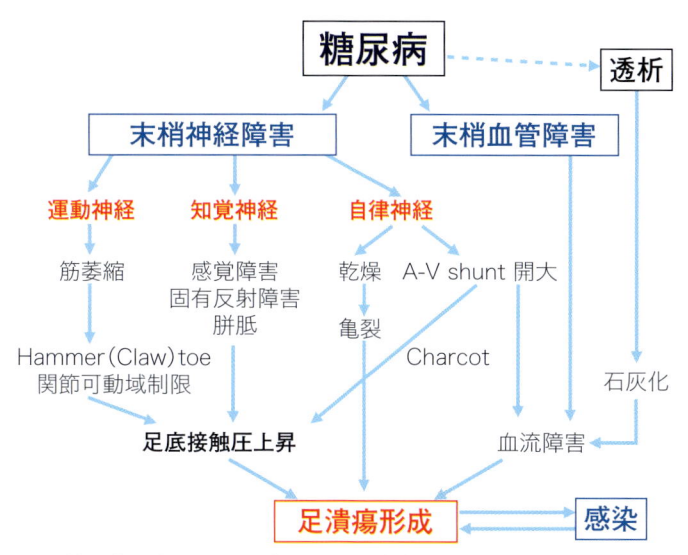

図　糖尿病の病因から形成される足潰瘍の病態

診断のポイント

■末梢神経障害

本邦では糖尿病患者の約半数に末梢神経障害を合併する。それには，自律神経障害，運動神経障害，知覚神経障害があり，それぞれが創傷治癒を遅延させる要因である。自律神経障害では，エクリン汗腺からの発汗が減少し足底皮膚が乾燥し亀裂を生じやすくなり湿潤環境下での治癒が得られない。また，動静脈シャントの拡張により皮膚の血流低下，骨の血流上昇（温度上昇）を招き骨の吸収が増加することによりCharcot関節症を生じやすい。運動神経障害では，虫様筋と骨間筋の麻痺によりHammer toe（Claw toe）となり中足骨遠位骨頭（踏み返し部）に胼胝，さらには潰瘍を生じやすくなる。これら骨・関節の変形は足底の圧分布異常を招き，潰瘍形成を助長する。知覚神経障害では，疼痛刺激がないため熱傷や外傷を起こしやすく，感染などの重症化を容易にする傾向がある。

末梢神経障害の簡易診断には，5.07 Semmens-Weinstein monofilament（モノフィラメント）圧覚テストが一般的である。強さは10gで，患者に目隠しをして1秒間1回当てる。足底の中足骨骨頭部（踏み返し部）がよいとされるが，胼胝部を避けるようにする。アキレス腱反射（低下や欠如の有無）は運動神経障害をみる検査であるが，Hammer（Claw）toeがあればそれのみで運動神経障害ありと判断できる。その他，C128音叉を用いた振動覚検査は深部知覚神経障害をみるためのものである。母趾の背側趾節中足骨間関節部や内果に当てたり離したりして，振動の有無（onとoff）を患者に聞くon-off法が一般的である。

■末梢血行障害（末梢動脈性疾患）

末梢神経障害とは全く病態が異なる。基本的には，局所治療に先立って末梢血行再建術を施行する。血流が不足している状態で局所手術を施行すれば潰瘍や壊疽は進行する。障害の判定には，血管造影やCTA，MRAの他にSPP（皮膚灌流圧）やTcPO2（経皮酸素分圧）が重要な指標となる。

両者をわかりやすく判別するための臨床的鑑別を示す（表）。

■感染

潰瘍を形成すれば，いつでも細菌による二次感染を引き起こす可能性がある。軽微であれば蜂窩織炎や化膿性リンパ管炎で済むが，壊死性筋膜炎やガス壊疽に進展することもある。これらの軟部組織感染では，発赤，腫脹，熱感（疼痛は末梢神経障害のため，はっきりしないことが多い）があり，創より排膿がある。リンパ管のほか腱や腱膜に沿い感染が上行する傾向にある。さらに軟部組織感染症から骨髄炎にも発展する。骨髄炎は慢性化すると，必ずしも炎症を来さないので，骨や骨膜露出潰瘍では，まず疑う必要がある。多くは，末梢動脈性疾患を合併していないため，MRI像を参考にして早期に施行すべきデブリードマンの範囲を決定する。感染のルートは胼胝下潰瘍，滑液包（バニオン）であるが，趾間白癬からの感染（web infection）の場合は，血管そのものの閉塞を招き重症下肢虚血へと進展することもあり救肢が時に困難となる。重症下肢虚血へと進展した場合は，血流障害のためMRIによる感染範囲の判定が困難となる。感染症がある場合は早期デブリードマンが治療の原則であるが，重症下肢虚血へと進展した場合には，末梢血行再建術との治療の優先度は症例によって異なる。

■その他

アキレス腱短縮や第1中足趾節伸展障害が前足荷重部や母趾底の圧上昇を，足関節内反が足底外側部の圧上昇を助長することから，義肢装具士や理学療法士と連携しながら，足関節や第1中足趾節間関節の関節可動域をみる必要がある。これらは，潰瘍治療のための手術のみならず，潰瘍発生を防止するための予防的手術の指標となる。

表 糖尿病性足潰瘍における末梢神経障害と末梢血行障害の臨床的鑑別

	末梢神経障害	末梢血行障害
触診	生温かい	冷たい
視診（足背）	毛がある	毛がない
視診（表面）	胼胝，亀裂	平滑，光沢
視診（変形）	骨・関節の変形	変形が少ない
創傷部位	足底，時に足背	足趾，踵
壊死の性状	湿性壊死	乾燥壊死（ミイラ化）
感染	重篤化しやすい	重篤化しない
経過	感染すれば時に急性	慢性
症状	無痛	疼痛（虚血性）
主たる治療	デブリードマン	末梢血行改善術
禁忌（注意）	末梢血行改善術	デブリードマン

治療法の選択

■治療のアルゴリズム

①重篤な感染症でコントロール不能の際（壊死性筋膜炎やガス壊疽），緊急四肢大切断や緊急デブリードマンの適応がある（図1）。

② ①以外の場合，基本的にはまず動脈血流の評価を優先する。創傷治癒が可能となるまでの末梢血行再建術が適応となる。血管内治療かバイパス術によるかはケースバイケースである。

③末梢血行再建術後に再度動脈血流評価を行い，創傷治癒機転が働くと判断すれば感染評価を行い，壊死組織のデブリードマンを施行する。一期的創閉鎖手術が可能かどうかはケースバイケースである。Wound bed preparation 後に創閉鎖を施行する場合も多い。

④潰瘍再発予防のための適切なフットウェアは必需品であるが，足部骨格形態の修正や関節可動域を拡げるための潰瘍再発予防手術が今後重要となってくる。

■手術適応

●足趾切断術

壊疽領域よりも近位部で切断（関節離断）する。中足骨遠位骨頭の骨髄炎の場合には趾列切断を選択する。

●Modified TMA（Transmetatarsal amputation 法）

母趾のみの趾列切断を除く内側複数足趾趾列切断よりはTMAを選択した方がよいが，適切なフットウェア装着でも術後残趾変形が生じやすいことを認識する。一方，外側複数足趾趾列切断はTMAよりも優先して選択する手段である（図2）。

●Lisfranc 関節離断術，Chopart 関節離断術，Syme 切断術，Boyd 切断術，Pirogoff 切断術

中足骨を残すことが不可能な時に選択するが，Lisfranc 関節離断術と Chopart 関節離断術では，術後に内反尖足変形が残るため避けた方がよいとの報告もある（図3）。その一方で，Syme 切断術，Boyd 切断術，Pirogoff 切断術ではわずかながらも脚長差が生じる。また，いずれにしても後脛骨動脈が開存している方が術後成績がよい。

●潰瘍発生予防のための手術方法（Prophylactic surgery）

足関節背屈可動域0°以下，Hammer toe（Claw toe）変形，Charcot関節症による重度骨変形，TMA法やLisfranc関節離断術により内反変形が

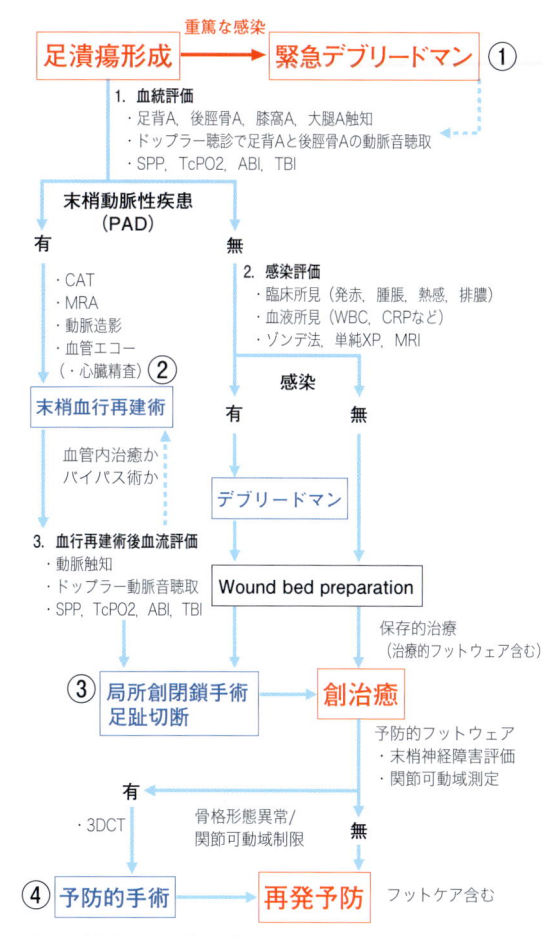

図1 治療アルゴリズム

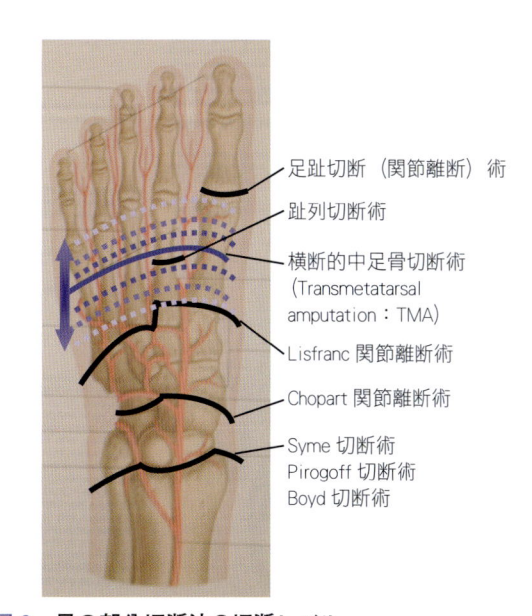

図2 足の部分切断法の切断レベル

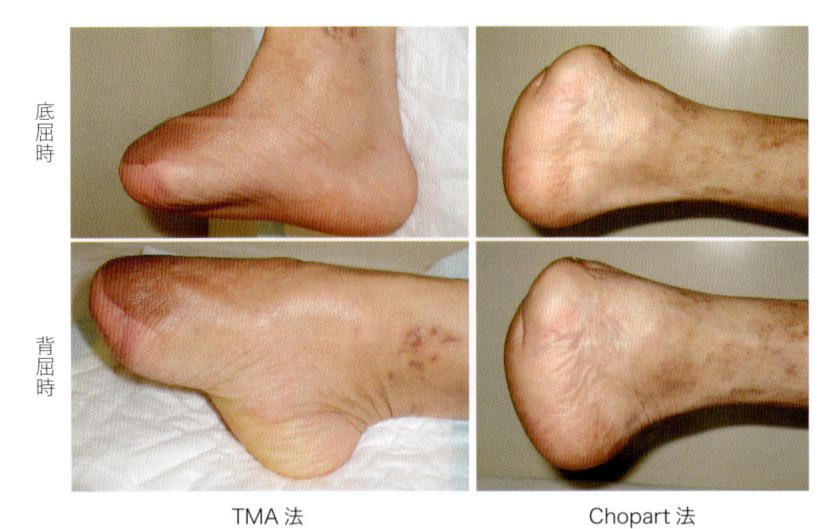

底屈時

背屈時

TMA法　　　　　　　　　　　　　Chopart法

図3　TMA法とChopart法での足関節背底屈の違い
中足骨をできる限り残すことが術後ADLのカギを握る。TMAよりも近位切断になれば術後の歩行維持率は低下する。TMAまでは足関節の背底屈運動に支障を来さず，内反にもなりにくい。

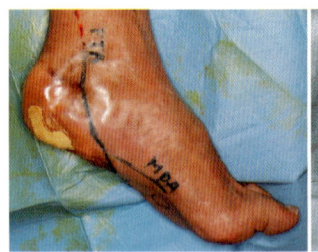

（a）デザイン　　　　（b）皮弁形成　　　　（c）術後3カ月

主要血管を犠牲にしない方法を選択する。

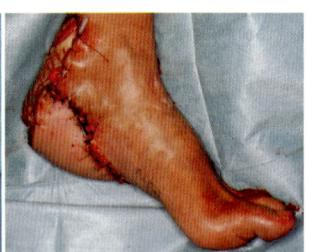

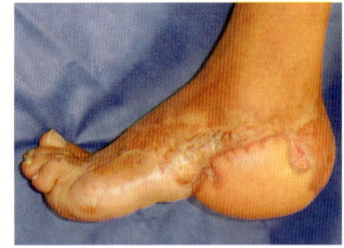

適切な足底板は必須である。神経再建のない遊離筋皮弁では知覚獲得はない。

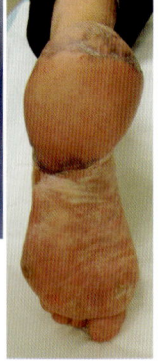

図4　踵骨骨髄炎に対する遊離広背筋皮弁術

予想される場合などに適応する。

●立方骨骨切り術
　Charcot関節症による重度骨変形の足底土踏まず部での胼胝下潰瘍形成の発生を予防するために骨突出面を平坦化させ，足底の圧分布異常を軽減する。

●前脛骨筋腱延長術
　TMA法やLisfranc関節離断術により内反変形が予想される場合に，同時に前脛骨筋腱を延長することによりこれを予防する。または，単独で施行することで内反変形を矯正する。

●皮弁手術
　遊離（筋）皮弁術の適応は，できれば末梢動脈性疾患がなく，足底荷重部広範囲の潰瘍形成やコントロール困難な踵骨骨髄炎があることなどである。重要なことは，患者のコンプライアンスが高いことである。コンプライアンスの低い患者への知覚のない皮弁移植は，潰瘍の再発を容易にする。

・局所皮弁術（内側足底動脈穿通枝皮弁術）
　母趾側足底前荷重部の骨・関節露出に有用な皮弁で，神経を含めることも可能である。

・遊離広背筋皮弁術（図4）
　踵骨のコントロール困難な骨髄炎によい適応である。血行の良好な筋体を踵骨内に充填させて同時に踵荷重部を被覆させることが可能である。最も利用しやすい吻合血管は後脛骨動静脈である。動脈は端側吻合，静脈は端端吻合を施行する。静脈圧が高いため，静脈血栓予防のため術後1～2週間 skeletal suspension が有用である。

●四肢大切断術（膝下切断術，膝上切断術）
　足部の感染のコントロールがつかず敗血症や救

命のため緊急手術として適応がある。また，耐えがたい疼痛を有する際に適応がある。

■手術時期
・緊急デブリードマン：一日でも早く施行する。
・末梢血行再建術：血流評価施行しだい施行する
・局所創閉鎖手術：wound bed prepration 後に行う。
・予防の手術：できれば創閉鎖後に行う。

■インフォームド・コンセントの要点
・緊急デブリードマン：救命のために施行する。
・末梢血行再建術：心臓の検査を要する，大血管イベントが起こりうる。
・血流しだいでは大切断もありうる。
・局所創閉鎖手術：一度で創閉鎖が叶わないこともありうる。
・予防的手術：創再発の予防である。

I 足趾切断

KEY POINTS
- 血流を考慮して切開線を決定する
- 末梢動脈疾患を合併している時には駆血帯を巻かない
- 骨髄炎を合併する足趾の切断位置は MRI で決める
- 関節離断術の際は，近位骨頭軟骨を削る

● Medial lateral flap による切断

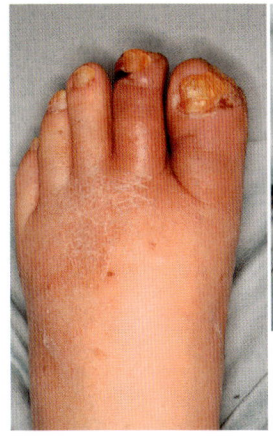

〈評価と治療方針〉
　末梢血行再建術後に第1，2足趾末節骨に生じた骨髄炎に対して，足趾切断術を施行した。
　潰瘍を含めて足趾に対して縦に切開線をおく medial lateral flap で展開した。

medial-lateral flaps 切開法

70歳, 男性, 維持透析患者

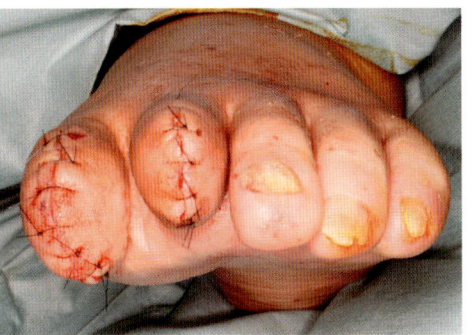

　皮膚切開は，dorsal-plantar flaps 切開法の他に皮弁を内側と外側にデザインする medial-lateral flaps 切開法があるが，原則的には後者を選択する。神経障害，血流障害とも縦に切開線がある方が有利である。
　創を無理に縫合することで血流障害や感染を引き起こすと判断する時には，いったん開放創とし，後で植皮をすることもある。

● Dorsal approach による切断

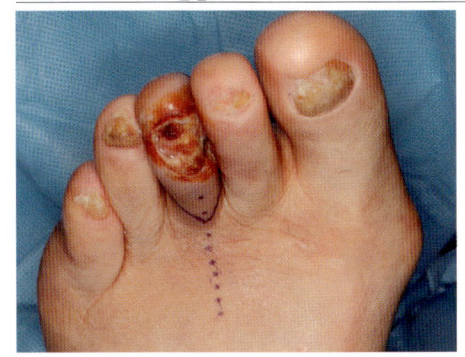

〈評価と治療方針〉
　第3足趾末節骨に生じた骨髄炎に対して足趾切断術を施行した。
①デザイン
　デブリードマンを施行する部分をわずかに越え縦切開を加える。

65歳, 男性, 末梢血行再建術後

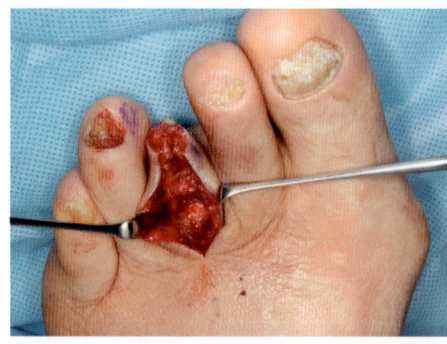

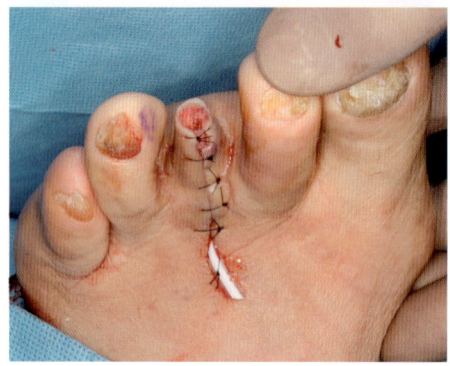

第5章 慢性創傷

②背側から順に展開する

伸筋腱を引っぱり，正常部分で切断する。

骨を底側に向かい鈍角に斜切断する（第1足趾と第5足趾の場合はさらに足に向かい鈍角に斜切断する）。

屈筋腱を引っぱり正常部分で切断する。

③縦に縫縮する

骨切断面を smoothing して，洗浄後に縫合する。余剰皮膚がある場合には，両側の皮弁の血流の良好な方で被覆する。

Advice
・両側の皮弁からの出血の程度をよく観察しながら，余剰皮膚をトリミングする。

④術後管理

わずか1本の足趾切断であっても術後の隣趾に影響する。隣趾の偏位を避けるためのフットウェアが術後必要である。

II Modified TMA（transmetatarsal amputation）

KEY POINTS
- Arterial-arterial connection を残す
- 腱以外の骨膜を含めた軟部組織を残し，切断中足骨を被覆する
- Guillotine 切断をできる限り避ける
- 被覆された血流のよい軟部組織が歩行時や衝撃時にクッションの役目も担う

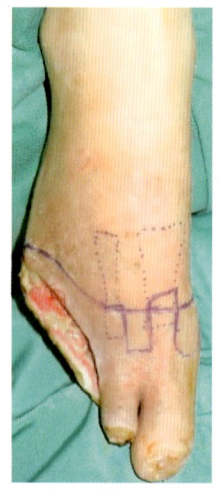

〈評価と治療方針〉

末梢血行再建術後に末梢血流を保持する modified TMA 法による創閉鎖を計画した。

❶ デザイン

できる限り外側列へ向かうにつれて段階的に短くするデザインとする。皮膚と皮下・軟部組織の間を剥離しないようにする。そのため，必要な補助切開は中足骨上を縦軸にとる。

71歳，男性，PAD 合併末梢血行再建術後

❷ 切断

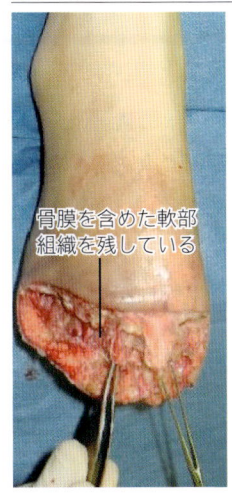

骨膜を含めたすべての軟部組織（腱を除く）を温存しながら，中足骨を斜切断する．中足骨間の軟部組織の中に arterial-arterial connection があり，これを切離すると遠位部の血行が障害される．

Advice
・Guillotine 切断をせず，軟部組織をいかに atraumatic に残すかが末梢血流保持のため手術成功のカギである．

骨膜を含めた軟部組織を残している

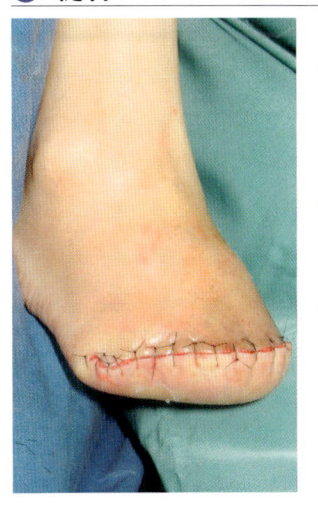

❸ 縫合

中足骨間の軟部組織を利用して 4-0 もしくは 5-0 Vicrl 吸収糸でできる限り骨断端を被覆し，残存皮膚を 4-0 黒ナイロン糸で疎に縫合する．皮膚が不足する場合には，無理に縫合せず後で植皮する．

なお，ドレーンは通常は不要である．

III 潰瘍発生予防のための手術（prophylactic surgery）

KEY POINTS
- 潰瘍治療のための手術と同時に施行する場合と単独で施行する場合がある
- 腱切離術，腱移行術，腱延長術，骨切り術がある
- 術前に関節可動域の測定が必須である

● アキレス腱延長術

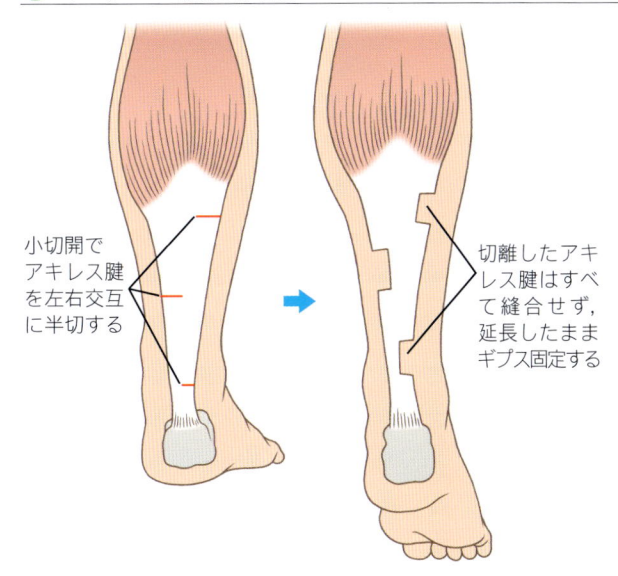

小切開でアキレス腱を左右交互に半切する

切離したアキレス腱はすべて縫合せず，延長したままギプス固定する

糖尿病性足病変でのアキレス腱延長術（3ヵ所小切開法）

糖尿病患者では最終糖化産物の沈着や運動神経傷害によりアキレス腱の短縮を引き起こしやすい．短縮による足関節背屈制限は足底前荷重部への圧上昇を起こすため，胼胝形成から潰瘍発生の原因となる．そのため，創傷発生予防のための非侵襲的手術が必要となる．

足関節背屈可動域 0° 以下では足底前足部に潰瘍を形成する頻度が高くなるため，アキレス腱延長術により足関節背屈可動域を 5° 以上にさせ，歩行時のフォアフットロッカー（立脚終期）の開始を正常に戻すことが可能になる．また，TMA 法と同時にアキレス腱延長術を追加することにより，術後の足底前足部潰瘍発生予防を未然に防ぐ効果がある．

アキレス腱ほぼ正中近くに沿う皮切を 3 ヵ所におく．アキレス腱に到達したらメスを 90° 回転させ腱を切離する．縫合後足関節背屈位で 4～6 週ギプス固定する．

第5章 慢性創傷

● 長趾屈筋腱切離術

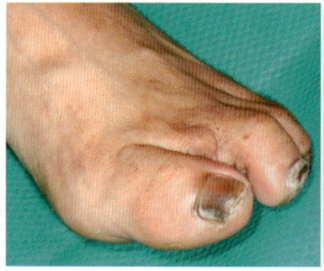

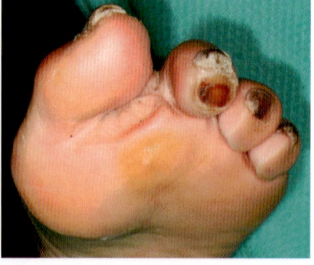

Hammer toe（Claw toe）変形によるPIP関節背側や足趾先端の潰瘍発生を予防する。

変形足趾の近位底側趾皮線に沿い横切開を加え，深部の長趾屈筋腱を同定し切断する。

左はClaw toe変形の症例で，糖尿病による末梢神経傷害のため第3，4足趾先端に胼胝下潰瘍がある。

長趾屈筋腱を切断するのみで第3，4足趾のclaw toeが改善し潰瘍が治癒した。再発予防にもなっている。

術前

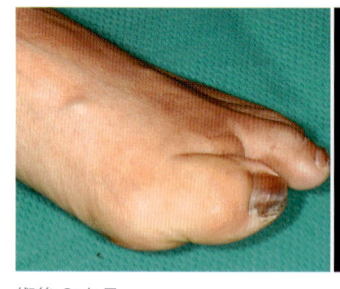

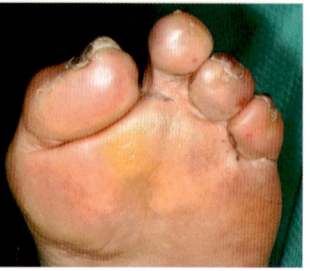

術後9カ月
64歳，女性，Claw toeに対する長趾伸筋腱切離術の潰瘍予防効果

● 長趾屈筋腱背側移行術

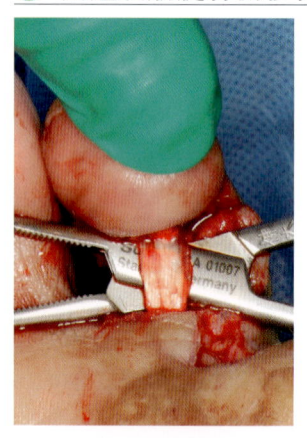

①長趾屈筋腱の同定
長趾屈筋腱切離術で，縦に二分割し末節骨付着部で切断，神経血管束の深部を通して背側に移動し基節骨の直上で長趾伸筋腱と縫合すれば長趾屈筋腱背側移行術である。
モスキート鉗子で十分に剥離させる。

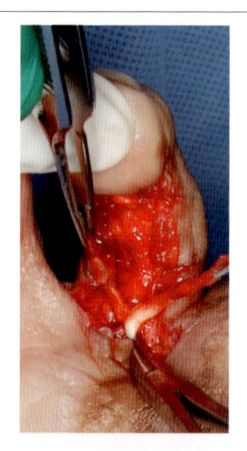

②腱を二分割させる
できる限り遠位で切断して縦に分ける。

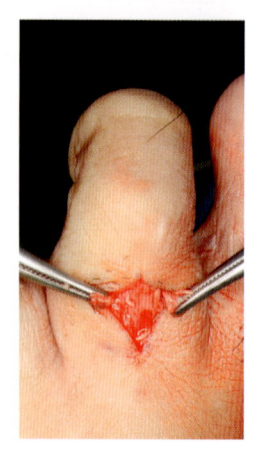

③切離した長趾屈筋腱を背側移動させる
二分割した腱を背側へ移動させて腱縫合する。

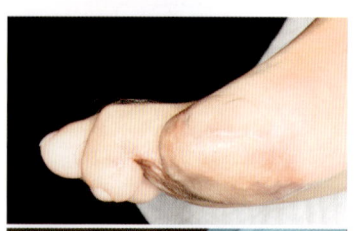

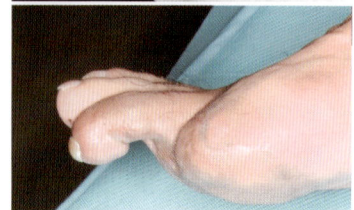

術後3カ月
今後このような潰瘍発生予防手術を広めていく必要がある。

IV 第Ⅰ趾 MTP 関節露出潰瘍：内側足底動脈穿通枝皮弁による再建

KEY POINTS
- 末梢動脈性疾患を合併していなくても主要血管を残さなければならない
- 末梢動脈性疾患を合併していれば適応は低い
- 足の形が大きく変わるような皮弁を用いない

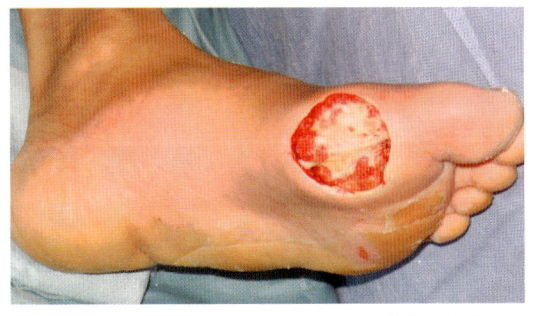

〈評価と治療方針〉
　母趾 MTP 関節露出潰瘍に対して，内側足底動脈穿通枝皮弁術を行うこととした。
　末梢動脈性疾患を否定する。局所皮弁を使用する際には，あらかじめ内側足底動脈をドップラー・血流計で聴取しておく。

56 歳，男性，末梢神経傷害による骨・関節露出潰瘍

❶ 皮弁の挙上

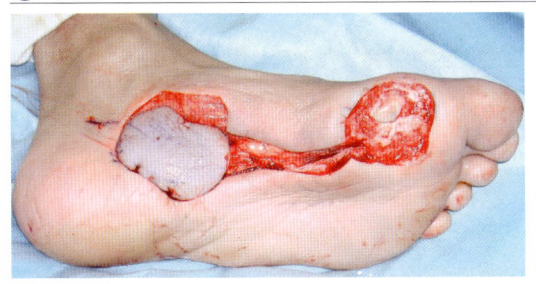

　土踏まずに皮弁をデザインし，動脈からの穿通枝を 3～4 本ほど含め，同時に神経の分枝も含めて内側足底動脈・神経から分けていく。
　皮弁を栄養する血管と神経は，内側足底動静脈および神経の枝である。それらを 3～4 本皮弁に入れ，前方へ移動させる。

❷ 植皮

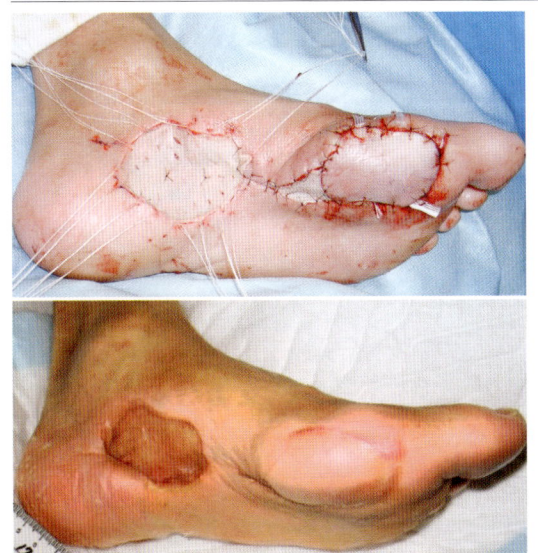

　V-Y 前進皮弁としても利用できる。皮弁採取部位である土踏まずには植皮を行う。

　適切な足底板は必須アイテムである。知覚障害が短期であれば知覚回復が叶うことがある。

Advice
・できる限り知覚皮弁とする。また，術後も足底板の使用は必須である。厚い皮弁であれば荷重に耐えられるというのは過信である。患者は手術部位に荷重をかけないように歩行していることが多い。

術後約 1 年

301

第5章 慢性創傷

History & Review

- 糖尿病性足潰瘍が急増するアジア人の救肢のための神戸分類を提唱した原著論文。病因と病態に応じた治療方針を述べている。

  Terashi H, Kitano I, Tsuji Y: Total management of diabetic foot ulcerations. 〜Kobe classification as a new classification of diabetic foot wounds〜. Keio J Med 60: 17-21, 2011

- 糖尿病性足潰瘍、特に末梢動脈性疾患を合併した壊疽趾の足趾切断時のmedial-lateral flaps切開法の有用性を詳しく述べた論文。

  櫻井沙由理, 寺師浩人, 辻依子ほか：重症下肢虚血の足趾断端形成における皮膚切開の工夫. 形成外科 55：554-557, 2012

- Modified TMA の最初の原著論文。手術方法とその意義が詳しく述べられている。

  Terashi H, Kitano I, Tsuji Y, et al: A modified transmetatarsal amputation. J Foot Anckle Surg 50: 441-444, 2011

- 足底前荷重部の潰瘍発生予防にアキレス腱延長術の有用性を証明した論文である。

  Mueller MJ, Sinacore DR, Hastings MK, et al: Achilles tendon lengthening on neuropathic plantar ulcers; a randomized clinical trial. J Bone Joint Surg Am 85-A: 1436-1445, 2003

- 糖尿病性足潰瘍に対する遊離（筋）皮弁術の最大規模論文である（18論文、患者528名の systematic review）。

  Fitzgerald O'Connor EJ, Vesely M, Holt PJ, et al: A systematic review of free tissue transfer in the management of non-traumatic lower extremity wounds in patients with diabetes. Eur J Vasc Endovasc Surg 41: 391-399, 2011

- 重症下肢虚血を含めた糖尿病性足潰瘍について、感染（特に骨髄炎）部の適切な切断レベル決定を、MRIを用いて施行することを詳しく提唱した原著論文である。

  Fujii M, Armstrong DG, Terashi H: Efficacy of magnetic resonance imaging in diagnosing diabetic foot osteomyelitis in the presence of ischemia. J Foot Ankle Surg 52: 717-723, 2013

第5章 慢性創傷
2. 糖尿病性足潰瘍と末梢動脈性疾患

2）末梢動脈性疾患（PAD）

田中嘉雄

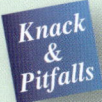

Knack & Pitfalls
- 手術適応は，歩行機能，QOL，虚血の重症度，周術期リスク，長期予後を考慮して決める
- 潰瘍周囲の発赤には虚血による場合と炎症・感染による場合があり，両者を鑑別することが重要である。虚血による発赤は挙上によって蒼白となる
- 血管造影は，下肢の血行再建を行う場合には欠かすことのできない gold standard である
- 組織欠損が大きい場合や足部の血管床が少なくバイパス移植血管の開存が危惧される場合には，血行再建と同時に広背筋弁を移植することも有用である

◎概説

　糖尿病は末梢動脈閉塞性疾患（peripheral arterial disease：PAD）の重大な危険因子であり，非糖尿病患者に比べて約4倍の頻度でPADを発症するといわれている。足潰瘍を有する糖尿病患者では50％，さらに腎不全が加わると77％にPADの合併率が増加するとの報告もある。このように糖尿病患者の足潰瘍の治療では，PADを考慮したうえでの治療が必要となる。PADが進展すると重症下肢虚血（critical limb ischemia：CLI）になり，Fontaine分類あるいはRutherford分類で表わされる症状を呈する（表）。CLIでは血行再建が唯一の救肢手段であるが，心冠動脈疾患，脳血管疾患，腎機能障害を併存していることが多く，これらの治療も含めた集学的治療が必要となる。形成外科医は，①虚血性足潰瘍を診る，②血行再建を依頼する，③血行再建後の創部を診る，などで集学的治療に関与する。このため血行再建の目的・適応についても把握していることが望ましい。

血行再建の目的

　虚血肢に対する血行再建は，機能的な下肢の温存，虚血性疼痛の軽減，創傷治癒，QOLの維持，生存期間の延長が目的である。そのためには術前の全身状態の評価，手術適応の判断，周術期管理が適切に行われる必要があり，各専門医との連携が不可欠である。

表　重症下肢虚血（CLI）の分類

Fontaine 分類		Rutherford 分類	
Grade	症状	Grade	症状
I	無症状	0	無症状
II	間欠性跛行	1	軽度跛行
		2	中等度跛行
		3	高度跛行
III	安静時疼痛	4	安静時疼痛
IV	皮膚潰瘍　壊疽	5	軽度組織消失
		6	広範な組織喪失（TMよりも高位）

血行再建の適応

　患者の歩行機能，QOL，虚血の重症度，周術期リスク，長期予後を考慮して判断する。このうち周術期リスクと長期予後の評価が難しい。長期予後とは，患者下肢の温存と生存のことで下肢温存—生存率（amputation-free survival rate）で評価される。血行再建が必要な患者は，併存する症候性あるいは無症候性の冠動脈疾患によって周術期に心筋梗塞を発症し，死亡する危険性が高い。このため手術までに潜在的な病変を評価し，重大な危険因子がある場合には手術適応の変更も考慮しなければならない。特に糖尿病に伴う虚血肢の治療では，腎機能不全が周術期の最も高い危険因子で，長期予後にも影響を及ぼす。長期予後を推測するモデルとして，①透析，②組織欠損，

303

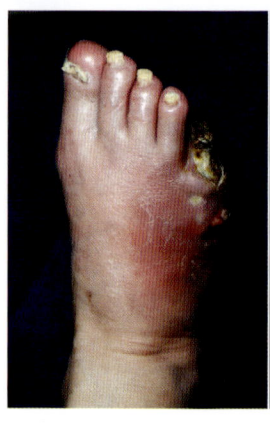

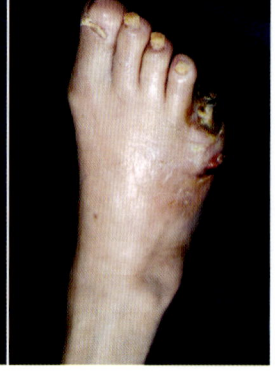

第5章 慢性創傷

図1 虚血による発赤
下垂した状態／挙上した状態。感染ではないことがわかる。
足を挙上すると蒼白になる。

③年齢，④ヘマトクリット（Hct），⑤心血管疾患の既往，の5因子の各スコアからリスクを求めるPREVENT IIIリスクスコアが簡便で有用である。

診断のポイント

■臨床所見

虚血下肢の代表的な症状は，間欠性跛行と安静時疼痛である。皮膚色は，蒼白（white），チアノーゼ（blue），赤色（red）を呈する。この皮膚の色調は，患肢の位置，皮膚温度，乳頭下層の血液とその酸素濃度によって修飾される。虚血性の皮膚潰瘍は炎症所見に乏しく，足の皮膚は萎縮して薄くなり，光沢と脱毛が見られる。爪は硬く変形し，下腿は筋が萎縮して細くなる。虚血状態にある足趾は，中心静脈より高く挙上すると貯留した静脈血が還流されて蒼白となる。逆に下垂すると，赤色またはチアノーゼを呈する（dependent rubor）。虚血性潰瘍は趾尖に多く見られ，痛みを伴う。潰瘍周囲の発赤は虚血による場合と炎症・感染による場合があり，両者を鑑別することが重要である。感染による発赤は患肢を挙上しても変わらないが，虚血による発赤は挙上によって蒼白となる（図1）。

■非侵襲的血管検査

ベッドサイドで簡便に用いられるのは，超音波ドプラー検査，足関節上腕血圧比（ankle brachial index：ABI），足趾上腕血圧比（toe brachial index：TBI），皮膚灌流圧（skin perfusion pressure：SPP）である。

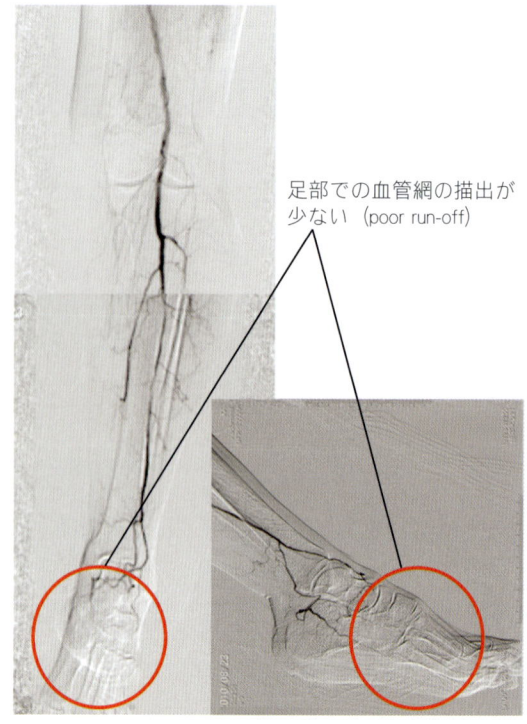

● 超音波ドプラー検査

足関節部で足背動脈と後脛骨動脈のドプラー音を確認する。血流が少ない場合には，小さな音でピッチの低い「ザー」という音が聴取できる。ただし，足背動脈または後脛骨動脈のドプラー音が聴取できても，必ずしも中枢が開存しているとはいえない。腓骨動脈から交通枝を介した側副血行の場合もある。

● TcPO2（経皮酸素分圧）

皮膚の組織細胞に供給される酸素量を反映する。骨突出部は避けて測定する。足関節圧が仰臥位 TcPO2<10～15mmHg，下垂位 TcPO2<40～45mmHg で重症虚血と診断される。通常虚血の診断は坐位で行い，TcPO2<10mmHg では予後不良である。

・ABIの正常値は 0.9<ABI<1.3 である。しかし，虚血性潰瘍の患者では正確に測定できないことが多い。血管病変が進み，石灰化が強い場合（透析など）には1.4以上になる。

・TBIは足趾の血管が石灰化することがまれであるため比較的正確に測定できる。TBI<0.70であれば血管病変が存在する。

図2 ディジタルサブトラクション血管撮影（DSA）
足部での血管網の描出が少ない（poor run-off）
下腿では腓骨動脈のみが開存している。

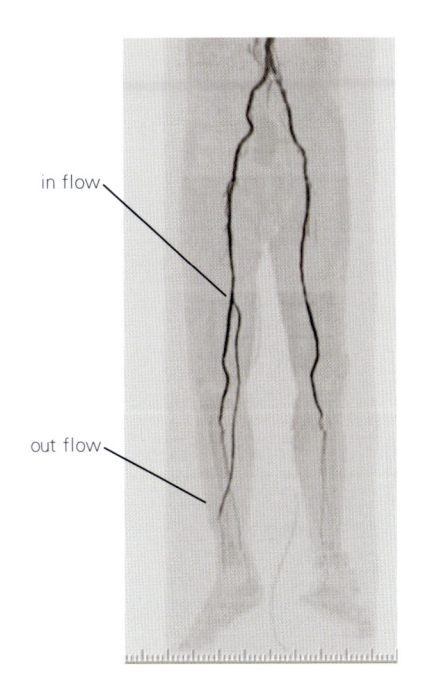

図3 バイパス術後の非造影 MRA（TOF 法）
浅大腿動脈（流入）から前脛骨動脈（流出）に血行再建を行った。

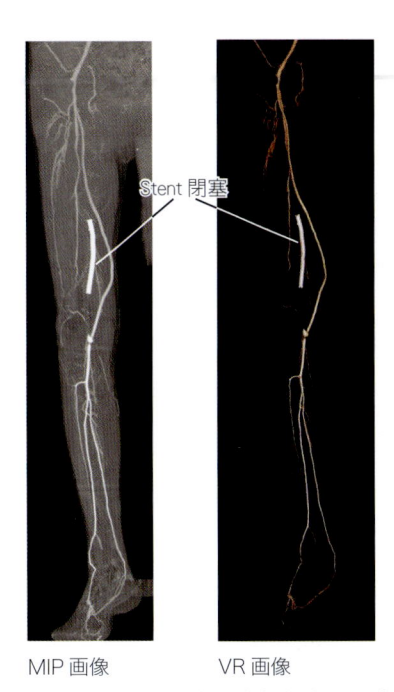

図4 大腿深動脈－膝下膝窩動脈バイパス術後の MDCTA
血管内治療（stent 挿入）が閉塞し，サルベージ目的で F-P バイパスを施行した。

・皮膚灌流圧（skin perfusion pressure：SPP）は足背と足底皮膚で測定し，重症下肢虚血の診断（SPP<30mmHg）を客観的かつ非侵襲的に正確に行える利点がある。

■画像検査
臨床所見と非侵襲的検査から虚血が疑われる場合には，血管撮影，デュプレックス超音波検査，核磁気共鳴血管撮影，多列検出器 CT 血管撮影が適応となる。

● 血管撮影（digital subtraction angiography：DSA）
下肢の血行再建術を行う場合には欠かすことができない（図2）。大腿～下腿血管の病変（狭窄，閉塞，石灰化，側副血行）と足関節部での交通枝および足部の血管網の状態を見る。外科的血行再建においては，バイパスの流入部と流出部を決めるうえで重要である。下腿，足部の血管網の描出の多寡によって，run-off の良し悪しを判断する。Run-off が悪いとバイパス血管の開存率が低下するとの理由で下肢切断が選択されることが多い。しかし，run-off の客観的な判断基準はなく，造影剤をどこから入れるかによって血管の描出度は異なるため，選択的造影や術中造影での評価も必要である。

● デュプレックス超音波検査法（duplex scan）
術前には，血流状態と血管壁の石灰化程度を調べ，石灰化の少ない所をバイパス移植血管の流入・流出部とする。また，大伏在静脈の走行と性状の精査にも用いられる。術後は，バイパス移植血管の定期的な follow up に用いる。

● 核磁気共鳴血管撮影（magnetic resonance angiography：MRA）
血管撮影に替わり用いられる非侵襲的画像検査法である。血管壁の石灰化は MRA では描出されないため糖尿病や透析患者の血管検査法として有用である。しかし分解能において MDCTA に劣るため術後の確認に用いている。造影剤の使用に制限がある場合には，非造影 MRA の TOF（time of flight）法で撮像する（図3）。

● 多列検出器 CT 血管撮影（multi-detector row CT angiography：MDCTA）
256 列，320 列の CT が普及し，詳細な末梢血管像が得られる。MIP（maximum intensity projection）法は微少な血管の描出に優れ，血管造影に近い情報が得られる（図4）。

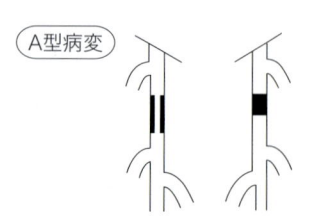

A型病変
○単独狭窄≦10 cm 長
○単独狭窄≦5 cm 長

B型病変
○多発性病変（狭窄または閉塞），各≦5 cm
○膝下膝窩動脈を含まない≦15 cm の単独狭窄または閉塞
○末梢バイパスの流入を改善するための脛骨動脈に連続性をもたない単独または多発性病変
○重度の石灰化閉塞≦5 cm 長
○単独膝窩動脈狭窄

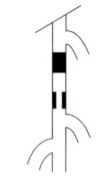

C型病変
○重度の石灰化が有るか，あるいは無い，全長＞15 cm の多発性狭窄または閉塞
○2 回の血管内インターベンション後に，治療を要する再発狭窄または閉塞

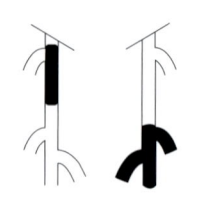

D型病変
○総大腿動脈または浅大腿動脈（＞20 cm，膝窩動脈を含む）の慢性完全閉鎖
○膝窩動脈および近位三分枝血管の慢性完全閉塞

図5　大腿膝窩動脈病変の TASC 分類
（TASC II Working Group／日本脈管学会訳：下肢閉塞性動脈硬化症の診断・治療指針II．日本脈管学会編，pp1-109，メディカルトリビューン社，東京，2007 より引用）

治療法の選択（治療のアルゴリズム）

■虚血性足病変に対する治療法
臨床症状，非侵襲的血管検査，画像検査から虚血性足病変と診断された場合には，血行再建が治療の第1選択である．外科的血行再建か血管内治療かの選択は，血行再建術に伴うリスクと期待される改善度の程度および持続性のバランスで決められる．TASC II では病変を①石灰化の有無，②狭窄／閉塞域の長さ・部位，③片側／両側，④単独／多発性，の重症度を A～D の4段階に分類し，その分類に応じた血行再建法を推奨している（図5）．大腿膝窩動脈病変の A 型および B 型病変では血管内治療を，C 型および D 型病変では外科的治療を推奨している．

■外科的血行再建
膝下の血行再建では，長期開存性と血流改善効果において血管内治療よりも優れている．このため，長期生存が見込まれる症例や大きな組織欠損がある症例では外科的血行再建術が望ましい．外科的血行再建は手術侵襲が高いとされているが，周術期死亡率は 2～5％ と低く，血管内治療との間に差はないとの報告もある．

■形成外科医による外科的血行再建
下肢の血行再建術は血管外科の診療領域である．しかし，糖尿病性足病変では下腿以下の血管病変が強い．このため，血管が細くて吻合が行えないなどの理由や血行再建後の早期閉塞で切断されることも少なくなかった．この領域にマイクロサージャリーの手技を導入することで，外科的血行再建の長期的な開存率の向上やこれまでは適応外とされた症例の血流改善が行える可能性がある（図6）．

■血管内治療
腸骨，大腿動脈領域の限局性の狭窄／閉塞や長期予後の悪い症例が適応とされている．最近では，下腿や足部への血管内治療も積極的に行われ成績の向上も見られる．リスクが少ないのが利点であるが，再狭窄は不可避である．また，再狭窄の対策として stent が用いられるが，合併症として閉塞を生じることもある．この場合には，外科的血行再建がサルベージ手術として行われる（図4）．

■ハイブリッド治療
ハイブリッド治療は，血管病変を EVT（endo-

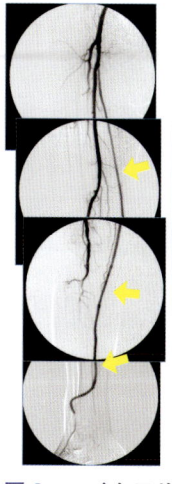

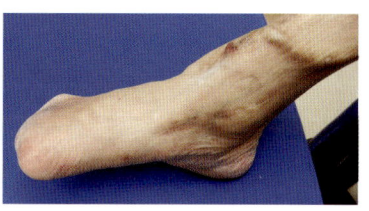

図6 マイクロサージャリーを用いて遠位血行再建を行った症例

術後10年

バイパス移植血管（➡）が長期開存し，下肢が温存されている。

■ インフォームド・コンセントの要点
・症例の血行再建の目的が以下のことであることを説明する：機能的な下肢の温存，疼痛の改善，創傷治癒，QOL の維持
・バイパス移植血管の開存率について説明する。
・バイパス移植血管が閉塞した場合の対処法：再手術をするかしないか。全身状態が悪いことが多く，再手術がリスクを伴うことも前もって話しておく。
・症例の PREVENT III リスクスコアから予測される下肢温存―生存率を説明する。
・全身血管病であるため，周術期の死亡率が2〜5%とリスクを伴うことを説明する。
・具体的な手術方法，術後安静度，術後リハビリテーション，入院期間（3〜4週間），血行再建後の創処置などについて説明する。

術後管理

外科的血行再建術後に血流の改善を確認し，同時に壊死組織のデブリードマンを行っている。デブリードマンは壊死部のみとし，感染が疑われる部位があっても血流（出血）が認められればその組織は温存してヨードホルムガーゼを当てて病棟での管理に移行している。骨髄炎と診断されても安全域を設定して切除する必要はないと考えている。ただし，血流のない腱や骨組織は確実に切除する。ヨードホルムガーゼを当てた部位の浸出液が減少し，感染が制御できれば陰圧閉鎖療法に移行する。

術後合併症は，出血と早期閉塞および創部感染である。

■ 術後出血

バイパス移植血管末梢側からの出血は，ガーゼ汚染，腫脹，疼痛で気づくことができ，致命的となることは少ない。中枢側からの出血は，大出血となり処置が遅れれば失血死に至る。病棟での出血対策として，術後せん妄や体動によって患部の安静が保たれない場合を想定し，ニー・ブレスを用いるとよい。

バイパス手術の術後管理に慣れない間は，駆血帯の圧を設定した状態で流入側血管部に巻いておき，スイッチを on にするだけですぐ止血が行える準備をしておくとよい。

■ 早期閉塞

バイパス早期の閉塞に対して，再手術を行った場合の開存成績を secondary patency という。早

vascular treatment）で治療し，その末梢から外科的血行再建を行う方法である。バイパス移植血管の長さを節約できる利点がある（一方，EVTでの再狭窄は必ず術後生じるので，一蓮托生ともいえる。このため当科では，EVT 治療を行った中枢側から血行再建を行い，EVT が再狭窄しても末梢血流が維持されるようにしている）。

■ 下肢切断術

血行再建の適応がなく安静時疼痛の管理ができない場合や広範囲に壊死が進行している場合には切断術が選択される。

■ 補助的治療

● 陰圧閉鎖療法

血行再建によって血流の改善が得られた場合には，陰圧閉鎖療法を併用することで潰瘍を早期閉鎖へ導くことができる。

● 細胞増殖因子

多血小板血漿（PRP）と線維芽細胞増殖因子（FGF-2）とが現在臨床に用いられている。PRP はゲル状あるいは人工真皮に含浸して，FGF-2 は噴霧あるいは人工真皮に含浸して潰瘍部に用いる。

● 遠位外科的血行再建術（reversed 法）

術式には reversed 法，in situ 法，non-reversed 法がある。それぞれ，弁機能の廃絶の要否，手術時間，血管吻合における口径差，温存される血管内皮細胞機能などが異なる。合併症では，in situ 法に特有の動静脈シャント形成がある。ここでは reversed 法による遠位外科的血行再建術について述べる。

第5章 慢性創傷

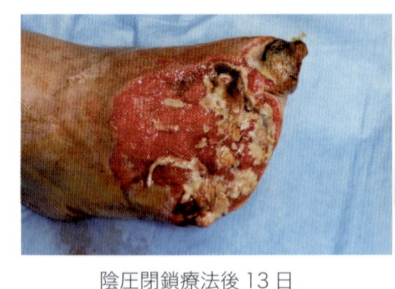

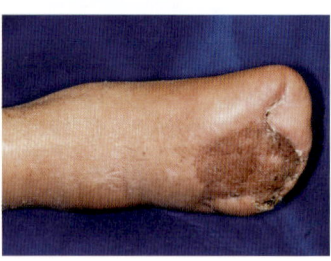

図7 血行再建と陰圧閉鎖療法を併用した虚血肢の治療

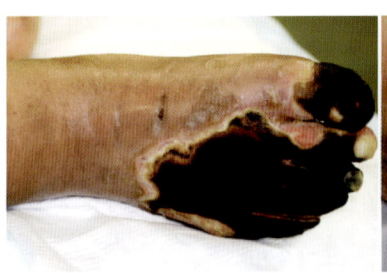

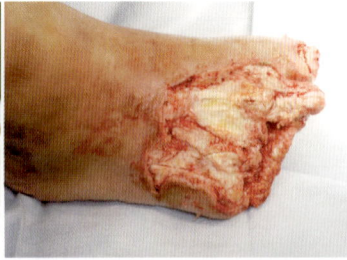

（上段左）血行再建術前の足部　（上段中）血行再建直後：明らかな壊死組織を切除　（上段右）陰圧閉鎖療法開始
（下段左）陰圧閉鎖療法後13日　（下段中）植皮術施行　（下段右）術後8カ月

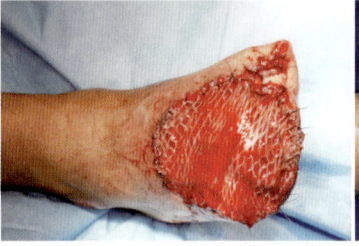

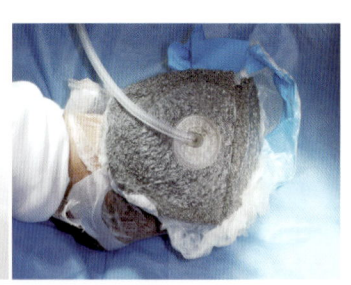

期のバイパス閉塞を防ぐためにもマイクロサージャリーを用いた手技で血管吻合を行うことが重要である。

■創部感染

　血行再建が成功すると，虚血状態にあった組織に血流が再開して感染が増悪しやすい環境になる。バイパスの開存にもかかわらず下肢切断になった症例のほとんどがデブリードマンのタイミングを失して生じた感染が原因である。血流の改善が確認できれば，可及的早期にデブリードマンを行う必要がある。明らかな壊死組織のみを切除し，wound bed preparationを行う。安易な安全域を設けた足部切断は，血行再建の目的（機能的下肢の温存）に反する。Wound bed preparationで壊死組織がほぼ除去できた時点で陰圧閉鎖療法に移行し，肉芽形成を待って植皮を行う（図7）。血行再建が成功すれば，陰圧閉鎖療法を併用することでほとんどの症例で創閉鎖が可能である。

　組織欠損が大きく足部の血管網も少ない場合には，血行再建と同時に広背筋弁を移植することも有用である。ただし，CLIの患者における遊離皮弁は，①長時間の全身麻酔後の心合併症が多い，②再手術が生命に及ぼす危険性が高く皮弁救済手術が行えない場合がある，③CLIで大きい組織欠損のある患者の予後は極めて悪い，などを考慮したうえで，慎重に術式の適応を判断する。

I 血行再建：①流出動脈と流入動脈の位置決め

KEY POINTS
- バイパス移植血管の流出部（末梢）は，足部までの血流の連続性が得られる最も近位の所とする
- バイパス移植血管の流入部（中枢）は，総大腿動脈，浅大腿動脈，大腿深動脈で近位に狭窄が見られない血管の最も遠位の，石灰化の少ない所とする

❶ 流出動脈を露出する

　後脛骨動脈では，バイパス移植血管の流出部とする部位を中心に走行に沿ってその直上を切開する。前脛骨動脈においては，皮膚と皮下組織に余裕がないため，血管吻合の予定部位ではその走行よりも外側に凸の緩くカーブさせた皮膚切開とする。閉創時には，この皮弁の外側に植皮を追加することで，血管と血管吻合部を皮膚で緊張なく被覆することができる。皮膚切開から後脛骨動脈，

前脛骨動脈を手術顕微鏡下に露出し，血管吻合が可能か血管壁の硬さや血管径を調べる．血流に不安がある場合には，動脈の血管壁を 11 番のメスで切開し，出血があれば血行再建は可能である．出血がなければ末梢側に向けてヘパリン加生理食塩水を No.24 のサーフローで注入する．抵抗なく注入でき，血液の逆流（back flow）があれば，血行再建は可能である．それでも出血がない場合には，逆流が見られるまで末梢側に血管の切開を進めるが，進めるレベルは，後脛骨動脈末梢は内側・外側足底動脈の分岐部まで，前脛骨動脈は足背動脈までとしている．

Advice

・血管壁の石灰化が非常に強く，メスが刺入できる部位がない場合には血行再建の成功は望めない．手術の継続は患肢の血流を増悪させる結果となるので手術を中止する．術前の血管造影，超音波検査，MDCTA による十分な検討が必要である．

❷ 流入動脈を露出する

浅大腿動脈か大腿深動脈を用いる場合には，大伏在静脈採取の切開線からアプローチする．総大腿動脈を用いる場合には，切開を上方に延長する．術前に検討した部位で血管を露出し，触診で軟らかい部位を確認する．バイパス移植血管吻合予定部を中心に血管外膜を剥離して動脈だけを分離し，血管テープで確保する．その間に枝があればこれにも血管テープをかけておく．

II　血行再建：②バイパス移植血管の採取と作成

KEY POINTS
- バイパス移植血管の採取は慎重に行う
- 狭窄部や瘤などで切除することを考慮して長めの静脈グラフトを採取する
- 採取したバイパス移植血管はヘパリン加生理食塩液で拡張し，漏れ，屈曲，ねじれ，狭窄部，脆弱部を確認して修復する

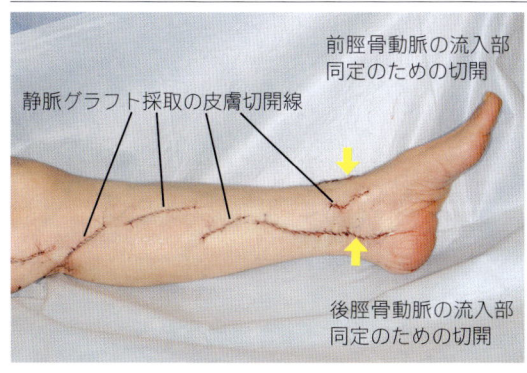

❶ 皮膚切開線

PAD が進行しているため下腿皮膚も虚血状態にある．そのため，大伏在静脈に沿って全長を切開すると創部の治癒が遷延し，バイパス移植血管の露出や感染などのおそれがある．この合併症を防ぐために，下腿では 3〜4 のスリット状切開とする．膝部では瘢痕拘縮が後日生じないように切開線を設定する．膝上部から大腿静脈入口部までは切開を連続させてもよい．

❷ 大伏在静脈の採取

内果上方で同定し，周囲に組織を少し付着させて中枢側へ挙上する．過去の採取や静脈瘤などで長さが足りない場合は，反対肢の静脈や動脈グラフトを採取して連結して用いる．

Advice

・大伏在静脈は下腿中央で穿通枝や皮下静脈を分岐して次第に細くなるが，浅筋膜下を走行していることを念頭に置いて中枢側に追跡すれば問題なく採取できる．

採取にあたっては，①強く牽引せずに愛護的に行う，②静脈周囲には軟組織を少し付着させる，③分枝や穿通枝は確実に結紮する．この時，外膜を巻き込むと屈曲やねじれが生じるので，結紮は本幹から約 1cm くらい離れた所で行う．バイパス移植血管の大きな枝の結紮は 4-0 あるいは 3-0 絹糸で確実に行うことが重要である．

第5章 慢性創傷

❸ バイパス移植血管の処置

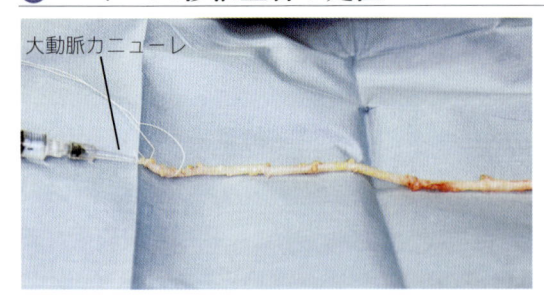

大動脈カニューレ

採取したバイパス移植血管をヘパリン加生理食塩水で拡張する。大伏在静脈の末梢側に大動脈カニューレ（one-way valve）を挿入して固定する。静脈グラフトの中枢側に微小血管クランプをかけて閉鎖腔とし，カニューレからヘパリン加生理食塩水を拍動性に注入する。圧をかけ過ぎないように注意しながら静脈グラフトの拡張を十分に行い，屈曲とねじれを解除し，血管外膜の巻き込み，枝からの漏れをチェックする。血管外膜の巻き込みと漏れのチェックは手術顕微鏡下に行う。枝からの漏れは4-0絹糸で結紮し，細い枝からの漏れは8-0の血管縫合糸で結紮する。大伏在静脈の狭窄部，瘤形成は切除し，それぞれの断端を吻合（7-0血管縫合糸）する。内腔にはヘパリン加生理食塩水を充満させた状態とし，次の操作まで保存する。

● バイパス移植血管の作成における工夫

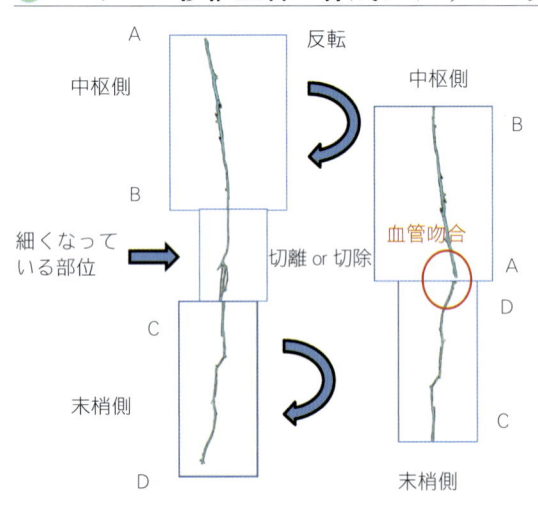

A 反転 中枢側
中枢側
B
細くなっている部位 → 切離 or 切除 血管吻合
C A
D
末梢側
D 末梢側
C

大伏在静脈は下腿～膝下部中央部で細くなり，そのまま使うと術後狭窄・閉塞の原因となる。これは特に女性に多い。この場合には，細い部位の中間で切除し，細い部分を含んだ下腿側の静脈グラフト（D→C）を反転してバイパス移植血管の末梢側にする（C→D）。このようにすることで，流出側血管との口径差を少なくすることができる。大腿側の静脈グラフト（B→A）の細い部分（B）は切除し，反転して中枢側のバイパス移植血管（A→B）として用いる。

この近位側と遠位側を反転させたグラフトを吻合すると，中央部が少し太く，末梢が細い1本のバイパス移植血管が作成できる。足関節部以下の細い病的血管への血行再建（pedal bypass）では，静脈グラフトの末梢端に肩甲下動脈系を連結した composite graft が以下の点で有用である。

- バイパス移植血管の長さが延長できる。
- 同時に2カ所の血行再建が口径差なく行える。
- 静脈で問題となる ballooning がないため，足関節周囲の皮下にも留置しやすい。

Advice
- 男性では女性に比べて血管径が大きく分枝も少ないため，大伏在静脈をそのまま反転して利用できることが多い。肩甲下動脈系は患側肢を下にした半側臥位で反対側から採取すると下肢の手術と同時に行うことができる。
- 肩甲下動脈系をいつ準備するか：大伏在静脈と同時に採取し，末梢側に吻合してバイパス移植血管を作成する。その後，皮下に誘導して血行を再建する。

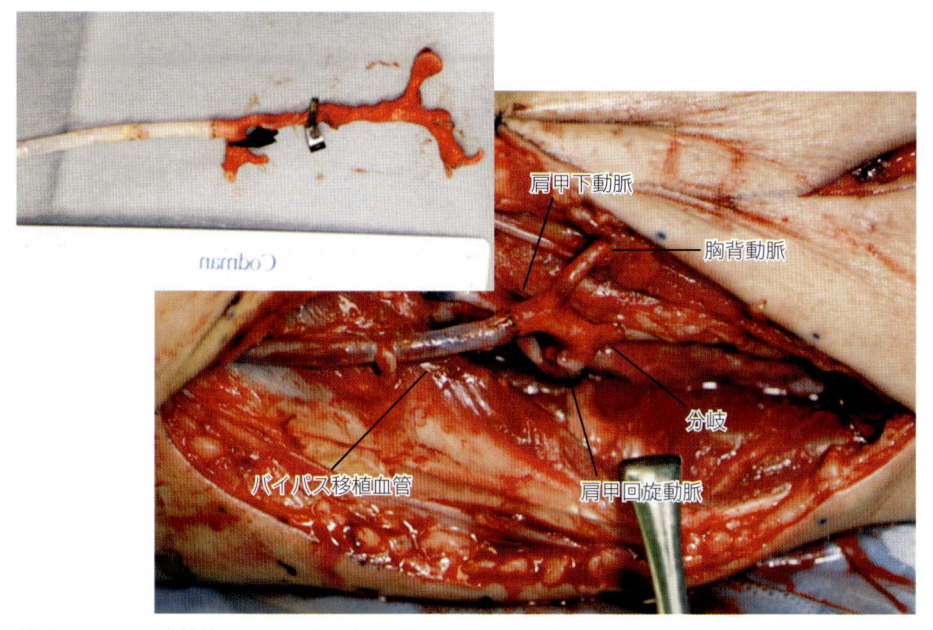

2. 糖尿病性足潰瘍と末梢動脈性疾患—2）末梢動脈性疾患（PAD）

静脈グラフトの末梢端に肩甲下動脈系を連結した composite graft

Advice
・大腿部で電気メスを用いて静脈グラフトの採取を行うと，術後にリンパ瘻やリンパ浮腫を生じることがある。電気メスの使用は必要最小限にすることを心がける。

III 血行再建：③バイパス移植血管の皮下誘導と配置

KEY POINTS
・バイパス移植血管が屈曲，ねじれ，たわみのないように留置する。また，骨や腱に圧迫されないようにその走行に注意する

❶ 下腿から膝までの留置

流出動脈へアプローチした皮膚切開と静脈グラフト採取の皮膚切開を利用する。膝内側部の切開から，下腿内側皮下のできるだけ深い位置（筋膜上あるいは筋膜下）を下腿内側の最下端の切開部までトンネラーを挿入する。ここから，バイパス移植血管の中枢側をトンネラーの中を通して膝部まで誘導する。前脛骨動脈—足背動脈へは皮下トンネル下に誘導する。

Advice
・バイパス移植血管内にヘパリン加生理食塩水を充満させたままにしておくと，ねじれを防止し，長さが調整しやすい。皮下トンネルの静脈グラフトは脛骨を横切って前脛骨—足背動脈に達する。脛骨による圧迫が危惧されるので，できるだけ緩やかに横切るように留置する。

❷ 膝から大腿部までの留置

大腿部では，大きく切開されているのでトンネラーは必要ない。できるだけ深い位置（筋膜上）で中枢側の血管吻合部まで誘導する。

311

Ⅳ 血行再建：④血管吻合

> **KEY POINTS**
> - 確実に血管内膜に通糸し，バイトを大きめにして血管吻合する
> - Heel 部と toe 部はリークしやすい。Untied suture 法で確実に吻合する

1 末梢側の基本的な血管吻合

　血管病変（肥厚，石灰化）が軽度で1本の動脈の血行再建を行う場合には，逆行性大伏在静脈移植法（RSVG 法）を原則としている。微小血管クランプで末梢部の血流遮断を行い，静脈グラフトの口径と一致させて血管壁を切開する。静脈グラフトの末梢断端は斜めに形成する。流出側血管吻合は端側吻合を原則とし，血管内膜が剥離しないように内腔側から運針する。両端針付き縫合糸を用いるとこの吻合操作を簡便に行える。吻合終了後，ヘパリン 1,000 IU を静脈内投与して血流遮断を解除する。バイパス移植血管内にはヘパリン加生理食塩水が充満しているので血液が流入しても凝固する心配はない。バイパス移植血管の中枢側か末梢側か，どちらを先に吻合するかは術者によって異なる。

血管病変が中等度の場合

　血管壁の石灰化が少なく，末梢血管網が残っている病変では，可能であれば2枝（前・後脛骨動脈）の血行再建を行う。この場合，肩甲下動脈系を RSVG の末梢端に連結して用いる。肩甲回旋動脈を後脛骨動脈へ，前鋸筋枝を前脛骨動脈へ端側吻合し，肩甲下動脈はバイパス移植血管と吻合する。

血管壁の石灰化が高度な場合（透析症例など）

　術前に MDCTA で石灰化が少ないところが確認できれば，そこを流出部として RSVG を端側吻合して血行再建を行う。石灰化が比較的軽度なところが2カ所見つかれば，この間で病変部を切除して静脈移植で置き換えてここにバイパス移植血管を端側吻合することも考慮する。

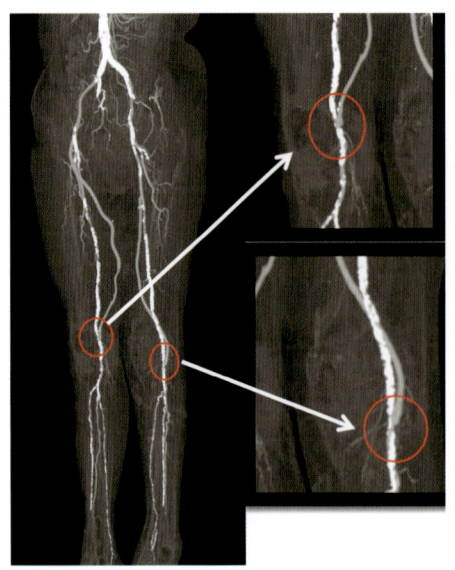

術後 MDCTA
膝窩動脈にわずかに石灰化の少ないところが見られる。

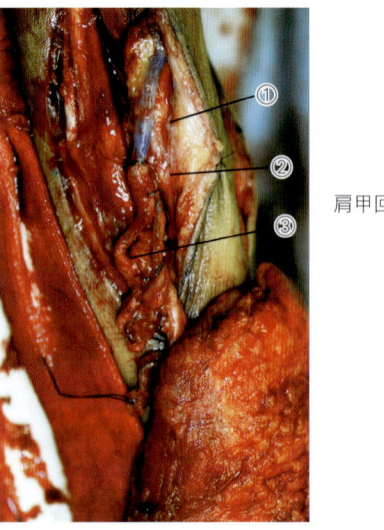

肩甲下動脈系を用いた血行再建と同時広背筋皮弁移植

前脛骨 A 末梢
①バイパス移植血管
肩甲回旋 A
②肩甲下 A
③胸背 A
広背筋皮弁
足背動脈

2. 糖尿病性足潰瘍と末梢動脈性疾患―2）末梢動脈性疾患（PAD）

足関節以下の病変であれば肩甲下動脈系のT-portionを用いてこの置換をすることができる。すなわち，肩甲回旋動脈と前鋸筋枝とで病変部を置換し，肩甲下動脈にバイパス移植血管を端々吻合する。組織欠損が大きい場合や，足部の血管床が少なくバイパス移植血管の開存が危惧される場合には同時に広背筋弁を移植することを考慮する。

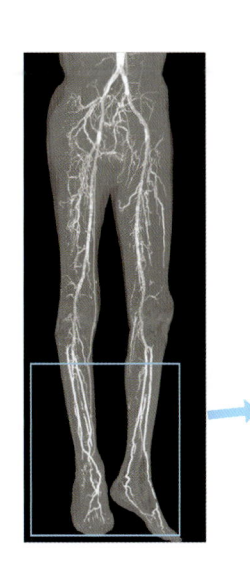

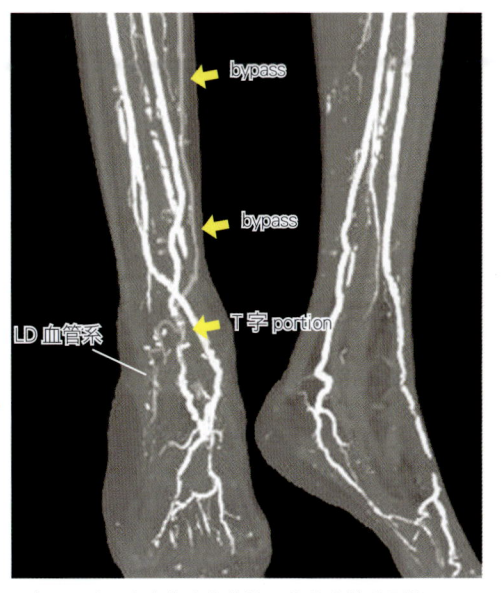

肩甲下動脈系を用いた血行再建と同時に広背筋皮弁移植の術後血管造影像
下腿の石灰化が強い。わずかな非石灰化部を利用して血行再建と広背筋皮弁移植を行った。

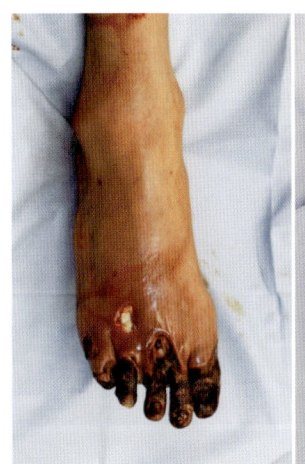

術前 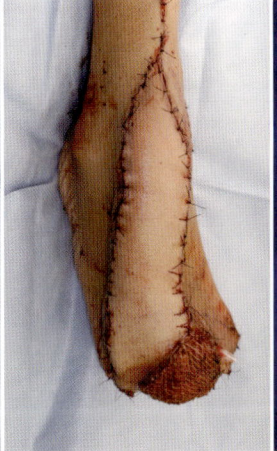　　　　　術直後 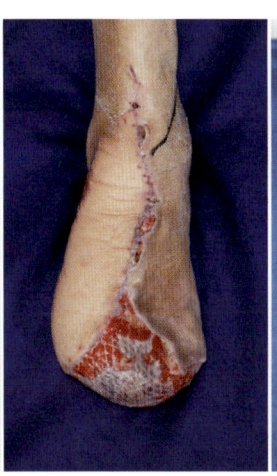　　　　　術後4週　　　　　術後8カ月
　　　　　　　　　　　　　　上皮化が得られていないが移
　　　　　　　　　　　　　　植床の血流は良好である。

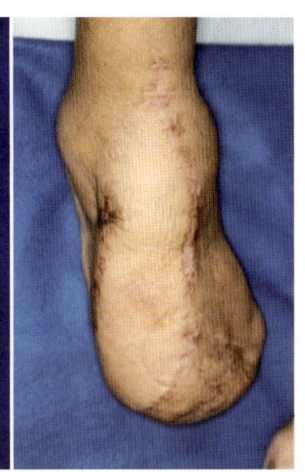

313

❷ 中枢側（流入側）の血管吻合

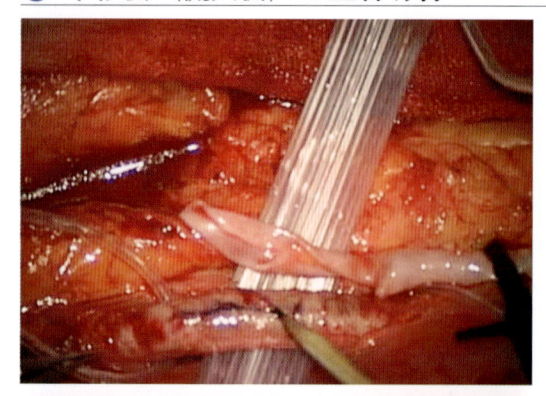

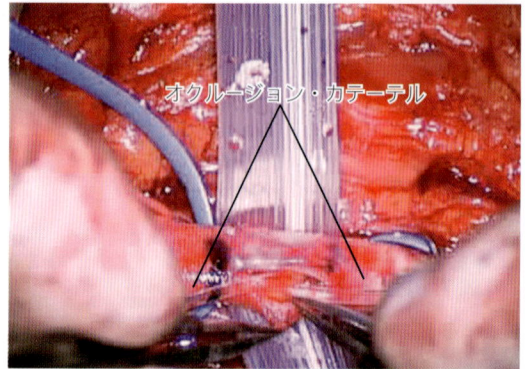

オクルージョン・カテーテルで浅大腿動脈の血流遮断をしている（透析患者）。

バイパス移植血管の中枢端を斜めに形成して口径を2cm程度にする。浅大腿動脈あるいは総大腿動脈の石灰化病変の少ないところを流入部とする。血流遮断は血管鉗子で行うが，石灰化のために血管損傷の恐れがある場合にはオクルージョン・カテーテル（3 Fr）を用いる。動脈壁の前内側壁に約2cmの切開を加え，ここにバイパス移植血管を端側吻合する。

　血管吻合は，まずheel部とtoe部とでuntied suture法で数針糸をかけてから順次縫合する。次いで前壁と後壁の吻合を連続縫合あるいは結節縫合で行う。血管吻合のバイトは，通常の吻合よりも幅広くとり，内膜剥離が生じないように内腔から運針する。

Advice

- 血管吻合には，両端血管縫合針が有用である。
- 末梢側の血管吻合で血管病変が高度な場合には，端側吻合にこだわらずに端々吻合で確実に吻合する選択をする。動脈グラフトのT-portionを用いると両側端々吻合で端側吻合と同様の効果が得られる。中枢側吻合で，6-0の縫合糸がよいが，針が350μと太い。著者は針を太さ300μ，長さ8mm, 11mm, 糸の長さ10cmの両端縫合糸を作製して用いている。
- 流入側血管吻合部からの術後出血を防ぐには，6-0ナイロンで確実に吻合する。これ以下の細い縫合糸では抗張力に不安があり，またこれ以上の太い縫合糸では吻合部の長期開存が危惧される。

　血行再開前後の処置：末梢側と中枢側の各血管吻合終了直後にヘパリン1,000 IUを静脈内投与する方法も下肢の血行再建では問題はない。ヘパリン投与後に血流遮断を解除してバイパス移植血管への血流と血管吻合部からの出血がないことを確認する。出血があれば縫合を追加して確実に止血する。遠位の血管吻合部は皮膚弁で被覆し，緊張があれば植皮して減張する。

History & Review

- PAD患者の下腿血管病変について言及している。
  田中嘉雄，緒方慶隆，小田敦司ほか：末梢動脈（PAD）患者およびその予備軍の皮弁再建外科における腓骨動脈温存の重要性；472肢の血管造影による検討．日形会誌　26：572-578, 2006
- PREVENT IIIの有用性，distal bypass手術のノウハウが詳細に述べられている。
  Conte SM: Challenges of distal bypass surgery in patients with diabetes; patient selection, techniques, and outcomes. J Vasc Surg 52: 96S-103S, 2010
- 末梢閉塞性動脈疾患に関する国際的に標準化された治療と治療のガイドライン。
  Inter-Society Consensus for the management of PAD（TASC II）：下肢閉塞性動脈硬化症の診断・治療方針II（日本脈管学会訳）．メディカルトリビューン，東京，2007

第5章 慢性創傷

3. 静脈瘤・静脈うっ滞性皮膚潰瘍

八巻　隆

Knack & Pitfalls
- ◎デュプレックス超音波検査で，表在静脈・深部静脈および穿通枝不全の有無を確認する
- ◎静脈うっ滞性皮膚潰瘍は表在静脈不全が原因として最も多い。逆流の範囲に応じ，選択的ストリッピング手術を行う
- ◎選択的ストリッピング手術の際，術前マーキングが重要である
- ◎伏在静脈に逆行性にストリッパーを挿入すると，伏在静脈の弁不全のない部分でストリッパーが進まなくなるため，マーキング通りの選択的なストリッピング手術が可能となる
- ◎外来通院は原則として，術後1週，1カ月，3カ月，6カ月，1年とし，分枝再発や新たな弁不全の有無をチェックする。潰瘍の再発を認めた症例は長期の経過観察を行う

◎概説

下肢の静脈は，表在静脈，深部静脈および穿通枝に分類される。

表在静脈は，浅筋膜上もしくは皮下直下を走る静脈系で，大きく大伏在静脈と小伏在静脈に分かれる。大伏在静脈は足背内側から始まり，下腿内側を上行し，最終的に鼠径靭帯の下方で総大腿静脈に合流する。下腿では，前方脛骨静脈および後方弓状静脈が合流する。後方弓状静脈には，足関節部穿通枝（以前のCockett穿通枝）が合流する。また鼠径部では，外陰部静脈，浅腹壁静脈および浅腸骨回旋静脈が合流する。一方，小伏在静脈は足背外側から始まり，下腿後面を上行し，膝窩部で膝窩静脈に合流する。合流部はバリエーションが多い（図1）。

深部静脈は，筋間あるいは筋肉内で同名動脈と走行する静脈であり，下腿では2本の静脈（前脛骨静脈，後脛骨静脈）を伴う。これらは膝窩静脈に合流し，大腿静脈（以前の浅大腿静脈）となる。大腿静脈が下腿筋の静脈を還流するのに対し，深大腿静脈は大腿筋を還流する。深大腿静脈は大腿静脈に合流し，総大腿静脈となる。

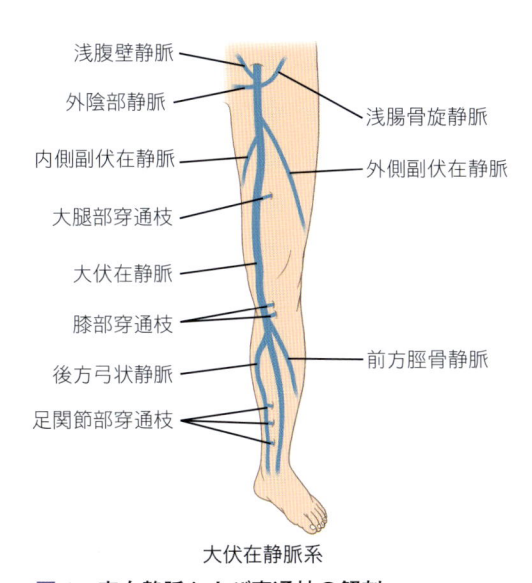

図1　表在静脈および穿通枝の解剖

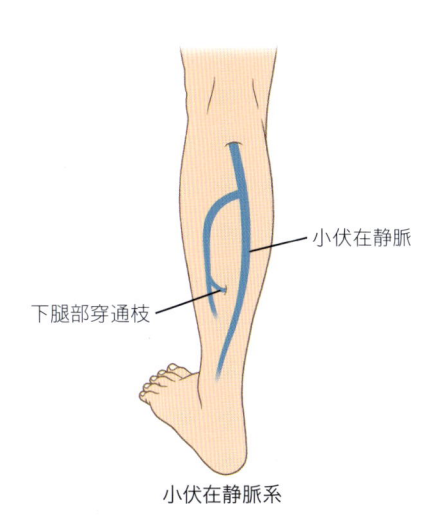

大伏在静脈系：浅腹壁静脈，外陰部静脈，内側副伏在静脈，大腿部穿通枝，大伏在静脈，膝部穿通枝，後方弓状静脈，足関節部穿通枝，浅腸骨回旋静脈，外側副伏在静脈，前方脛骨静脈

小伏在静脈系：小伏在静脈，下腿部穿通枝

315

穿通枝は表在静脈と深部静脈を交通する静脈であり，以前は人名が冠されていた（Dodd 穿通枝，Boyd 穿通枝，Cokcett 穿通枝）。しかし静脈名の改変があり，その存在部位により，足部穿通枝，足関節部穿通枝，下腿穿通枝，膝部穿通枝および大腿部穿通枝に分けられた（図1）。

慢性静脈不全症（chronic venous insufficiency：CVI）は下肢の静脈還流不全により引き起こされる最も頻度が高い病態の1つであり，下肢静脈瘤を含めると一般人口の40～50％が罹患し，そのうち5％が病態の終末像である静脈性潰瘍に進行する。CVIの分類は，CEAP 分類（C：clinical manifestation, E：etiology, A：anatomic distribution, P：pathophysiology）が一般的に使用される。臨床所見として，毛細血管拡張や網状血管は CEAP C_1，静脈瘤は CEAP C_2，静脈性浮腫は CEAP C_3，色素沈着は CEAP C_{4a}，皮膚脂肪硬化は CEAP C_{4b}，静脈うっ滞性潰瘍は CEAP C_5（治癒潰瘍）および C_6（活動性潰瘍）に相当する。その成因は，弁不全による逆流（P_r：reflux）がその本態である一次性静脈不全症（E_p：primary valvular insufficiency：PVI）と血栓性閉塞，その再疎通に伴う弁破壊による逆流（$P_{r,o}$：reflux and obstruction）が主体の深部静脈血栓症後遺症（E_s：secondary venous insufficiency，または postthrombotic syndrome：PTS）に大別される。

静脈うっ滞性潰瘍は，PVI においては表在静脈の弁不全によるものが多い。

診断のポイント

CVI の系統的な診断法に関しては，CEAP 分類において，簡単な Level I から高度な Level III まで示されている。Level I の病歴では，過去に下肢静脈瘤と診断された，あるいは下肢静脈瘤の手術歴，深部静脈血栓症，下腿潰瘍，下腿蜂窩織炎の既往および閉塞性動脈疾患の鑑別としての糖尿病や喫煙，高脂血症の有無を聴取することが重要である。

通常の日常診療で，静脈うっ滞性潰瘍の診断に必要で十分な検査法は，Level II のデュプレックス超音波と空気容積脈波（air plethysmography：APG）である。プラクティカルな検査法はデュプレックス超音波である。Society for Vascular Surgery と American Venous Forum 合同で作成された下肢静脈瘤に対する治療のガイドラインで

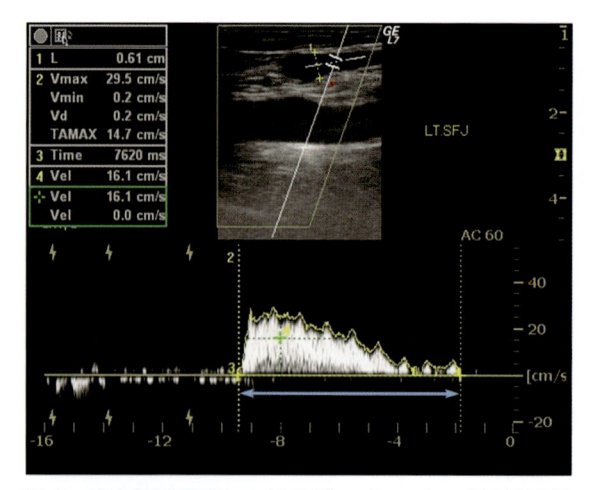

図2　表在静脈不全におけるデュプレックス超音波所見
（大腿静脈-大伏在静脈接合部）
逆流時間（矢印）＞0.5s 以上で不全ありと診断する。

は，静脈不全評価における推奨度 Grade A1 である。

デュプレックス超音波による CVI の検査には，5～12MHz 程度の探触子を用いるとよい。静脈逆流の評価にあたっては血流誘発を行う必要がある。その代表的な方法が，インフレーション・デフレーションカフ法および下腿ミルキング法である。検査体位は，表在静脈および深部静脈の弁不全の場合は患者を立位とする。また不全穿通枝の評価は，坐位で患者の足を検者の膝の上に載せて行う。深部静脈不全の場合，逆流時間 1.0 秒以上，穿通枝不在の場合，逆流時間 0.5 秒以上であれば，逆流ありと診断する（図2）。

しかし，必ずしも重症度が高くなるに従って逆流時間が延長するわけではなく，潰瘍症例では潰瘍のない症例と比較し，むしろ逆流時間は短くなり逆流速度が高くなる。

一方，病態生理検査である APG は，パラメータとして臥位から立位での下肢容積の変化を表す venous volume（VV：ml），VV の 90％に達するまでに要した時間で VV を除した venous filling index（VFI：ml/s），1回の爪先運動で駆出される容量 ejection volume（EV：ml）を VV で除した ejection fraction（EF：％）および 10 回の爪先立ちで最後に残る容量 residual volume（RV：ml）を VV で除した residual volume fraction（RVF：％）が使用される。VFI は下肢全体の逆流を，EF は筋ポンプ作用を，RVF は下肢全体の静脈

機能をそれぞれ反映する。正常値はVFI<2.0ml/s, EF>45％およびRVF<35％とされるが，最近では唯一VFIのみが重要な値とされており，静脈うっ滞性潰瘍では，VFIが著しく高くなる。これら無侵襲な検査法は，バスキュラー・ラボの普及や血管診療技師（clinical vascular technologist：CVT）の誕生により，一般化しつつある。

Level IIIの検査法はこれらの検査で不十分な場合行われる検査法である。必要に応じ，静脈造影，核磁気共鳴血管撮影，コンピュータ断層静脈造影を行う。

治療法の選択

PVIの静脈うっ滞性潰瘍（CEAP C_5 以上）に対する治療としては，伏在静脈の選択的ストリッピング，レーザー・高周波による血管内治療およびエコーガイド下本幹フォーム硬化療法がある。

うっ滞性潰瘍を含む下肢静脈瘤の最近の系統的レビューでは，32カ月の経過観察で，ストリッピング78％，高周波焼灼術84％，レーザー焼灼術94％，フォーム硬化療法77％で良好な成績が得られたと報告されている。しかし，逆流が強い静脈うっ滞性潰瘍症例では，エコーガイド下本幹フォーム硬化療法よりもストリッピング手術を推奨する。

穿通枝不全に対する低侵襲な外科的アプローチ法として，内視鏡的筋膜下穿通枝結紮術がある。静脈うっ滞性潰瘍の症例に対し，皮膚病変のない健常部位からアプローチする方法である。しかし，穿通枝は表在静脈不全あるいは深部静脈不全と合併することが多いため単独不全症例はほとんど存在しない。そのため実際穿通枝不全がどの程度臨床的重症度に寄与しているか不明な点も多い。

■静脈うっ滞性潰瘍の治療

まずデュプレックス超音波で静脈不全の解剖学的部位診断を行う。PVIの場合，前述のように表在静脈不全が原因の場合が多く，その逆流速度は30cm/sを超える場合が多い。また下肢静脈瘤で割合の多いCEAP C_2 症例ではAPGによる静脈機能検査は推奨されていないが，静脈うっ滞性潰瘍では，静脈不全の重症度を判定するためにAPGによる検査が推奨されており，VFI＞7ml/sの場合が多い。このような症例の場合，エコーガイド下フォーム硬化療法では伏在静脈が血栓性閉塞を来たしても再疎通する場合が多く，ストリッピング手術あるいは血管内焼灼術（レーザーあるいは高周波）を選択した方が潰瘍の再発が少ないため，これらを選択する。深部静脈不全を合併している場合でも，表在静脈不全を治療することにより深部静脈不全は軽快する。

■エコーガイド下フォーム硬化療法のインフォームド・コンセントの要点

・静脈うっ滞性潰瘍の治癒を目的とする治療法である。
・硬化療法直後に一過性の眩暈や頭痛を認めることがまれにある。
・硬化療法後，数カ月間は硬結が残存する。
・硬化療法後，色素沈着を残すことがある。
・血栓性静脈炎を来たすことがある。
・治療を行った伏在静脈の再不全化により，静脈うっ滞性潰瘍再発の可能性がある。

■ストリッピング手術のインフォームド・コンセントの要点

・静脈うっ滞性潰瘍の治癒を目的とする治療法である。
・大伏在静脈に対するストリッピング手術では，伏在神経領域に知覚障害を生ずる可能性がある。
・小伏在静脈に対するストリッピング手術では，腓腹神経領域に知覚障害を生ずる可能性がある。
・手術を行った部位以外の分枝静脈あるいは穿通枝の不全化により，再発の可能性がある。

ストリッピング手術

KEY POINTS
- 小伏在静脈のストリッピングは下腿下部から膝窩まで行う
- 術後は定期的な経過観察が必要である

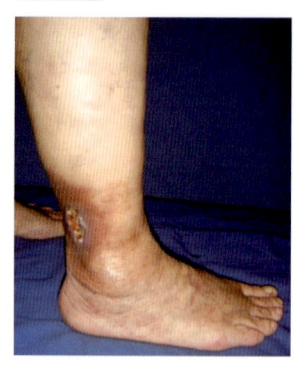

〈評価と治療方針〉

デュプレックス超音波検査で右小伏在静脈に著明な逆流を認め，右小伏在静脈不全が原因の右外果部静脈うっ滞性潰瘍症例と診断（$C_6E_pA_sP_r$）した。

静脈不全が強いため，小伏在静脈のストリッピング，静脈瘤切除を予定する。

64歳，女性，静脈うっ滞性潰瘍

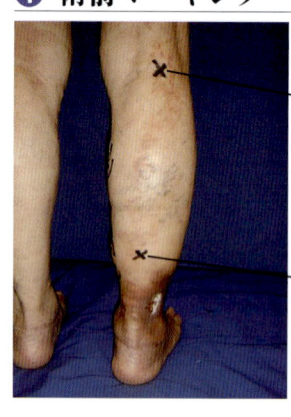

❶ 術前マーキング

大腿膝窩静脈—小伏在静脈接合部

小伏在静脈と分枝静脈瘤の接合部

手術に先立ち，静脈のマーキングを行い，小伏在静脈の逆流の範囲および瘤化した分枝静脈の位置を立位で確認する。

膝窩静脈—小伏在静脈接合部（saphenopopliteal junction：SPJ）は，通常の位置よりかなり中枢に位置し大腿静脈に合流する場合もあるが，深追いするといたずらに皮膚切開を大きくすることになり，また腓骨神経損傷の危険があるため，膝窩部で処理して差し支えない。下腿後面では，小伏在静脈における逆流の最下部の位置と，それに繋がる分枝静脈瘤をマーキングする。

❷ 膝窩部における小伏在静脈の露出および結紮処理

膝窩部で，約1.5〜2cmの皮膚切開を加え，筋鉤で鈍的に皮下を剥離し，さらに筋膜を切開し小伏在静脈を露出する。小伏在静脈を露出したら，1–0絹糸で二重結紮しストリッピングの準備を行う。

❸ 下腿後面での小伏在静脈の露出および選択的ストリッピング

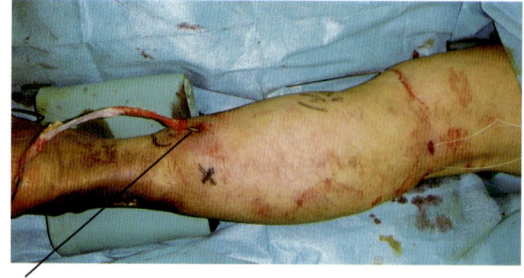

膝窩静脈—小伏在静脈接合部より逆行性にストリッパーを挿入する

次に小伏在静脈逆流の最下部と分枝静脈瘤の合流部位を0.5〜1cmの皮膚切開で露出し，分枝を2–0絹糸で結紮・切離する。続いて本幹を2–0絹糸で結紮した後，ストリッパーを中枢に向かって挿入し，SPJで再び露出する。ここから末梢に向かってストリッピングを施行する。なお，SPJより逆行性にストリッパーを挿入すると，小伏在静脈の弁不全のない部分でストリッパーが進まなくなるため，マーキング通りの選択的なストリッピング手術が可能となる。ストリッピング手術後は皮下出血を最小限に抑えるため，圧迫止血を行う。膝窩部の切開創は浅筋膜を縫合した後，2層に縫合する。

❹ 瘤切除術

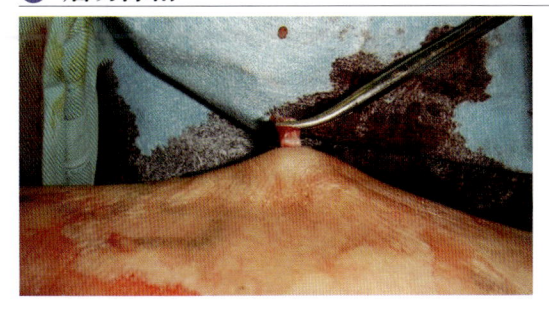

ストリッピング手術に伴い残存する分枝静脈瘤，あるいは分枝静脈瘤のみの症例に適応する。まずメスで静脈瘤の直上に数ヵ所にわたって2～3mmの皮膚切開を行い，Váradyの瘤切除用のフックを用い，瘤を引っぱり出す。引っぱり出した静脈瘤はさらにモスキート鉗子で引き出すという操作を繰り返す。止血は圧迫で十分である。瘤切除を行った部位の創はステリー・ストリップで固定・閉鎖する。

❺ 術後管理

術後は早期から歩行を励行し，弾性包帯あるいは弾性ストッキングの着用を，最低で3カ月間義務づける。外来通院は原則として術後1週間，1カ月，3カ月，6カ月，1年とし，分枝再発や新たな弁不全の有無をチェックする。潰瘍の再発を認めた症例は長期の経過観察を行う。

潰瘍病変に対する処置は，basic fibroblast growth factor（bFGF）などで処置を行い，通常1～3カ月で治癒する。後療法としての圧迫療法および歩行の励行により下肢の静脈還流が改善するため，潰瘍治癒に促進的に作用する。そのため，術後安静が必要な植皮術や皮弁移植術による治療は一般的に勧められない。しかし潰瘍病変の面積が大きく，潰瘍治癒に時間を要する場合，外来使用が可能な局所陰圧閉鎖療法デバイスの使用や，植皮術や皮弁移植術も考慮してよい。

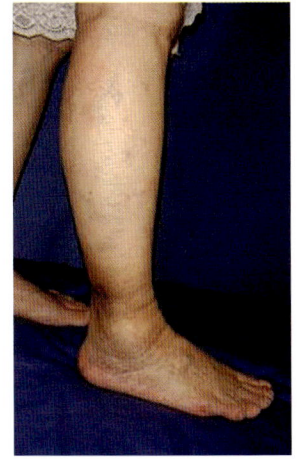

術後3カ月

History & Review

- 慢性静脈不全症の分類に関する論文。
  Eklöf B, Rutherford RB, Bergan JJ, et al: Revision of the CEAP classification for chronic venous disorders; consensus statement. J Vasc Surg 40: 1248–1252, 2004
- 下肢静脈の新しい名称に関する論文。
  Caggiati A, Bergan JJ, Globiczki P, et al: Nomenclature of the veins of the lower limb; extensions, refinements, and clinical application. J Vasc Surg 41: 719–724, 2005
- 下肢静脈瘤に対する治療のガイドライン。
  Gloviczki P, Comerota AJ, Dalsing MC, et al: The care of patients with varicose veins and associated chronic venous diseases; clinical practice guidelines of the Society for Vascular Surgery and the American Venous Forum. J Vasc Surg 53: 2S–48S, 2011
- うっ滞性潰瘍を含む下肢静脈瘤に対する治療成績の系統的レビュー。
  van den Bos R, Arends L, Kockaert M, et al: Endovenous therapies of lower extremity varicosities; a meta-analysis. J Vasc Surg 49: 230–239, 2009

形成外科治療手技全書 III

創傷外科

第6章 瘢痕拘縮・肥厚性瘢痕・ケロイド

p.321

第6章 瘢痕拘縮・肥厚性瘢痕・ケロイド

1. 瘢痕拘縮

岸邊美幸

Knack & Pitfalls
◎組織欠損量がわずか（線状拘縮）であれば，局所皮弁が可能である
◎組織の欠損量が多ければ（面状拘縮），植皮か皮弁が必要である
◎移植床が凹凸であったり，腱や骨，神経血管束が露出していれば，植皮ではなく皮弁による被覆が必要である
◎皮弁や植皮片の採取部位は，color match と texture match を参考に決定する

診断のポイント

■臨床所見
●眼瞼
瘢痕性外反や閉瞼障害による角膜障害を生じやすい．眼角部の拘縮では，瞼裂狭小や開瞼障害を生じる．
●口唇
口唇の外反を生じる．瘢痕が口角部に及ぶと小口症を来たす．
●頸部
頸部の後屈や閉口が障害される．広範囲熱傷では，おとがい，おとがい下部，前頸部，前胸部におよぶ高度の拘縮を来たす．
●腋窩
前胸部の瘢痕では前腋窩線の拘縮，背部の瘢痕では後腋窩線の拘縮を生じる．腋窩中央部に及ぶ瘢痕では，肩関節の著明な可動域制限が生じる．
●手指
手背から指背にかけての瘢痕では伸展拘縮，掌側の瘢痕では屈曲拘縮を生じ，いずれも指間のweb状の拘縮を伴う．小児期に生じた拘縮を放置すると，成長に伴い変形が増悪し関節拘縮や脱臼を来たす恐れがある．

■画像診断，病理検査（皮膚生検）
関節の変形や脱臼が疑われる場合は，X線撮影，CTなどで評価する．熱傷瘢痕上に生じた難治性の潰瘍は，瘢痕癌の可能性があるので積極的に生検を行う（図1）．

治療法の選択

■保存療法
瘢痕が成熟する前は，圧迫や固定，ステロイドの外用，局所注射などで瘢痕の成熟を促し拘縮を最小限に抑える．瘢痕が成熟したあとに残存する拘縮は保存療法で改善する見込みはない．

■手術適応
関節の可動域制限を呈するものはすべて手術の適応である．可動域は正常であっても，運動時に皮膚の拘縮を認めれば手術適応となる．関節部以外でも，眼瞼や口唇など遊離縁に隣接する部位の瘢痕拘縮は，ADLの低下に直結する機能障害（兎眼，下口唇の外反，閉口障害）を来たすため手術による治療が必要である．

■手術時期
拘縮に伴うADLの低下が著しい場合を除いて，瘢痕の成熟に伴う拘縮の改善が期待できるため，瘢痕の成熟を待って計画する．小児例では成長障害や拘縮の増悪が危惧されるため，むやみに長期間放置してはならない．また，頸部の拘縮では，広頸筋に拘縮が波及する前の可及的早期に手術することが望ましい（図2）．

■インフォームド・コンセントの要点
・植皮や皮弁に関する一般的な内容の説明を行う（生着しない可能性も含めて）．
・術後の後療法（圧迫や固定）が重要である．
・小児例では，成長に伴い再拘縮が出現する恐れがある．

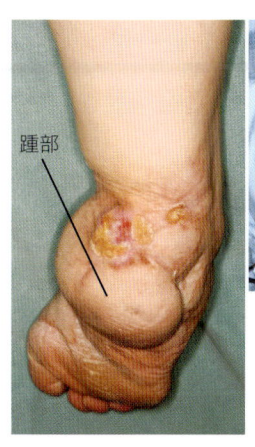

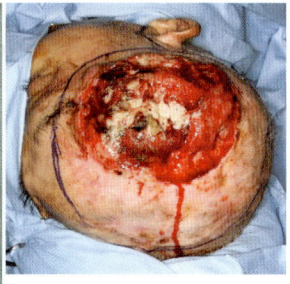

1. 瘢痕拘縮

図1 瘢痕癌の例
踵部
頭部の瘢痕癌
足の瘢痕癌

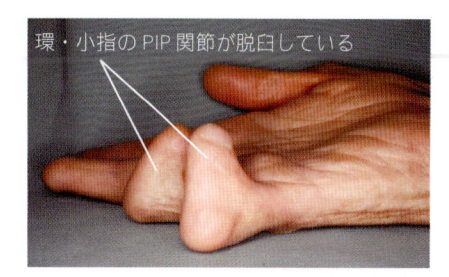

図2 小児期に生じた瘢痕拘縮を放置していた成人例
環・小指のPIP関節が脱臼している

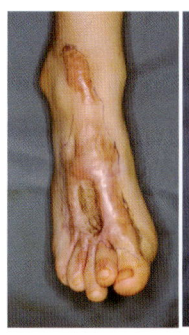

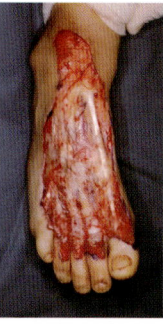

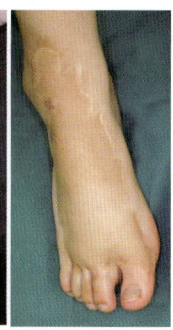

図3 轢創（run-over injury）による足背の瘢痕例
瘢痕を切除し足指の拘縮を解除すると，腱，骨，関節が露出した。全層植皮の生着は望めないため，遊離鼠径皮弁で再建した。皮弁での再建後に，defattingを2回行った。

■術後管理

部位や術式によって必要な術後管理や期間は異なる。術直後は皮弁の安静や植皮の生着のため，拘縮解除部を最大限に伸展させた状態で固定する。

■手術方法

●麻酔

小範囲の局所皮弁であれば局所麻酔で可能である。広範囲，多部位に及ぶ場合は全身麻酔となる。

●切開，拘縮解除

拘縮線を分断するように瘢痕に切開を加え，拘縮を十分解除する。関節部では他動的関節可動域が正常となるまで，口唇や眼瞼など遊離縁の拘縮では，拘縮方向と反対側に抵抗なく伸展可能になるまで瘢痕組織を切離する。

●瘢痕形成，創閉鎖

皮膚の欠損量に応じて，各種局所皮弁，植皮，遊離皮弁のいずれかの方法で創を閉鎖する。欠損量が少なく周囲に正常組織が十分残っている場合は，局所皮弁で拘縮線を分断し瘢痕の方向を変更することで良好な結果が得られる。面状の瘢痕で皮膚欠損量が大きい場合には，欠損に見合った量の組織の補填が必要である。この場合，母床の状態によって植皮もしくは皮弁が選択される。

●植皮術

主に全層植皮が用いられる。移植床の状態が良好（凹凸が少なく骨，腱，神経血管束が露出していない）な場合に適応となる。皮弁と比べて薄いため頸部や足背・手背，顔面などに適している。正常皮膚が少なく全層植皮片や皮弁の採取が不可能な例（広範囲熱傷など）では，拘縮解除後に人工真皮を貼付し，真皮様組織の増生を図ってから分層植皮を行う場合もある。

●皮弁移植術

植皮に適さない母床であっても可能である（図3）。辺縁以外は術後収縮が少ないため，植皮ほど厳密な後療法は必要ない。皮下脂肪を含み厚くなるのが欠点で，整容的改善のため後日defattingを必要とすることが多い。整容的に問題となる部位の治療で，周囲に正常組織が残存している場合には，tissue expanderを使用した皮弁再建も可能である。

部位別の概要

●眼瞼

線状の拘縮やわずかな組織欠損に伴う拘縮であれば，局所皮弁を用いて再建を行う。欠損量が大きい場合は，耳前部や耳介後面，耳後部，鎖骨上窩などからの全層植皮が適応である。

●口唇

組織欠損が少ない線状拘縮にはZ形成術，中

323

第6章 瘢痕拘縮・肥厚性瘢痕・ケロイド

程度の組織欠損がある場合には交叉皮弁や鼻唇溝皮弁などが有用である。外反を呈する広範囲の組織欠損は全層植皮術の適応で，小口症で口裂の拡大が必要な場合は皮（粘膜）弁による口角形成が必要になる。

● 頸部

頸下顎角の輪郭を再建するため，輪郭を出しやすい全層植皮で再建する。植皮の生着のためには，嚥下や咳嗽で動く深部器官を覆う広頸筋が温存されることが望ましい。母床の状態が不良であれば皮弁での再建が必要となる。

● 腋窩

単純な線状瘢痕ではZ形成術や5 flap plastyで良好な結果が得られる。皮膚の欠損量を見誤ると，肩関節は球関節（多軸性）でさまざまな方向に動くため，術前と異なった方向に拘縮線が再発することがある。組織欠損の大きな場合には植皮や皮弁が必要となる。

● 手指

線状瘢痕では局所皮弁，特に指間のweb状の拘縮に対してはZ形成術や5 flap plastyが有効である。組織欠損があれば全層植皮が必要である。その際でも指間部は皮弁で再建し，関節を越えて縦走する瘢痕が生じないよう工夫する。掌側への植皮は，足底非荷重部位や内顆下部が採皮部として適している。

I 眼瞼：Lateral orbital flapによる下眼瞼外反の再建

KEY POINTS
・顔面神経側頭枝の走行経路を意識して皮弁を挙上する

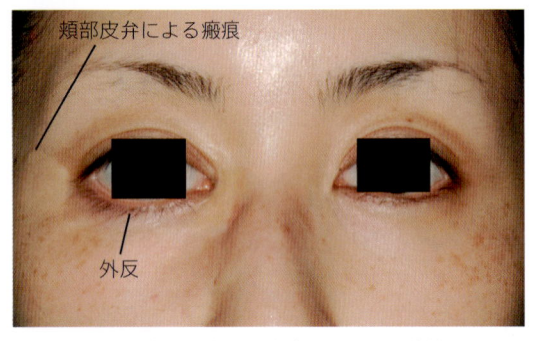

〈評価と治療方針〉

外傷性下眼瞼欠損に対し，前医で頬部回転皮弁が施行されており，外眼角部に術後瘢痕が見られた。軽度の下眼瞼外反と内眼角の変形が残存していた。

下眼瞼に十分な組織を補填し，二期的に内眼角形成を予定した。頬部回転皮弁による瘢痕の頭側から皮弁を挙上した。

27歳，女性，交通外傷後の瘢痕による下眼瞼外反

頬部皮弁による瘢痕
外反

❶ 切開線と皮弁のデザイン

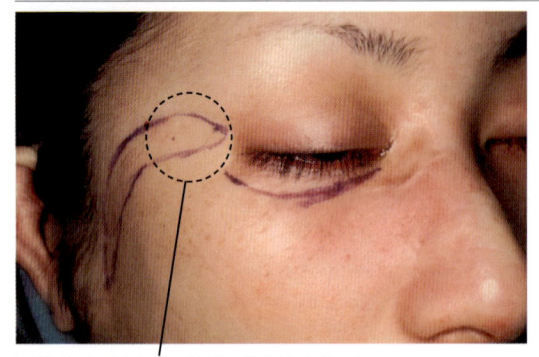

同部の皮膚の切開は行わず有茎皮弁とした

下眼瞼の正常皮膚と瘢痕との境界に沿って切開線をデザインする。皮弁は下眼瞼全長を長径，上下方向の短縮量を短径とし，通常は外眼部の横しわに合わせてデザインする。

Advice

・外眼部は頬骨顔面動脈と頬骨眼窩動脈からの血管網が発達しており，下方の皮下茎で横方向にスライドさせる皮弁と，内側をpivot pointとして180°回転させる皮弁が挙上できる。
・皮弁を横方向にスライドさせる場合は欠損部と同じ形，外眼部をpivot pointとして180°回転させる場合は，上下を反転した形となる。

❷ 拘縮の解除

　デザインに沿って切開し，眼輪筋上を瞼縁側に向かって剥離し拘縮を解除する．眼輪筋が瘢痕化し固定できない場合は眼窩隔膜上で剥離する．

Advice
・拘縮の解除は，gray line に数本の牽引糸をかけ，上方に牽引しながら行うとよい．
・下眼瞼皮膚を薄く弁状に挙上すると再拘縮を来たしやすい．

❸ 皮弁の挙上

　外側から内側に向かって SMAS 上で皮弁を挙上する．皮弁の茎は眼輪筋との連続性を保ち，皮弁の移動が可能になるまで，眼輪筋下を剥離する．横方向へスライドさせる場合は下方の眼輪筋を茎とし，皮弁上端で眼輪筋を切離する．

Advice
・顔面神経側頭枝が走行していると思われる部位では，SMAS に切り込まないよう注意する．

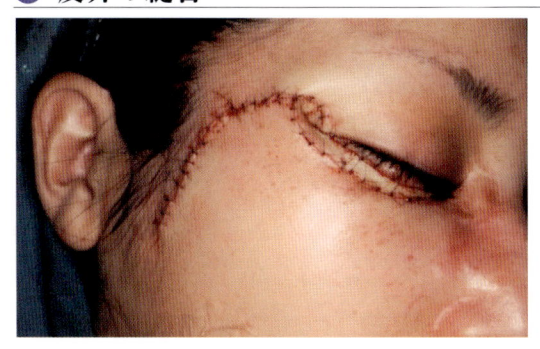

❹ 皮弁の縫合

　採取部を縫縮した後，皮弁を下眼瞼に縫着する．

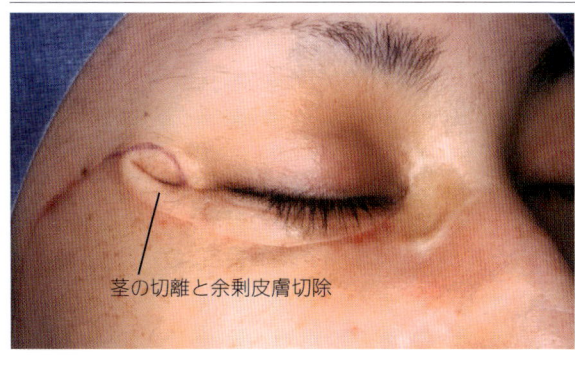

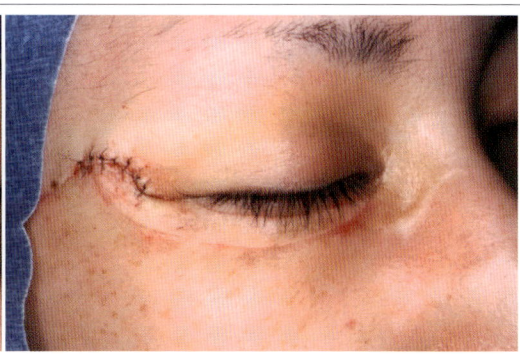

❺ 皮弁茎の切離

茎の切離と余剰皮膚切除

　術後 10 日～2 週に，局所麻酔下で皮弁茎を切離する．

Advice
・皮弁を横方向にスライドさせた場合や，皮下茎皮弁にした場合は茎の切離は不要である．
・皮下茎皮弁としても血行は安定しているが，極端に細長い皮弁では皮膚茎を残した方が安全である．皮弁が細長くなる軽症例ほど，わずかな部分壊死が外反の再発につながる．

術後 7 カ月

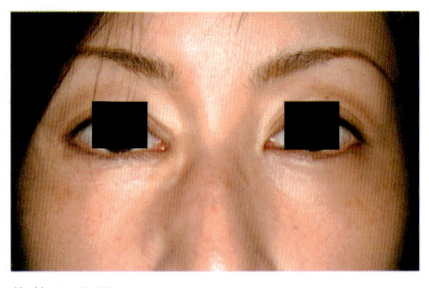

> **著者からのひとこと**
> Color match, texture match がよく，血行が非常に安定している有用な皮弁である。

II 眼瞼：含皮下血管網全層植皮による下眼瞼外反の再建

KEY POINTS
- 採皮部は，皮膚の薄い上眼瞼の余剰皮膚，耳介後面，耳後部，耳前部などから選ぶ
- 植皮片の二次収縮に備え，十分大きな皮膚を移植する

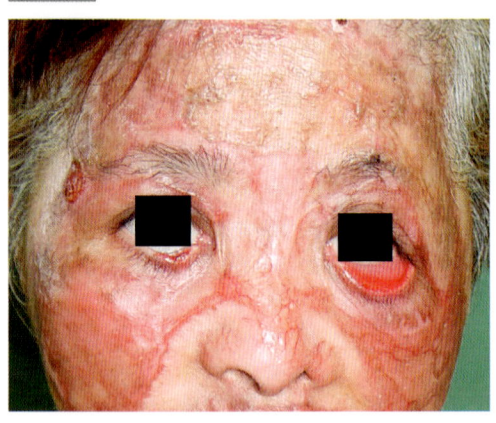

〈評価と治療方針〉

顔面広範囲の再建が必要で，まず両下眼瞼から鼻根部の上下方向の拘縮を解除したうえで，鼻背，両頬の再建を行った。大きな植皮片が必要なので，耳介周囲ではなく，次いで薄い上腕内側を採皮部とした。頬部の植皮も予定しているので，植皮縁はエステティックユニットにこだわらず，十分な拘縮解除を目指した。

69 歳，女性，熱傷瘢痕による下眼瞼の外反

❶ 切開線のデザイン

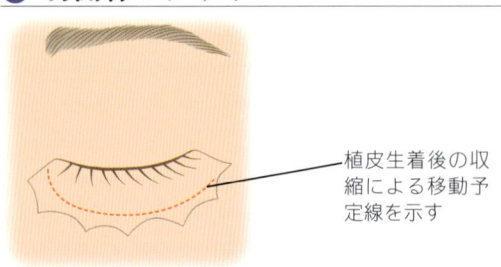

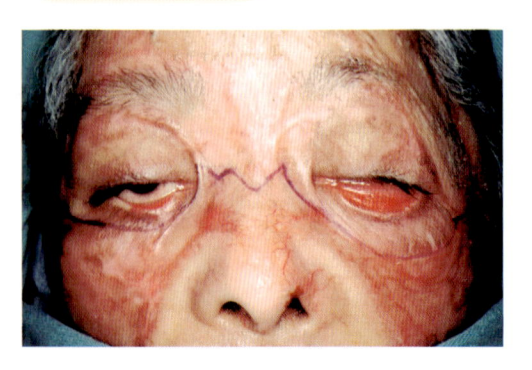

植皮生着後の収縮による移動予定線を示す

正常皮膚と瘢痕の境界部に切開線をデザインする。

Advice
・内眼角間には横方向の拘縮もあるため，内眼部や鼻根部を横切る切開線は直線的にならないようにする。
・下眼瞼に限局した植皮であれば，植皮縁の trapdoor 状の拘縮を避けるため頬部との境界線を逆弧状にデザインする（左図）。

❷ 拘縮の解除

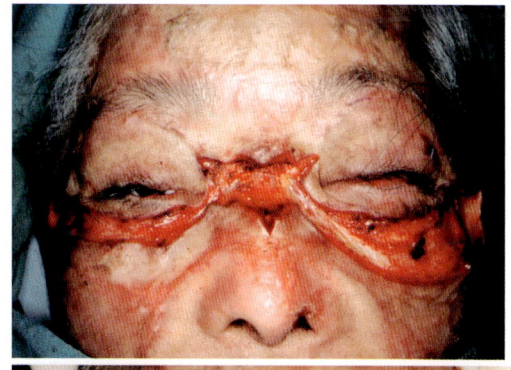

皮膚を切開し，下眼瞼が抵抗なく挙上できるようになるまで瘢痕を切離する。眼輪筋が残っていれば温存する。移植床の瘢痕組織はすべて切除する。

Advice
・拘縮の解除は，gray line に付けた牽引糸を上方に牽引しながら行う。
・拘縮の解除に電気メスを用いると，移植床に壊死組織を形成し，植皮片への血行再開が阻害される恐れがある。

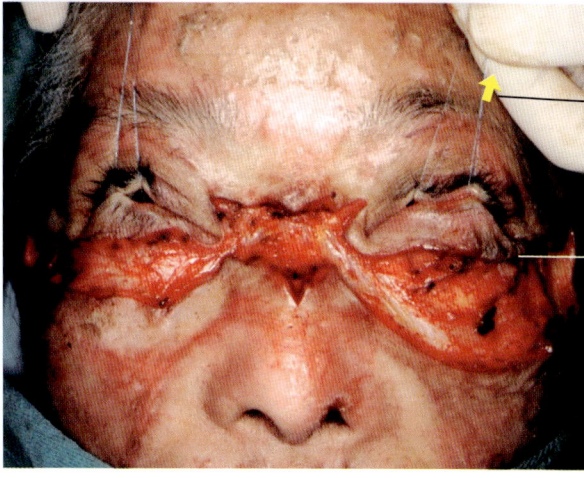

容易に瞼縁を上方に牽引できるようになるのを目安に

この皮弁は下床から挙上しない

❸ 型どり

最大限に移植床を広げた状態（下眼瞼を挙上）で，ろ紙に移植床を型どりする。角膜保護のため，瞼裂縫合を行う。

Advice
・小児では視性刺激遮断性弱視を惹起する恐れがあるので瞼裂縫合は行わない。

❹ 全層植皮

型紙をもとに植皮片を採取し，全層植皮として欠損部に縫合する。タイオーバー用の縒り糸（4-0，5-0程度）のほかに，5-0もしくは6-0モノフィラメント糸で縫合する。植皮片下を生理食塩水で十分洗浄したうえで，タイオーバー固定を行う。

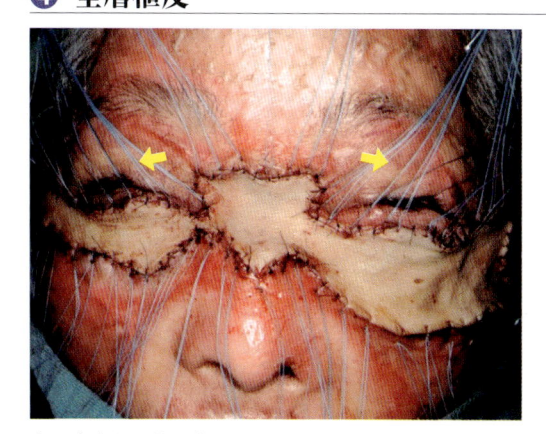

糸は中央から端に向かって順次結紮する。

327

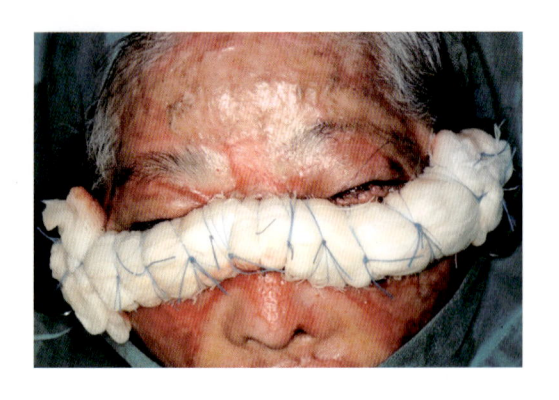

第6章 瘢痕拘縮・肥厚性瘢痕・ケロイド

タイオーバーは，2〜3本ずつまとめた縫り糸を使って鼻根から順次外眼角に向かって固定する。

Advice
・タイオーバー固定を行う際に，植皮片がしわにならないように注意する。綿花の下で植皮片が十分引き伸ばされた状態になるイメージで固定する。

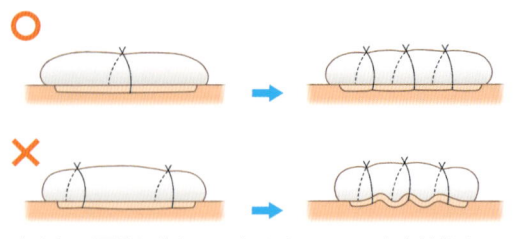

中央から両端に向かってタイオーバーの糸を結紮する方が，植皮片のしわが生じにくい

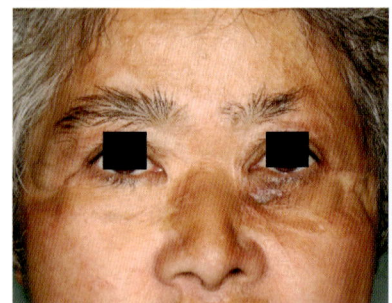

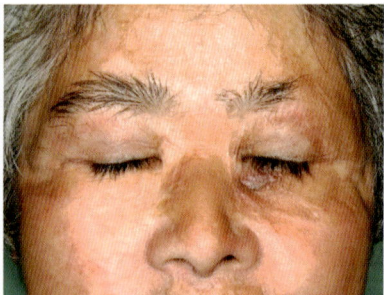

❺ 術後管理

坐位や立位をとった時に重力で綿花が下垂しないように，バンテージやテープで軽く固定する。
タイオーバーは術後5日で除去する。

術後10カ月。下眼瞼の外反，内眼角の拘縮は消失した。

著者からのひとこと
- 頬部の植皮が必要な例では，下眼瞼→頬部の順で植皮を行う。下眼瞼にはエステティックユニットより広めの植皮を行い，頬部の手術時に修正する。
- 耳介後部からの全層植皮では，移植皮膚が赤色調を呈することがある。
- タイオーバーに用いる綿花は，生理食塩水ではなく滅菌グリセリンで浸軟させる。滅菌グリセリンのほうが，タイオーバー固定の圧が比較的長く維持される。

III 口唇：全層植皮による下口唇瘢痕拘縮の治療

KEY POINTS
- 下口唇，おとがい下部，頸部前面は異なった平面上に存在する
- 術後の管理（いかにタイオーバーを汚染せずに過ごすか）が重要である

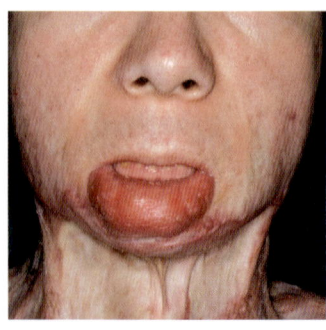

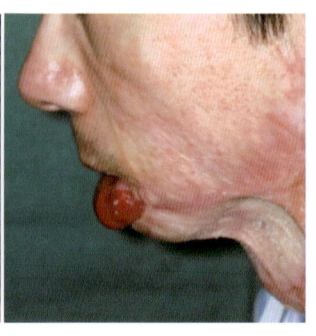

〈評価と治療方針〉
　すでに頸部前面や前胸部に全層植皮が行われていた。下口唇からおとがいにかけての拘縮解除を行った。

27歳，男性，熱傷瘢痕による下口唇外反

❶ 拘縮の解除

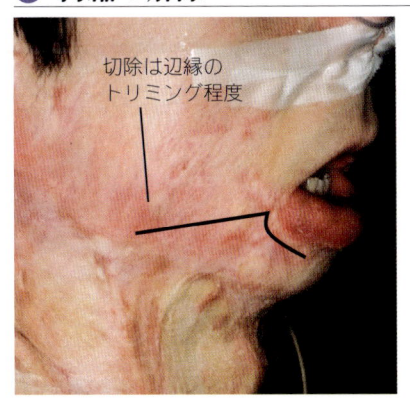

切除は辺縁のトリミング程度

赤唇縁に沿って切開を加え，下口唇の外反が是正されるまで瘢痕を切除・切開する。表情筋は同定できれば温存する。

Advice
・下口唇は頭側へ，おとがいの皮膚は尾側へ牽引しながら拘縮を解除する。
・瘢痕の切除は最小現にとどめる。

❷ 含皮下血管網全層植皮術

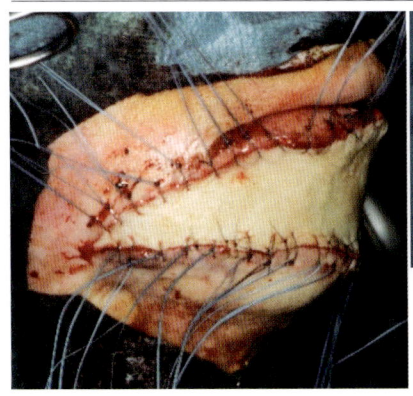

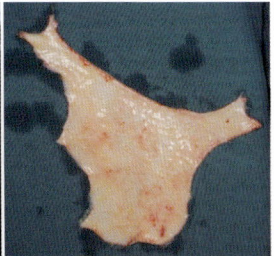

参考：脂肪切除を行った後の植皮片の下面（別症例）

型紙をもとに脂肪組織を付けて植皮片を採取し，鈍曲剪刀を用いて真皮と皮下脂肪組織間の疎性結合組織が温存される程度に脂肪組織を切除する。

❸ 植皮片をタイオーバー固定する

植皮片を欠損部に，タイオーバー用の縒り糸（4-0，5-0程度）と5-0もしくは6-0モノフィラメント糸で縫合固定する。植皮片下面の血腫を生理食塩水で洗い流した後，非固着性ガーゼ，グリセリンを浸潤させた綿花を載せ，タイオーバー固定を行う。

Advice
・タイオーバー固定することで，下口唇は一時的に外反の状態となる。

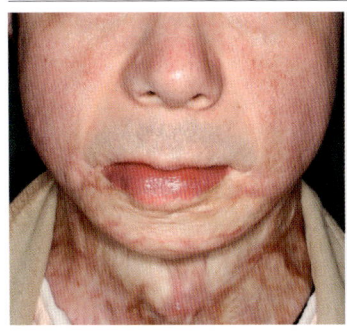

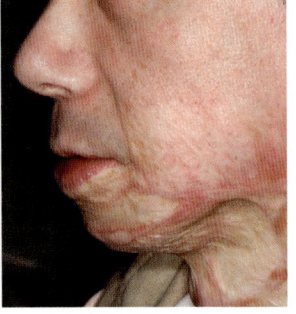

❹ 術後管理

食事や流涎でタイオーバーが汚染されると，感染を来たしやすい。経管栄養や流動食への変更や，バンテージによる顎関節運動の抑制などを行う。

術後12カ月

著者からのひとこと
・一般的な全層植皮術と含皮下血管網全層植皮術は，植皮片の脂肪組織切除の際に真皮下血管網を温存するか否かが違うのみで，他の手技は同じである。
・感染と口唇の動きによる植皮片のずれが生着不良の原因となる。

第6章 瘢痕拘縮・肥厚性瘢痕・ケロイド

IV 頸部：全層植皮による瘢痕拘縮の治療

KEY POINTS
- おとがいから頸部にかけては，おとがい部，おとがい下部，前頸部，前胸部のユニットからなる。各ユニットは1枚の植皮で再建する
- 広頸筋が瘢痕化する前に皮膚性拘縮を解除する

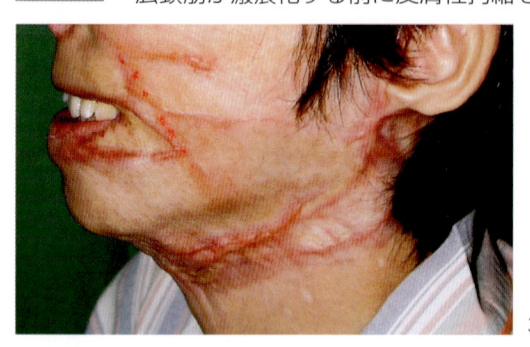

〈評価と治療方針〉
すでにおとがい部の植皮が行われていた。おとがい下部〜前頸部の拘縮解除を行った。

31歳，女性，熱傷瘢痕による頸部の拘縮

❶ 瘢痕の切除，拘縮の解除

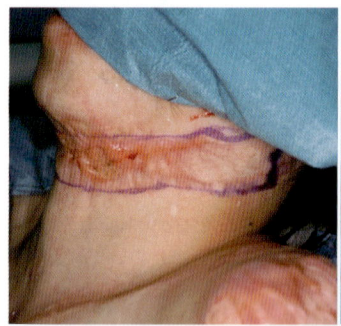

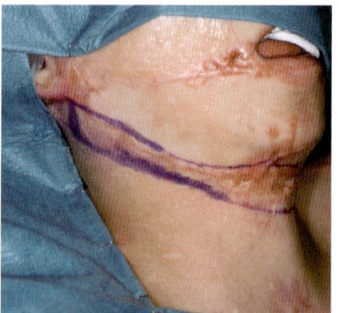

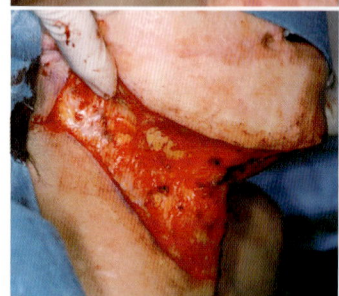

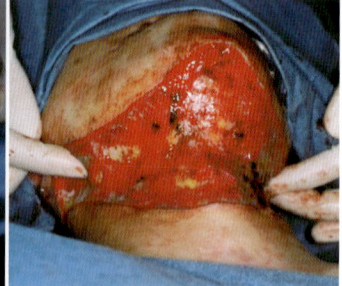

瘢痕辺縁に沿って切除線をデザインし，瘢痕を切除する。広頸筋は温存する。広頸筋の拘縮がある場合は，移植床が凹凸にならないように，辺縁の皮下で筋層に切開を加え解除する。

Advice
- 瘢痕が広範囲に及ぶ場合は，瘢痕を全切除するのではなく，減張切開を加えて移植床を形成する。切開による拘縮の解除で頭側と尾側の皮膚が緩んでどの程度移動するかを予想しながら切開部を決定し，ユニットに一致するように瘢痕を部分切除する。

❷ 採皮する

鼠径部から採皮する。

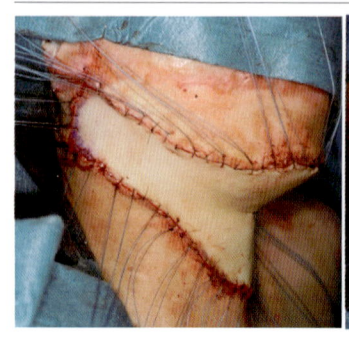

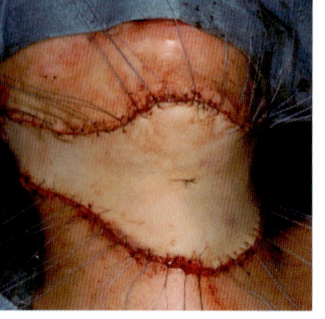

❸ 植皮片の固定

タイオーバー固定用に4-0の編み糸で辺縁を縫合する。5-0モノフィラメント糸で間隙を縫合する。

❹ タイオーバー固定

植皮片下を生理食塩水で十分洗浄した後，非固着性ガーゼ，滅菌グリセリンを浸透させた綿花でタイオーバー固定する。

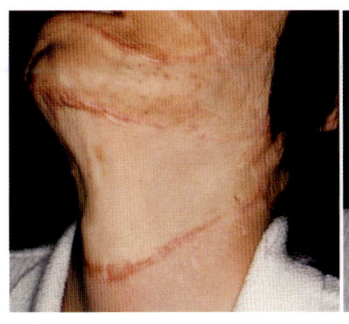

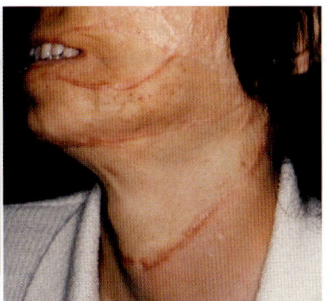

術後8カ月

> **著者からのひとこと**
> 瘢痕が側正中線に達していない場合でも，植皮片の両端は側正中線に差し込む必要がある。

V 腋窩：局所皮弁による線状瘢痕拘縮の解除

KEY POINTS
- 皮膚の欠損量によって術式が異なる．欠損量が大きい拘縮では，植皮が必要である
- 肩関節は球関節で多様な運動を行う．あらゆる方向の運動で拘縮が解除されなくてはならない

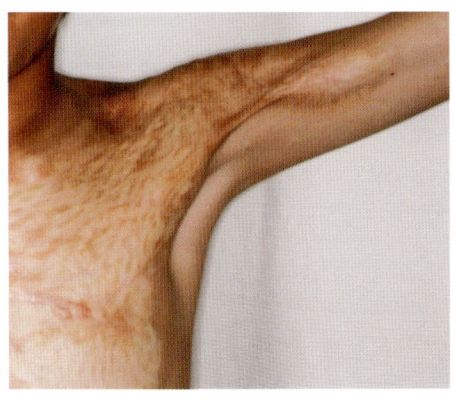

〈評価と治療方針〉
　周囲の網状植皮後の瘢痕は比較的しなやかで，拘縮線をつまむとwebが非常に薄いことがわかった．局所皮弁による延長効果だけで拘縮の解除が可能と判断し，Multiple Z-plastyで行うこととした．

18歳，男性，熱傷瘢痕による線状拘縮

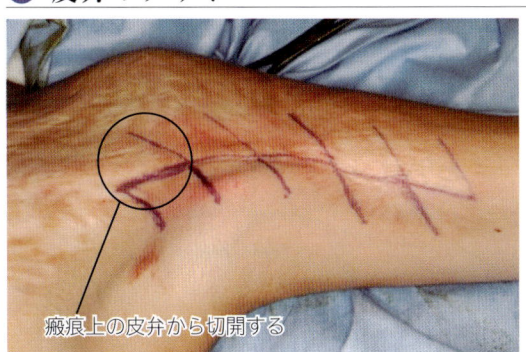

❶ 皮弁のデザイン

瘢痕上の皮弁から切開する

実際に，この皮弁が到達可能な位置を確認してから正常皮膚側に切開を加える．

　拘縮部の長さに応じて，1～数個の皮弁をデザインする．線状の拘縮線上に中央肢をおき，皮弁を入れ替えた後の縫合線の向きを皮膚皺に沿うように考慮してデザインする．

Advice
・拘縮線の長さに対して皮弁が小さすぎると延長効果が不十分となり，皮弁の入れ替え後も全体が新たな拘縮線になる．

❷ 切開と皮弁の縫合

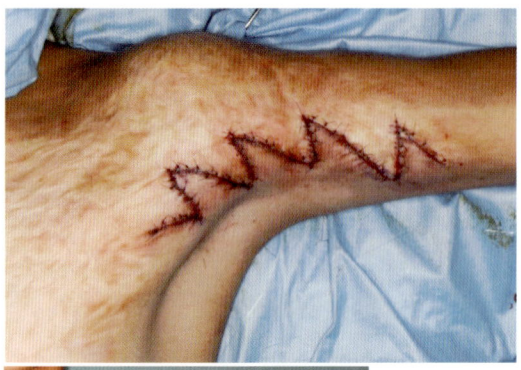

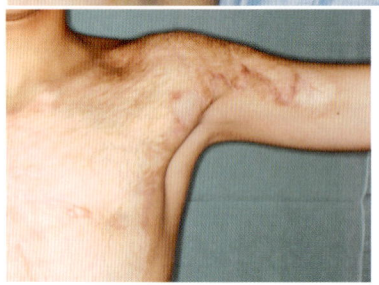

拘縮線に沿った切開を行った後，まず瘢痕部の皮弁を挙上する．拘縮線下の瘢痕組織は完全に切除，もしくは皮弁に含める．瘢痕弁を正常側に伸ばしてみて，到達可能な位置を確認したうえで，正常皮膚の切開を行う．皮弁を入れ替え縫合する．

Advice
・瘢痕部と正常皮膚では伸縮性が異なるので，相対する皮弁の1辺は同じ長さにならない．皮弁の縫合によって新たに拘縮線が形成される，もしくは拘縮の解除が不十分であることが判明したら，植皮を追加する．瘢痕弁の表層，特に三角弁の先端は挫滅しやすいので，愛護的に扱う．

著者からのひとこと
線状瘢痕で皮膚欠損が少ないように見えても，局所皮弁で十分拘縮が解除されないことがある．

術後7カ月

Ⅵ 手指：全層植皮による面状瘢痕拘縮の解除

KEY POINTS
● 皮膚性合指症の手術に準じ，指間は皮弁で作成する
● 植皮縁の術後拘縮を防ぐ工夫が必要である

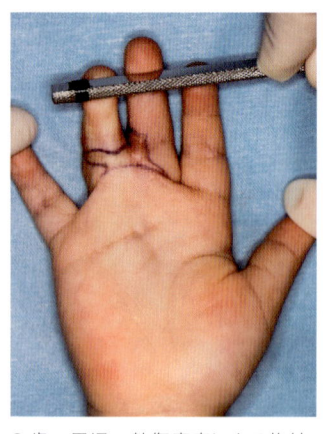

〈評価と治療方針〉
指間の組織は拘縮によって判別しづらい状態であった．瘢痕を切除し拘縮を解除した後に，利用できる皮膚で指間を再建した．

❶ 瘢痕の切除

瘢痕縁に沿って瘢痕を切除する．

Advice
・腱，神経血管束が露出するようなら，皮弁による被覆が望ましい．

2歳，男児，熱傷瘢痕による拘縮

❷ 指間形成

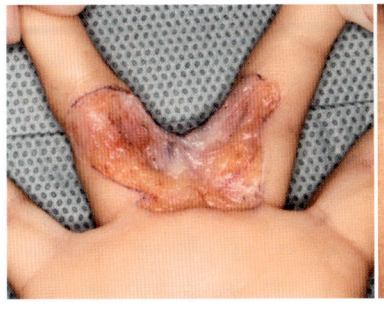

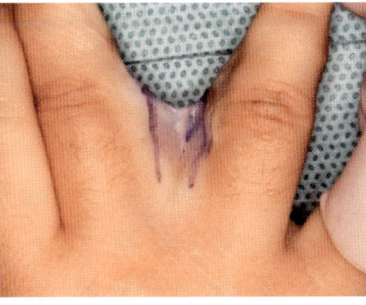

背側の正常組織から合指症手術に準じた背側矩形弁を挙上し，指間を形成する。

Advice
・指間部は損傷を免れていることが多いが，使用できない場合は指背などからの局所皮弁を利用する。

❸ 移植床の作成

掌側の皮膚欠損部は，関節を垂直に横切る縫合線ができないようにトリミングやZ形成術を加える。

❹ 植皮片を採取する

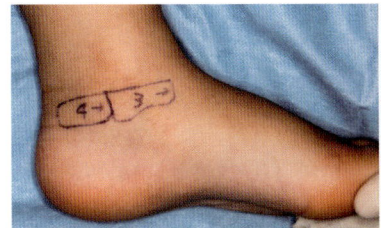

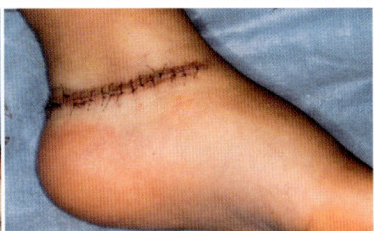

内顆下方から全層植皮片を採取し，採皮部は縫縮する。

Advice
・足底非荷重部から採皮し，足底は鼠径部の全層植皮で閉鎖することもある。さらに大きな植皮片が必要な場合は鼠径部からの全層植皮を行う。小児で内顆下方からでは不足な場合は，足底は温存し鼠径部からの全層植皮を行う。

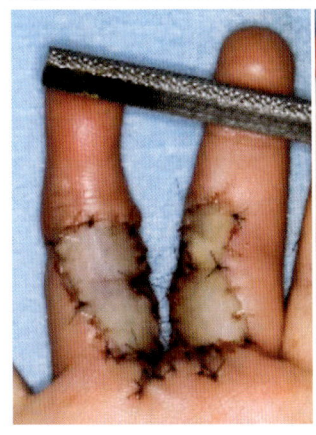

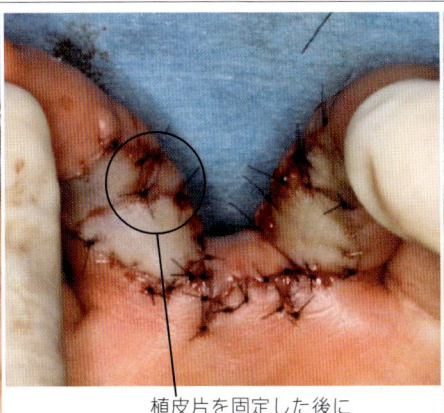

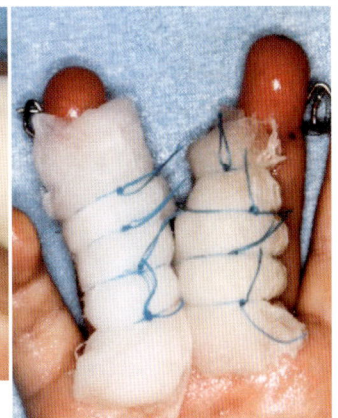

❺ 植皮片の固定

植皮片を固定した後に
Z形式術を加えた

5-0もしくは6-0モノフィラメント糸で植皮片を縫合固定し，5-0の縫り糸でタイオーバー固定を行う。小児例では，植皮の安静を保つために鋼線による一時的関節固定を行う。

Advice
・植皮後に再度植皮縁が直線的になっていないかを確認し，拘縮を生じる恐れがあれば，植皮縁にZ形成術を加える。

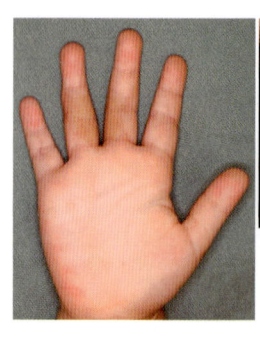

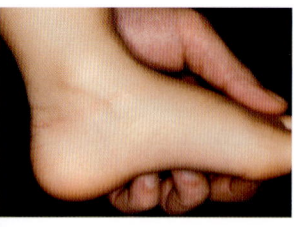

第6章 瘢痕拘縮・肥厚性瘢痕・ケロイド

術後12カ月

> **著者からのひとこと**
> - 小児では成長に伴う再拘縮に対して，再手術を要することがある。複雑な形状の術後瘢痕を残すと，再手術が困難になる。
> - 小児期に生じた瘢痕拘縮を長期間放置した例では，関節脱臼や神経血管束，腱の短縮を生じる。

VII 四肢：植皮による足背瘢痕拘縮の解除

KEY POINTS
- 下床の状態が良好であれば，全層植皮術が適応となる

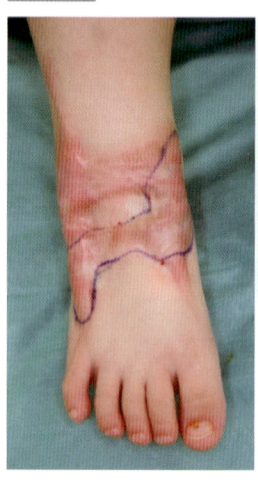

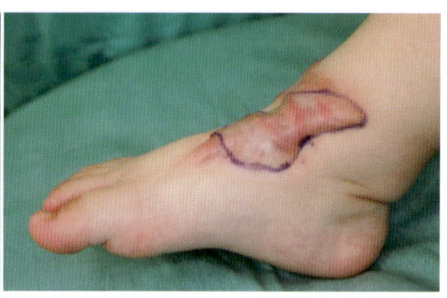

〈評価と治療方針〉

高度な肥厚性瘢痕と，足関節の底屈障害を生じていた。片側鼠径部で縫縮可能な大きさを目途に最も緊張の強い部位の拘縮解除を行った。

3歳，男児，熱傷瘢痕による拘縮

❶ 瘢痕の切除と拘縮の解除

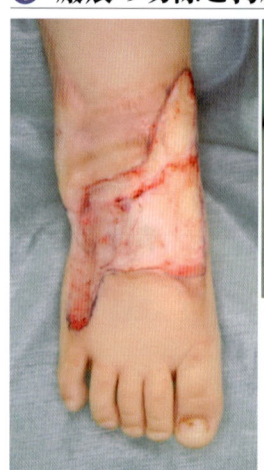

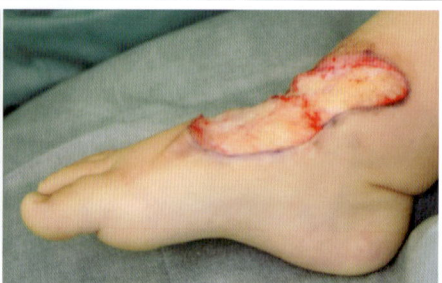

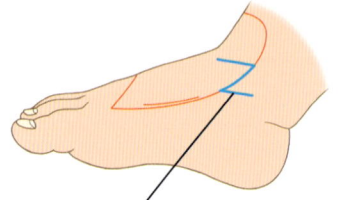

瘢痕辺縁に沿って切開線をデザインし，瘢痕を切除する。他動的に足関節と足趾を伸展させ拘縮が残存していないことを確認する。

Advice
・伸筋腱が露出しても，範囲が小さくパラテノンが温存されていれば植皮は可能である。関節を直角に横切る縫合線ができないように，トリミングやZ形成術を加える（提示した症例で内側の植皮縁にZ形成術を追加していれば，肥厚性瘢痕は生じなかったはずである）。

植皮片固定後に図の位置にZ形成術を追加すべきであった

❷ 採皮

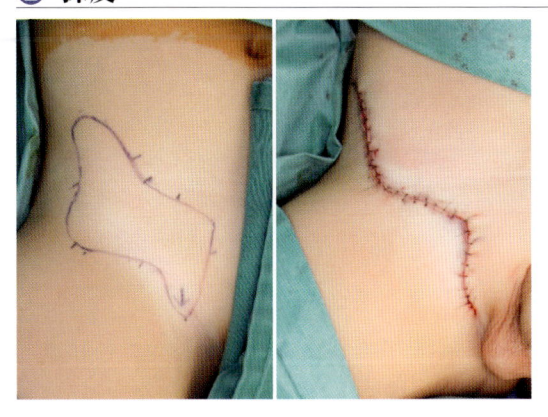

足関節，MTP 関節を最大伸展位で移植床を型取りし，鼠径部から全層植皮片を採取する。

❸ 植皮とタイオーバー固定

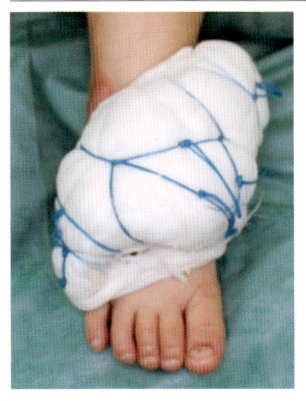

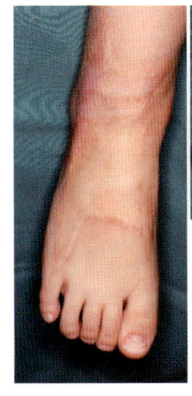

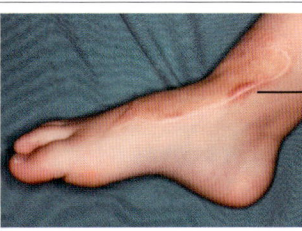

肥厚性瘢痕

術後 24 カ月の状態

Advice
・植皮部の安静を保つためシーネやギプスを使用する際は，タイオーバーを圧迫しないように注意する。

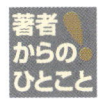

著者からのひとこと 最も緊張の強い部位を植皮で置き換えることによって，周囲の瘢痕の成熟が促される。すべての瘢痕を切除する必要はない。

History & Review

●植皮術の詳細な手順と部位別のポイントが示されている。
　平山　峻，冨士森良輔編：図解・遊離植皮術テキスト．克誠堂出版，東京，1984
●眼瞼の再建について豊富な症例をもとに解説している。
　小川　豊：眼瞼・義眼床の再建．克誠堂出版，東京，2006
●頸部の植皮術におけるコツ。
　川上重彦，石倉直敬，塚田貞夫：頤頸部瘢痕拘縮の形成術：遊離植皮術．形成外科 41：S21-S27，1998
●頸部の拘縮に対する皮弁再建の解説。
　青木　律，百束比古，秋元正宇：頤頸部瘢痕拘縮の形成術：皮弁による再建．形成外科 41：S29-S37，1998

335

第6章 瘢痕拘縮・肥厚性瘢痕・ケロイド

2. 肥厚性瘢痕・ケロイド

小川 令

Knack & Pitfalls
- ◎小児や高齢者，妊婦，高血圧を有する患者など，年齢や性別，基礎疾患によっても治療方法を選択する必要がある
- ◎日常的に運動している，また患部が安静に保てない職業についている，定期的に通院できないなど，患者の生活環境を把握し，治療計画を立てる
- ◎症状の程度をJSW scar scaleによって点数化し，治療の抵抗性を予測する
- ◎瘢痕拘縮を生じている場合は手術の適応となることが多いが，放射線治療などを併用するかどうか，患者ごとに検討する

診断のポイント

■ケロイドと肥厚性瘢痕の鑑別診断

一般的にケロイドと肥厚性瘢痕は，二分類法で鑑別されることが多い．肥厚性瘢痕は，手術創や熱傷創，外傷創から発生する．その長さや面積を超えない，赤く隆起する瘢痕であり，ケロイドは微小な傷からも発生し，周囲皮膚に発赤浸潤を伴って増大していく，赤く隆起する瘢痕とされる．その他，歴史的には三分類法として，真性ケロイド（特発性ケロイド），瘢痕ケロイド（仮性ケロイド），肥厚性瘢痕に分類するものがあり，また大浦の分類では，ケロイドと高度肥厚性瘢痕，中等度・軽度肥厚性瘢痕の3つに分類する．

しかし，実際の臨床では典型的なケロイドと肥厚性瘢痕の中間を示すものも多くあり，必ずしも肥厚性瘢痕だからといって再発しにくい，というわけではない（図1）．JSW scar scale（表）では，これら赤く隆起する瘢痕を一連の皮膚線維増殖性疾患（fibroproliferative disorder：FPD of skin）と捉え，0〜25点に点数化することによって，肥厚性瘢痕的性質なのかケロイド的性質なのかを判断する．

■他疾患との鑑別診断

隆起性皮膚線維肉腫（dermatofibrosarcoma protuberans：DFSP）や線維芽細胞腫（fibroblastoma）が，ケロイドとして副腎皮質ホルモン剤で治療されていたという報告が散見されるので注意を要する．また良性腫瘍でも，若年性黄色肉芽腫や混合性腫瘍など外観がケロイドに類似する腫瘍が多くあるため，ケロイドや肥厚性瘢痕という診断に違和感を覚えたら，切除生検することも大切である．

■ケロイド・肥厚性瘢痕の好発部位

本邦においては，原因が不明あるいは微細な傷から発症したケロイドにおいて，統計学的に最も頻度が高い部位は前胸部である（約50%）．続いて肩甲部（約25%），下顎部（約10%）と続く（図2）．その他，医療行為によって人為的に部位が決定される注射や手術に基づくケロイド・肥厚性瘢痕でよく経験されるのは，上腕部（BCG接種），耳垂部（ピアス刺入），前胸部（胸部正中切開創），下腹部（帝王切開創）である．一方で，

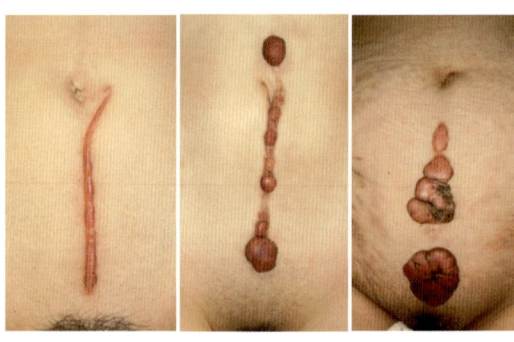

図1 典型的な肥厚性瘢痕とケロイドとその中間の病態
左は肥厚性瘢痕，右はケロイドと容易に診断されるが，中央はどちらに分類するのも困難である．JSW scar scaleを使うと，重症度が左から9点，12点，18点となった．

表　JSW Scar Scale 2011（ケロイド・肥厚性瘢痕 分類・評価表 2011）

分類（グレード判定、治療指針決定用）			評価（治療効果判定、経過観察用）	
1. 人種	黒色系人種 その他 白色系人種	2 1 0	硬結	0：なし　1：軽度　2：中等度　3：高度
2. 家族性	あり なし	1 0	隆起 （図5参照）	0：なし　1：軽度　2：中等度　3：高度
3. 数	多発 単発	2 0	瘢痕の赤さ （図6参照）	0：なし　1：軽度　2：中等度　3：高度
4. 部位	前胸部、肩・肩甲部、恥骨上部 その他	2 0	周囲発赤浸潤 （図7参照）	0：なし　1：軽度　2：中等度　3：高度
5. 発症年齢	0～30歳 31～60歳 61歳～	2 1 0	自発痛・圧痛	0：なし　1：軽度　2：中等度　3：高度
6. 原因	不明もしくは微細な傷（ざ瘡や虫さされ） 手術を含むある程度の大きさの傷	3 0	掻痒	0：なし　1：軽度　2：中等度　3：高度
7. 大きさ（最大径×最小径 cm²）	20cm²以上 20cm²未満	1 0		合計 0～18点
8. 垂直増大傾向（隆起）（図1参照）	あり なし	2 0		
9. 水平拡大傾向　（図2参照）	あり なし	3 0		
10. 形状　（図3参照）	不整形あり その他	3 0		
11. 周囲発赤浸潤　（図4参照）	あり なし	2 0		
12. 自覚症状（疼痛・掻痒など）	常にあり 間欠的 なし	2 1 0		
		合計 0～25点		

〈備考〉
軽　度：症状が面積の1/3以下にあるもの、または症状が間欠的なもの
高　度：症状がほぼ全体にあるもの、または症状が持続するもの
中等度：軽度でも高度でもないもの

〈参考〉
0～5点　正常瘢痕的性質
5～15点　肥厚性瘢痕的性質
15～25点　ケロイド的性質

＊判定は初診時に行う
　（すでに治療が行われている場合、問診を参考にし、治療前の症状を可能な限り評価する）
＊範囲の大きいものでは、症状が最も強い部分を評価する
＊複数あるものでは、それぞれにつき、4～12を個別に評価する（1～3は共通）

症状や全身的因子の程度によって0～25点まで点数化して重症度を評価できる。
（小川令、赤石諭史、秋田定伯ほか：瘢痕・ケロイド治療研究会 ケロイド・肥厚性瘢痕 分類・評価ワーキンググループ, JSW Scar Scale. Available online at: http://www.scar-keloid.com/index.html）

統計学上、ケロイドや肥厚性瘢痕がごくまれな部位は、頭頂部、上眼瞼部、前脛骨部である。

■病理組織学的所見

通常の傷跡である成熟瘢痕では、真皮乳頭層がわずかに残存し（Grenz zone）、真皮網状層が膠原線維束に置換される。一方、典型的な肥厚性瘢痕の病変部は、真皮網状層の最浅層部位に位置し、周囲との境界が比較的明瞭な腫瘤（dermal nodule）を形成し、それが病変全体を隆起させる。ケロイドでは、厚く硝子化し、不規則に錯綜する膠原線維束が出現するのが特徴であるが、その周囲は肥厚性瘢痕と考えられる組織像になっている。病理学的にケロイドは肥厚性瘢痕の中に存在しており、肥厚性瘢痕とケロイドは、炎症の強さや持続時間（病勢）が異なる、同一作用機序を有する病態であることが示唆されている（図3）。

■生化学的・生理学的特徴

2009年、ケロイド・肥厚性瘢痕の遺伝因子としてゲノム上4領域の一塩基多型（single nucleotide polymorphysms：SNPs）がその発症に関与していると報告された。また、高血圧や妊娠がケロイド・肥厚性瘢痕を悪化させることも判明している。これら遺伝因子、全身因子に加え、局所因子として物理的刺激や創傷治癒遅延、創の深度などが挙げられる。

治療法の選択

■手術に対する考え方

ケロイド（図4）や肥厚性瘢痕（図5）は、瘢痕拘縮の原因になる場合、著しく目立つ瘢痕が問題となる場合、また表皮嚢腫を合併している場合、感染を繰り返す潰瘍を有する場合などは手術をすべきである。しかし、再発を念頭に置き、術後放射線治療を併用したり、副腎皮質ホルモン剤の外用や注射などを怠ってはならない。また手術

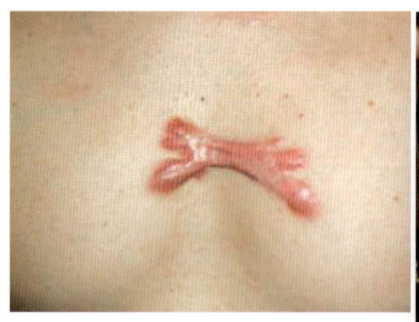

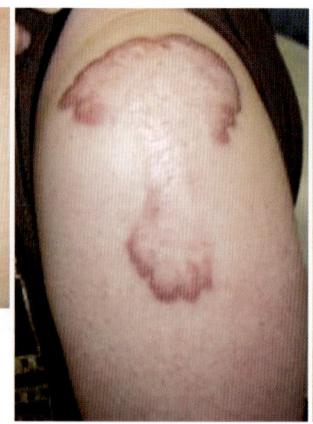

第6章 瘢痕拘縮・肥厚性瘢痕・ケロイド

前胸部　　　　　　　　　　上腕部　　　　　　　　　　耳垂部

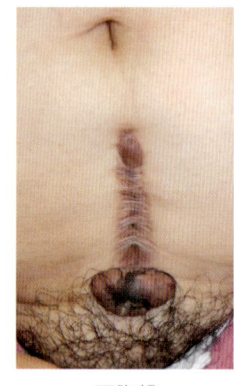

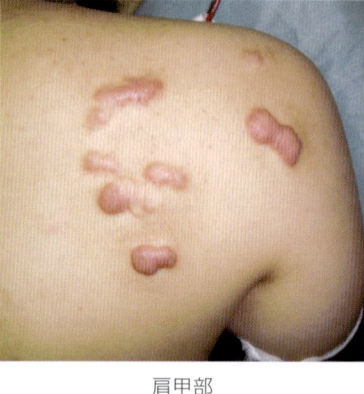

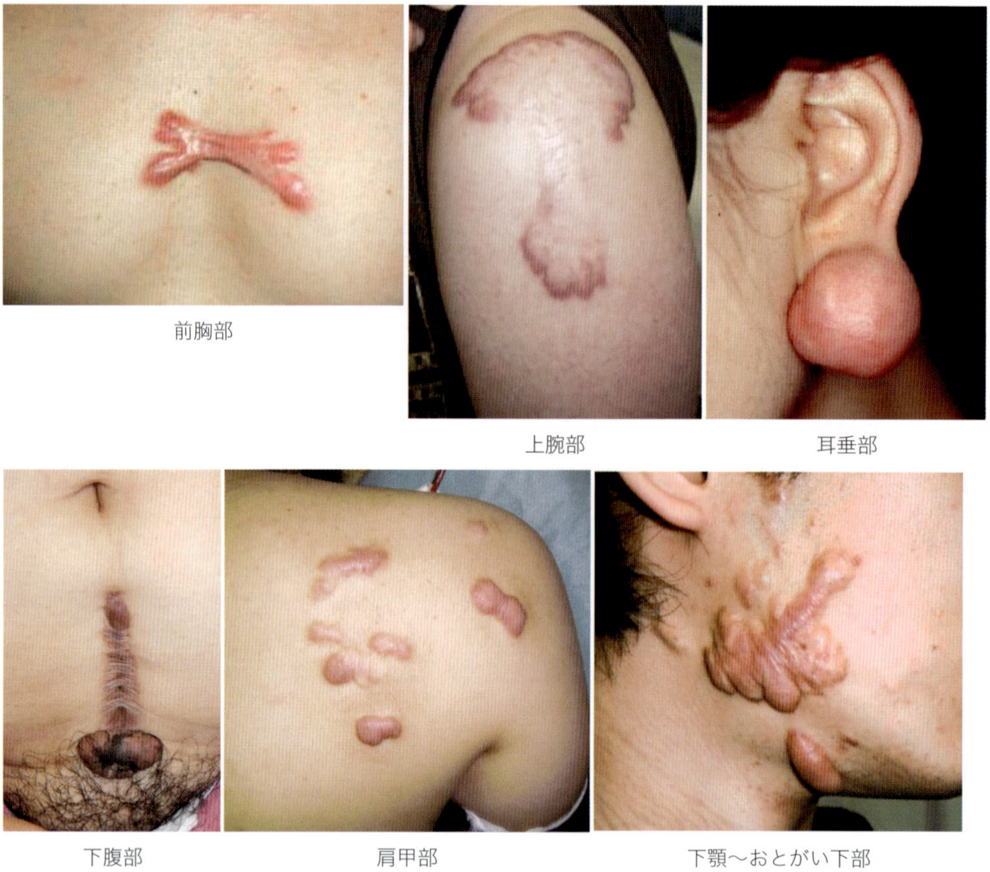

下腹部　　　　　　　　　　肩甲部　　　　　　　　　　下顎〜おとがい下部

図2　臨床でよく見る，各部位の典型的なケロイド
胸部や上腕，肩甲部など物理的刺激（皮膚の張力）が加わる部位では，大胸筋など筋線維の方向（伸展される方向）に増大していることがわかる。

も単純にすべて取ればよいという考えではなく，拘縮を分断したり，部分切除をするだけで症状が軽快する症例もあり，常に物理的刺激の減弱，張力の分散を念頭に置く。また重症でありすべてを完治させるのが困難な場合は，患者と治療のゴールをよく相談する必要がある。

例えば，足関節だけに瘢痕拘縮を伴う肥厚性瘢痕がある場合，手術と最低限の後療法のみで改善する可能性が高いが，複数存在している場合，体質が強いと判断し，放射線治療などを併用する方がよい。

■摘出術

一期的に縫縮できるケロイドは全切除してよい。全切除できない場合は，表皮嚢腫を有する部位，感染している部位のみを切除する場合がある。ケロイドの辺縁を残して中央部のみを切除する部分切除やケロイドの長軸で直線状に切開して表皮下の膠原線維塊のみを切除し，皮弁状になった皮膚を軽く縫い合わせ，抜糸後サージカルテープで固定する「くり抜き法」も有用である。いずれにしても，真皮に張力がかからないように，十分な減張を考える必要がある。肥厚性瘢痕に対しては，Z形成術やW形成術，小さな波状切開法などでジグザグもしくは波形に瘢痕を摘出し，張力を分散する方法も有効である。

■縫合法

形成外科では皮下・真皮・表面の3層縫合，なかでも真皮縫合が目立たない瘢痕形成に重要であるとされてきた。しかし，ケロイドや肥厚性瘢痕の発生部位を考えると，それは常に真皮であり，これらを予防するには，真皮にできるだけ張力がかからないような縫合技術を要することが示唆される。大きな力が加わりにくい顔の縫合などでは，減張縫合の意味で，真皮縫合を行ってもよいが，体幹など運動の大きい場所の創閉鎖では，真皮縫合に依存すると真皮に過剰な物理的刺激が加

図3 ケロイド・肥厚性瘢痕の典型的な病理組織学的所見

ケロイドに特徴的な硝子化した膠原線維束

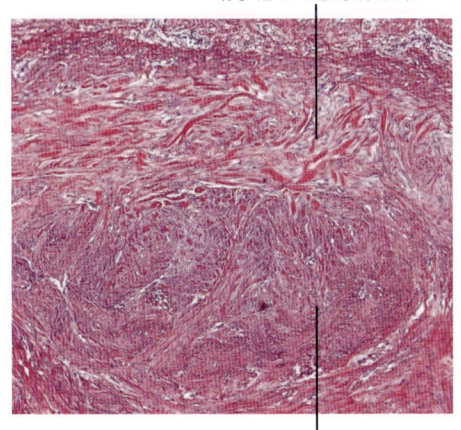

肥厚性瘢痕に特徴的な明瞭な腫瘤（dermal nodule）

病理診断医は，硝子化した膠原線維束があればケロイドと診断し，dermal nodule のみであれば肥厚性瘢痕と診断するが，ケロイドの組織像では両者が混在することがほとんどである。

わり，真皮の炎症や断裂だけでなく，線維芽細胞への過剰な刺激となり，膠原線維の増生が加速される可能性がある。したがって，体幹や四肢などではできるだけ深筋膜や浅筋膜など深い部位の比較的強固な構造物で創面が隆起するような創閉鎖を行い（この際に真皮に糸がかからないように注意する），それを真皮に対する減張縫合とすべきである。

■放射線

術後放射線治療では，ケロイド切除後48時間以内に照射をする場合，生物学的等価線量（biological effective dose：BED）30Gy で有意に再発率を低下させ得るとされる。BED は，1回線量×照射回数×［1＋1回線量／（$α/β$ 値）］と計算するが，一般に急性期反応組織や癌細胞では $α/β$ 値は 10 程度と考えられており，ケロイドでは 10 として計算することが多い。よって BED は，1回線量×照射回数×（1＋1回線量／10）と計算され，BED 30Gy は 20Gy/4 分割/4 日間に相当する。われわれは，前胸部，肩甲部，恥骨上部に対しては BED 30Gy（20Gy/4 分割/4 日間），耳垂は BED 15Gy（10Gy/2 分割/2 日間），その他の部位には BED 22.5Gy（15Gy/3 分割/3 日間）を用いている。放射線照射には二次性発癌の可能性があり，インフォームド・コンセントを得る必要があるが，適切な線量と周囲健常組織を防御すれば，その確率は低いと考えられる。

一方，ケロイドそのものに放射線をあてる試みも行われており，一定の効果が確認されている。ただし，術後照射と比較して総線量を増やす必要があるため，長期的な発がんリスクの上昇が否定できず，長期間の経過観察が必要となる。

■内服薬・外用薬

内服薬ではトラニラスト（リザベン®）が保険適用となっている。これは抗アレルギー剤であり，各種炎症細胞が出す化学伝達物質を抑制することにより，かゆみをはじめとする自覚症状を抑え，さらに病変自体を沈静化させると考えられている。ケロイドの場合，他の治療法と組み合わせて補助療法として使う。肥厚性瘢痕ではケロイドに比べて治療期間の短縮や，症状の改善が認められるとされる。また，保険適用はないが漢方薬の柴苓湯もケロイドや肥厚性瘢痕の症状軽減に効果があるとされる。

外用薬として効果のあるものはいくつか報告されている。デルモベート®やリンデロン®をはじめとする副腎皮質ホルモン剤の軟膏・クリームと，スタデルム®など非副腎皮質ホルモン系抗炎症剤である。炎症が強い症例や自覚症状が強い症例に対して有効である。副腎皮質ホルモン剤は毛細血管の拡張をはじめとして副作用もあるので，長期間の盲目的な使用は行わない。その他，ヘパリン類似物質（ヒルドイド®）はヘパリンナトリウムの作用で硬い瘢痕組織に水分をもたせて柔らかくする作用がある。また，ワセリンなどの保湿剤や，瘢痕用ジェル，ヨモギローションやアミノ酸軟膏なども有効であるとの報告がある。現在のところ，外用薬単独で治療することは難しく，他の治療法と組み合わせる補助療法として用いられる。

貼布剤としては副腎皮質ホルモン剤含有テープ（ドレニゾン®やエクラー®プラスター）などが利用される。これらは接触皮膚炎を生じることも多々あるが，抜糸直後から用いることにより，手術創のケロイド・肥厚性瘢痕予防に効果がある。

■注射

副腎皮質ホルモン剤が用いられる。発赤や隆起は減少するが，毛細血管拡張や周囲の皮膚の菲薄化が問題となる。ざ瘡の悪化，女性では生理不順が生じることもあるため注意が必要であり，緑内障や白内障を有する患者や感染症を有する患者には禁忌である。また，疼痛があるため麻酔テープ

第6章 瘢痕拘縮・肥厚性瘢痕・ケロイド

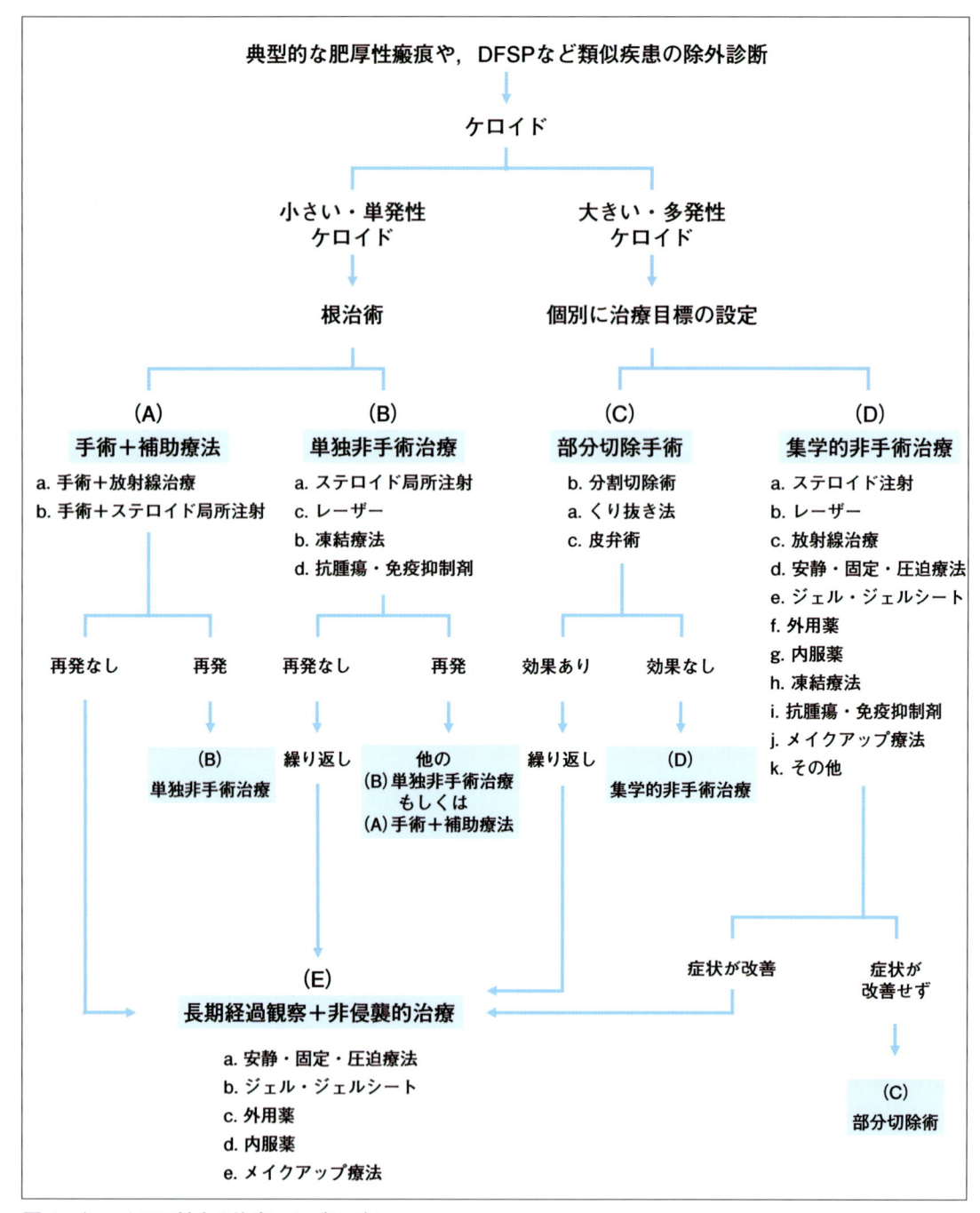

```
典型的な肥厚性瘢痕や，DFSPなど類似疾患の除外診断
                    ↓
                 ケロイド
          ┌─────────┴─────────┐
     小さい・単発性         大きい・多発性
       ケロイド              ケロイド
          ↓                    ↓
        根治術          個別に治療目標の設定
```

- (A) 手術＋補助療法
  - a. 手術＋放射線治療
  - b. 手術＋ステロイド局所注射

- (B) 単独非手術治療
  - a. ステロイド局所注射
  - c. レーザー
  - b. 凍結療法
  - d. 抗腫瘍・免疫抑制剤

- (C) 部分切除手術
  - b. 分割切除術
  - a. くり抜き法
  - c. 皮弁術

- (D) 集学的非手術治療
  - a. ステロイド注射
  - b. レーザー
  - c. 放射線治療
  - d. 安静・固定・圧迫療法
  - e. ジェル・ジェルシート
  - f. 外用薬
  - g. 内服薬
  - h. 凍結療法
  - i. 抗腫瘍・免疫抑制剤
  - j. メイクアップ療法
  - k. その他

(A)→再発なし／再発　(B)→再発なし／再発　(C)→効果あり／効果なし

- 再発→(B) 単独非手術治療
- 繰り返し→他の(B)単独非手術治療 もしくは (A)手術＋補助療法
- 効果あり→繰り返し
- 効果なし→(D) 集学的非手術治療

(D)→症状が改善／症状が改善せず
- 症状が改善せず→(C) 部分切除術

- (E) 長期経過観察＋非侵襲的治療
  - a. 安静・固定・圧迫療法
  - b. ジェル・ジェルシート
  - c. 外用薬
  - d. 内服薬
  - e. メイクアップ療法

図4　ケロイドに対する治療アルゴリズム

を併用したり，できるだけ細い針を使う，リドカインなどの局所麻酔剤を混注するといった工夫も要する。最も硬い部分に注射しようとしても疼痛が生じるのみで薬液が浸入しないため，ケロイドの辺縁からケロイドの直下に注射するのがよい。

トリアムシノロン（ケナコルト®）の場合，1回の注射につき女性では5mgを超えると生理不順を生じることがあるため，50歳未満の女性では注意を要する。注射の頻度は，1カ月に1回程度で十分に効果を得ることができる。複数箇所ある場合は，例えばエピネフリン含有1%リドカイン（1%キシロカインE®）を混注し，薄めて溶

2. 肥厚性瘢痕・ケロイド

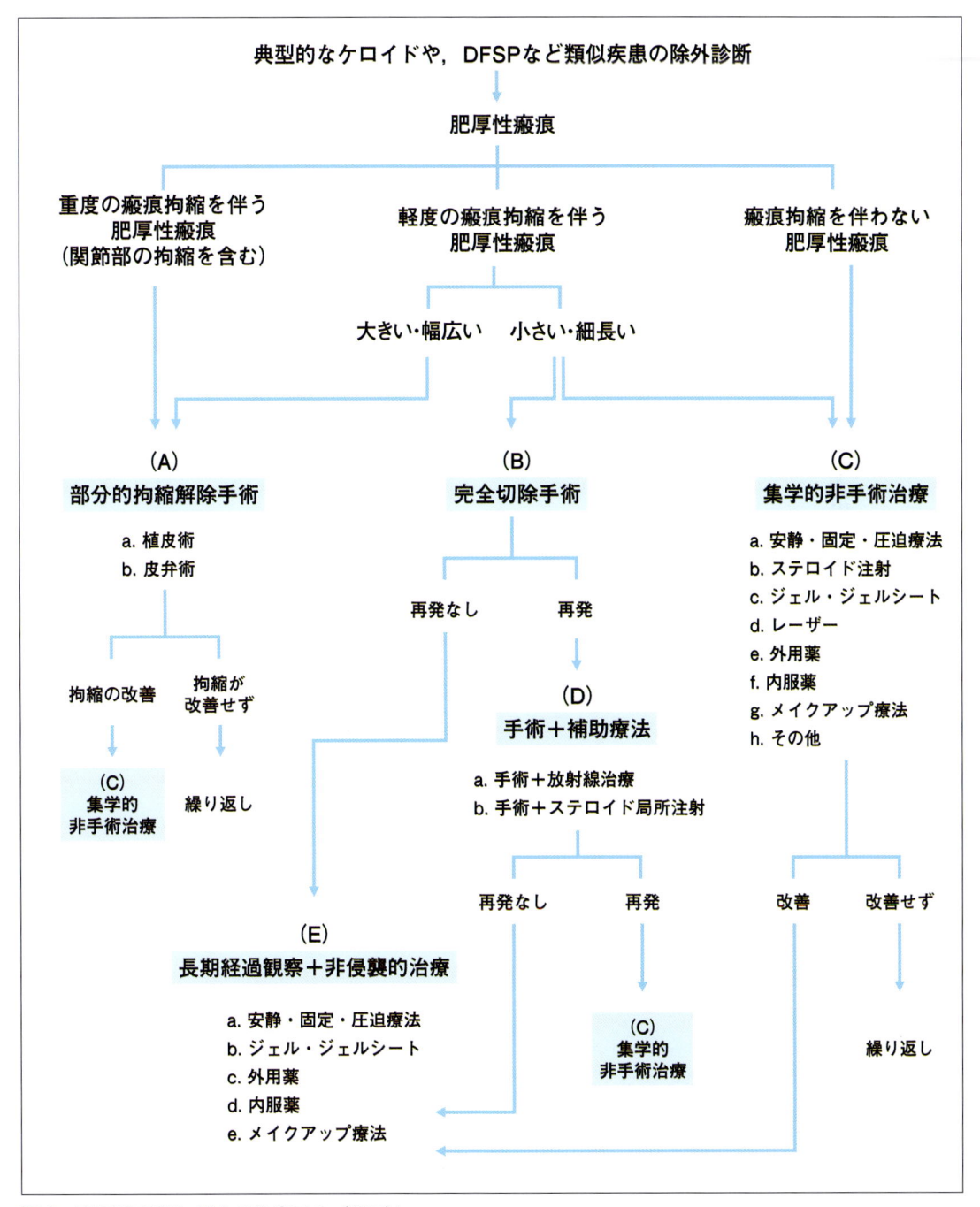

```
                典型的なケロイドや，DFSPなど類似疾患の除外診断
                                    ↓
                               肥厚性瘢痕
           ┌────────────────────┼────────────────────┐
   重度の瘢痕拘縮を伴う      軽度の瘢痕拘縮を伴う       瘢痕拘縮を伴わない
      肥厚性瘢痕                肥厚性瘢痕              肥厚性瘢痕
   (関節部の拘縮を含む)
                         ┌──────┴──────┐
                      大きい・幅広い  小さい・細長い
```

(A) 部分的拘縮解除手術
 a. 植皮術
 b. 皮弁術

 拘縮の改善 → (C) 集学的非手術治療
 拘縮が改善せず → 繰り返し

(B) 完全切除手術
 再発なし / 再発

(D) 手術＋補助療法
 a. 手術＋放射線治療
 b. 手術＋ステロイド局所注射
 再発なし / 再発

(C) 集学的非手術治療
 a. 安静・固定・圧迫療法
 b. ステロイド注射
 c. ジェル・ジェルシート
 d. レーザー
 e. 外用薬
 f. 内服薬
 g. メイクアップ療法
 h. その他
 改善 / 改善せず → 繰り返し

(E) 長期経過観察＋非侵襲的治療
 a. 安静・固定・圧迫療法
 b. ジェル・ジェルシート
 c. 外用薬
 d. 内服薬
 e. メイクアップ療法

図5 肥厚性瘢痕に対する治療アルゴリズム

液量を増やし，分割して注射するとよい．注射で最も痛みを生じさせるのは，硬い部分に無理に圧をかけて薬液を注入しようとする行為である．

■ 安静・圧迫・固定

熱傷後の瘢痕は，サポーターや包帯などで圧迫・固定することで隆起が軽快し，瘢痕の成熟化・リモデリングを促すとされてきた．

また，安静・固定の意味では，シリコーンジェルシート（Fシート®，シカケア®，原沢®など），ポリエチレンジェルシート（傷ケアシート®），またソフトシリコーンテープ（メピタック®ないし3M™やさしくはがせるシリコーンテープ），

第6章 瘢痕拘縮・肥厚性瘢痕・ケロイド

安価なサージカルテープ（サージカルテープハダ®，マイクロポア®）も使用される。表面を加工されたジェルシートは粘着力があるため，隆起した創部に密着し，水で洗浄して繰り返し使うことができる。またサージカルテープは，毎日張り替えると角質を障害するため，そのまま風呂やシャワーに入り，剥がれたら張り替えるようにするとよいが，接触皮膚炎を生じることもあるため，適宜副腎皮質ホルモン剤の外用を用いることも多い。透過性のあるテープであれば，副腎皮質ホルモン剤をテープの上から塗布することもできる

■レーザー・その他

ケロイドや肥厚性瘢痕の治療に，パルス色素レーザー（pulsed dye laser：PDL）およびNd：YAGレーザーが有効であるとの報告もある。ケロイドや肥厚性瘢痕の中の血管を破壊することを目的としたものが主流である。

そのほか液体窒素，5-FUの注射，ボツリヌス菌毒素の注射など種々の治療法が報告されてきたが，単独で効果のあるものは少なく，エビデンスを得るには至っていない。

I 胸腹部術後瘢痕・ケロイド：全切除

KEY POINTS
- 全切除は辺縁で行う
- 真皮縫合で減張を図ってはならない

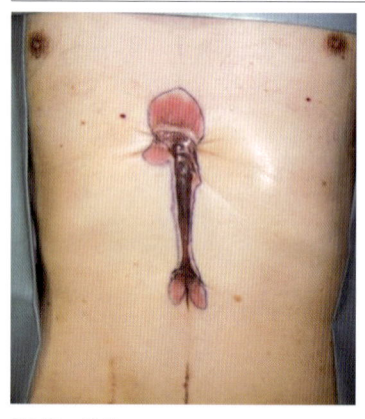

❶ デザイン

80歳，男性

胸部・腹部の術後瘢痕・ケロイドの切除では，できるだけ全摘を行って完全に拘縮を解除するのがよい。ただし，縫縮できない幅の瘢痕・ケロイドがある場合は，拘縮の強い部分の部分切除や，瘢痕を分断する局所皮弁やZ形成術をデザインすることも考慮すべきである。

ケロイドを切除して縫合する場合，①縫合の深さ，②縫合の向き，を考える必要がある。ケロイドは真皮から発生するため，真皮にかかる張力をできるだけ減弱するために，①真皮より深い筋膜などを縫合する，②局所皮弁やZ形成術で縫合の向きを変えることが大切である。

Advice
・拘縮のある瘢痕・ケロイドを全切除する場合，まず辺縁で切除し，縫合後にドッグイヤーが生じたらトリミングする方がよい。

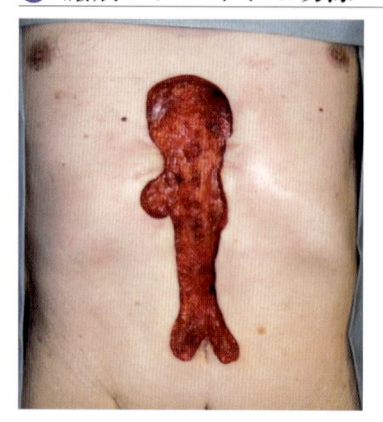

❷ 瘢痕・ケロイドの切除

瘢痕・ケロイドの直下にある脂肪組織は縫合の際に妨げとなるため，切除する。完全に切除したら，左右の皮膚を寄せるために剥離操作を行う。

剥離は，筋膜など強固な組織の下の層で行い，これらを脂肪組織の下に付着させる。この強固な膜組織を互いに縫合することによって，皮膚にかかる張力を最小限にした縫合が可能となる。

❸ 縫合

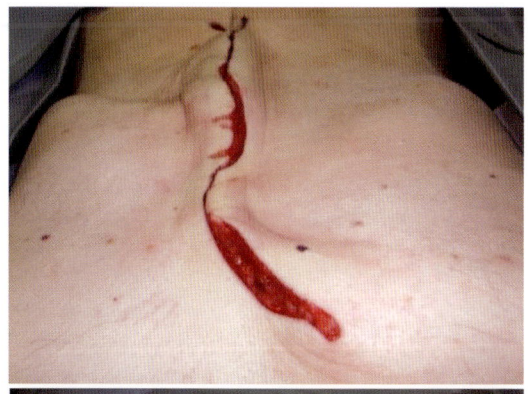

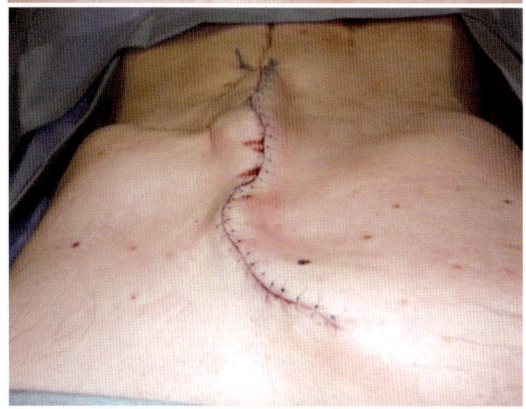

真皮に張力がかからないように縫合する。

下腹部では外腹斜筋腱膜，胸部では大胸筋の筋膜など，強固な膜構造を縫合する。真皮縫合する時点で，自然に創縁が合っている状態を作ることが，真皮から発生する瘢痕・ケロイドを予防するのに大切である。真皮縫合では，真皮の最下層同士を軽く縫合し，表面縫合では，表皮から真皮の最上層のみに針を通し，軽く表面を合わせる。

皮下の筋膜など強固な膜構造を縫合する場合，大きく糸をかけすぎて真皮を拾わないように注意する。

Advice
・皮下縫合部位に陥凹を生じたら，真皮に糸がかかった可能性が高く，縫合をやり直す。

❹ 固定と後療法

抜糸が終了したら，サージカルテープやシリコーンテープによる創の固定を開始する。サージカルテープの場合は，表皮の損傷を防ぐため，剥がれるまで貼り続けるようにし，かゆみなどが生じたら，上から副腎皮質ホルモン剤などの軟膏を塗ると，皮膚に到達して効果的である。

Advice
・テープ固定はできるだけ長期間，最低6カ月は続ける。また創部が伸展・収縮する運動は極力避けるように指導する。

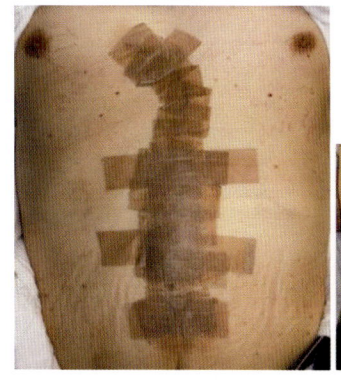

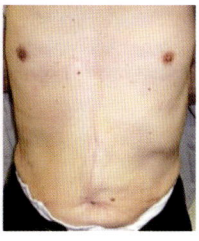

術後2年

著者からのひとこと
- 体の複数の部位にケロイドがあるなど，再発の可能性が高いと思われる症例には，術後放射線治療や副腎皮質ホルモン剤（テープ剤や注射剤）の併用療法を行う。
- 放射線治療を行う場合は，BED 30Gyを超えないようにする。BEDは，1回線量×照射回数×［1＋1回線量／（α/β値）］と計算するが，α/β値はケロイドでは10として計算することが多い。よってBED 30Gyは，20Gy/4分割/4日間や18Gy/3分割/3日間などに相当する。

第6章 瘢痕拘縮・肥厚性瘢痕・ケロイド

II 耳垂ケロイド：楔状切除

KEY POINTS
- 耳垂ケロイドは，初発のものでは多くの場合，楔状切除で耳垂の形状を再建することができる
- 一度手術されて再発した耳垂ケロイドでは，耳垂の形態を再建するために局所皮弁などの工夫を要する場合が多く，再建が難しくなる
- ごく軽度のものを除き，術後放射線治療を考慮すべきである

❶ デザイン

耳垂の頬側に正常皮膚が残存している場合は，楔状切除を行う。比較的大きなケロイドでも，これで耳垂の形態を再建できる。

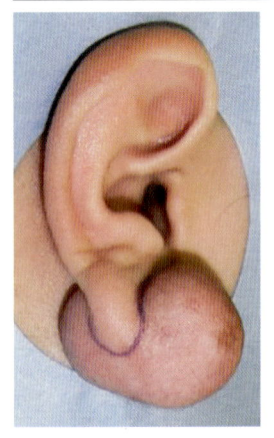

26歳，女性

Advice
・ピアスの穴が複数あったり，ケロイドの形状が複雑な場合，楔状切除ではなく，くり抜き法を行ったり，皮弁を用いる必要がある。

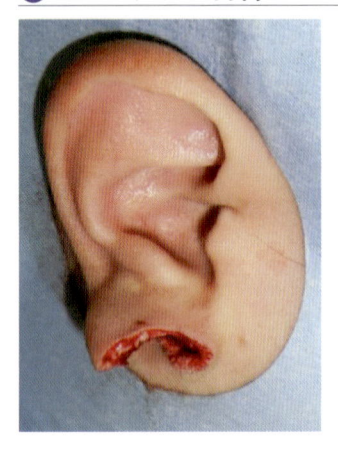

❷ ケロイドの切除

ケロイドを全摘したら，バイポーラなどでよく止血する。

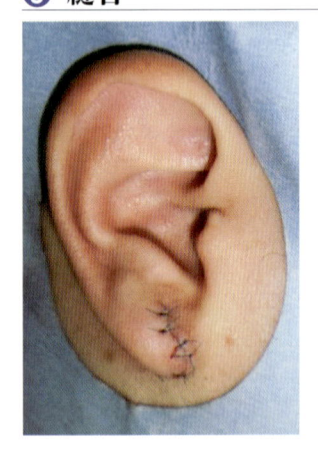

❸ 縫合

両端を丸めるように6-0ナイロンやポリプロピレン糸で縫合する。その後，生じたdog earを切除し，形状を整える。真皮縫合は行わなくてよい。まず耳垂の最下部から前面を縫合し，続いて裏面を縫合するとよい。

Advice
・耳垂には，BED 15Gy（10Gy/2分割/2日間や，8Gy/1分割/1日間などに相当する）で再発の抑制効果が得られる。

❹ 後療法

術後に創縁から出血が持続する場合が多いので，厚めのガーゼでしっかりと被覆する。術後は，軽度のものを除き，放射線治療を行う。
また抜糸後は，サージカルテープやシリコーンテープなどによる固定を最低6カ月は続ける。

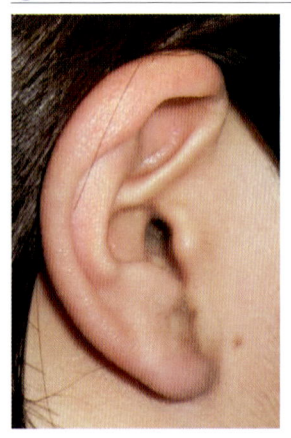

術後1年6カ月

Advice
・経過観察の過程で，創部に硬結を認めることがあれば，ただちに副腎皮質ホルモン剤の注射を行い，再発を予防する。
・耳垂のケロイドは，術後放射線治療を行わずに再発した場合，次の手術で耳垂の形態を再建するのが困難となる。よって，一度で治療を終わらせるために，必要最小限の放射線治療を行うのがよい。

III 前胸部ケロイド：Z形成術

KEY POINTS
- 前胸部のざ瘡などから発生するケロイドは多くの場合，大胸筋による水平方向の運動で，水平方向に増大していく。胸部の正中でZ形成術を行うと，張力が分散して，拘縮が効果的に解除される
- 大きなケロイドでは，ケロイド直下の脂肪を大胸筋筋膜上までしっかり切除し，大胸筋の深筋膜同士を縫合することで，真皮に生じる張力を解除することが可能である
- 小さなケロイドではケロイド直下の脂肪を浅筋膜まで切除し，浅筋膜同士を縫合するとよい

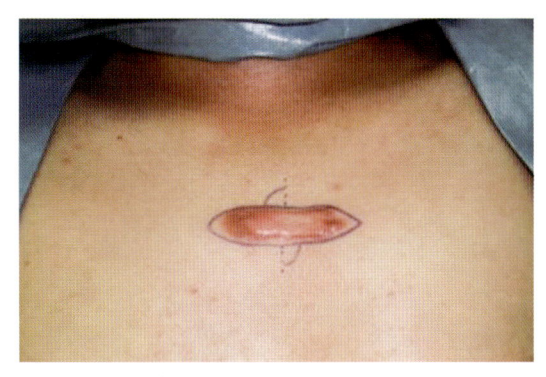

27歳，女性，消化器外科手術後のケロイド

〈評価と治療方針〉
　体の他の部分にケロイドはなく，全身的な因子（体質）というよりも，消化器外科の手術の際の局所的な因子によるところが大きいと考えた。ケロイドを全切除し，筋膜の層を縫合することにより真皮にかかる張力を減少させ，術後テーピング固定を行い術後管理を行う方針とした。

❶ デザイン

　小さいケロイドは，局所麻酔のみで手術可能である。ケロイドとその直下の脂肪を切除する。浅筋膜を同定し，浅筋膜同士を縫合することで，力をかけずに真皮縫合できる状態を作ることが大切である。
　胸部正中を横断するケロイドは，胸部正中にZ形成術をデザインする。

Advice
・横に長いケロイドは，複数のZ形成術を施行する。

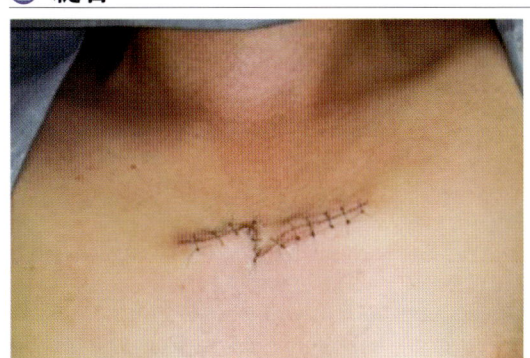

❷ 縫合

　浅筋膜同士を縫合した時点で，Z形成術の三角弁が自然に入れ替わって密着する状態を作る。その後，真皮縫合と表面縫合を行う。

Advice
・皮膚を引っぱりながら真皮縫合しなければならない状態の場合は，浅筋膜の縫合をやり直すべきである。

第6章 瘢痕拘縮・肥厚性瘢痕・ケロイド

❸ 後療法

術後2年

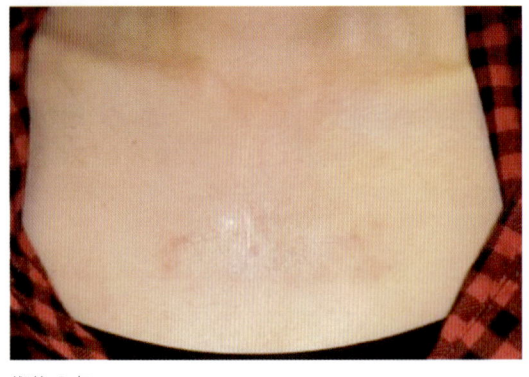

　胸部のケロイドは，一期的に縫縮できるものでは，全切除して術後放射線治療を行うことで整容的にも優れた結果を得ることができる。

　術後放射線治療は，BED 30Gy（20Gy/4分割/4日間や18Gy/3分割/3日間などに相当する）を施行する。

　抜糸後は，サージカルテープやシリコーンテープによる固定を最低6カ月は継続する。

Advice
・術後創部の発赤が遷延する場合は，ドレニゾンテープ®を使用するとよい。

History & Review

●物理的刺激のみでマウスの背部皮膚に肥厚性瘢痕を作成した論文。
　Aarabi S, Bhatt KA, Shi Y, et al: Mechanical load initiates hypertrophic scar formation through decreased cellular apoptosis. FASEB J 21: 3250-3261, 2007

●ケロイドの体質に関与する一塩基多型（SNPs）の初めての報告。
　Nakashima M, Chung S, Takahashi A, et al: A genome-wide association study identifies four susceptibility loci for keloid in the Japanese population. Nat Genet 42: 768-771, 2010

●ケロイドの好発部位の疫学的調査，体の各部位の皮膚の伸展・収縮率を計測した研究。
　Ogawa R, Okai K, Tokumura F, et al: The relationship between skin stretching/contraction and pathologic scarring; the important role of mechanical forces in keloid generation. Wound Repair Regen 20: 149-157, 2012

●ケロイドの形状が物理的刺激によって規定されることを示したコンピューターシミュレーションの研究。
　Akaishi S, Akimoto M, Ogawa R, et al: The relationship between keloid growth pattern and stretching tension; visual analysis using the finite element method. Ann Plast Surg 60: 445-451, 2008

●エビデンスに基づいた文献検索によってケロイド・肥厚性瘢痕治療のアルゴリズムを提示した論文。
　Ogawa R: The most current algorithms for the treatment and prevention of hypertrophic scars and keloids. Plast Reconstr Surg 125: 557-568, 2010

●長い間議論されてきたケロイドの放射線治療の二次性発癌を含む副作用についてまとめた論文。
　Ogawa R, Yoshitatsu S, Yoshida K, et al: Is radiation therapy for keloids acceptable? The risk of radiation-induced carcinogenesis. Plast Reconstr Surg 124: 1196-1201, 2009

形成外科治療手技全書 III

創傷外科

第7章 知っておきたい知識

p.347

第7章 知っておきたい知識

1. 創傷治療の歴史

楠本健司

はじめに

　創傷は外傷を主に種々の要因で生じ，本来生体が持つ創傷治癒力で修復されるか，開放創のまま維持されたり，変形，欠損に至るか，感染症や臓器不全などを伴い生命的な問題に至るかのいずれかの経過をとってきた。

　ヒトは創傷を受けると，止血，鎮痛，早期の治癒を目指すことを考え，工夫した治療をするようになった。これらは呪術的療法，民間療法や個人の工夫などを経て，やがて医学と医療が発展し創傷治癒の機序が明らかになってくると有効性の高い"創傷治療"が考えられてきた。これらの治療の進歩のなかで外科の分野では，解剖学的知識の集積や手術手技や手術器具の発達により，より積極的に多様な処置や手術で創傷を治癒に導く"創傷外科"が進められるようになった。その対象も外傷や熱傷などによる新鮮創傷にとどまらず，慢性創傷（褥瘡，難治性潰瘍，熱傷性潰瘍など），瘢痕，瘢痕拘縮の治療や変形，欠損の再建，熱傷の超早期手術のような救命的手術にまで展開されるようになっている。

　現在，創傷に対しては，適切な診断と創傷治療を進め，生じた変形や欠損に対して遊離植皮，皮弁，マイクロサージャリーによる遊離組織移植，骨接合，その他の多様な手術手技が駆使されている。ここでは，創傷治癒過程を含めた創傷治療の歴史に焦点を当てて述べる。

創傷の各種段階における治療の歴史

■止血

　急性創傷でまず対処すべきは，出血と疼痛である。これには止血と創の保護，早期治癒を目指すことになる。

　止血は，古くBC1500のパピルスにナイフの刃を火で焼いて創処置を行うことが記載されており，Tiberius時代（14-37AD）のローマの医師が創傷の出血には布やスポンジで押さえたり手で圧迫して止血していた。ローマ皇帝Marcus Aureliusの宮廷医であったGalen（130-200AD）は，創傷の出血には指で押さえる，フックで創縁をねじる，創縁を握るか結ぶ，膏薬を塗る，絹糸で血管を結ぶなどの止血処置を紹介しており，現在に通じる止血処置を行っていた。四肢では，出血している患肢は高挙し，止血にターニケットの使用が良いが長すぎると壊疽に陥ることがHippocratic collectionに記載されている。

　時代が下って中世になると重傷化した戦傷に対して医療的対応がさらに重要となった。しかし，14世紀のフランスの外科医 Guy de Chauliac（1300頃～1367 to 1370）の著書 "Collectorium artis chirurgicalis medicinal" に，創には油や熱湯を注いだり創面を焼くなどの処置が記載され，広く一般にも行われていた。14世紀以降に戦争用武器として登場した銃による損傷は，組織挫滅や感染を生じやすく，フランス王室外科医であったAmbroise Pare（1510-1590）は，創の出血は結紮し，創面には卵の黄身や植物油を塗布して創保護を行い，四肢からの出血には血管結紮が必要と述べた。後にフランス軍外科医のEtienne J. Morel（1674）が戦傷四肢の処置での血管結紮をさらに広めた。ちなみにこれらの記載を含むPareが編んだ"パレ全集"は，オランダ語訳されたものが本邦にもたらされ蘭方の外科としてその後の本邦の外科の源流となった。

■創の保護と治癒促進

　創の保護や早期に創治癒促進を目指すことは，現代医療からはほど遠い手段も含んでいたが，古くより盛んに行われてきた。BC2100年のSumeriaの陶板に"3つの治す行為"として，ビールか温湯で洗うことと膏薬（ハーブ，軟膏，油を混和）が挙げられていた。また，BC1400年のパピルスに開放創の治療には蜂蜜，グリース，布が使われたことが記されている。古代のギリシャの医師た

1. 創傷治療の歴史

ちは，ワインや塩（酢酸銅，酸化銅，酸化鉛），酢，ナッツ，花，油，香料で傷を覆い，古代ローマ人は硝酸銀や他の金属を傷に用いていた。これらの民間的療法が長く続き，19世紀までは無菌処置や無菌手術は実際には一般的ではなかった。ようやく1865年にイギリスの外科医 Dr. Joseph Lister（1827-1912）による創部や手術では細菌感染を防ぐべきと表明した考え方が認識され，1891年に米国の Johnson & Johnson が初めて乾熱，蒸気，圧で滅菌した綿やガーゼで外科的ドレッシング材を大量生産し，創を滅菌状態で保つことが一般化した。当時，創に愛護的とされた Tulle gras 非固着性ガーゼ（軟パラフィン，香膏，オリーブ油）は，元々フランス国内で使われたが，第一次世界大戦頃には一気に世界中で使用されるようになった。

米国外科医の Dr. William Halsted（1852-1922）は，傷に銀のフォイルをかぶせることを提案した。これは古代ローマ時代に創部に銀が使用されたが，1800年代に再発見されたのち第二次世界大戦後まで広く使われ，さらに現在の創傷被覆材に受け継がれている。戦後，清潔で白く漂白されたガーゼが定番となり，さらに改良され吸収性を有し固着しにくい細かいメッシュガーゼ（1944），さらに非固着性ガーゼ（1954）が紹介された。

一方，創傷被覆材は，豚皮，豚真皮，コラーゲン，キチン，アルギン酸製材など生体由来材料の被覆材が創に愛護的に被覆されるようになった。従来の考え方である感染を恐れ，浸出液をガーゼで吸着するため乾燥状態が感染から安全とし，開放療法から閉鎖療法への転換は，創傷管理の大いなる革新であった。古く BC1615 年の Smith Papyrus に閉鎖療法の記載があるものの，実際臨床では20世紀半ば以降に Shiling RS ら（1950）による新しいナイロンフィルムによる半閉鎖療法の紹介や Winter GD が閉鎖療法の有用性をブタの実験で示された（1962）。さらに，ヒトで Hinman CD ら（1963）が創の閉鎖療法の有効性を，Hutchinson JJ が 1989 年に閉鎖療法が開放療法より創感染が少ないことを明らかにした。現在，創傷治癒促進のサイトカインを含むとされる滲出液も創面に保つハイドロコロイドドレッシングやワセリンから抗菌剤，銀イオンを含むドレッシングまで創の状態により多種のドレッシングから選択応用が可能である。また，1980年に Yannas と Burke によって報告されたコラーゲン層とシリコーン層からなる二層性人工皮膚が報告され，組織再生の足場とされた。線維芽細胞と血管の侵入を待ち，組織再生と真皮様組織の増生が得られ，その上により薄い分層植皮を行う方法として応用されている。さらに，bFGF（2000）や線維芽細胞をコラーゲンスポンジ部分に付与（2005）するなどで応用が進んでいる。1984年 Green H，1988年熊谷らは，培養表皮の研究からさらに広範囲熱傷例への臨床応用を行った。その後，一定の条件下での広範囲熱傷で培養表皮の応用が保険適応となり広範囲熱傷症例の救命に寄与している。

また，潰瘍創面が深い場合には，1997年に Morykwas MJ らや同年の Argenta LC らにより滲出液ドレナージや感染のコントロール，肉芽増生を目指した陰圧閉鎖療法（NPWT）が発表され，以後，急性創傷も含め広く応用されるようになった。2008年の Gregor S らのシステマティックレビューや Blume PA らの治癒評価で有効とされている。

■創傷治癒の機序解明と促進

創傷治癒過程は，出血凝固期，炎症期，増殖期，成熟期（リモデリング期）と進むことと，これらの各々の過程に，血小板，好中球，マクロファージ，線維芽細胞などが働き，サイトカインや成長因子の動態が徐々に明らかになってきた。1950年代には endogenous pyrogen（IL-1），神経成長因子，インターフェロンが明らかにされた。1952年 Levi-Montalcini Rita は，神経細胞を成長促進，分化させる分子を神経成長因子と名付け，Cohen Stanley と共同で研究を進め，1959年には EGF を発見し，共にノーベル賞を受賞した。さらに 1980 年代後半から 1990 代にかけて IL を始めとしたサイトカイン，ケモカイン，成長因子が次々と同定され，創傷治癒機序がますます詳細に解明されてきた。現在，これらの動態を参考に，PDGF，TGF-β，VEGF，bFGF，PRP（platelet-rich plasma）などの作用部位などが考慮され，線維芽細胞や角化細胞の培養，骨髄単核細胞，脂肪組織幹細胞の応用などを積極的かつ先進的治療を想定した実験研究や前臨床，臨床が進んでいる。

■デブリードマン

BC400年ごろのパピルスに，膿瘍腔に細いパイプを入れて膿を排出ドレナージしていた記載がある。また，救済できない四肢は早期の切断が適応とナポレオンの主治医 Dr. Dominique jean Larrev（1766-1842）が述べている。これら断片的な処置法の提示や提案であるが，デブリードマ

第7章 知っておきたい知識

ンとしての考えが体系化したのは，同世代のフランスの外科医 Dr. Pierre Joseph Desault（1744-1795）が，創の異物除去や開放化を行い膿瘍形成の可能性を減じ，ドレナージ効果を導いたことである．後に，ベルギーの軍医 Dr. Antoine Depage（1862-1925）は，第1次世界大戦における戦傷を汚染創，感染創とみなし，積極的に壊死創，感染創を切除するデブリードマンを進めて有効性を示し，このような創での消毒がデブリードマンに勝るものではないことを述べた．これによって近代的デブリードマンが確立した．

また，生物学的デブリードマンとして兵士の傷にマゴットが有効と1557年に Ambroise Pare が述べており，マゴットは，壊死のみを攻撃すると，1829年にナポレオン軍の外科医であった Baron Larrey DJ が創傷を治す機序を明らかにしている．市民戦争の連合軍外科医 Joseph Jones と Zacharias JF は，創傷の治療にマゴットを使い始めた．Dr. Baer WS は1920年代から1930年代の第一次世界大戦のさなか，骨髄炎や慢性下腿潰瘍の患者にマゴットを適用し良好な結果を得ている．これらは，現在の医療用ウジの使用につながっている．

■消毒

19世紀までは無菌処置や無菌手術は実際には一般的ではなかった．そのため，手術による死亡も高率で，産後の産褥熱も死亡率が高く，主因とされる感染症が恐れられていた．1865年 Dr. Joseph Lister（1827-1912）は，手術に消毒薬を使用し，包帯に石炭酸を浸したものを使用することを提唱した．普仏戦争（1870-1871）では，フランス軍の指切断を含む四肢切断患者13,173人中，10,006人が創感染で死亡した．これを受け，フランスやドイツも Lister の消毒法を取り入れ，創感染は激減した．その後，創には消毒という一定の考え方で進んだが，消毒薬は創治癒を抑制するとの観点から，新鮮創や創内には用いないなどの配慮がなされる一方，慢性創傷で細菌が守られ増殖する biofilm の考えも併せ，潰瘍や褥瘡などの長期化した創感染の程度に応じて局所消毒や抗菌剤の全身投与の適応を明らかにしている．

おわりに

創傷に対する治療は，ヒトの歴史と共にはじまり，先人達の努力の上に大いに進歩した．そしてなお現在進行形である．その歴史を見渡すと，古代ローマ人が銀を創傷治療に用い，1800年代から第二次世界大戦まで銀のホイルが用いられ，再度現在の創傷被覆材に登場する歴史の妙がある．現在，創傷治癒過程が探求され，再生医療の知見も一気に増えて，新しい治療が探求されている．以上のように創傷外科の歴史を概観すると，医師や治療を受けるものが望む夢の積み重ねであった．今後この領域の夢の実現が続くことを期待したい．

History & Review

● 創傷治療の歴史を概観し，わかりやすく解説している．
　Broughton G II, Janis JE, Attinger CE: A brief history of wound care. Plast Reconstr Surg 117: 6S-11S, 2006
● 創傷治癒の全課程を，多面的にイラストも用いてわかりやすく解説している．
　Broughton G II, Janis JE, Attinger CE: The basic science of wound healing. Plast Reconstr Surg 117: 12S-34S, 2006
● 創傷治癒過程における炎症の成因や対応法などをエビデンスを以て解説している．
　Henry G, Garner W: Inflammatory mediators in wound healing. Surg Clin North Am 83: 483-507, 2003
● 治療と治療の目標としてのサイトカインについて解説している．
　Vilcek J, Feldmann M: Historical review; cytokines as therapeutics and targets of therapeutics. Trends Pharmacol Sci 25: 201-209, 2004
● マゴットによるマイルドデブリードマンについて解説している．
　Sherman RA, Pecher EA: Maggot therapy; a review of the therapeutic applications of fly larvae in human medicine, especially for treating osteomyelitis. Med Vet Entomol 2: 225-230, 1988

2. 創傷の定義・分類

館 正弘

創傷の定義

　創傷は，物理的外力によって起こる体組織の損傷で，組織の連続性の離断を伴うと定義される。ステッドマンの『医学大辞典』（第5版, 2005年）には，創傷（wound）は「①体組織の損傷で，特に物理的外力によって起こるもの。組織の連続性の離断を伴う。②外科的切開」と定義されている。この定義の2番目に外科的切開と説明されていることからわかるように，創傷という名称は手術創を含む外傷創を指すことが多いが，難治性のものが存在するという認識を広める必要がある[1]。

急性創傷と慢性創傷

　創傷は創傷治癒機転の観点から急性創傷と慢性創傷に分類される。急性創傷では組織障害を生じた物理的外力が一過性であり，創傷治癒機転が正常に働く。一方，慢性創傷は物理的外力が継続して創に働くか，創傷治癒機転が内因的に障害されているために，通常の創傷治癒機転が機能しない創傷と定義する。
　欧米の教科書には，治癒期間から，慢性創傷を4週間（30日）以上と規定する記述が多い。治癒に向かうか悪化するかは創傷の阻害因子と創傷治癒能力のバランスによって決まる。治癒期間（治癒予測期間）は基礎疾患の有無や損傷部位，組織損傷の程度や汚染・細菌感染などの多くの因子のバランスによって変化する。実際に慢性創傷の治癒期間の区切りは文献的にも4週間から3カ月と幅があり，あくまでも目安として大まかな治癒期間が示されていると考える方がよい。なお，創治癒は上皮化の完了と定義されているが，このことが新規の薬剤や治療法の認可の障壁となっている[2]。また，メタアナリシスや各種ガイドラインの推奨度でも，エンドポイントを完全な創治癒とするとほとんどの治療法に対するエビデンスレベルが低くなることも同様の問題をはらんでいる。壊死組織や感染が消退し，植皮・皮弁によりバリアーの再構築が可能となった状態を指す方が臨床に即している。
　なお，急性創傷と慢性創傷の中間に位置するものとして亜急性創傷も加えられることがある。感染症の程度が広範囲で深刻な deep fascial infection や皮膚の傷害が強い深達性Ⅱ度熱傷創が属する。

急性創傷の分類

　創傷の分類方法は，物理的外力の種類や程度，汚染の状態，皮膚の損傷の有無，外傷受傷からの経過時間，治癒形態など各種あり，おのおの臨床的に意義がある。

■物理的外力による分類
　刃物などの鋭利な器具による切創，刺創，鈍器などによる挫創，裂挫創，圧迫創が代表的である。偶発性褥瘡では，外的要因を除くことができれば創傷治癒機転が期待できるので，急性創傷に含まれる。そのほかの物理的・化学的要因による創傷としては熱傷創・凍傷，電激創，化学熱傷，放射線潰瘍などがある。

■汚染の程度による分類
　受傷時の創表面の細菌の状態から，手術創に代表される清潔創（無菌創），汚染創，感染創に分類される。

■皮膚の損傷の有無による分類
　皮膚そのものの連続性が保たれる閉鎖創と，それ以外の開放創に分けられる。

■受傷からの時間的経緯による分類
　受傷時から創傷処置までの時間が8時間までの創傷は新鮮創傷，それ以降を陳旧創傷と定義する。新鮮創傷では適切な創部の処置によって感染が発生する可能性が低いが，陳旧創傷では細菌の汚染から感染が創感染に発展する危険性が高いため，二次的に閉鎖することが一般的である。

■治癒形態

厳密な意味での創傷の分類ではないが，治癒形態から分類することも行われる．新鮮創を洗浄・デブリードマン後に，縫合などにより創面同士を接触させることで創傷治癒を得る過程を一次治癒と呼ぶ．組織欠損が大きく一次治癒が困難な場合に，肉芽組織の形成と再上皮化により治癒する形態を二次治癒と呼ぶ．創面の汚染が高度でそのまま縫合すると創感染の危険の高い創に対して，開放創として創部を管理し，創が十分清浄化した後に縫合する形式を三次治癒（遷延一次治癒）と呼ぶ．

慢性創傷

代表的なものとしては，糖尿病性壊疽，動脈性潰瘍，静脈性潰瘍，褥瘡が挙げられる[3]．創傷治癒が障害される原因として，局所因子と全身的因子を把握して対応しなければならない．疾患の種類によっては，糖尿病，心不全，動脈硬化症など，全身的因子と局所因子を併せもつ場合もある．

■局所因子

慢性期の褥瘡に代表される，物理的外力が継続して創に働く場合や，感染や異物の存在が，炎症反応を惹起させて創傷治癒機転を障害する．PADに代表される動脈性潰瘍や，うっ滞性下腿潰瘍に代表される静脈うっ滞による組織障害は局所因子に含まれる．糖尿病における白血球の機能不全は易感染性の原因にもなる．細胞成分に関しては，糖尿病における創傷治癒遅延に対する研究によって，血管新生の遅延，マクロファージや線維芽細胞の機能不全，表皮細胞の遊走能の低下などが示されている[4]．

■全身的因子

糖尿病，膠原病，免疫抑制状態など基礎疾患がある場合で，創傷治癒機転全体が遷延する．低栄養状態，高齢，担癌状態，腎不全も全身的因子となる．糖尿病の場合，骨髄からの血管内皮前駆細胞の誘導能も障害される．

引用文献

1) 慢性創傷・褥瘡を創傷の概念からどのようにとらえたらよいかを解説している．
   川満富裕：ゆらぐ創傷概念．褥瘡会誌 11：141-144, 2009
2) 創傷治癒のエンドポイントを創閉鎖のみにする弊害をFDAの認可を例にとり解説している．
   Eaglstein WH, Kirsner RS, Robson MC: Food and Drug Administration (FDA) drug approval end points for chronic cutaneous ulcer studies.Wound Repair Regen 20: 793-796, 2012
3) 慢性創傷の病態に関して共通点を解説している．
   Mustoe TA, O'Shaughnessy K, Kloeters O: Chronic wound pathogenesis and current treatment strategies; a unifying hypothesis. Plast Reconstr Surg 117: 35-41, 2006
4) 糖尿病における創傷治癒遅延の発生メカニズムを詳説している．
   Brem H, Tomic-Canic M: Cellular and molecular basis of wound healing in diabetes. J Clin Invest 117: 1219-1222, 2007

History & Review

● 急性創傷の分類と対処法をイラストと写真で詳述している．
　Singer AJ, Dagum AB: Current management of acute cutaneous wounds. N Engl J Med 359: 1037-1046, 2008
● 糖尿病における創傷治癒遅延の原因となる局所因子と全身性因子をまとめた論文．
　Falanga V: Wound healing and its inpairment in the diabetic foot. Lancet 366: 1736-1743, 2005
● 糖尿病足病変やCLIを対象に，発生のメカニズムから最新の集学的治療について詳述した単行本である．
　足の創傷をいかに治すか―糖尿病フットケア・Limb Salvageへのチーム医療．市岡滋，寺師浩人編著，克誠堂出版，東京，2009

第7章 知っておきたい知識

3. 急性創傷と慢性創傷の違い

館　正弘

急性創傷と創傷治癒機転

　急性創傷は外傷創に代表されるが，初期治療として異物や細菌を除去し清浄化することにより，創傷治癒機転が正常に働き，創を治癒させることが可能である．創傷治癒機転は障害を受けた組織（多くは皮膚・皮下組織）が再構築される一連の修復過程を指す．炎症期，増殖期，成熟期に分類されるが，これらが数段の滝のように連なっている．おのおのの時期に特定の細胞が誘導され，ケモカイン，サイトカイン，プロテアーゼ，プロテアーゼインヒビターなどの液性因子とともに精巧なネットワークを形成する．

■炎症期（受傷後3日間）
　炎症期では初めに白血球が創に動員され，蛋白質分解酵素を放出し，さらに活性酸素を産生して壊死組織の融解，殺菌作用を発揮する．白血球は急速にアポトーシスに陥り，次いでリンパ球，単球，マクロファージが創内に誘導され，単球やマクロファージは盛んに貪食を行う．

■増殖期（受傷後3～14日間）
　炎症期後半の単球，マクロファージは次第にアポトーシスに陥り，この時期から肉芽形成が行われる．増殖期で主に活躍する細胞は線維芽細胞，血管内皮細胞，表皮細胞である．増殖期は炎症期とオーバーラップする形で進行する．創部の線維芽細胞には細胞内にアクチンやミオシンのマイクロフィラメントを含む細胞が認められ，筋線維芽細胞と呼ばれ，創部の収縮に関与する．

■成熟期（受傷後14日～6カ月）
　組織欠損が肉芽組織で埋められ，表皮で覆われた後は耐久性のある組織に徐々に改造されていく．この時期には線維芽細胞や毛細血管はアポトーシスにより徐々に減少し，細胞外マトリックスも変化する．コラーゲンは架橋構造が進行し，III型コラーゲンから太いI型コラーゲンへと置き換わる．

慢性創傷と創傷治癒機転の異常

　慢性創傷の病因の解析は，分子生物学的な研究手法によりさまざまな角度から検討されている．慢性創傷の病理像は好中球とマクロファージが豊富に認められることが，初期の研究から明らかになっている．その後の詳細な検討では，T細胞の総数は減少しているものの，CD4陽性T細胞の比率が低くなること，B細胞や形質細胞の数が極めて多いことから，慢性創傷では慢性炎症状態にあると結論されている[1]．また，滲出液の分析では，proinflammatoryサイトカイン（IL-1，TNF-a, IL-6）が持続的に分泌されていること，プロテアーゼ（MMP-1, 2, 3, 9, 13）が増加し，同時にプロテアーゼインヒビターであるTIMP-2が減少しているため，細胞外基質の分解が促進されていることなどが明らかになっている[2]（図1）．

細菌の影響

■Critical colonization
　慢性創傷では，創表面の細菌が創感染にまでは至らない場合でも創傷治癒速度を低下させている病態があり，critical colonizationと呼ばれている（図2）．Critical colonizationの診断基準は創の縮小が阻害されることに加え，不良肉芽の所見，悪臭，滲出液の増加，疼痛がある[3]．

■慢性創傷におけるバイオフィルム形成について
　近年，さまざまな感染症の難治化，慢性化にバイオフィルムの関与が指摘されている．バイオフィルムとは，医療器材や損傷した組織に付着した細菌が菌体表面に粘液状多糖体を産生し，その中でコロニーを形成した状態を指す．バイオフィルム形成は細菌が多糖体であるglycocalxを産生して細菌表面を覆い接着する形であり，このバイオフィルムによる接着は物理的な接着より強固であ

第7章 知っておきたい知識

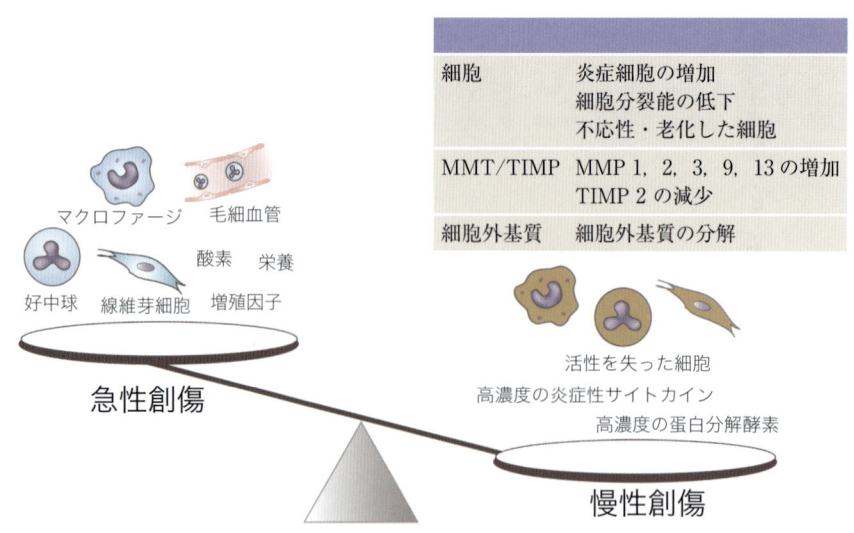

図1 慢性創傷の特徴
治癒傾向にある急性創傷の滲出液は栄養に富み，細胞，増殖因子などがバランスよく含まれている。一方，慢性創傷では増殖因子が減少し，細胞も活性を失う傾向がみられる。
(菅野恵美，館正弘：慢性創傷に関する知識．創傷ケアの基礎知識と実践，溝上祐子編，pp31-37，メディカ出版，東京 2011より引用改変)

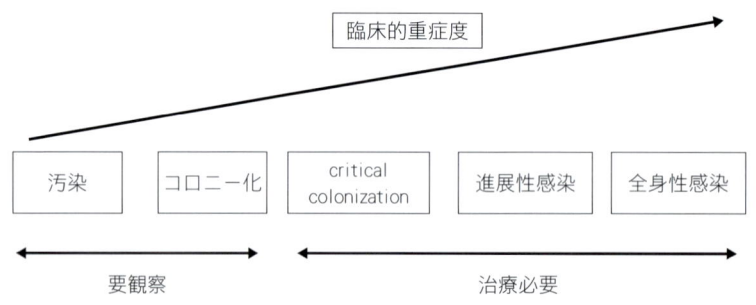

図2 創面と細菌との関係
Critical colonizationの位置づけ，細菌の存在状態と臨床的重症度を表す。Critical colonizationはコロニー化と進展性感染の中間に位置する。

ると言われている。このバイオフィルムの存在が，創傷治癒遷延化の1つの原因として注目を集めている。バイオフィルム形成がcritical colonizationと同義であるかはまだ結論が出ていないが，密接に関連しているとする意見が多い[4]。

創傷治癒のバイオマーカー

■面積あるいは周径長の変化

慢性創傷の診断は，患者背景や実際に創傷の時間的な経過を追うことからなされる。創傷を2週間ごとに正確に測定し，体積・面積の縮小率をデータ化することも必要である。創の改善度は面積の縮小率と，周径長から求めた創中央への表皮化速度の両者で検討されているが，どちらが正確な創の評価につながるかに関しては議論がある。表皮化速度が同じでも，もとの潰瘍面積が大きい創傷の面積縮小率は小さな潰瘍と比較するとより小さくなる[5]。創面積では2～4週の期間で30～50％の縮小率，皮膚進展速度が0.065cm/週が創傷治癒が期待できる目安となる。このほか滲出液の量や創底の状態などを点数化して評価する方法がある。褥瘡ではPSST (Pressure Score Status Tool)，PUSH (Pressure Ulcer Scale for Healing)，PUHP (Pressure Ulcer Healing Process)，日本褥瘡学会で定めたDESIGN-R®がある。

■血清あるいは滲出液中のバイオマーカー

慢性創傷の治癒過程の評価はほとんどが主観的

なものであるため，客観的な指標として，血清あるいは滲出液中バイオマーカーが検討されてきている。具体的な候補としてはTNF-αやIL-1, 6, 8などのproinflammatoryサイトカインや，増殖因子，好中球由来のMMP 2, 8, 9, 13とTIMPなどが挙げられている。MMPとTIMPの比も慢性創傷の治癒マーカーとして有用であり，MMP-9：TIMP-1, MMP-2：TIMP-2の値が褥瘡やうっ滞性下腿潰瘍で高くなる。現在までのところ，疾患ごとにバイオマーカーの信頼性が検討されている状況であり，単一の値で慢性創傷の評価に用いられるものは存在しない[2]。

引用文献

1) 糖尿病において創傷治癒遅延が起こるメカニズムを詳細に検討している。
   Loots MA, Lamme EN, Zeegelaar J, et al: Differences in cellular infiltrate and extracellular matrix of chronic diabetic and venous ulcers versus acute wounds. J Invest Dermatol 111: 850-857, 1998
2) 慢性創傷のバイオマーカーに関する総説。
   Yager DR, Kulina RA, Gilman LA: Wound fluids; a window into the wound environment? Int J Low Extrem Wounds 6: 262-272, 2007
3) 創面の細菌と慢性創傷の関係について述べた総説。
   Edwards R, Harding KG: Bacteria and wound healing. Curr Opin Infect Dis 17: 91-96, 2004
4) バイオフィルム研究の臨床・研究に関するすぐれた総説。
   Wolcott R, Dowd S: The role of biofilms; are we hitting the right target? Plast Reconstr Surg 127: 28S-35S, 2011
5) 創傷の評価において，面積の縮小率と周堤の減少率を比較した論文。
   Gorin DR, Cordts PR, LaMorte WW, et al: The influence of wound geometry on the measurement of wound healing rates in clinical trials. J Vasc Surg 23: 524-528, 1996

索　引

和　文

【あ】
亜急性創傷 351
アキレス腱延長術 299
足関節上腕血圧比 304
アセスメントツール 272
アーチバー 48
編み込み縫合 107
アルカリによる損傷 234
安静時基礎代謝量 185
安静時の消費熱量 185
鞍鼻 59

【い】
石川の分類 120
石黒法 111
移植材料 266
一次性静脈不全症 316
一次治癒 352
Ⅰ度熱傷（EB） 180
医療用ヒル 131, 137
陰圧閉鎖療法 349
インテグラ® 224

【う】
打ち抜き型骨折 38

【え】
栄養管理 185
鋭利切断 133
腋窩 331
液性因子 353
エコーガイド下フォーム硬化療法 317
壊死性軟部組織感染症 249
エステティック・ユニット 200, 326
壊疽性膿皮症 246, 249
遠位外科的血行再建術 307
塩基性線維芽細胞増殖因子 199
炎症期 353

【お】
横断的中足骨切断術 295
オクルージョン・カテーテル 314
おとがい神経 54

【か】
外陰部静脈 315
外陰部熱傷 220, 221
外側大腿回旋動脈上行枝 282
解凍後の処置 239
外反矯正 177
外反母趾 170, 176
外鼻 10
外鼻スプリント 66
外鼻熱傷 202
開放創の処置 83
外用剤塗布（褥瘡） 290
外用剤によるデブリードマン 273
潰瘍発生予防 295, 299
下顎下縁切開 56
下顎関節突起骨折の分類 46
下顎口腔前庭切開 54
下顎骨骨折 43
下顎枝前縁 55
化学損傷 234
下顎頭 46
化学薬品 234
下眼瞼外反 324, 326
下眼瞼切開 50
かぎ爪（変形） 163
顎間固定 48
核磁気共鳴血管撮影 305
顎堤（歯槽骨） 48
角部骨折 43
隔膜前（後）アプローチ 33
下口唇外反 328
瘢痕拘縮（下口唇） 328
下肢温存－生存率 303
下歯槽神経 47
下肢の損傷 150
ガス壊疽 250, 251
仮性下顎前突 43
仮性ケロイド 336
下腿末梢1/3の再建 151
顎間固定用スクリュー 74
カデキソマー・ヨウ素 273
化膿性股関節炎 281
眼窩外側壁 75

眼窩下縁 28, 32, 36
眼窩下縁切開 32
眼窩下縁の固定 38
眼窩下神経孔 32
眼窩下壁骨折 38
眼窩下壁再建用人工骨 39
眼窩骨折 27
眼窩床再建 38
眼窩内側壁骨折 41
眼窩下壁骨折 40
眼瞼 324, 326
眼瞼外側切開 34, 50
眼瞼熱傷 201
眼瞼の解剖 5
眼瞼裂創 7
冠状切開 77
関節固定 174
関節損傷 108
関節突起下部 46
関節突起頸部 46
関節突起骨折 56, 57
関節内骨折 108, 109
汗腺感染 244
感染（糖尿病性足病変） 294
感染の4徴 249
陥入爪 163, 165
含皮下血管網全層植皮（瘢痕拘縮） 326, 329
陥没型鼻篩骨骨折 61
顔面外傷 2
顔面広範囲熱傷 204
顔面骨梁 29
顔面神経 5, 30, 57, 77
顔面神経下顎縁枝 56
顔面神経側頭枝 21, 77
顔面神経損傷 21
顔面多発骨折 72, 73
顔面熱傷 198
眼輪筋 5

【き】
機械的デブリードマン 273
基節骨骨折 110
気道熱傷 184

気脳症	60	
機能的肢位	139	
逆 Waters 法	27	
逆行性筋弁	158	
逆行性鋼線刺入	115	
逆行性大伏在静脈移植法	312	
逆行性指動脈島状皮弁	126, 128	
吸収性プレート	28	
急性期褥瘡	272	
急性創傷（の分類）	351, 353	
急速解凍	239	
救命的早期植皮手術	183	
頬筋枝	77	
頬骨弓	28, 30, 36	
頬骨弓単独骨折	31	
頬骨弓の整復と固定	79	
胸骨骨髄炎	263	
頬骨骨折	27	
頬骨枝	77	
頬骨軸位像	27	
頬骨上顎支柱	73	
頬骨上顎梁	28, 36	
頬骨上顎梁の固定	37	
頬骨体部骨折	35, 37	
頬骨の固定	74	
頬粘膜損傷	16	
胸腹部	342	
局所陰圧閉鎖療法	265	
局所因子	352	
局所挫滅切断	133	
虚血肢	303	
虚血性足病変	306	
筋線維芽細胞	353	
筋弁	152, 267	
筋弁，筋皮弁形成術（骨髄炎）	255	
筋膜上切除（術）	186, 188	
筋膜切開術	85	
筋膜弁	154	

【く】

空気容積脈波	316
駆血帯	212
屈筋腱	146
屈筋腱損傷	101, 102, 104, 105
グラニュゲル®	274

【け】

経結膜アプローチ	33, 41

脛骨骨髄炎	259, 261
経耳下腺アプローチ	57
頸動脈海綿静脈洞瘻	64, 72
経皮酸素分圧	304
頸部	330
頸部熱傷	200, 207
外科的血行再建	306
血管撮影	305
血管造影	303
血管透過性亢進	180
血管内治療	306
血管柄付き骨移植術（骨髄炎）	256, 261
結節	172
ケロイド	336, 342
腱移植	104
腱鞘欠損	100
腱鞘切開術	171, 175
腱鞘の位置	175
腱鞘の解剖	100
腱損傷	99
減張（圧）切開	184, 187, 207, 211, 212, 220
瞼板縫合	201
腱膜切除術	171

【こ】

高気圧酸素療法	265
咬筋	30
抗菌薬含有セメントビーズ充填法	255, 258
抗菌薬の選択（骨髄炎）	254
抗菌薬の使い方（骨髄炎）	254
口腔の裂挫創	16
後脛骨動脈	157
咬合	44
咬合異常	43
咬合スプリント	74
拘縮解除	323
口唇	328
口唇の裂挫創	15
口唇部熱傷	203
抗生剤徐放処置	151
抗生剤徐放性ハイドロキシアパタイト	152
抗生剤ビーズ	152
後大腿皮弁（褥瘡）	284, 286
高度粉砕頬骨骨折	72

広背筋皮弁（褥瘡）	291
広背筋弁（胸骨骨髄・縦隔炎）	266, 268
広範囲挫滅切断	133
広範囲 DB	184
広範囲熱傷に対する早期手術	192
広範囲皮膚欠損	155
後方弓状静脈	315
絞扼画像所見	29
絞扼型線状骨折	27
絞扼組織	40
股関節屈曲位	284, 285
国際 ET 協会	272
児島 I 法	165
骨壊死	253
骨髄炎	152, 253
骨性槌指変形	108
骨接合	109, 262
骨折分類	43
骨螺子	35
骨膜切開	78
骨梁	37
固有示指伸筋腱（EIP）	106
混合植皮	192, 196, 197
混合皮膚移植	226
コンパートメント症候群	84, 150, 184, 209

【さ】

細菌	353, 354
細菌の同定（骨髄炎）	254
再接着	129, 137, 145
細胞外マトリックス	353
索状組織	172
坐骨結節	284
坐骨部褥瘡	284
サージカルワイヤー	36
サルファダイアジン銀クリーム	190, 199, 273
Ⅲ度熱傷（DB）	180, 182
酸による損傷	234

【し】

ジェイス®	225
耳介	17
耳介血腫	17, 19
耳介全層損傷	17
耳介組織欠損	18
耳介熱傷	203

358

耳介不全切断 18	上顎縦骨折 73	【す】
自家植皮 193, 195	上顎洞アプローチ 29	水圧式ナイフ 210, 232
自家神経移植 97	上顎洞バルーン法 29	髄液鼻漏 59, 60
耳下腺 77	焼痂切除 204	髄液漏 43, 64, 59
耳下腺管 21	上眼瞼切開 50	髄内鋼線 116
耳下腺管損傷 14, 21	上口腔前庭切開 31, 50	水平バットレス 38
耳下腺管吻合 25	掌側前進皮弁 164	ステントチューブ 8
自家培養表皮シート 224	消毒 350	ストリッピング手術 317, 318
指間形成 333	消毒薬 350	スプリント 135, 136
死腔の充填（骨髄炎） 259	小児の上・下顎骨骨折 47	【せ】
軸索再生 22	踵部 159	成熟期 353
ジグザグの皮切 77	小伏在静脈 315, 318	正中神経 146
耳後部切開 77	踵部褥瘡 290	正中神経麻痺 145
自己融解（autolysis）による	踵部切断端の被覆 151	生物学的デブリードマン 274
デブリードマン 274	静脈うっ滞性皮膚潰瘍 315	生物学的等価線量 339
歯根損傷 49	静脈灌流不全 137	赤唇縁 15
四肢 334	静脈血栓 137	石炭酸（フェノール） 235
四肢広範囲熱傷 212	静脈瘤 315	せつ 245
示指総指伸筋（EDC） 106	睫毛下切開 32, 50	石灰類（酸化カルシウム） 235
四肢損傷のチェックポイント 150	植皮（人工真皮移植） 228	舌損傷 16
矢状骨折 43	植皮（軟部組織損傷） 88	切断指 119, 133, 134
耳垂ケロイド 344	植皮（瘢痕拘縮） 323	切断指の保存 134
耳前（部）切開 57, 77	植皮片の固定 330	切断肢 135
指尖部切断（の分類） 119, 120	趾列切断術 295	切断耳介 18
指尖部の解剖 120	伸筋腱 146	セメントビーズ 285
持続吸引療法 267	伸筋腱損傷 101, 106	線維芽細胞腫 336
持続洗浄法 255	神経移植 24	前脛骨筋腱延長術 296
持続動脈注入療法 137	神経学的評価法 93	仙骨部褥瘡 275
膝窩静脈―小伏在静脈接合部 318	神経上膜周膜縫合 94	浅指屈筋（FDS） 99
シート植皮 190	神経上膜縫合 94, 97	線状型骨折 40
脂肪筋膜弁 155	神経束縫合 94	線状瘢痕拘縮 331
斜骨折 115	神経損傷分類 93	全身管理 180
尺骨神経 146	神経縫合 23, 95	全身性の炎症反応 180
尺骨神経麻痺 145	人工神経 98	全身的因子 352
斜鼻 59	人工真皮（軟部組織損傷） 88	全層植皮（熱傷） 206
縦隔炎 263	人工真皮（熱傷）	全層植皮（瘢痕拘縮）
縦隔洞炎 264	223, 227, 229, 230	328, 330, 332
重クロム酸塩 235	深指屈筋（FDP） 99	浅側頭動脈 57
重症下肢虚血（の分類） 303	真性ケロイド 336	浅側頭動静脈前頭枝 77
手指 332	新鮮創傷 351	浅側頭動静脈頭頂枝 77
手指安静位 99	新鮮爪損傷 163	選択的ストリッピング 318
手掌ポケット法 123	靭帯損傷 6	浅達性Ⅱ度熱傷（SDB） 180
手内筋損傷 145	深達性Ⅱ度熱傷（DDB） 180, 181	浅腸骨旋静脈 315
手背熱傷 214, 215	真皮縫合 343	前頭頬骨縫合部 28, 34, 36
手部 144	深部静脈 315	前頭頬骨縫合部の固定 37
上顎起子 45	深部静脈血栓症後遺症 316	前頭筋 5
上顎骨骨折 43		前頭洞後壁骨折 63

前頭洞骨折 59	足根管 161	長趾屈筋腱切離術 300
前頭洞前壁骨折 63	粗面・骨幹部骨折 108	長趾屈筋腱背側移行術 300
前頭洞粘膜嚢腫 64	【た】	超早期手術 186, 192
浅腹壁静脈 315	第1中足骨近位骨切り術 176	超弾性ワイヤー法 168
前方開咬 44	タイオーバー固定	長母指外転筋腱（APL） 149
前方脛骨静脈 315	191, 222, 328, 335	長母指伸筋腱（EPL） 106
【そ】	体幹熱傷 219	直腸用カテーテル 222
創外固定器 108	大胸筋弁（胸骨骨髄・縦隔炎）	治療の歴史 348
爪郭 120	266, 267	陳旧創傷 351
爪下皮 120	大腿筋膜張筋皮弁（褥瘡） 282	【つ】
早期自動運動療法 101	大腿骨頭壊死 281	津下法 102
早期手術 186	大殿筋筋膜皮弁（褥瘡） 276	爪 163
早期他動運動療法 101	大殿筋穿通動脈皮弁（褥瘡） 277	爪の外傷 163
爪溝 120	大転子部褥瘡 281	爪の再建 143
爪甲 120	大動脈カニューレ 310	【て】
爪甲切除 166	大伏在静脈 309, 315	手足の変形 170
爪甲側縁 167	体部骨折 43	低温熱傷 210, 217
爪甲剥離 167	大網弁（熱傷） 216	ディジタルサブトラクション血管
爪甲分割 167	大網弁（胸骨骨髄・縦隔炎）	撮影（DSA） 304
爪床 120, 167	266, 269	デキストノマー 273
創傷治癒 349	唾液嚢腫 22, 26	デグロービング損傷 84, 142
創傷治癒機転 353	唾液瘻 22, 26	手のZone分類 99
創傷の定義 351	多血小板血漿 307	デブリードマン
創傷の分類 351	多指切断 141	186, 188, 209, 349
爪上皮 120	多重切断 139	デュプレックス超音波 305, 316
創傷被覆材 200, 349	多臓器不全 180	テルダーミス® 224
増殖期 353	脱神経性萎縮 22	電撃傷 237, 239
創内持続陰圧洗浄（療法）	玉井の分類 120, 134	電撃傷の重症度分類 238
265, 266	多列検出器CT血管撮影 305	伝染性膿痂疹 245
爪半月 120	短趾伸筋弁 158	【と】
創閉鎖 186	端側吻合 156	凍結保存同種皮膚 196
爪母 120, 166, 168	丹毒 245, 246	同種植皮 191
創面 354	短母指伸筋腱（EPB） 149	同種皮膚 197, 223, 225, 231
足趾上腕血圧比 304	【ち】	同種皮膚と自家分層植皮の移植
足趾切断（術） 295, 297	知覚計 93	226
足趾の損傷 150	知覚鈍麻 27, 43	同種皮膚のみの移植 227
側頭筋 30	知覚の再建 143	凍傷 237, 239
側頭筋膜 30, 77, 78	チタンプレート 28	凍傷の深度分類 238
側頭枝 77	チーム医療 135	糖尿病性足潰瘍 293
側頭線 77	中手骨頸部骨折 116	頭皮前額皮弁 11
側頭頭頂筋膜 30, 77, 78	中手骨骨折 110	頭皮弁 78
側頭頭頂筋膜弁 205	中節骨骨折 110	動脈弓 146
側頭部の層解剖 77	虫様筋 148	動脈血栓 57
瘢痕拘縮（足背） 334	超音波ドプラー検査 304	特発性ケロイド 336
足背部 158	蝶形頬骨縫合部	トラニラスト 339
足背部再建 151	28, 34, 36, 53, 73, 75	【な】
足部切断端（の被覆） 151, 160	蝶形頬骨縫合部の固定 76	内眼角 5

内眼角間距離	62	
内眼角間離開	5	
内眼角靭帯	8, 61, 64, 67	
内眼角切開	50	
内側足底動脈穿通枝皮弁	301	
内側足底皮弁	159, 160	
軟骨膜	19	
軟骨膜炎	17	
軟部組織感染症	244	
軟部組織損傷	87	

【に】

二次治癒	352
II度熱傷	180
日本スキンバンクネットワーク：JSBN	191
日本中毒情報センター	236

【ね】

熱傷受傷後48〜72時間	180
熱傷受傷直後	180
熱傷ショック	180, 184
熱傷の重症度	182
熱傷面積算定法	183

【は】

バイオフィルム	353
バイオマーカー	354
ハイドロジェル	274
バイパス移植血管	309
背部褥瘡	291
ハイブリッド治療	306
培養表皮（移植）	224, 230
剥脱創	88
パッチ植皮	191, 195, 196
バットレス	37
ばね指	170, 175
ハムストリング筋皮弁（褥瘡）	284, 287
パルス色素レーザー	342
バルーン	29
瘢痕癌	323
瘢痕形成	323
瘢痕ケロイド	336
瘢痕拘縮	322

【ひ】

引き抜き損傷	142
肥厚性瘢痕	336
鼻骨骨折	59
鼻骨篩骨合併骨折	59

鼻骨整復鉗子	65
鼻篩骨眼窩骨折	72
鼻出血	43, 59
鼻上顎支柱	73
鼻唇溝皮弁	12
鼻尖欠損	11
鼻前頭管	70
鼻前頭管開口部	63
非造影MRA（TOF法）	305
ピッグテイルプローブ	9
必要カロリー量	185
人喰いバクテリア	249
ヒートプレス損傷	84
引き抜き・剥脱切断	133
皮膚感染症	244
皮膚灌流圧	304
腓腹筋（弁）	152, 157
腓腹神経	22, 24
皮膚線維増殖性疾患	336
皮膚粘膜境界線	15
皮弁移植術	323
眉毛外側切開	34, 50
眉毛下切開	34, 50
表在静脈	315
病巣除去	255
病巣搔爬術	256
病的共同運動	22, 25
表面縫合	343
鼻翼欠損	11, 12
ヒラメ筋	152, 157

【ふ】

複合組織移植	13, 18
腹直筋弁（胸骨骨髄・縦隔炎）	266, 268
副伏在静脈	315
腹壁皮弁	142
腐骨処理	256
フッ化水素	235
フリーハンドダーマトーム	188, 194
フルニエ壊疽	249
ブロメライン	273
分層植皮（熱傷）	207

【へ】

米国褥瘡諮問委員会	272
ヘバーデン結節	170, 173
ペルナック®	224

便バルーン	221

【ほ】

蜂窩織炎	249, 250
帽状腱膜	77
母趾外転筋	161
母指化術	140
母指球皮弁	123
母指掌側前進皮弁	127
母指対立再建術	147
保存的治療	190
骨の開窓	257

【ま】

マイクロ3Dプレート	74
巻き爪	163, 164
枕縫合	20
マクロファージ	353
マゴット	274, 350
末梢血行障害	294
末梢神経障害	294
末梢動脈性疾患	294, 303
末梢動脈閉塞性疾患	303
末節骨骨幹部骨折	113
末節骨骨折	108, 109
マルチブラケット	48
慢性期褥瘡	272
慢性静脈不全症	316
慢性創傷	352, 353
慢性膿皮症	245, 247

【む】

無歯顎	47, 48

【め】

面状瘢痕拘縮	332

【も】

網状植皮	190, 193
網状植皮片の移植	195
網状植皮片の作成	194
毛包感染	244
もみあげ切開	57

【ゆ】

有茎筋弁移植術（骨髄炎）	259
有茎皮弁（軟部組織損傷）	88
有茎腹部皮弁（軟部組織損傷）	89
遊離前外側大腿皮弁（軟部組織損傷）	91
遊離皮弁	155
遊離皮弁（軟部組織損傷）	88

遊離腹直筋皮弁移植術（骨髄炎）
　　　　　　　　　　　　260
輸液　　　　　　　　　　　184
輸液公式　　　　　　　184, 185
輸液の質　　　　　　　　　185
輸液量の算定　　　　　　　185
癒合部骨折　　　　　　　　 43
指交叉皮下組織茎皮弁　　　122
指交叉皮弁　　　　　　　　121
指切断　　　　　　　　　　133
指ブロック　　　　　　　　121

【よ】
癰（よう）　　　　　　　　245
吉津（Y-I）法　　　　　　103

【ら】
ラグスクリュー　　　　　　 54

【り】
立方骨骨切り術　　　　　　296
リハビリテーション　　　　186
リモデリング　　　　　　　 47
隆起性皮膚線維肉腫　　　　336
流出動脈　　　　　　　　　308
瘤切除術　　　　　　　　　319
流入動脈　　　　　　　　　308

【る】
涙管シリコンチューブ　　　　9
涙管ブジー　　　　　　　　 22
涙小管　　　　　　　　　　　5
涙小管損傷　　　　　　　 6, 8
涙洗針　　　　　　　　　　　5
涙点　　　　　　　　　　　　5
涙道再建　　　　　　　　　　8
涙道の解剖　　　　　　　　　5
涙道ブジー　　　　　　　　　5
涙囊　　　　　　　　　　　　5
涙囊窩　　　　　　　　　　 68

【れ】
轢創　　　　　　　　　　　323
レスティングポジション　　 99
連続切除（術）　　 186, 188, 194

【ろ】
ロッキングプレート　　　47, 54

【わ】
鷲手変形　　　　　　　　　148
ワセリン　　　　　　　187, 198

欧　文

【A】
A1 腱鞘　　　　　　　　　176
abdominal compartment
　　syndrome：ACS　　　 184
air plethysmography：APG　 316
Allen の分類　　　　　　　120
allo graft　　　　　　　　　191
amputation-free survival rate
　　　　　　　　　　　　 303
ankle brachial index：ABI　 304
Antia 法　　　　　　　　　 18
arterialization　　　　　　 142
Artz の重症度指標　　　　　183
Asch 鉗子　　　　　　　　 65
Atasoy の切断方向の分類　　120
avulsion　　　　　　　　　133
axial pattern flap　　　　　 89
A 群 β 溶血性連鎖球菌　　　249

【B】
basal energy expenditure：BEE
　　　　　　　　　　　　 185
Baxter's Parkland formula　 185
BED 30Gy　　　　　　339, 343
bFGF 製剤トラフェルミン
　　　　　　　　　　 190, 199
bi-pedicled volar V-Y
　　advancement flap　　　 127
biofilm　　　　　　　　　 350
biological effective dose：BED
　　　　　　　　　　　　 339
blowin fracture　　　　　　 72
blowout fracture　　　　　 29
bow string test　　　　　　 66
bowstring　　　　　　　　 100
Boyd 切断術　　　　　　　295
Brent 変法　　　　　　　　123
Brent 法　　　　　　　　　120
bulky dressing　　　　 133, 139
Bunnel 法　　　　　　　　147
buried chip skin graft：BCSG
　　　　　　　　　　 279, 290
Burkhalter 法　　　　　　　148
burn index：BI　　　　　　182
burn wound sepsis　　　　 190
buttress　　　　　　　　　 29

【C】
cable graft 法　　　　　　　 98
cantilever 式骨移植　　　　 46
CEA　　　　　　　　　　 230
CEAP 分類　　　　　　　 316
central cord　　　　　　　 172
Champy's line　　　　　 46, 55
Charcot 関節症　　　　　　294
Chopart 関節離断術　　　　295
chronic pyoderma　　　　　245
chronic venous insufficiency：CVI
　　　　　　　　　　　　 316
clean cut　　　　　　　　 133
Cleland 靱帯　　　　　　　122
composite graft　　　　　　120
condylar head　　　　　　　 46
condylar neck　　　　　　　 46
cord　　　　　　　　　　 172
critical colonization　　　　353
critical limb ischemia：CLI　 303
CT　　　　　　　　　　　 109
cultured epidermal autograft：
　　CEA　　　　　　　　 224
Curreri の公式　　　　　　185

【D】
Danial 分類　　　　　　　 272
deep burn：DB　　　　180, 199
deep dermal burn：DDB
　　　　　　　　　　 180, 199
deep fascial infection　　　 351
degloving　　　　　　　　133
delayed venous drainage 120, 131
Demling の公式　　　　　　185
dependent rubor　　　　　 304
dermal nodule　　　　 337, 339
dermatofibrosarcoma
　　protuberans：DFSP　　336
DESIGN-R®　　　　　272, 354
dichromate salts　　　　　 235
digital block　　　　　　　121
digital subtraction angiography：
　　DSA　　　　　　　　 305
DIP 関節固定術　　　　171, 173
DIP 関節内骨折　　　　　　111
dish face deformity　　　　　43
distal lineal metatarsal
　　osteotomy：DLMO　　 177

donkey face	43	
dorsal approach	297	
dorsal-plantar flaps	297	
duplex scan	305	
Dupuytren 拘縮	170	
Duran 法	101	
dynamic outrigger splint	136	

【E】

enovascular treatment：EVT	306
epidermal burn：EB	180
epineural suture	94
epiperineural suture	94
escharectomy	210, 213
expanded scalp flap	206
expanded wrap-around flap	142
extension block pin	111
extensive crush	133

【F】

fascia excision	186
FDP	100
FDP, FDS の機能検査	100
FDS	100
fibroblastoma	136
fibroproliferative disorder：FPD of skin	336
finger flexion glove	136
finger flexion strap	136
finger knuckle bender splint	136
finger test	250
finger trap	114
Fontaine 分類	303
forced duction test	39, 41, 40
Foucher 法	116
Fournier's gangrene	249
frontal impact	59
functional position	133, 139
funicular pattern	94
funicular suture	94

【G】

Galen	348
Galveston Shriner's formula	185
gas gangrene	250
Gillies	30
Glasgow Coma Scale：GCS	3
Godina 法	156
graft on flap（法）	120, 125, 129

grasping loop	103
gray line	325
guillotine	133, 299
Gustilo 分類	83, 150

【H】

Halo 型骨延長器	46, 69
Hammer toe（Claw toe）	294
hemipulp flap	139
holo sign	59
horizontal buttress	38
Hutchinson JJ	349
hydrofluoric acid：HF	235
hypovolemic shock	184

【I】

IAET	272
IMF スクリュー	49
interlacing suture	105, 107
intermingled graft	192
intermingled skin graft	226
interosseous wiring	109
intra-wound continuous negative pressure and irrigation treatment：IW-CONPIT	265
intravascular stenting method：IVaS 法	130

【J】

Jahss 法	117
Japan Coma Scale：JCS	3
Japan Poison Information Center	236
joint jack splint	136
Joseph Lister	350
JSW scar scale	336

【K】

Kessler 法	103
Kleinert 変法	105
Knight & North の骨折型分類	35
knuckle bender splint	136

【L】

Lasso 法	148
lateral buttress	73, 74, 75
lateral cord	172
lateral impact	59
lateral orbital flap	324
lateral vertical buttress	37
Le Fort 型骨折	73
Le Fort Ⅰ型骨折	43, 51

Le Fort Ⅱ型骨折	43, 51
Le Fort Ⅲ型骨折	43, 53
Linch 切開	50
linear type fracture	29
Lisfranc 関節離断術	295
Lister 法	173
local crush	133
locking loop	103
low profile	37
Lund and Browder の図表	182

【M】

magnetic resonance angiography：MRA	305
Mann 法	171, 176
Manson-Markowitz の分類	59, 60
medial buttress	73, 74, 75
medial lateral flap	297
median forehead flap	11
medical leech	131
mesh graft	190
missing rectus sign	27, 29, 40
MMP	354
modified TMA	295, 298
moving 2PD test	93
MRSA	244
multi-detector row CT angiography：MDCTA	305
multiple organ failure：MOF	180
Multiple Z-plasty	331

【N】

N-S チューブ	7
nasofrontal buttress	51
nasolabial flap	12
natatory cord	172
Nd：YAG レーザー	342
necrotizing pyoderma	246
negative pressure wound therapy：NPWT	265
Neviaser 法	149
nodule	172
NPUAP	272
NPWT	349

【O】

oblique triangular flap	124, 125
open window 法	34
opendoor type	29

【P】

PAD	303
patch graft	191
Pennington 法	103
perionychial graft	125
peripheral arterial disease：PAD	303
pin prick test	238
PIP 関節骨頭顆部陥凹部	115
Pirogoff 切断術	295
pivot point	128
PLAN の原則	150
PL 腱移植	105
posterior thigh flap	284
pressure score status tool：PSST	354
pressure ulcer healing process：PUHP	354
pressure ulcer healing scale：PUSH	272, 354
pressure ulcer status tool：PSST	272
pretendinous cord	172
prognostic burn index：PBI	182
prognostic scoring system	182
prophylactic surgery	295, 299
PRP	307
pulsed dye laser：PDL	342
punched-out type	29

【R】

random pattern flap	89
red line	15
refilling 期	180
relaxed skin tension lines：RSTLs	200
resting energy expenditure：REE	185
retrocondylar fossa	115
reverse finger knuckle bender splint	136
reverse turn-over fascial flap	154
reversed 法	307
Reyes 法	110
Rowe 鉗子	45
RSVG 法	312
RSVP	144
run-off	305
run-over injury	323
Russel-Bang 法	127
Rutherford 分類	303

【S】

safety pin splint	136
saphenopopliteal junction：SPJ	318
scalping forehead flap	11
Schiller（法）	113, 120
SDB と DDB の混在	199
second look operation	251
Semmes-Winstein test	93
sentinel vein	77
sequential excision	186, 188, 194, 217
Shea 分類	272
sheet graft	190
single nucleotide polymorphysms：SNPs	337
skin perfusion pressure：SPP	304, 305
SMAS	77, 325
snuff box	92
spiral cord	172
subcondylar	46
Sunderland	93
superficial dermal burn：SDB	180
Syme 切断術	295
systemic inflammatory response syndrome：SIRS	180

【T】

T-portion	313
tangential excision	186, 209, 214, 216
tarsorraphy	33
TASC 分類	306
TcPO2	304
telescopic deformity	61
temporal fascia	30
temporoparietal fascia	30
tendon stripper	104
tension band wiring	109
TIMP	354
Tinel sign	94
toe brachial index：TBI	304
transmetatarsal amputation	295, 298
transnasal wire	66, 68
trapdoor type fracture	40
tubed pedicle flap	142
tumescent 法	212

【U】

U 字鉤	29, 35

【V】

venous filling index：VFI	316
VeresaJet®	210
Volkmann 拘縮	84

【W】

Walsham 鉗子	65
Waters 法	27
wet to dry dressing	273
white-eyed blowout fracture	27
wound	351
wound bed preparation	263

【X】

X 線計測法	176

【Y】

Yannas と Burke	349

【Z】

zygomatic buttress	51
Z 形成術	171, 324, 345

数字

4-strand 法	102
5 flap plasty	324
5 の法則	183
9 の法則	183
% total body surface area：%TBSA	182

形成外科治療手技全書 III
創傷外科
〈検印省略〉

2015年4月1日　第1版第1刷発行

定　価（本体18,000円＋税）

監　　修　波利井 清紀・野﨑 幹弘
総編集　　平林 慎一・川上 重彦
編　　集　楠本 健司・館　正弘
発行者　　今井　良
発行所　　克誠堂出版株式会社
　　　　　〒113-0033　東京都文京区本郷3-23-5-202
　　　　　電話　03-3811-0995　　振替　00180-0-196804
　　　　　URL　http://www.kokuseido.co.jp

　　　印刷・製本：株式会社シナノパブリッシングプレス
　　　イラスト：勝山 英幸
　　　デザイン・レイアウト：有限会社貫太郎事務所
　　　　　　　　　　　　　　株式会社MOデザイン室
　　　　　　　　　　　　　　日本トライリンガル株式会社

ISBN 978-4-7719-0439-2 C3047　￥18,000E
Printed in japan ©Kiyonori Harii, 2015

● 本書の複製権・翻訳権・上映権・譲渡権・公衆送信権（送信可能化権を含む）は克誠堂出版株式会社が保有します。
● 本書を無断で複製する行為（複写，スキャン，デジタルデータ化など）は，「私的使用のための複製」など著作権法上の限られた例外を除き禁じられています。大学，病院，診療所，企業などにおいて，業務上使用する目的（診療，研究活動を含む）で上記の行為を行うことは，その使用範囲が内部的であっても，私的使用には該当せず，違法です。また私的使用に該当する場合であっても，代行業者等の第三者に依頼して上記の行為を行うことは違法となります。
● JCOPY　〈(社)出版者著作権管理機構　委託出版物〉
本書の無断複写は著作権法上での例外を除き禁じられています。複写される場合は，そのつど事前に(社)出版者著作権管理機構（電話 03-3513-6969，Fax 03-3513-6979，e-mail：info@jcopy.or.jp）の許諾を得てください。